国家自然科学基金委员会重点项目(82030099、81630086)

国家重点研发计划项目（2022YFD2101500、2018YFC2000700）

上海市公共卫生体系建设三年行动计划重点学科建设计划项目（GWVI-11.1-43、GWV-10.1-XK15）

上海市"科技创新行动计划"科普领域项目（20DZ2304300、21DZ2312900、22DZ2303000、23DZ2300900、23DZ2301300）

上海市高水平地方高校建设创新团队建设项目

上海交通大学"交大之星"计划 医工交叉研究基金(YG2021ZD01)

上海科普发展基金会科普公益项目（B2023328）

上海交通大学医学院2022年度科技创新项目人文社科类（WK2201）

主　　审 李立明

名誉主编 胡锦华

健康教育与健康传播

从理论到实践

Health Education and Health Communication

From Theory to Practice

主编 王慧 朱静芬 陆唯怡

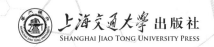

上海交通大学出版社
SHANGHAI JIAO TONG UNIVERSITY PRESS

内容提要

　　本书介绍了目前常见的健康教育和健康传播的理论和方法,并进一步结合目前社会中常见的健康问题,探讨在健康或医学领域中如何应用这些理论和方法来开展相关的研究和实践活动。本书可作为大专院校学生健康教育或健康传播相关专业课程的教材,也可为从事健康教育与传播工作的专业人员提供理论和实践上的指导。

图书在版编目(CIP)数据

　　健康教育与健康传播:从理论到实践/王慧,朱静芬,陆唯怡主编. —上海:上海交通大学出版社,2023.11
　　ISBN 978 - 7 - 313 - 29454 - 8

　　Ⅰ.①健…　Ⅱ.①王…②朱…③陆…　Ⅲ.①健康教育②健康—传播学　Ⅳ.①R193

　　中国国家版本馆 CIP 数据核字(2023)第 176160 号

健康教育与健康传播——从理论到实践
JIANKANG JIAOYU YU JIANKANG CHUANBO——CONG LILUN DAO SHIJIAN

主　　编:	王　慧　朱静芬　陆唯怡		
出版发行:	上海交通大学出版社	地　　址:	上海市番禺路 951 号
邮政编码:	200030	电　　话:	021 - 64071208
印　　制:	上海万卷印刷股份有限公司	经　　销:	全国新华书店
开　　本:	787mm×1092mm　1/16	印　　张:	24
字　　数:	568 千字		
版　　次:	2023 年 11 月第 1 版	印　　次:	2023 年 11 月第 1 次印刷
书　　号:	ISBN 978 - 7 - 313 - 29454 - 8		
定　　价:	98.00 元		

编委会

许　蕾　上海科学技术出版社
孙源樵　上海市健康促进中心
李　宁　上海广播电视台
李　丽　上海交通大学医学院
李思敏　澳门大学
余金明　复旦大学
沈　韵　上海科技报社
张　静　上海交通大学医学院
张舒娴　上海交通大学医学院
陈　德　上海市健康促进中心
武懿波　上海广播电视台
金　伟　上海市健康促进中心
周丽韵　上海广播电视台
周静锋　上海市健康促进中心
袁　程　上海市健康促进中心
莫筱卫　上海交通大学医学院
高露丝　上海广播电视台
诸　琰　上海广播电视台
满庭芳　上海市健康促进中心

编写秘书　张舒娴　上海交通大学医学院

现如今，我明显感受到人民群众对高水平科普内容的需求日益强烈。随着互联网科技的发展，公众可以从各种渠道获取大量科学知识。如果科普工作仍然停留在传播基础科学知识的层面，就很难满足公众的广泛需求。

作为科学工作者，我们在推动科技创新的同时，也应当承担起普及科学知识的社会责任。从增强科普工作质量的角度来看，我认为应该从两个方面着手：一是要弘扬科学家精神，激励更多年轻人投身科学事业，启迪青少年科学思维，以科学家精神激励祖国的未来栋梁；二是要提升国民科学素养，在互联网时代要培养公众的科学认知能力，精准识别伪科学。总之，充分发挥科学家力量，把科普工作提升到新的高度，这对科学和科普界而言都是一项长期的挑战。在此过程中，我们需要在理论与实践学习中逐步建立系统化、规范化的高水平工作体系。

如何将科普工作科学化、理论化、学科化，是目前形势下科普工作的难点。特别是在健康领域，健康科普实践如火如荼，健康教育与健康传播在推动全民健康素养提升方面发挥着极为重要的作用，如何规范化、学科化健康科普、健康教育与健康传播工作迫在眉睫。在此背景下，《健康教育与健康传播——从理论到实践》应运而生，旨在全面系统地介绍健康教育与健康传播的内涵、理论、方法及实践，进行学科高度交叉与融合，具有创新性和前瞻性。本书适用于从事健康教育、健康传播、公共卫生等领域的研究与实践工作者，也可作为大专院校相关专业的教学及培训用书。

最后，希望本书能为推动我国健康教育与健康传播事业的发展起到积极的作用，为广大读者提供有益的参考和指导。

樊春海

中国科学院院士
上海交通大学转化医学研究院执行院长
唐仲英首席科学家
上海市科学技术普及志愿者协会第五届理事会理事长
2022 上海"最美科技工作者"
2023 年 8 月

人民健康是民族昌盛和国家富强的重要标志,预防是最经济、最有效的健康策略。在健康领域,公共卫生与预防医学对促进公众健康至关重要。而在公共卫生事业的版图中,针对全民的健康教育与健康传播是极其重要的环节,与其耗费巨大的人力、物力、财力去应对已发生的重大公共卫生事件,不如未雨绸缪,从保障公共卫生的源头抓起,事半功倍。

在应对突发公共卫生事件中,健康信息的传播和健康观念的确立、健康素养的培育,有助于社会快速动员,有利于社会成员正确、自觉地参与其中,并积极响应国家2020年6月1日起施行的《基本医疗卫生与健康促进法》中关于每个公民都是自己健康的第一责任人的号召,由被动健康变为主动健康。可以说,面向大众的健康信息传播是公共卫生体系建设不可或缺的一部分。当今时代信息就是力量,它可以是建设性的,也可以是破坏性的,如何择善从之,需要认真思辨、严肃对待。

随着国家应急管理体系日益完善,应急科普工作也日益受到重视。2017年科技部、中宣部联合制定的《"十三五"国家科普和创新文化建设规划》中就专门强调了应急科普能力建设问题,要求各级政府针对环境污染、重大灾害、气候变化、食品安全、传染病、重大公众安全等群众关注的社会热点问题和突发事件,及时解读,释疑解惑,做好舆论引导工作。与此同时,健康教育与健康传播界要结合重大热点科技事件,联合传媒与科学家共同解读相关领域科学知识,引导公众正确理解和科学认识社会热点事件。

2020年3月16日,上海市卫生健康委员会表示,将积极采纳《疫情防控健康科普上海专家共识》的建议,在市委宣传部、市科委、市教委等近20个工作部门的支持下,进一步加强跨部门合作,推进多部门联动,使健康科普成为健康上海行动的第一动能,并将推出六条举措,具体指:完善全社会参与的健康科普工作机制;开展全民健康科普教育;倡导健康科普文化,健全应急健康科普体系;推进健康科普学术团体建设;把健康科普全面融入居民健康自我管理。

在"上海市加强公共卫生体系建设三年行动计划(2020—2022年)"中,上海交通大学医学院公共卫生学院牵头"健康教育与健康传播"重点学科建设,前期依托面向上海市的公共卫生与预防医学科普教育服务平台实践基础,重点打造全健康传播实践教育平台、基于亚健康及慢病的精准健康教育与健康传播、基于重点及特殊人群的健康教育与健康传播、健康教育与健康传播交叉学科人才培养、健康教育与健康传播效果评估五大维度研究体系,促进重点学科高度交叉融合;在此基础上,梳理理论模型,创新理论体系,为在校本科生与研究生、健康教育与健康传播一线工作者提供可供学习的理论与实践蓝本,具有特殊的意义。

　　本书高度融合创新健康教育与健康传播理论;结合医院、疾控中心、媒介、学校等场所的健康教育与健康传播实践,理论创新与实践应用相结合,汲取国内外健康教育与传播的前沿理论与先进做法,凝练、总结我国爱国卫生运动诞生以来的探索实践与经验,向世界展现了"中国健康故事"的生动篇章。

江世亮

上海市科普作家协会常务副理事长兼秘书长
(曾任)文汇报科技部主任、高级编辑
上海市政协第十一届、第十二届委员
2023 年 8 月

前　言

　　健康教育与健康传播是解决当今公共卫生问题的首选策略,是提高全民健康素质的重要措施。无论是战胜传染病还是慢性非传染性疾病,让群众掌握保健知识和技能,坚持健康生活方式都是十分必要的。《"健康中国2030"规划纲要》明确提出要加强健康教育,塑造自主自律的健康行为。健康教育和健康传播强调在改变人类认知和行为方面将理论与实践相结合,是实现"健康中国"战略的重要环节。

　　健康教育与健康传播虽然是两门独立的学科,但随着现代社会健康教育、传播和促进活动的开展,学科之间的交叉融合日益紧密。在以往教材中,健康传播仅作为健康教育活动开展的方式之一介绍,但随着信息技术和互联网的迅猛发展,健康传播的理论和方法发展迅速,并在传播健康知识、引导健康观念、践行健康行为,以及突发公共卫生事件应对、舆情监测中发挥着越来越重要的作用。基于此,本书编写理念注重健康教育与健康传播的学科创新交叉融合,并结合目前社会中常见的健康问题,探讨在健康或医学领域中如何应用健康教育和健康传播的理论和方法来开展相关的健康干预项目和健康传播实践活动,以及研究其中蕴含的规律,以期提升学生及相关从业人员的理论知识和技能水平。

　　本书共分为四篇、十五章。在第一篇,首先介绍了健康教育和健康传播的内涵和发展,并探讨了两者的关系及其在新时代的融合和创新发展。其次,科学地运用健康教育和健康传播理论,体现了健康、社会、行为、传播学科中有效方法、途径和策略的融合,也为健康行为的干预提供了策略和方法支持。因此,本书的第二篇汇集了常用行为改变及信息传播理论,分别从个体、人际、群体层面介绍理论的基本内容及应用开展,为后续的干预实践提供理论支持。第三篇为方法与实践篇,从健康教育干预项目、健康传播活动的设计及实践开展介绍,并增加了常用研究调查及资料收集方法的介绍,从而有助于指导和培养学生及相关人员开展具体项目和活动的能力。此外,本书在编写过程中也强调理论与实践的结合,因此,第四篇结合我国健康教育与健康传播的发展中的具体实例及各位编者在研究中的具体案例,介绍了常见疾病、不良生活方式、不同场所开展的健康教育与健康传播案例,便于学生、专业机构及相关领域工作者进行参考,并指导实践,提升技能水平。

　　本书的编写集合了学科发展的新内容、新案例、新热点,总结了编委会全体同仁在长期实践和研究中积累的宝贵经验,不仅可以作为大专院校学生健康教育或健康传播相关专业课程的教材,还可作为从事相关工作的专业人员、社区基层卫生工作者等开展健康教育和健康传播实践与研究活动的参考书。

　　本书的出版得到了上海交通大学医学院的高度重视,感谢科普时报社、中国科普网、复旦大学公共卫生学院、上海大学新闻传播学院、上海市健康促进中心、上海广播电视台、上海科技报社、上海科学技术出版社等单位对本书编写工作的大力支持,尤其是复旦大学公共卫生学院余金明教授、上海大学新闻传播学院院长严三九教授、上海广播电视台总编室主任汤砺锋先生在本书的编写过程中提供了宝贵的建议和指导。此外,也感谢上海交通大学公共卫生学院王娟娟、张露露、薛博宇同学,复旦大学张雨欣同学,上海大学新闻传播学院杜佳仪、马冲同学,上海交通大学体育系运动健康工程中心曹靖国、谢玉婷为教材编写提供的帮助。在此谨代表全体编委对所有关心和支持本书编写工作的各有关单位的领导、同事表示衷心的感谢。

　　鉴于编写水平,本书难免有不尽如人意的地方和不成熟之处,恳请各院校同仁及读者不吝指正。

本书主编

2023 年 6 月

第二篇　常用理论分析

第三篇　健康教育与健康传播方法与实践

第四篇　健康教育与健康传播案例

健康教育与健康传播概述

　　人民健康是民族昌盛和国家富强的重要标志,预防是最经济最有效的健康策略。中共中央、国务院 2016 年做出健康中国战略的重大决策部署,发布《"健康中国 2030"规划纲要》,提出了健康中国建设的目标和任务,强调坚持预防为主,推行健康文明的生活方式,防治重大疾病。世界卫生组织把健康教育、计划免疫、疾病监测定为 21 世纪预防和控制疾病的三大措施之一和全世界减轻疾病负担的重要策略。健康教育是卫生与健康服务工作的基础和先导,是普及健康生活、提高公民健康素养的主要工作和手段。与此同时,健康传播是指一切与健康相关的信息和情感的传递、交流与分享活动,是保护和促进健康的重要策略,在医疗卫生事业中发挥着至关重要的作用。

第一章

健康教育概述

第一节　健康教育

一、定义

健康教育(health education)是在调查研究的基础上采用健康信息传播和行为干预等措施促使人群或个体自觉采纳有利于健康的行为和生活方式的系统的社会活动。美国健康教育和促进联合委员会将健康教育定义为"基于科学理论有计划地开展学习和教育,为个人、群体或社区提供获得知识和技能的机会,从而使其作出有益于健康的选择"。

健康教育既是引导人们自愿采取有益健康的行为而设计的学习机会,也是帮助人们达成知行合一的实践活动,其核心是健康行为的养成,其主要手段是健康信息传播和行为干预。健康教育不仅为人们提供获取科学的健康知识、树立健康观念、掌握健康技能的机会,更帮助他们作出有益健康的决定和成功地执行有益健康的生活行为方式,避免或减少暴露于危险因素,从而达到预防与控制疾病、维护与提升健康水平的目的。

二、健康教育与卫生宣教

卫生宣教是通过各种方式向人们传播卫生知识,以达到转变人们的卫生健康知识、结构和态度为目的的一种教育活动。在我国历史上,卫生宣教与健康教育曾是卫生事业发展不同阶段同一事物的不同名称,二者既相互区别又紧密联系。

卫生宣教与健康教育的区别在于:①方式不同,卫生宣教是卫生知识的单向传播,以大众传播为主,其受传对象缺乏针对性也缺乏反馈,而健康教育通过多形式的信息传播和行为干预措施进行,有相对明确的目标人群并进行有效的信息反馈;②目标不同,卫生宣教侧重于改变人们的知识结构和态度,而健康教育旨在促使人们改善健康相关行为;③内容不同,卫生宣教内容主要是基于当下主要的卫生问题而确定的,而健康教育策略与措施是基于健康教育理论和方法,并融汇多学科内容,针对不同健康问题、不同群体、不同阶段的相关行为特点制定的。

两者的联系在于既往的卫生宣教是我国健康教育发展的基础,当前的卫生宣教是健康教育的重要内容和方法,健康教育要实现特定健康行为目标,也需要以卫生宣教作为重要手段。

三、健康教育的任务与意义

(一) 健康教育的任务

健康教育的总体目标是通过开展健康教育活动,帮助人们养成有益于健康的行为和生活方式,维持、促进和改善个人和人群的健康。健康教育的主要任务包括以下内容。

(1) 通过激发人们的健康意识、态度和动机,改善人们的行为。

(2) 通过开展有效的健康传播,提高民众的健康素养。

(3) 通过实施有效的行为干预,帮助消除行为危险因素。

(4) 通过赋权,提高人们自我保护和促进健康的能力。

(5) 组织指导和推广适宜技术来改变行为,促进健康。

(6) 开展健康相关行为的科学研究。

(二) 健康教育的意义

1. 健康教育是实现初级卫生保健的先导

实施初级卫生保健是实现人人享有卫生保健目标的基本途径和基本策略。《阿拉木图宣言》把健康教育列为初级卫生保健各项任务之首,并指出健康教育在所有卫生问题、预防方法及控制措施中最为重要,是能否实现初级卫生保健任务的关键。多年的实践证明,健康教育在实现初级卫生保健的健康目标、社会目标和经济目标中具有重要的地位和价值。

2. 健康教育是一项低投入、高效益的保健措施

健康教育通过改变人们不良的生活方式和行为,减少危险因素水平,进而促进健康水平的提高。美国疾病控制与预防中心的研究表明,如果美国男性公民不吸烟、不过量饮酒、合理饮食和进行经常性锻炼,其寿命可望延长 10 年。从 1991 年到 2020 年,美国的癌症死亡率下降了 33%,也与实施严格的烟草控制措施有关。从 1990 年至今,美国成人吸烟率从 42.4% 降到了 16.8%,男性和女性的肺癌死亡率分别降低了 45% 和 19%。健康教育是世界卫生组织推荐的首选公共卫生策略,是提高全民健康水平最根本、最经济、最有效的措施。

3. 健康教育是卫生事业发展的必然趋势

随着医学科学技术水平的提高、人们行为生活方式的转变,人类疾病谱和死因谱也发生了显著的变化,威胁人类生命健康的疾病由最初的传染性疾病转变为慢性非传染性疾病。据统计,全球 60% 的死亡归因于不良行为生活方式,行为生活方式因素也是最活跃且相对易发生改变的因素。事实上,几乎所有人类的疾病都与行为有关,人的行为不仅影响着慢性非传染性疾病的发生发展,与传染性疾病的发生传播也密切关联。健康教育的核心是促进健康行为和生活方式的养成,因此,健康教育是现代医学事业的重要组成部分之一,是预防疾病、维护健康重要且有效的手段。

4. 健康教育是促进健康中国建设的重要举措

随着生产力的发展和生活水平的提高,大众对于生命的本质和活动规律有了更深层次的了解,已不再仅满足于疾病的诊断与治疗,而是希望健康生活品质得到进一步提高,健康需求呈现多样化趋势。人民群众提高健康水平的需求日益增长,但大众的健康决策能力发展却相对滞后,两者之间的矛盾日益突出。健康教育不但满足了差异化、多样化的健康需求,还可提高公民的健康素养、自我健康管理能力以及健康决策能力,助力人民群众实现对高品质健康生活的向往,是促进健康中国建设的重要举措。《"健康中国 2030"规划纲要》围绕全民健康的战略目标,在第四章专列"加强健康教育"内容,提出要通过加强健康教育全面提升国民健康素养,由此可见其在我国发展全民健康中的战略意义。

四、健康教育的工作步骤及相关学科

健康教育是在医学科学(预防医学、临床医学、基础医学)和行为科学(心理学、社会科学、文化人类学)的基础上,融合了传播学、管理学、教育学、社会营销学等学科知识发展而来的,是多学科实践、原则和概念的综合,各学科之间相互渗透、补充,经过半个多世纪的积累,逐步形成了本学科的理论和方法体系。健康教育学应用相关理论和方法,解释人类行为和健康之间的相互关系及其规律,探讨人类相关行为的影响因素及其干预策略和措施。健康教育既是卫生工作的一个专业领域,也是一种在公共卫生和预防医学领域广泛应用的方法。

健康教育的本质是预防医学和公共卫生实践活动,所有健康教育工作都为人群健康相关行为的改善和疾病预防、提高健康水平的实际效果服务。在健康教育工作以项目形式开展时,其过程一般可分为以下步骤,包括健康教育诊断(通过调查研究进行行为危险因素评估)、健康教育干预(设计制订健康教育干预计划、准备和实施健康教育干预)以及健康教育评价(对干预进程和结果进行监测和评价)。健康教育工作步骤及相关学科理论和方法见图1-1。

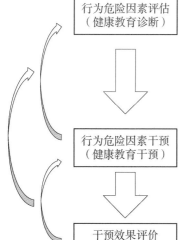

健康教育工作步骤	希望发现的事实和发生的变化	相关理论和方法
行为危险因素评估 (健康教育诊断)	社区人群生活质量 目标疾病分布及与生活质量的联系 危险行为分布及与目标疾病的联系 导致危险行为发生发展的因素及其分布 目标人群的相关认知、态度及人口学特征 社区环境: 　地理、交通、生产、商业、文化、 　政策、组织、教育、传媒、卫生 　服务等	流行病学/统计学理论和方法 预防医学理论和方法 社会学理论和方法 心理学理论和方法 文化人类学理论和方法等
行为危险因素干预 (健康教育干预)	健康信息传播 卫生服务提供 相应组织和社会网络的建设 政策发展与资源投入 社区人群参与等	传播学理论和技术 心理学干预治疗理论和技术 教育学理论和技术 管理学理论和技术 社会营销理论和技术等
干预效果评价 (健康教育评价)	导致危险行为发生发展的因素得以改善 或新的物质、技术、观念等引入 危险行为得以改善或新的健康行为建立 目标疾病得到控制或威胁减少 人群的生活质量提高	流行病学/统计学理论和方法 预防医学理论和方法 社会学理论和方法 心理学理论和方法 经济学理论和方法等

图1-1　健康教育工作的步骤及相关理论与方法

第二节　健康促进

一、健康促进的定义

　　1920 年,学者 Winslow 首次提出"健康促进(health promotion)就是组织社区努力开展个人卫生教育和健全社会机构职责,以保证维持并增进个体健康的生活水准"。近一个世纪以来,随着健康促进的迅速发展,其内容也不断扩大,对于健康促进的理解也在不断完善与增进。1979 年,美国联邦办公署指出"健康促进包括健康教育及任何能促使行为和环境转变为有利于健康的有关组织、政策及经济干预的统一体"。1986 年,世界卫生组织在加拿大渥太华组织召开了第一届国际健康促进大会,会上发布了《渥太华宣言》,将健康促进定义为"促使人们维护和提高他们自身健康的过程,是协调人类与环境的战略,它规定个人与社会对健康各自所负的责任"。1991 年,著名健康教育学家 Green 和 Kreuter 等人认为"健康促进是指一切能促使行为和生活条件向有益于健康改变的教育和环境支持的综合体"。该定义将健康促进表述为一个指向行为和生活条件的"综合体",即"健康教育＋环境支持"。1995 年 WHO 西太区办事处发表的《健康新视野》提出"健康促进是指个人与其家庭、社区和国家一起采取措施,鼓励健康的行为,增强人们改进和处理自身健康问题的能力"。2005 年,世界卫生组织《曼谷宪章》将健康促进重新定义为"增加人们对健康及其决定因素的控制能力,从而促进健康的过程"。

　　由以上对于健康促进的定义可以看出,健康促进不只是改变人们的健康相关行为,同时也强调了环境因素如政治、经济、文化等对健康的影响。因此,健康促进是在政治、经济、文化、教育等多种环境因素的推动下,从多个方面对人群的健康进行干预,进而改善人群所处的环境,改变人群的行为,提高人群的健康水平。

二、健康促进的活动领域

　　健康促进是一个综合的社会及政治过程,它不仅包含了加强个人素质和能力的行动,还包括改变社会环境、自然环境以及经济条件,从而削弱它们对大众及个人健康的不良影响。首届国际健康促进大会通过的《渥太华宣言》中明确指出了健康促进的五个主要活动领域。

　　1. 制定健康的公共政策(build healthy public policy)

　　公共政策是指由政府负责制定且影响公众利益的政策。健康促进强调了政府决策对于营造支持性环境的作用以及对健康问题的影响,强调政府在促进公众健康中的责任。同时,要求健康促进不仅由卫生部门参与和负责,还要求不同层面和各个部门的决策者,以"大健康和大卫生"为指导,把健康列入自己部门的议事日程,将健康融入所有政策。健康公共政策包括法律、规章和规范,它在不同层面上都可以制定。健康公共政策的实施将有助于保护社区、家庭和个人远离危险因素,寻求如何实现资源的平等分配,以实现健康的公平性,使人们便于作出最利于健康的选择。

2. 创造健康的支持环境(create supportive environments)

支持性环境是指在促进人群健康的过程中,必须使物质环境、社会经济和政治环境都有利于健康,保证环境与人类的协调和可持续发展。健康促进通过营造一种安全、舒适、满意、愉悦的生活和工作条件,人们在这样的环境下培养健康的生活行为方式,同时也保证环境对公众健康产生积极有利的影响。并通过对持续变化发展的环境因素对健康影响的长期的、系统的评估与监测,以保证支持性环境向有利于健康的方向发展。

3. 加强社区行动(strengthen community action)

充分发动社区力量,利用社区资源积极有效的参与卫生保健计划的制定和执行,帮助社区居民认识自己的健康问题并提出解决问题的方法。确定健康问题和需求是社区行动的出发点,开展以社区为基础的健康促进活动,社区群众自下而上地参与是社区行动的核心。这要求赋权于社区群众,使其能够集体决策并行动,更大的影响和控制居民所在社区决定健康与生活质量的因素。以社区为基础开展健康促进立体框架综合干预是有效提高社区人群健康水平的最佳途径。

4. 发展个人技能(develop personal skills)

尽管一些影响健康的决定因素超出个人的控制范围,但个体的行为或生活方式会直接影响健康和生活质量。健康促进通过提供健康信息和教育来帮助人们提高做出健康选择的能力,并支持个人和社会的发展,由此可使人们更有效地维护自身健康和生存环境。同时,周围支持性的环境影响也会帮助个人采纳有益于健康的决策,学校、家庭和工作场所均有责任在发展个人技能方面提供帮助。

5. 调整卫生服务方向(reorient health services)

卫生与健康部门不应仅仅提供临床医疗服务,而应该将疾病预防、健康促进、健康管理也作为服务的一部分,提供全生命周期的健康服务,以实现全民健康覆盖体系中的健康改善和公平性优化。卫生服务责任应由个人、卫生专业人员、社区组织、卫生机构、商业部门和政府共同承担。调整卫生服务方向的目的就是加强卫生服务体系建设,优化资源配置问题,改进服务质量和服务内容,提高人们的健康水平。

三、基本策略

《渥太华宣言》还确定了在五大优先领域中开展健康促进的 3 项基本策略。

1. 倡导(advocate)

提出有益健康的观点或主张,并尽力争取社会各界给予支持和认同。为了创造有利于健康的社会、经济、文化和环境条件,要倡导政策支持,开发领导,争取获得政治承诺;倡导社会对各项健康举措的认同,激发社会对健康的关注以及群众的参与意识;倡导卫生及相关部门提供全方位的支持,从而实现预防疾病、促进健康和提高健康水平的目的。

2. 赋权(enable)

赋权是指增强人们控制健康决定因素的能力。通过健康教育,帮助公众具备正确的观念、科学的知识、可行的技能,使公众获得控制那些影响自身健康的决策和行动的能力,能够平等地得到健康的机会和资源,才能在保护和促进健康方面提升责任感、归属感、获得感和自主自律意识,才能采取有益于健康的决定和行动,也包括赋予社区组织更多的权限,使社区行动能更大限度地影响和控制与社区健康和生活质量相关的因素。

3. 协调（mediate）

开展各类健康促进、健康教育活动，控制健康的危险因素，提高人们的健康水平，仅靠卫生与健康部门难以推进。协调各方力量，如个人、社区成员、卫生与健康体系专业人员、政府、社会职责及利益的各方，组成强大的联盟与社会支持，各负其责、共同努力，创设健康环境，实现健康目标。社会协调是卫生与健康体系工作人员的责任。

四、健康促进与健康教育的关系

健康教育与健康促进密切相关，相互依存，互相促进。

1. 健康教育是健康促进的核心和基础，而健康促进是健康教育的发展与延伸

健康教育作为推进健康促进的重要策略和方法之一，是重要的先导和基础，融合在健康促进实施的各个环节中。无论是健康政策的实施还是健康态度的倡导，都需要首先进行健康教育的推动与落实，没有健康教育，健康促进就缺乏基础，目标就无法实现。健康教育也必须以健康促进战略为指导，没有健康促进，健康教育的实施就会缺乏必要的环境和政策的支持及保障，而健康教育只有向健康促进发展和延伸，才能实现"人人健康"的目标。

2. 健康教育与健康促进的侧重点与核心任务不同

健康促进融主观参与和客观环境支持于一体，既包含健康教育，又包含环境支持。而健康教育的任务是促使个体或群体健康知识的掌握、健康信念的改变和健康行为的采纳。因此，健康教育更适合有改变自身行为意愿的个体或群体，而健康促进通过推进有益于健康的政策、法律、经济等创建支持性环境，对于行为的改变具有持久性和约束性。

第三节　健康素养

健康素养是《"健康中国2030"规划纲要》的预期指标之一，也是全球健康教育与健康促进领域的一个热点。健康素养水平不仅与人群健康总体水平呈正相关，也直接影响着人们的生活行为、对医疗保健服务的选择和医患沟通交流模式。健康素养被认为是公众在医疗服务、疾病预防和健康促进环境中的一种健康的资产。提高健康素养可以潜在地减轻某些导致健康差异的社会经济决定因素的影响。

一、定义

健康素养（health literacy）的概念从1974年学者Simonds SK提出至今，其定义不断被完善，内涵不断被丰富。1998年世界卫生组织将健康素养定义为"代表人的认知和社会技能，这些技能决定个体具有相应动机和能力获得、理解和运用信息，并通过这些途径能够促进和保持健康"。2013年，WHO欧洲区办事处重新定义健康素养是"人们在生命全程中进行与医疗服务、疾病预防和健康促进有关的日常活动时，获取、理解、评价和应用健康信息以做出健康相关决定进而维持或提高生活质量的知识、动机和能力"。《中国公民健康素养——基本知识与技能（2015年版）》中指出，健康素养是指"个人获取和理解基本的健康信

息和服务,并运用这些信息和服务做出正确决定,以维护和促进自身健康的能力"。

健康素养是一种可由后天培养训练和实践而获得的技巧和能力,在人的一生中,随着时间和情境的变化,健康素养也在不断地发展和变化,贯穿于整个生命历程。公共卫生视角倾向于把健康素养视为健康教育和专业信息交流的产物,从这个角度而言健康素养是知识、理念、认知、技能的综合反映,它不仅包括个体的读写和听说能力、健康知识和健康态度,还包括理解能力、交流能力、获取健康信息能力、获取健康服务能力、批判性接受的能力。

二、健康素养的内容

根据健康素养的定义及其应用的层面,世界卫生组织欧洲区办事处从健康信息处理过程中所涉及的获取、理解、评价及应用 4 个过程以及在医疗服务、疾病预防和健康促进 3 个层面所形成的 12 个维度,构建了健康素养整合模型的理论框架。其核心要素为记忆处理健康有关信息的 4 个过程(获取、理解、评价、应用)和所涉及健康相关的知识、能力和动机。

学者 Don Nutbeam 将健康素养分为功能性、互动性和批判性健康素养 3 个层次,这种分类的优势可以表明技能水平差异对健康相关决策和行动产生的影响(表 1 - 1)。

表 1 - 1　不同水平的健康素养及内容

水平	目标	内容	个人收益	社区/社会收益	活动示例
功能性健康素养	信息传播	传播有关健康危险因素和卫生服务利用的信息	提高对危险因素和卫生服务的知识,进行常规的健康行动/活动	增加健康项目的参与(如筛查、免疫接种)	通过有关渠道、人际接触和可用媒体进行信息传播
互动性健康素养	个人技能的发展	含上一层,以及在一个支持性的环境中发展技能的机会	提高根据知识独立行动的能力,改善动机和自信	提高影响社会规范及与社会群体互动的能力	调整健康沟通具体的需要;促进社区自助和社会支持;整合不同的沟通渠道
批判性健康素养	个人和社区赋权	含上一层,并提供关于健康的社会和经济决定因素的信息以及实现政策和/或组织变革的机会	提高了个人对社会和经济逆境的适应能力	提高对健康的社会和经济决定因素采取行动的能力及社区赋权能力	提供技术建议支持社区行动;倡导与社区领导人和政治家的沟通;促进社区的发展

(1) 功能性健康素养(functional health literacy):指个体获得相关健康信息(如关于健康风险和如何使用卫生系统)并将该知识应用于一系列规定活动的基本技能。具有这些基本健康素养技能的个人通常能够对针对明确定义的目标和特定背景的教育和交流做出良好反应,例如坚持服药、参与预防活动和一些行为改变。

(2) 互动性健康素养(interactive health literacy):指更高级的认知和读写技能、社交技能等,可用于积极参与日常活动,使个人能够提取健康信息并从不同形式的交流中获得收益,并将新信息应用于不断变化的情况,以及与他人互动以扩展可用信息并做出决策。拥有这些更高水平技能的个人能够更好地区分不同的信息来源,并对通过结构化沟通渠道(如学校健康教育、移动应用程序、互动网站)更具互动性和可访问性的健康传播和教育做出回应。

（3）批判性健康素养(critical health literacy)：指最先进的素养技能，可用于批判性分析来自广泛来源的信息以及与更广泛的健康决定因素相关的信息。拥有这些最先进技能的个人可以获取和使用信息来更好地控制对健康有影响的生活事件和情况。这些技能的应用包括评估有关个人健康风险的信息、了解健康的社会、经济和环境决定因素和集体组织及行动（如通过有组织的宣传/游说社会和环境健康问题)。批判性健康素养可以更明显地与人群及个人层面的利益相关联。

2016年第九届全球健康促进大会发布的《上海宣言》对未来健康素养促进工作提出了倡议：①充分认识健康素养是健康不可或缺的决定因素，并投资于提高健康素养；②制订、实施和监测提高所有人健康素养的、贯穿整个教育体系的国家和地方跨部门策略；③通过发挥数字技术的潜力，增强公民对自身健康及健康决定因素的控制；④通过价格政策、透明化信息和清晰的标识，确保消费环境有利于健康选择。《上海宣言》对于健康素养的作用以及未来健康素养促进的要求与倡议为居民健康素养促进工作指明了发展方向。

三、健康素养与健康教育的关系

健康教育和健康促进是改善和提升人群健康素养水平的主要手段之一，健康教育不仅在于增加人们的健康知识，更在于让人们能学会相应的技能和树立自信心，通过获取、理解、评价和应用健康信息作出合理的健康决策，从而维持和提升健康。

健康素养可以作为衡量个体或者群体是否有能力保持健康的指标，同时它也是健康教育干预效果的评价指标。国内外的理论和实践显示其不仅可以作为健康教育的目标，也可以评价健康教育的效果，还可以反过来促进健康教育朝着更广的范围发展。

2008年1月，卫生部公告(2008年第3号)发布了《中国公民健康素养——基本知识与技能(试行)》。该公告界定了现阶段我国公民健康素养的66条基本内容，包括基本知识和理念、健康生活方式与行为和基本技能三个方面。这是世界上第一份界定公民健康素养的政府文件，它的面世有力推动了我国公民健康素养促进工作的全面展开。《"健康中国2030"规划纲要》明确指出，要建立健康促进和教育体系，到2020年和2030年全民健康素养分别达到20%和30%。根据《"健康中国2030"规划纲要》和《上海宣言》的要求，要促进居民健康素养水平的提升，需根据不同人群特点有针对性地加强健康教育与促进，开展有效的健康教育方式与途径，针对不同人群特点实施的科学合理的健康素养促进工作可以促进各类人群应具备的健康素养能力与素质的提升，让健康知识、行为和技能成为全民普遍具备的素质和能力，从而最终推动全体居民健康素养水平的提升。

第四节　健康教育的历史与发展

一、国外健康教育的起源与发展

国外有组织的健康教育最早源自学校有关的卫生教育。据有关文献报道"health

education"一词最早出现在1919年的美国儿童健康协会的会议上,此后,一些直接从事卫生和教育的专家们也逐渐明确地把健康与教育联系起来,阐述通过教育指导人们对疾病的预防。

(一)国际性的健康教育组织

世界各国的健康教育的发展离不开国际组织的指导和协调。WHO建立(1948年)伊始,就在总部设立健康教育组,1989年又设立公共信息与健康教育司,负责领导、指导和协调各国的健康教育发展,并在各地区均设有健康教育机构,明确地将"协助各国人民开展健康教育工作作为该组织的14项任务之一"。1951年,健康教育的国际性民间学术组织——国际健康教育联盟在法国巴黎成立,联盟的宗旨是"通过教育来促进健康",强调健康教育是健康生活必不可少的组成部分,1994年该组织更名为国际健康促进与健康教育联盟(International Union of Health Promotion and Education,IUHPE),其活动方式是组织国际性大型专题研讨会,每3年1次,对世界范围内的健康教育与健康促进发展发挥了积极作用。

(二)世界各国健康教育的发展

20世纪70年代以后,由于疾病谱、死因谱发生了变化,许多发达国家慢性非传染性疾病已取代传染病及营养不良,使人们认识到疾病的发生主要是不良行为生活方式造成的,健康教育才被广泛重视。但总体而言,健康教育在世界各国的发展是不平衡的,发达国家比较重视,如建立健全了国家和地区级的健康教育机构、实施人才战略、重视健康教育的专业教育与人才培养;而发展中国家健康教育工作的发展参差不齐,总体差距较大。

美国1971年设立健康教育总统委员会,并建立全国健康教育中心;1974年美国国会又通过《美国健康教育规划和资源发展法案》,明确规定健康教育为国家优先卫生项目之一;1979年,美国卫生总署发表《健康人民》(Health People),文件宣告发动"美国历史上的第二次公共卫生革命"。通过健康教育和政策指导,美国人民的生活方式发生改变,许多疾病的发病率和病死率均明显下降。1980年,美国健康与人类服务部正式出版了《健康国民1990:预防疾病与健康促进》,标志着美国正式启动了国家健康战略,其后不断完善健康教育体系,并广泛深入开展了一系列健康教育项目,健康教育被认为是实现各项卫生工作目标的中心环节。加拿大政府在1974年发表《加拿大人民健康的新前景》,阐明改善行为与生活方式是降低疾病患病率与死亡率、改善健康状况的有效途径,并制定提倡健康生活方式的行动计划。欧洲作为医疗卫生服务较先进的地区,一直把健康教育作为卫生保健的重要组成部分。英国于1927年成立全国健康教育委员会;1929年苏联在中央一级设苏联保健部中央健康教育研究所,各加盟共和国及以下的州、市、区设健康教育馆;德国1976年成立全国健康教育协会,将健康教育学列为医学院校必修课程,最早在学校开展健康教育。

(三)健康促进的发展

健康促进这一概念基本伴随着健康教育的发展而发展。在维护公众健康的道路上,当强调个人的健康责任,而忽略社会环境等健康影响因素时,单纯的健康教育已满足不了健康发展的新需要,健康促进便开始萌芽。1986年WHO在加拿大渥太华召开第一届全球健康促进大会,发表了著名的《渥太华宪章》,明确界定了健康促进的概念、五项工作行动领域和三大策略，成为健康促进发展的基本理论指导。《渥太华宪章》是国际上公认的人类健康促进的里程碑。此后全球健康促进大会每隔2～4年召开1次，不断探索、总结健康促进的内涵与外延、意义及需要改进的领域。2016年第九届全球健康促进大会在中国上海召开，主题为"可持续发展中的健康促进"，在首次提出的五个工作领域和三大基本策略的基础上，新增了三个关键要素，即良好治理、健康城市及健康素养，大会的总目标是推动将健康促进融入联合国2030全球可持续发展议程，重振健康促进在21世纪的发展。2021年第十届全球健康促进大会主题为"福祉、公平和可持续发展"，世界各国共同努力促进全球健康公平可及、构建人类卫生健康共同体。

健康促进领域全球最成功的案例是芬兰北卡瑞利亚项目，自1972在芬兰实施以来，运用健康促进手段，使当地心脑血管疾病的死亡率在30年内下降了80%。北卡项目是世界上第一个以社区为基础的心血管综合预防项目，通过开展健康教育和健康促进活动，创造健康环境、采取行为干预、提供优质卫生服务等主要方式，促进了人群的健康行为，降低了疾病危险因素，有效遏制心血管疾病发病率和死亡率的上升。项目开展期间，芬兰政府制定和颁布了一系列政策和法规，营造了有利于慢性病预防的健康环境，如通过控烟立法创造了良好的无烟环境，通过与食品行业合作实施含盐食品标签法，创造了有利于普及低盐健康环境的支持性环境；并通过各种干预项目如胆固醇项目、吸烟干预项目、工作场所项目、民间领袖项目等影响民众改变不良行为，建立健康生活方式；以及广泛的社区参与、跨部门的通力合作保证项目成功实施。项目的成效非常显著，当地居民2/3的死亡下降源自生活习惯的改变，如吸烟率的下降、饮食习惯的改变（黄油和高脂牛奶的消耗量急剧下降、植物油和新鲜蔬菜的消费量上升）、体力活动的增加等，从而降低相关危险因素如体重指数（BMI）、血压、血脂水平，最终使心血管等慢性病死亡率大幅下降。

二、国内健康教育的发展历史

中华民族的健康教育史可追溯到2000多年前，在我国最早的医学典籍《黄帝内经》中就论述了健康教育的重要性——"知之则强，不知则老"，认识到了掌握养生保健知识规律是健康长寿的根本。但我国真正开始科学地开展健康教育与健康促进活动还是在近一百年来，具体可分为以下几个阶段。

（一）健康教育的兴起时期（20世纪初～1949年）

健康教育学科理论从20世纪初叶开始引进中国，有识之士纷纷编译专著、组织学术团体和专业机构，标志着健康教育在我国的兴起。1915年"中华医学会"成立，学会的宗旨之一即是向民众普及现代医学科学知识；1916年"卫生教育联合会"成立，胡宣明（我国最早的健康教育专职人员）任秘书，从此我国有了专职从事健康教育的医师；1932—1937年陈志潜在河北定县创立了我国第一个社区保健实验基地，并于1933年在《中华医学杂志》发表"定县乡村健康教育实验"报告；1934年陈志潜编译出版《健康教育原理》、徐苏恩主编出版《学校健康教育》；1936年"中华健康教育学会"在南京成立。但由于受战争等历史条件限制，我国的健康教育工作虽有所发展，但非常艰难。

（二）卫生宣教与爱国卫生运动时期（20世纪50～60年代）

1949年以后，卫生部十分重视健康教育事业，健康教育专业机构、人才培养机构、研究机构和学术团体不断发展。1950 年召开的第一届全国卫生会议上即号召开展卫生宣教,确立了"面向工农兵,预防为主,团结中西医"的卫生工作指导原则;1951 年卫生部设立卫生宣传处,领导全国健康教育和宣传工作;1952 年党和政府组织全国人民展开具有伟大意义的"爱国卫生运动";1956 年卫生部发出《关于加强卫生宣传工作的指示》,明确了健康教育工作体制,要求在省级和大中城市建立卫生教育所。

在这期间,我国进行的爱国卫生运动就是一项伟大的健康促进实践活动,并一直延续至今。爱国卫生运动是由我国政府主导的以防病、防疫和促进健康为主要内容的全民参与的群众卫生运动。爱国卫生运动是中国特有的卫生工作方式,是群众路线运用于卫生防病工作的伟大创举和成功实践。这项工作突破了发展中国家无法实行"高投入、高技术"治病的医学模式,将群众路线运用于卫生防病工作,通过有效的社会组织将中国政治优势、组织优势和文化优势转化为人民群众的福利,以较低的成本实现了较高的健康绩效。实际上,爱国卫生运动就是一项按"健康促进"原则实施卫生工作、规模宏大、成就辉煌的健康促进典型范例。2017 年世界卫生组织向中国政府颁发"社会健康治理杰出典范奖",以表彰爱国卫生运动开展 65 周年来取得的辉煌成就。

(三) 健康教育学科的建立与网络初步形成时期(20 世纪 70～90 年代)

改革开放后,我国健康教育事业得到了较好的发展。1977 年卫生部重新设立卫生宣传办公室,开始健康教育工作。从 1984 年开始,中国正式引用"健康教育"一词,并在北京成立了中国健康教育协会,协会成立后于 1985 年创办了《中国健康教育》专业学术期刊;1986 年中国健康教育研究所正式成立,作为我国健康教育科研和业务指导的中心,各省(自治区、直辖市)和 70 多个大中城市建立了健康教育专业机构,标志着一个比较完整的健康教育组织体系的形成。20 世纪 80 年代后期,随着国内外学术交流的开展,通过学习借鉴国际健康教育理论和方法,促进了我国健康教育工作模式由单一的卫生宣传向传播与教育并重转化,并开展理论探讨和适宜技术的试点研究,运用科学的方法对健康教育效果进行评价。全国部分高等医学院校和中等卫生专科学校建立健康教育专业,培养了一批具有专业学历的健康教育人才,健康教育专业队伍规模显著扩大,为发展中国健康教育事业起到了重要推动作用。

(四) 健康教育与健康促进时期(20 世纪 90 年代后)

第一届国际健康促进大会于 1986 年召开后,健康促进的理念开始引入中国。20 世纪 90 年代后,全国爱国卫生运动委员会将健康教育列为全国城市卫生检查评比活动的重要内容,我国健康教育工作模式开始发生深刻的变化。1996 年世界银行贷款第七个卫生项目"疾病预防项目"在中国实施,旨在引进并运用国际先进的健康促进方法,从广泛影响健康因素的角度,针对慢性非传染性疾病的行为危险因素开展预防与控制工作,标志着中国进入了健康教育与健康促进时期,健康促进开始从理念转化为具体的实践。

2005 年卫生部发布了《全国健康教育与健康促进工作规划纲要(2005—2010)》;2008 年"中国疾病预防控制中心健康教育所"更名为"中国健康教育中心/卫生部新闻宣传中心",直属卫生部管理,专门负责我国健康教育/健康促进研究和工作实施,并开展了全国性的健康促进项目,如"中国健康知识传播激励计划""全国公民健康素养促进行动"等,进一步促进了我国健康教育和健康促进事业的发展。

（五）新时代的健康教育与健康促进（2016 年后至今）

2016 年是中国健康促进与教育事业发展史上具有里程碑意义的一年。8 月，全国卫生与健康大会在北京召开，把"将健康融入所有政策""共建共享"写入新时期卫生与健康工作方针；10 月，中共中央、国务院发布了《"健康中国 2030"规划纲要》，首次在国家层面提出的健康领域中长期战略规划，首要任务就是"普及健康生活"，通过加强健康教育，提高全民健康素养；11 月，国家卫生计生委（原卫生部）等 10 部门发布《关于加强健康促进与教育工作的指导意见》，多部门共同推进健康促进与教育工作；同月，第九届全球健康促进大会在上海召开，交流了国际经验，全景展示了中国卫生与健康事业发展和健康促进工作成效，得到了世界卫生组织和各国参会代表的高度好评。2019 年国务院发布《健康中国行动（2019—2030年）》，将"健康教育行动"放在健康中国建设十五项专项行动的第一位；2020 年 6 月起正式实施的《中华人民共和国基本医疗卫生与健康促进法》，以法规形式首次明确提出建立国家健康教育制度，保障公民获得健康教育的权利，提高公民的健康素养。2023 年 6 月 11 日，首届中国健康促进大会在杭州市召开，会议发布《健康促进杭州宣言》，倡导动员社会各界形成"同一世界、同一健康"共识，凝聚社会力量、提升专业力量、强化科技力量、动员志愿力量、激励个人力量，携手促进公众健康，共建美好家园。随着健康中国战略的实施，我国的健康教育与促进工作也迎来了新的发展机遇和挑战，积极探索适合中国国情、具有中国特色的健康促进与教育工作模式，为推进健康中国建设而发挥重要作用。

三、我国健康教育的挑战与展望

自 1949 年以来，我国的健康教育事业获得了快速发展，也取得了巨大成就。但随着时代的发展，面对新形势、新环境、新需求，健康教育事业的发展也存在许多问题与挑战。目前我国健康教育工作体系与运行机制还不完善，健康教育工作规划、规范、监测评价体系尚未进一步发展；健康教育与健康促进的资源还严重缺乏，经费投入不足、专职人员短缺和整体素质较低等严重制约了工作的发展；并且，我国健康教育的方式受多年来"卫生宣传"的影响，开展形式仍需进一步丰富和拓展；社会有关方面对健康教育重视度不足，全社会参与度（包括多部门协调）和群众参与度还远远不够，这些都制约着健康教育事业的发展。为应对新时代人民日益增长的健康需求，健康教育专业人员还需深刻剖析健康教育面临的各项问题与挑战，积极探索健康教育的新策略、新方法。

近年来，以信息技术、生物技术和人工智能技术为代表的新技术迅猛发展，对健康教育的工作内容、工作模式、工作方法等提出了新的要求。把现代信息技术引入健康教育领域，加速健康教育工作的现代化，以信息化带动健康教育与健康促进工作"信息化""智能化""精准化"将是未来健康教育在工作思路、技术方法等方面进行创新或突破的方向。通过融合"互联网＋"、大数据、人工智能等新一代信息技术形成集健康需求评估、风险识别、健康教育计划、干预实施与健康教育评价为一体的健康教育体系，切实推动健康教育信息化建设，形成覆盖全生命周期的精准健康教育管理机制。还需关注健康教育活动的持续性、反馈性、互动性以及精准性，可依托互联网健康教育平台监测居民的健康素养，并反馈性地指导健康教育工作的开展。

健康传播是进行健康教育的重要手段,随着新时代媒体技术的发展,利用移动互联网即时、随地、开放、互动等优势,形成精准健康传播资源、精准健康传播途径、精准健康传播受众的全链环立体精准健康传播体系,居民可随时根据自身需求接受针对性的健康教育服务,有助于普及健康生活方式,提高居民自我健康管理能力和健康素养。

此外,健康教育的实现不可能由某一组织或一部门的专业活动单独完成,它需要全社会的共同努力,未来要进一步加大宣传倡导力度,积极推动部门协作,并制定符合我国国情的且能大力推进我国健康教育与健康促进可持续发展的政策。应在政府主导下开展多部门、多角度、多层次的联合行动,形成各具特色,互为依托的健康教育体系。进一步加强专业机构能力建设,建立健全工作网络,制定专业人员能力建设标准,进一步发挥专业机构的技术支撑作用,提升我国整体健康教育能力。

在疫情常态化和慢性非传染性疾病双重疾病负担下,健康教育的重要性更加不容忽视,其不仅是遏制慢性病流行的主要手段,还是应对传染病的优先策略,是加强国民健康素质、延长健康寿命的主要措施。

（王慧　朱静芬）

参考文献

［1］马骁. 健康教育学［M］. 2 版. 北京:人民卫生出版社,2012.

［2］Nutbeam D. Health literacy as a public health goal: a challenge for contemporary health education and communication strategies into the 21st century［J］. Health Promot Int, 2000,15(3),259-267.

［3］Nutbeam D, Lloyd JE. Understanding and responding to health literacy as a social determinant of health［J］. Annu Rev Public Health, 2021,42:159-173.

［4］顾沈兵,潘新锋,胡亚飞,等. 上海居民健康素养与"健康上海 2030"［J］. 上海预防医学,2019,31(1): 16-22.

［5］于英红,晏秋雨,谢娟. 中国居民健康素养研究进展［J］. 中国慢性病预防与控制,2021,29(7):530-534.

［6］余金明,姜庆五. 现代健康教育学［M］. 上海:复旦大学出版社,2019.

［7］傅华. 健康教育学［M］. 3 版. 北京:人民卫生出版社,2017.

［8］陈阳,程雪莲,唐贵忠,等. 基于《"健康中国 2030"规划纲要》背景的健康教育创新机制探讨［J］. 中国健康教育,2018,34(1):71-73.

［9］李长宁,李英华,卢永. 健康促进与教育事业发展 70 年巡礼［J］. 中国健康教育,2019,35(9):771-774.

第二章

健康传播概述

健康传播是指一切与人们健康相关的信息和情感的传递、交流与分享活动,是普及健康知识、传授健康技能、提高患者和公众的自我保健能力,解决人类健康问题,保护和促进健康的重要策略,是医疗卫生的基础与核心,在疾病治疗与康复、医患沟通、医院管理、疾病预防控制、突发公共卫生事件应对、基本公共卫生服务、妇幼保健等工作中发挥着至关重要的作用。

第一节 传播与健康传播

健康传播起源于 20 世纪 70 年代的美国,起初被称为"治疗传播"(Therapeutic Communication)。1975 年,在国际传播学会(ICA)举办的年度会议上,美国健康传播学会将这一概念统称为健康传播,以此来囊括健康传播领域的研究内容和方向,至此,健康传播学作为一个新研究板块开始被学界认知。

一、定义

(一)传播

要理解健康传播学,首先要理解传播学。那么何为"传播"?传播两个字最早结合使用出现在《北史·突厥传》,隋文帝在突厥首领投靠了隋朝后,颁布了一个诏令——"宜传播天下,咸使知闻",这里的"传播"与现代的意义已非常接近。1988 年出版的我国首部《新闻学字典》将传播定义为:"传播是一种社会性传递信息的行为,是个人之间、集体之间以及集体个人之间交换、传递新闻、事实、意见的信息过程。"事实上,传播学作为一门学科,同样起源于国外,英文"communication"具有双方交换、双向交流的含义,从一开始就定义了信息传播的路径。

(二)健康传播

作为传播学的分支,以及传统健康教育学的重要内容,健康传播学涉及健康促进、医学新闻、健康教育、公共卫生事件及其风险沟通等内容。美国传播学者 Rogers(1994)关于健康传播的定义是这样描述的,健康传播是一种将医学研究成果转化为大众的健康知识,通过态度和行为的改变,以降低疾病的患病率和死亡率,有效提高一个社区或国家生活质量和健康水准为目的的行为。这是关于健康传播学较为早期的定义。

随着社会的发展,健康传播学的定义与内涵也在不断发展。狭义而言,"健康传播学"是研究人类健康信息传播现象及规律的科学。具体来说，它是研究健康信息传播过程中传播者与受传者、传播媒介和传播渠道、传播信息与讯息、传播技巧及诸多影响因素相互之间关系的一门科学。

广义而言，一切与健康相关的信息交流与干预活动都属于健康传播的研究范畴。健康传播是一般传播行为在医疗卫生领域的具体与深化，并有其独自的特点与规律。研究受众在健康传播过程中的"知""信""行"以及其与健康结局改变之间的关系，从而促进全民健康素养，是健康传播与健康教育学共同的目的。

二、传播过程的基本要素

事实上，人类社会的信息传播具有明显的目的性、过程性和系统性，传播是一个有结构的连续过程，这一过程由各个相互联系、相互作用的构成要素组成。那么传播的基本要素与流通条件有哪些呢？

一般而言，一个基本的传播过程主要包含以下基本要素，分别是传播者、受传者、信息与讯息、媒介与反馈。

（一）传播者

传播者又称为信源，指的是传播行为的引发者，即以发出讯息的方式作用于他人的人。在传播过程中，传播者既可以是个人，也可以是群体或组织。"传"的一端的个人（如有关领导、专家、医师、讲演者、节目主持人、教师等）或团体（如报社、电台、电视台等），就传播主客体而言，是传播中信息的主动发出者和媒介的控制者。

（二）受传者

受传者又称信宿，即讯息的接收者和反应者，指在传播过程中接受信息一端的个体或团体，即传播者的作用对象。作用对象一词并不意味着受传者是一种完全被动的存在，相反，他可以通过反馈活动来影响传播者。受传者同样可以是个人，也可以是群体或组织。受传者和传播者并不是固定不变的角色，在一般传播过程中，这两者能够发生角色的转换或交替。一个人在发出讯息时是传播者，而在接收讯息时则又在扮演受传者的角色。大量的受传者又称为"受众"，是读者、听众、观众的总称。

（三）信息与讯息

信息指传播者所要传递的内容，泛指情报、消息、数据、信号等有关周围环境的知识；讯息是由一组相关联信息符号所构成的一则具体的信息，即将原始的数据、事实以文字、电讯号等具体符号表达以后的形式。讯息是传播者和受传者之间社会互动的介质，通过讯息，两者之间发生意义的交换，达到互动的目的。一般来说，信息的外延更广，它包括讯息，讯息也是一种信息，其特点是能表达完整的意义。

（四）媒介

媒介又称传播渠道、信道、手段或工具。媒介是讯息的搬运者，也是将传播过程中的各种因素相互连接起来的纽带，是讯息的载体，传递信息符号的中介、渠道。一般特指非自然的大众传播中的电子类、印刷类及通信类传播媒介。媒介也可视为人体感觉器官的延伸，如电脑是人类"脑"功能的延伸与放大。

（五）反馈

反馈是指受传者在接收到信息后，在情感、思想、态度和行为等方面发生的反应或回应，并通过一定渠道返回给传者，影响下一次的传播行为，这也是受传者对传播者的反作用。获得反馈讯息是传播者的意图和目的，发出反馈讯息是受传者能动性的体现。

三、传播的类型

仅就传播者与受传者的关系和范围而言，即根据传播对象的不同，健康传播可以大致分为人内传播、人际传播、群体传播、组织传播和大众传播。

（一）人内传播

人内传播也称为自我传播，是指个人接受外界健康信息后，在大脑中进行健康信息加工处理的心理过程，包括个人的生理、心理健康状况等。自我传播是人类最基本的传播活动，是一切传播活动的前提和生物学基础。随着人们文化水平的普遍提高，通过自我传播获取较好的健康传播效果已成为可能。

个人最了解本身的健康情况，可以更直接地筛选合适自己的健康信息，包括个人的自我保健、心理调适、个人健康计划研究等。但人内健康传播会受到个人文化教育背景对健康认同和就医行为的影响、环境对自我健康传播行为的影响等局限。

（二）人际传播

人际传播指健康信息在个体之间的传递，即人与人之间面对面的健康信息交流。比如患者和医疗提供者之间的互动关系，以及诊疗室里大量的人际传播活动。它是最基本的传播形式，也是建立人际健康关系的基础。

在健康传播中，人际传播发挥着重要作用。在古代，健康传播中人际传播占据主导地位，但大众媒介发展起来之后，人际传播的作用被分解，人际传播与其他传播形式共同承担健康传播的责任。许多健康教育工作者、卫生工作者、学校教师、家长、基层党政干部和网络具有影响力的公众人物都可能成为"自然领袖"，在人际传播中发挥重要作用。

（三）群体传播

群体传播是指群体成员之间发生的健康信息传播行为，表现为一定数量的人按照一定的聚合方式，在一定的场所进行信息交流。在群体交流中形成的一致性意见会产生一种群体倾向，这种群体压力能够改变群体中个别人的不同意见，从而产生从众行为。群体中的"舆论领袖"对人们的认知和行为改变具有引导作用，往往是开展健康传播的切入点。

尤其在遇到突发公共卫生事件的时候，公众很容易形成一种群体意识，在群体内和群体间进行群体传播。这种群体传播一方面来自媒体传播引发的启示，另一方面是群体内容存在共同目标、共同利益导向。在一些慢性病、传染病预防与治疗中，比如癌症、艾滋病等，同样会有这种群体传播现象存在。

（四）组织传播

组织传播是指组织所从事的信息活动，包括两个方面，一是组织内传播，二是组织外传播。对健康传播来说,同样涉及两个层次的组织传播:健康教育机构内部的组织传播,健康教育机构与公众、政府、大众媒介、医疗卫生机构之间的传播。

(五) 大众传播

大众传播是健康传播的重要方式之一,指健康信息传播机构通过报纸、杂志、书籍、广播、电视、电影、网络等大众媒体和特定的传播技术手段,向范围广泛、为数众多的社会人群传递健康信息的过程。这是以大众传播媒介为信道来传递与健康相关的资讯,用以预防疾病、促进健康,例如媒介对于健康议题的设置、健康政策的制定和健康营销等。值得注意的是,伴随社交媒体的兴起,"伪健康传播"也广泛流传。"伪健康传播"有很多种表现方式,例如歪曲科学、夸张恐吓、疲劳轰炸、名人渲染、煽情渲染等。

第二节　传播及健康传播的常见模式

针对传播过程的研究,传播学者逐渐形成了一些经典的传播模式:包括线性传播模式、控制论传播模式和系统传播模式等。这些经典的传播模式,同样可被运用于针对健康传播模式的研究中。

一、线性传播模式

线性传播模式是早期传播学者对传播过程的理论化,指单向流动的传播模式。传播学中的线性传播是以传播者为起点,经过相关媒介最终到达受传者。这种传播的特点是单方向、直线性和无间断性。线性模型主要包括:拉斯韦尔模式、香农-韦弗模式、德福勒模式和两级传播模式。

1. 拉斯韦尔模式

1948 年,美国政治学家 H. D. 拉斯韦尔提出拉斯韦尔"5W"模式。首次将传播活动解释为由传播者、传播内容、传播渠道、传播对象和传播效果五个环节和要素构成:谁(who)、说什么(say what)、通过什么渠道(in which channel)、对谁说(to whom)、产生什么效果(with what effect)。

拉斯韦尔模式在大众传播中获得了广泛的应用,它率先开创了传播学模式研究方法之先河。但这一模式具有以下明显的缺陷。

首先,它忽略了"反馈"的要素。它是一种单向的传播模式,由于受其影响,过去的传播研究忽略了反馈过程的研究。其次,这个模式没有重视"为什么"或动机的研究问题。在动机方面,有两种值得重视的:一是受众为何使用传播媒体;二是传播者和传播组织为什么去传播。最后,重视传播者的地位,忽视甚至剥夺了受传者的主体参与地位。

有些研究者认为拉斯韦尔模式有些简单,从而对其进行了进一步的发展。布雷多克在其提出的模式中,又增加了传播行为的两个方面,即传递讯息的具体环境和传播者发送讯息的意图,分别为:在什么情况下、为了什么目的,此种模式也称为"7W"模式。

2. 香农-韦弗模式

香农-韦弗模式是 1948 年由美国数学家 C. E. 香农和 W. 韦弗提出,特点是将人际传播过程看作单向的机械系统。此模式在传播渠道中增加了噪声的负功能因素,开拓了传播研究视野模式中的"噪声",表明了传播过程的复杂性,但是"噪声"不仅仅限于"渠道"。

"噪声"概念的引入,是这一模式的一大优点。它指的是一切传播者意图以外的、对正常信息传递的干扰。构成噪声的原因既可能是机器本身的故障,也可能是来自外界的干扰。克服噪声的办法是重复某些重要的信息。这样,传播的信息中就不仅包括"有效信息",还包括重复的那部分信息即"冗余"。

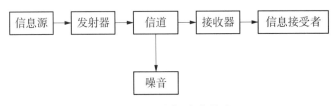

图 2-1　香农-韦弗模式

3. 德福勒模式

1966 年,德福勒在论述发出信息的含义与接收信息的含义之间的一致性时,发展了香农-韦弗模式。他指出,信源发出讯息,经过发射器,把信息变换为信号。信号在信道中传递的过程,会受到噪声的干扰,所以接收到的信号实际上是"信号＋噪声"。经过接收器,把信号还原成信息,传递给信宿。由于可能受到噪声的干扰,信号不是稳定不变的,这可能会导致发出的信号与接收的信号之间产生差别。也就是说,由信源发出的信息与信宿接收的信息两者的含义可能不同。德福勒互动模式显示信源是如何获得反馈的,而反馈则有可能帮助信源的传播方式更有效地适应信宿。这样,增加了两种含义之间达到一致或者称为"同型性"的可能性。

4. 两级传播模式

20 世纪 40 年代美国社会学家 P. F. 拉扎斯菲尔德提出两级传播模式。这种模式强调"舆论领袖"(opinion leader)的作用,认为大众传播的信息通过媒介传达到意见领袖,然后由意见领袖再传播给社会公众。这种模式重在强调意见领袖的作用,意见领袖在大众传播过程中能为他人提供建议。

"两级传播流"理论假设的表述最早出现在 1944 年出版的《人民的选择》(The People's Choice)一书中,"信息是从广播和印刷媒介流向意见领袖,再从意见领袖传递给那些不太活跃的人群的"。"意见领袖"是两级传播的核心。在这个复杂的社会网络内,人与人之间是相互影响而不是孤立隔绝的,意见领袖就在这个群体内发生作用。

二、控制论传播模式

控制论传播模式在 1948 年由美国数学家诺伯特·维纳提出。控制论的基本概念主要包括"信息"和"反馈",维纳认为,直线模式所形成的系统是无法控制的,因为没有反馈的存在,系统的输入直接控制着系统的输出,虽然结构简单、成本低,但对环境的适应能力差,只有当外界干扰较小或干扰恒定时,它才能正常发挥作用。因此,以拉斯韦尔的五 W 模式为代表的传播过程直线模式由于反馈的缺失,可能导致传播效果无法控制,因此也就无法测量传播是否有效果或者效果的强弱。信息和反馈是控制论的核心概念。维纳认为控制意味着反馈,因为反馈形成的是一个回环的封闭系统(控制论系统),从而有利于实现有效的控制。通信的目的是传递、交换信息,而控制的客体是信息。

施拉姆循环和互动模式也被学者认为是控制论传播模式的一种。循环和互动模式是一种双向的循环式运动过程,其与直线模式的根本区别在于:第一,引进了反馈机制。这里没有传播者和受传者的概念,传播双方都作为传播行为的主体通过信息的授受处于一种互动的、循环往复的过程之中。第二,在这系统中,反馈还对传播系统及其过程构成一种自我调节和控制,从而使整个传播系统处于良性循环的可控状态。

施拉姆在奥斯古德的基础上提出奥斯古德与施拉姆的循环模式。1954 年,施拉姆在《传播是怎样运行的》一文中,提出了这个新的过程模式。这一模式突出了信息传播过程的循环性。他认为信息会产生反馈,并为传播双方所共享,也更强调传受双方的相互转化。其缺点是未能区分传受双方的地位差别。

三、系统论传播模式

系统论模式由卢曼在《社会系统理论》提出。他认为"系统理论是以'系统和环境的差异的统一体'为出发点的。环境对于这样的差异结构来说是不可缺少的契机,因此对于系统来说,环境具有不输于系统本身的重要性"。所谓系统,必须是指"能够与环境相互区别的"东西,并且系统与环境构成了一组区别,没有环境就没有系统,反之亦然。系统具有参照性,因为"自我参照/外部参照"这一组区别,是与"系统/环境"这一组区别相对应的。其中具有代表性的是赖利夫妇模式和马莱茨克模式。

赖利夫妇社会系统模式是美国社会学家赖利夫妇于 1959 年从社会学角度提出的。赖利夫妇认为,传播者似乎总是想通过发布特别制作的讯息(因此应该被主要看作是刺激因素)去影响其接收者。接收者在没有组织的大众之中是孤立的,他常常理智地决定如何对收到的讯息作出反应。传统上,研究者们不注意那些心理过程的重要性,这些心理过程不是直接发生在传播过程之中,但仍可能影响传播的过程。

1963 年,德国学者马莱茨克提出"大众传播场模式"(图 2-2)。他认为,大众传播是一个由多种因素共同作用的复杂过程,其中包括接收者、传播者和传播环境等因素。单一因素

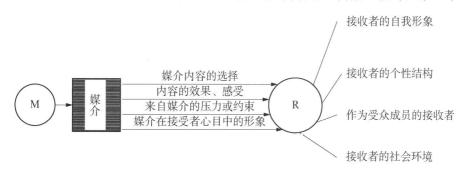

图 2-2　马莱茨克模式

很难解释大众传播的全部效果。

对于接收者来说,包括接收者的自我形象,即个体对自身、自己的角色、态度和价值观的感知,构成了他在接收传播时的态势。例如,社会心理学研究已经表明,我们往往拒绝那些有别于我们自己价值观的信息;接收者的个性结构是指接收者自身的心理特征,包括他们的认知、态度、价值观等。接收者的社会环境是指接收者所处的社会环境,包括他们的家庭、学校、工作单位等。这两个因素都会影响人们对信息的理解和接受程度。一些传播过程的研究者已经证明了群体的重要性。个人愈是承认自己是一个群体的成员,用与该群体价值观相悖的讯息去影响其态度的可能性就愈小。

大众传播场模式强调了必须把传播者的特性(自我形象和个性结构)看作是影响着受众的方式。也就是说,受众心目中的传播者形象导致受众对传播者的期望(这种传播形象对于受众对内容的选择、对内容的感受和反应的方式都具有影响)。同样,传播者心目中的受众形象也是影响"传受"关系的重要因素——对于传播者而言,由于受众在认知、态度、价值观等方面存在差异,传播者很难获得全面而准确的受众画像。这种困难会影响传播的有效性。

马莱茨克模式还强调传播的社会环境,认为传播者对媒介内容的把关方式与制作方式,取决于他的社会环境,而不仅仅是取决于工作群体和媒介机构的其他方面所构成的环境。

第三节　传播及健康传播的理论背景初探

传播及健康传播,从传播过程角度来看,一般分为五大研究领域,即控制研究、内容研究、媒介研究、受众研究和效果研究。控制研究是指考察和分析各种制度和制度因素在大众传播活动中的作用,是传播学研究的一个重要领域。内容研究指的是针对文本符号、意义、象征性社会互动、信息这四个方面分析传播内容以及与其相关的理论。媒介研究通常被分为三个研究领域:文本、机构和受众。媒介研究主要是利用文本分析"工具"能够帮助理解媒介内容;通过梳理关于媒介机构的争论,审视提供媒介内容的组织机构,帮助了解媒介产业;对受众的各种情况及其对媒介的消费进行分析和探讨,从而了解受众。受众研究针对受众研究目的、受众理论、受众素养、受众调研、受众发展各个维度,展开较为系统的分析。传播效果研究有两个基本方面:其一是对个人效果产生的微观过程分析;其二是对社会效果产生的宏观过程分析。这两个方面的研究来源于对传播效果的分层次理解。

一、控制研究

诺伯特·维纳(Norbert Wiener,1894—1964年)是美国著名数学家,控制论的创始人。可以说,控制论推动了传播学研究模式的转型,最为显著的影响是催生了传播学研究的帕洛阿尔托学派。在维纳发表《控制论》的同一年,维纳的弟子香农发表了《通信的数学理论》一文,标志着另一门新兴科学信息论的诞生。他认为,所谓通信就是两个系统之间传递信息,由信源发出信息,通过信道传递信息,再由信宿(收信人)获取信息,从而构成通信系统。本章第二节介绍的香农的线性传播模式描绘了信息传播的一般路径,因其简单明了、可量化,很快影响到了美国传播学研究的路径,主导了美国传播学研究的主流模式。可以说,控制论是一门关于动物和机器中控制和通信的科学。

同年,拉斯维尔提出了传播的"5W"模式。随后,贝特森这位帕洛阿尔托学派的奠基者,在1942年有关神经系统中心抑制的一次会议上引入了反馈的概念,这种概念后来被广泛用在传播互动理论中。阿尔托学派反对传统的线性传播模式,主张人类的传播问题应该由社会科学的模式来研究。

在阿尔托学派关于互动概念的基础上,美国学者卡尔·多伊奇则开创了传播学的一门分支政治传播学。该理论认为,把决策视为政治活动的中心,把传播看作是决策的环节。他认为政治系统与自动机器有相似之处,政治系统内部的机制对信息的接受、选择、储存、分析和处理就是传播。政治系统对环境的适应与控制是通过传播完成的。传播关乎社会的稳定。

也正是在以维纳为代表的控制论学者的理论基础上,传播学同时作为独立学科真正确立起来。作为传播学科的集大成者和创始人的威尔伯·施拉姆(Wilbur Lang Schramm,1907—1987年)认为,控制论就是一种传播理论,控制论对传播学的影响是巨大的。控制论的贡献就在于提出假设并加以测试,再度拾起人文科学实现统一并与自然科学和生命科学融为一体的宏大梦想。

二、内容研究

内容研究指的是针对文本符号、意义、象征性社会互动、信息这四个方面分析传播内容以及与其相关的理论。从这个角度而言,与之密切相关的是文化研究流派与内容分析方法。

文化研究,起源于"伯明翰学派"。以雷蒙德·威廉斯、理查德·霍加特为代表的伯明翰学派继承了葛兰西等人的观点,对精英主义文化观进行批判,重新扩展了文化的内涵。早期的文化研究学者将文化实践和其他社会实践联系起来。雷蒙德·威廉斯在《文化与社会》中对文化的概念进行重新界定,把文化视为建构意义的社会综合过程,他认为"文化是一种物质、知识与精神构成的整个生活方式"。威廉斯同时关注到了报纸、广播电视等大众传播与当代文化之间的关系,并对电视进行了详细研究。伯明翰学派自20世纪50年代以来便开始关注英国青年亚文化现象,亚文化也逐渐成为文化研究中重要一支。早在1957年,理查德·霍加特在《识字的用途》一书中就已讨论了工人阶级青年亚文化。

文化研究学者保罗·杜盖伊和斯图尔特·霍尔提出文化过程包括五个层面,分别是表征、认同、生产、消费和规则。五个文化过程相互结合,形成一种"文化的循环",成为文化研究的重要思路。研究者以索尼随身听作为文化客体进行个案研究,他们发现随身听通过广告语言这种表征方式建立其文化意义,并与不同类型人群的生活方式产生联系。随着索尼随身听在日本流行,其使用人群从音乐爱好者扩大到普通职工、户外爱好者,因此索尼公司的工作人员开始赋予其新的文化内涵和设计定位,变成生产和生活类随身听。随身听的出现改变了人们对于私人和公共领域的认识,并影响了公共场合规范的制定和形成。杜盖伊和霍尔用随身听证明了文化媒介由文化意义和文化实践构成,而我们可以通过文化研究的视角来认识我们的日常生活。

法兰克福学派在西方文化研究同样占有重要地位。以阿多诺为代表的法兰克福学派将资本主义生产逻辑映射到资本主义文化生产之上,发展出"文化工业"理论。他们认为文化生产在资本主义经济下变成了同质化的商品生产，艺术失去创造性而变得烂俗。在他们看来系列电影这种标准化、模式化的文化商品生产模式便是将工业生产移植到文化生产之上。随着社会发展，文化研究在不同地区呈现不同的特点。英国和美国文化研究学者近年来开始关注到女性主义等性别问题，而中国的文化研究对象主要包括表征、文化工业等偏向消费社会和现代性的问题。

象征性的文本世界由各种符号组成，而能指和所指之间存在巨大的阐释空间。文化研究中多以媒介中象征性产品作为研究对象，因此文化研究学者多采用文本分析这种定性方法来进行研究，并试图揭示大众传媒为占统治地位的利益和意识形态服务的倾向。文本分析通过对文化产品的形式属性，诸如风格、形象比喻、描述、叙述结构、观点和人工产品的其他形式元素进行分析，阐释文化产品的重要含义、价值、象征与意识形态。

除此之外，内容分析法也是文化研究领域重要的调查方法，它通过定量方法对传播内容进行客观、系统的描述，并对研究对象的本质属性和发展趋势进行梳理。通常可以分为以下几步：首先根据研究问题界定目标总体的范围；然后通过筛选，梳理出研究样本；接着选定研究的分析单元，确定编码体系，对样本进行编码统计；最后统计编码数据，得出研究结果。

三、媒介研究

过去主流传播学多重视传播效果和内容，认为传播技术只是功能性的工具，这种观点忽略了传播过程中的媒介渠道。媒介研究主要由媒介技术学派的相关学术成果发展而来，认为媒介技术对社会和人的发展起到了决定性作用。与经验学派和批判学派对媒介内容的重视不同的是，媒介技术学派更强调媒介形式的重要性，并使用新技术的发明来区分不同的历史时期。

媒介技术学派诞生于20世纪60年代，聚集了伊尼斯、麦克卢汉和波兹曼等多位代表人物。由于奠基人伊尼斯和开创者麦克卢汉都任教于加拿大多伦多大学，该学派也被称为多伦多学派。媒介技术学派主要研究媒介对社会和个人的影响，认为媒介技术的发展是影响人类文明进程的重要因素。伊尼斯在《帝国与传播》和《传播的偏向》两本著作中根据人类时空感受将媒介分为"空间偏向"和"时间偏向"两种媒介。伊尼斯打破了过去以文本为核心的媒介研究框架，并指出媒介形态的变化对人类文明演变的作用。

受到伊尼斯启发的麦克卢汉沿着媒介技术的研究思路，进一步发展了媒介研究理论。麦克卢汉认为"媒介即信息"，即在人类社会中真正有价值的信息是不同时代传播工具的性质及其开创的可能性。因此，媒介成为社会发展和形态变化的基本动力，每一种媒介的产生都改变了人们认知和生活的方式。麦克卢汉的观点依然以人类为中心，他在《理解媒介》一书中指出任何媒介都是人的感官延伸和扩展，而媒介和社会发展的历史也是人感官能力统合、分化和再统合的过程。区别于伊尼斯提出的"空间偏向"和"时间偏向"媒介，麦克卢汉根据媒介提供信息的明确度、信息接收者想象力发挥程度和参与程度将媒介分为"热媒介"和"冷媒介"两种。其中"热媒介"意味着媒介提供的信息明确度高，而信息接收者在接受信息过程中参与程度较低，广播、电视和报刊则被归为这一类。而"冷媒介"则与"热媒介"完全相反，其提供的信息模糊，信息接收者在接受过程想象力发挥程度更高。

麦克卢汉的想法极大地启发了波兹曼。在麦克卢汉的媒介决定论思想基础上，波兹曼通过对电视媒体的研究,提出"娱乐至死"的观点,即电视统治导致了社会公共话语权理性的脱离和娱乐化,并告诫公众要警惕技术的垄断。媒介技术学派认为媒介的影响是面向社会环境整体长期的形塑,也被称为"媒介环境学派"。作为学派的第三代代表人物梅罗维茨吸收了伊尼斯和麦克卢汉的观点,认为媒介作为传播信息的一种工具本身也是一种情景。不同的媒介营造不同的信息环境,使得人们所处的社会情境也不断发生变化。人们需要通过了解社会情景来指导自己的言行举止,而一旦媒介工具发生变化,社会情境也将发生变动,人们就需要重新做出判断。因此媒介不仅可以告知人们社会的变动,还能指导人的行为。

伴随着数字媒体技术的发展,媒介形态发生了变革,研究者的目光转向全新的领域。从传统媒体、网络媒体到社会化媒体,媒介研究已经出现平台研究的新领域,开始关注相对较小的媒介。

四、受众研究

受众是大众传播中无数个信息的接收者个体和集合,而受众研究则便是以受众的特征、角色变迁等为主要研究对象,并从效果强弱、解码方式、信息消费行为等方面构成了受众研究的整体面貌。作为传播学研究的重要领域,受众研究将媒介、社会与人之间复杂的关系联系起来。自兴起以来,受众研究大致可以分为传统经验主义学派、法兰克福学派、英国伯明翰学派和传播政治经济学四种基本研究范式,其主要可以分为经验学派和批判学派两大类。

20世纪,经验学派对受众的认识从"被动"向"主动"转变,相继诞生了个人差异论、社会关系论、使用与满足论等受众理论,其中使用与满足论标志着受众研究从被动到主动的重要转向。20世纪60年代以前,在两次世界大战和大众传播媒介广泛应用影响下,"中弹即倒"的"魔弹论"观点成为受众研究的主流。这一观点认为大众传播具有不可抵抗的巨大威力,能够左右受众的意见和态度。20世纪60年代开始,受众的能动性越来越得到学者关注,一些以受众为中心的理论开始出现,其中"使用与满足"理论影响最大。1974年经验学派学者伊莱休·卡茨在《个人对大众传播的使用》提出不同人的社会需求、心理需求和个人差异决定了他们的媒介使用行为,为"使用与满足"理论的形成奠定了基础。"使用与满足"理论认为人们根据自己的需求选择接触不同的媒介,而接触行为可能是需求得到满足或没有得到满足。在这个过程中,受众的需求受到社会和个人心理的影响,媒介接触选择的行为具有能动性,而这也突出了受众积极使用媒介的主动地位,并纠正了"魔弹论"时期"受众是绝对被动"的观点。随着使用与满足理论逐渐丰富完善,以受众为中心的传播理论逐渐成为主流。

与经验学派相对的批判学派以法兰克福学派为主体,随后又加入了伯明翰学派、政治经济学派。政治经济学派则从"文化工业"的角度对资本主义文化进行批判,他们将受众看作大众传播活动中的"商品",市场经济的循环和运转则是依赖于出卖受众的"注意力"。雷蒙·威廉斯重新定义了受众与文化的关系,他认为大众能参与到文化建构中去。同样为伯明翰学派代表人物的霍尔通过对电视文本的研究,在1970年提出编码解码理论,认为受众在与电视文本互动的过程中需要经过"编码"和"解码"的过程,受众作为"译码者"需要进行意义解读的,而在这个过程中受众始终处于主体地位。

随着互联网的发展,今天的受众不再只是游走于电视、广播和报纸之间被动的观众、听众和读者,受众的范围和特征逐渐复杂。传播技术的发明使得传统的受众角色从被动的信息接收者转向为主动的搜寻者。"观看-表演"范式认为随着媒介影像大量进入日常生活,受众集表演者、内容生产者和接受者三重身份于一体,原有的受众定义受到挑战。在中国,移动互联网和社交媒体的快速发展更是加速了这种变化到来。彭兰将"用户"指代新媒体时期的受众,他们活跃在不同的"虚拟社群"之中,在根据需求进行信息消费的同时,也以各种形式参与到内容的生产和传播之中。

受众研究蓬勃发展的过程离不开受众测量方法的革新,统计学和社会学理论为受众研究奠定了坚实的基础。学者在进行受众研究时多采用多种方法,包括调查研究、实验研究、文献研究和实地研究方法。其中以定量方法为主的调查研究在受众研究中的应用最为广泛。

五、效果研究

在五大研究领域中,传播效果是重要领域之一,与健康教育学的行为改变相关概念有类似的结局导向性意义。针对传播者对传播效果的影响,这里主要介绍"把关人"和"休眠效果"两种基本理论。

(一)"把关人"理论

"把关人"理论由卢因提出。他认为传播者决定着信息传播的内容。因为传播者处于传播过程的首端,所以对信息的内容、流量和流向以及受传者的反应起着重要的控制作用。

在新闻传播中,"把关人"主要就是指传播者决定着哪些素材应该写成新闻稿、编辑决定着哪些新闻稿应该刊播、编审和总编决定着哪些内容应该成为重要新闻等。传播者决定着什么样的新闻信息能够进入大众传播渠道,受众接触的社会信息并不是一个完整的信息圈,而是经过筛选、加工的信息,把关人理论被广泛应用到传播学研究中,例如殷俊在《人肉搜索与"把关人"理论的调适》中发现,在人肉搜索活动中,把关人之间、微组织之间是平等的关系。判断标准和价值体系不统一,网民在把关过程中具有较大自主权,个体就决定了某个信息能否公开流动。个体或微组织的把关人彼此互不干涉,但互有影响。这种平级式把关一方面使更多原始的、未经加工的信息得以直接从信源传递给受众,简化了信息的传播流程,对揭露某些事实和揭示事件真相起到一定积极作用,另一方面,由于网民个体主观意图的偏差和认知能力的不足,导致把关失灵。

(二)"休眠效果"理论

霍夫兰在1951年和1953年的实证研究提出了"可信性效果"的概念,并提出了"休眠效果"理论,它说明了信息源的可信性对信息的短期效果具有极为重要的影响。

受众接受信息总是要求所接受的信息是真实、可靠的,受众在接受信息时总要了解一下信息的发布者,如果来源可靠,信息传播就会有积极效果;如果来源不可靠,受众很可能拒绝视听,即使视听也会抱怀疑态度看信息的内容。

随着互联网技术的进步和社交媒体的广泛应用,研究者提出新媒体时代受众的地位和传播关系发生变化。受众由传统的信息接收者转变为媒介内容的存档、评论、挪用、转换和再传播的参与者,媒介消费者通过对媒介内容的积极参与而一跃成为媒介生产者。例如,麻省理工学院比较媒介研究中心主任亨利·詹金斯提出了"参与式文化"这一概念,认为受众在参与式文化下,传播模式与传受关系发生改变。即受众只要积极参与、广泛互动,就是在实现自我赋权,就能换取"受众制造"对"传者生产"的传播优势。而媒体则退居其后,由过去传播的主宰者变身为一个可供受众平等参与的公共空间。

(陆唯怡)

第四节　健康传播的兴起与发展

一、国外的健康传播研究

(一) 起源

健康传播学于 20 世纪 80 年代左右构建起体系,90 年代后逐步完善,其研究内容包括实践和理论研究。在美国,健康传播领域有两大方向,即"健康促进"和"健康关怀传递(health care delivery)"。从健康传播学视角观察"健康促进",其主要研究重点是以大众传播为主要研究对象,关注媒介信息传播的说服效果,就大众传播如何对受众的认知、态度、行为产生影响展开研究;"健康关怀传递"主要关注的是健康传播过程中的人际传播议题,诸如医患关系等,它强调医生与患者之间的沟通以及社会支持对健康与疾病的影响,重视在健康传播过程中人际传播的影响。

美国学者罗杰斯(Everett Rogers)在 1994 年提出一种界定,凡是人类传播的类型涉及健康的内容,就是健康传播。他认为,健康传播是以传播为主轴,通过自我个体传播、人际传播、组织传播和大众传播这四个层次,将医学研究成果转化为公众易于理解的健康知识,从而提高大众生活质量和健康水准的行为。其中,自我个体传播的层次,如个人的生理、心理健康状况;在人际传播层次,如医患关系、医生与患者家属的关系;在组织传播层次,如医院与患者的关系、医护人员的在职训练;在大众传播层次,如媒介议题的设置、媒介与受众的关系等。1994 年,罗杰斯提出健康传播即一种将医学研究成果转变为大众健康知识,并通过教育和引导受众转变对健康的态度和行为,从而降低疾病的患病率与死亡率,进而显著提高一个国家或地区的生活质量和健康水平的行为。

(二) 发展

美国的健康传播研究一直关注和面向社会中暴露出来的健康问题,研究内容与美国人民的实际健康状况密切相关。健康传播研究议题涉及广泛,典型的比如艾滋病在大众媒介中的传播,非典型性肺炎在人群的传播以及药物滥用预防、医患关系研究等内容。例如,该领域研究从早期的烟草控制、癌症、艾滋病、酗酒及药物使用这几大主题,逐渐发展为针对器官移植和肥胖等主题的研究。可见,美国健康传播研究的主要目的是改善美国人民的健康状况。

随着健康传播学在国外的发展,"叙事医学"作为一个研究分支,成为 21 世纪以后该领域的又一研究热点。叙事医学的概念最早由美国内科医生 Charon 于 2001 年提出,是指具备叙事能力的医生开展的，能够提供人道且有效诊疗活动的医疗模式。Charon 等人的实践证明，可以将叙事学有效应用到医学实践与研究中，为医患沟通提供新方法和新思路。可以说，叙事医学是西方医学实践者近十几年面临科学与人文融合困境，结合后现代叙事和解构思潮，寻求医学实践出路的努力之一。在叙事医学模式中，具备叙事能力的医务工作者通过"吸收、解释、回应患者的故事和困境"获得治疗信息，为患者提供更人性化、更能满足其需求的医疗照护。叙事医学作为西方医学教育的新观念，广泛应用于国外医学院校教学活动与实践中。但目前叙事医学教学资源尚未形成完整的体系，大部分研究主要聚焦于叙事素材的整理和开发。

二、国内的健康传播研究

（一）兴盛

国内的健康传播学研究起步较晚，兴盛于 21 世纪。2001 年，张自立在其论文中详细介绍了健康传播的研究现状，进而较早地将西方的相关理论引入我国，此后，其在后续的研究中提出了健康传播研究的三个维度、九个方向和十二个领域，为中国大陆健康传播的发展奠定了基础。具体而言涉及以下几点。

（1）大众健康传播媒介与效果研究：主要包括大众健康传播媒介的形式、内容和技巧研究以及受众的媒介接触行为研究等。

（2）组织健康传播研究：主要指社区、企业等组织对个人良好健康观念的维持，健康行为的改变与促进等。

（3）把"医患关系"作为核心的人际健康传播研究：从患者的角度研究讨论健康传播的内容与效果逐渐成为研究的主流，也包括知情权、话语权等研究课题。

（4）健康教育与健康促进研究：例如爱国卫生运动，反映了中国卫生工作的鲜明特色。

（5）健康传播的外部环境研究：政治因素和社会因素，特别是健康法制和健康政策的变动会深刻影响健康传播。

（6）健康传播与文化研究：主要探讨文化因素对健康传播的影响，建构和解读文化视角下的健康传播。如在不同类型文化背景下的健康传播比较研究，传统医学和现代医学在健康传播过程中的文化差异等。

（7）安乐死、同性恋、器官移植等特殊议题的研究。

（8）健康传播史的研究：涉及健康传播研究史和健康传播行为史的研究。

（9）公共卫生突发事件研究及健康危机的传播研究。

这九个健康传播的研究方向，既是如今健康传播领域内研究的重要课题，也是未来一段时间内的健康传播研究的主要内容。此外，这九个研究方向集合了多个健康研究的子领域，把这些子领域的研究内容聚集在一起，就勾勒出了一幅"健康传播研究地图"。

除了来源于医学或公共卫生领域的学者，新闻传播学者对健康传播领域的研究也逐渐展开。喻国明和路建楠梳理了 1999—2009 年间我国的健康传播相关研究，并指出在这十年间，我国的健康传播研究的主要特点是以实践和应用研究为主要方向。此外，中国台湾学者徐美苓认为健康传播是人们寻找、处理、共享医疗资讯的过程，其关注的范围不仅在个人寻求医疗资讯的过程或医患之间的沟通,更在整个医疗体系内信息的流动与处理。按照徐美苓的定义,她把焦点放在医疗领域,包括健康传播的主体、客体与媒介等;再者,她认为健康传播是多层次的,既有个人行为,也有系统行为。

(二) 发展

在健康传播相关议题的探讨呈现中,中国台湾学者所关注的焦点也从最开始的医疗卫生宣传转移到具体疾病议题的传播学研究及对健康传播路径的探讨上,同时,将多种病症纳入健康传播研究中。徐美苓和黄淑贞曾探究了台湾媒体对艾滋病相关议题的建构与呈现方式。再如,徐美苓和丁志音采用了内容分析与论述分析的方式,分析了五家报纸的相关文章,观察在台湾多元医疗体系并存的前提下,大众媒体如何再现小病微恙议题的相关真实。

张自力、陈丹都曾对艾滋病相关媒体报道进行内容分析,调查国内媒体对艾滋病问题的呈现和建构,并指出其中存在的问题。此外,传播学者也从健康传播的角度研究了诸如糖尿病和自闭症等具体的疾病议题。此外,国内健康传播学者也对同性恋人群给予了关注,诸如杨艺蓓曾研究了大众传媒在“中国首例同性结婚”报道过程中所呈现的问题,并认为媒体应该致力于推动群体间沟通障碍的消除、实现健康信息的有效传播,以及增强媒介对健康信息的传播效用。徐晓君以互联网中的健康类网站作为研究对象,通过对页面功能设置的静态化分析和网站内健康信息的动态化内容分析,探究国内以互联网为载体的健康信息传播现状。中国台湾学者徐美苓、陈瑞芸等人曾观察新闻呈现、受众在阅听新闻前后的差异(包括性别、认知与态度)对支持艾滋病患者与感染者权益态度的影响。林素真研究了新移民女性所关心的健康咨询优先顺序及取得健康讯息的渠道问题,并探讨了影响新移民女性对健康资讯的态度及获得健康资讯行为的因素。

近年来,也有大量研究者探讨了互联网上的健康传播议题。有学者认为,通过社交媒体进行健康干预会取得一定程度的效果,在健康传播的过程中,社交媒体有助于增强受众的社会参与感,可以有效地满足受众个性化的需求,同时,互联网技术的发展也有效地提高了健康传播的效率,对社交媒体的合理使用有助于促进公众对疾病的预防、提高其健康素养。徐美苓曾以关爱艾滋病患者的平面公益广告为例,探讨不同的信息诉求和内容设计对受众关于宣传主题的关注程度、喜爱与信任程度以及相关态度和行为意图的影响,以揭示健康宣传讯息中,不同的诉求与内容对阅听人接受程度的差异等问题。刘瑛曾从具体案例入手讨论了网络的使用与健康行为的改变之间的关系,指出互联网作为新媒体,同时具备了大众传播媒介在传播范围上和人际传播在改变人们态度上的优势,并认为可以互联网为中介进行劝服传播,从而改变个体的健康行为,进行健康干预。严宇等人认为,社交媒体应该在健康传播过程中发挥其效用,诸如加大对健康知识的宣传和普及力度,将正确的健康知识传递给受众,尤其应当针对近年来备受关注的慢性病和肿瘤相关知识进行传播。

针对国际上关于“叙事医学”的研究热点,近几年国内该领域研究的主流和热点集中于理念引进、理论梳理和初步实践的阶段,应用推广刚刚起步,基于本土的叙事医学教育和临床应用体系架构还比较少,应用后的实证研究更少且缺乏影响力。国内有学者认为,叙事医学顺应了生物—心理—社会这一医学模式的发展,也符合我国医学人文教育改革的趋势;通过将叙事医学融入临床医学,寻求技术与人文的融合,革命性地将人文主义引入医学,极大地丰富了医学人文关怀的内涵,有助于缓解医患矛盾,提升医学生的共情能力和反思能力。

（刘燕　陆唯怡）

参考文献

［1］丹尼斯·麦奎尔.大众传播模式论［M］.上海:上海译文出版社,1990.

［2］蔡骐,黄瑶瑛.新媒体传播与受众参与式文化的发展［J］.新闻记者,2011(8):28－33.

［3］丹尼斯·麦圭尔,斯文·温德尔.大众传播模式论［M］.祝建华,武伟,译.上海:上海译文出版社,1987.

［4］吴芳.大众传播模式分析［J］.成功(教育版),2007(9):164－165.

［5］陈雪奇.两级传播理论支点解析［J］.厦门大学学报(哲学社会科学版),2013(5):142－148.

［6］葛星.N·卢曼社会系统理论视野下的传播、媒介概念和大众媒体［J］.新闻大学,2012(3):7－20.

［7］王坤.健康传播理念在乳腺癌护理教学中的应用分析［J］.中国高等医学教育,2014(10):63－64.

［8］张自力.健康传播研究什么——论健康传播研究的九个方向［J］.杭州师范学院学报(社会科学版),2005(5):49－54.

［9］喻国明,路建楠.中国健康传播的研究现状、问题及走向［J］.当代传播,2011(1):12－13,21.

［10］吴丽娜.当代美国健康传播的研究与发现［D］.甘肃:兰州大学,2014.

［11］徐美苓,丁志音.小病微恙的真实再现——以"感冒"的新闻论述为例［J］.新闻学研究,2004,79:197－242.

［12］张自力.媒体艾滋病报道内容分析:一个健康传播学的视角［J］.新闻与传播研究,2004(1):56－63,96.

［13］陈丹.中国媒介的大众健康传播——1994－2001年《人民日报》"世界艾滋病日"报道分析［J］.新闻大学,2002(3):29－32.

［14］常小婉.我国平面媒体糖尿病报道内容分析——健康传播学的视角［D］.湖南:中南大学,2009.

［15］金恒.健康传播视野下大众媒体自闭症报道的议题呈现［D］.上海:复旦大学,2011.

［16］孙昕霙.健康传播学教程［M］.北京:北京大学医学出版社,2020.

［17］陈梁.健康传播:理论、方法与实证研究［M］.北京:知识产权出版社,2020.

［18］杨晓霖.美国叙事医学课程对我国医学人文精神回归的启示［J］.西北医学教育,2011,19(2):219－221,226.

［19］Charon R. Narrative medicine form function and ethics［J］. Ann Intern Med, 2001,134(1):83－87.

［20］Charon R. Narrative medicine: a model for empathy, reflection, profession, and trust［J］. JAMA, 2001,286(15):1897－1902.

［21］于海容,姜安丽.国外叙事医学教育发展及其对护理学的启示［J］.中华护理杂志,2014,49(1):83－86.

［22］赵晓嫒,王黎,殷文杰,等.叙事医学研究现状及对医学人文教育的意义［J］.卫生职业教育,2016,34(9):26－27.

［23］朱婷婷.国内外叙事医学研究演进、现状、热点分析［J］.医学与哲学(A),2018,39(11):75－79.

［24］保罗.杜盖伊,斯图尔特.霍尔.做文化研究:索尼随身听的故事［M］.上海:商务印书馆,2003.

［25］陈书毅.文化研究与法兰克福学派关系探析［J］.文艺研究,2008(8):156－158.

［26］陈长松,蔡月亮.技术"遮蔽"的空间:媒介环境学派"空间观"初探［J］.国际新闻界,2021(7):25－42.

［27］郭城.法兰克福学派意识形态批判探究——以马尔库塞《单向度的人》为例［J］.河北民族师范学院学报,2018,38(3):60－65.

［28］郭庆光.传播学教程［M］.北京:中国人民大学出版社,1999.

［29］李庆本.伯明翰学派文化研究的发展历程［J］.东岳论丛,2010,31(1):86－94.

[30] 廖圣清. 西方受众研究新进展的实证研究[J]. 新闻大学,2009(4):105-115,69.

[31] 梁颐. 媒介环境学者与"技术决定论"关系辨析[J]. 新闻界,2013(19):1-8.

[32] 马驰. 伯明翰与法兰克福:两种不同的文化研究路径[J]. 西北师范大学学报(社会科学版),2005,42(2):1-6.

[33] 麦克卢汉,何道宽. 理解媒介:论人的延伸[M]. 上海:商务印书馆,2000.

[34] 斯蒂芬·李特约翰,凯伦·福斯,李特约翰,等. 人类传播理论[M]. 北京:清华大学出版社,2009.

[35] 易前良. 平台研究:数字媒介研究新领域——基于传播学与 STS 对话的学术考察[J]. 新闻与传播研究,2021,28(12):19.

[36] 殷晓蓉. 美国传播学受众研究的一个重要转折——关于"使用与满足说"的深层探讨[J]. 中州学刊,1999(5):58-61.

[37] 张虹,熊澄宇. 源流与趋向:"新媒介"研究史论要[J]. 全球传媒学刊,2019,6(1):61-81.

[38] 张江彩. 从"大众"到"商品":西方传播受众观的基本研究范式透视[J]. 社会科学家,2013(4):145-149.

第三章

健康教育与健康传播的关系

第一节　健康教育与健康传播的共同点

一、目标与意义

从目标而言,健康教育与健康传播本质上的目标都是提升人的健康水平,包括增强人们的健康意识,使个人和群体实现全面健康的目的;预防非自然死亡、重大疾病和残疾的发生;优化人际关系,提高人们的自我调节能力;破除人们的迷信,摒弃陋习;养成良好的卫生习惯,倡导科学、文明、健康的生活方式;还要让人们支持、倡导和理解健康大环境、健康政策的变化。从意义而言,健康教育可消除或减轻影响健康的危险因素,从而达到预防疾病、促进健康、提高生活质量的目的。在健康教育的帮助下,人们能了解哪些行为是影响健康的,并能自觉地选择有益于健康的生活和行为方式。而健康传播可以使专业的医学研究成果转化为通俗易懂、易被理解、民众乐于接受的健康知识,从而影响或改变普通民众、医务人员、媒体工作者、政策制定者等群体的态度与行为,进而提升公众健康素养以及国家或地区的健康水平。因此,健康教育与健康传播研究工作,可以共同推动全民健康素养的提升。目前,我国大力推动健康教育与健康传播发展,完善与建立符合社会发展需要的健康教育与健康促进工作体系,提升健康教育与健康传播专业人才队伍的素质,实施各种形式的健康教育和健康促进活动来传播健康知识,提升健康信念水平,从知、信、行三个层次引导受众选择健康的生活与行为方式,从而推动全民健康。

二、特征与属性

(一) 具有学科交叉融合性

无论是健康教育还是健康传播,都具有极强的交叉学科性。其与社会学(人类学)、教育学(心理学)、文学(新闻学)、工学(信息学)、医学(公共卫生与预防医学)、管理学、经济学(统计学)、法学等诸多学科交叉融合。在西方,传播学曾被看作社会学(人类学)的分支学科,健康传播学着重研究发生在社会系统中的传播过程、传播行为、传播意识和传播关系等现象,紧紧围绕健康主题涉及的社会影响展开研究。无论是健康传播还是健康教育,它们使用的许多理论也来源于社会学,如定性调查方法和干预解决方法等。此外,值得关注的是,人类学中的语言学派、文化学派和传播学派可以为学科发展提供养分,通过人类学相关理论可以揭示人类传播的现象和规律,如叙事医学。健康教育与健康传播作为一种独具特色的社会活动,也为教育学(心理学)研究增添了新的内涵。通过发掘健康教育与健康传播过程中微观层面的心理与情感因素,以及在健康传播活动中针对传播者与受传者的心理分析,进一步丰富了学科内涵。又例如,健康教育与健康传播同信息学的关系也十分密切,无论是针对健康信息传播规律的探索,还是在数字化转型时代对于健康传播,以及健康教育与健康干预的精准性要求,都为学科的交叉融合注入了新的活力。

(二) 实现途径的多样性

在健康干预实践中,针对不同场所(学校、医院以及社区等)和不同人群(青少年、中老年人等)的干预模式就有显著区别。目前,以场所为基础的健康干预的理念在国际健康教育领域得到广泛推崇,相比以往以疾病预防控制为中心和以人群为中心的健康教育干预更具有实践性,最终形成目标人群、干预场所、干预内容三维定位的健康教育干预模式。按照场所分类,可分为家庭健康教育、学校健康教育、工作场所健康教育、医院健康教育、商业场所健康教育、社区健康教育等。场所不同,健康干预方法截然不同。与此相类似,不同媒介的健康传播也迥然不同。以媒介研究为例,传统媒体与新媒体在媒介形式与表达方式上具有不同的特点,由此引发的健康传播在方法、文本、符号、效果与反馈上存在差异。例如,在受教育程度高的地区,可开展健康教育宣讲活动,或者组织线下活动,利用直播、短视频等新型热门传播渠道宣传健康知识。而在文化教育程度较低的地区,可对乡村医生、乡村教师进行系统培训,或者定期对居民分发海报、编口诀、歌谣等,同时针对中小学展开一系列活动,再由他们进行传播扩散到周围的人。总而言之,无论是健康教育还是健康传播,因为对象、场所的不同,都存在显效途径多样性的特点。

第二节　健康教育与健康传播的不同点

一、发展进程的差异性

在中国,相比发展较为成熟的健康教育学,健康传播学相对发展滞后。在过去很长一段时间内,对于我国公共卫生学者而言,健康传播仅仅是健康教育的一种干预措施;对于我国新闻传播学者而言,健康传播目前也仅仅是新闻传播学科中的一个边缘分支。可以说,我国健康传播初期的研究是顺应卫生健康危机管理的需求而生,研究的重点在健康信息传播和政府对公共卫生健康危机事件的管理之间的关系,此时,公共卫生领域是通过"健康教育"来统摄"健康传播",即着重对民众的健康宣传与教育。长久以来,健康传播研究的学术论文主要发表于卫生系统的专业期刊上。例如,《中国健康教育》是中国大陆最先开始介绍健康传播研究的期刊,它以公共卫生为背景,开设专栏刊登健康传播的研究成果,比如 1996 年的"传播健康教育"、1999 年的"健康传播研究"等。此外,中国的健康传播学课程教育开展时间较短。然而,随着健康传播重要地位的不断上升,众多医学院校已经开始设立健康传播学方向的专业课程,并纳入相关专业学生的培养计划中。多年以来,我国对于健康问题尤其是重大疾病的健康教育与健康促进逐渐深化,健康传播开始完成自"提供生物医学知识"至"促进行为改变"内容上的关键转化,比如在糖尿病、高血压、慢性阻塞性肺病、冠心病、肝硬化等疾病的综合预防与诊治中,健康生活和行为方式指导已成为健康传播的关键信息内容。

事实上,在国外,健康传播作为独立领域的兴起,如前文所述,始于 20 世纪 70 年代初的美国,以"药物滥用"及"预防艾滋病为主"的健康传播研究成为主趋势。一般认为,1971 年斯坦福大学的心脏病预防计划是最早的关于健康传播的理论研究,这一研究被美国学者罗杰斯称为"世界健康传播的里程碑"。而在我国,1987 年全国首届健康教育理论学习研讨会在北京举行,会上第一次系统地介绍了传播学理论,提出传播学在健康教育中的运用,并探讨了宣传、教育与传播的关系。虽然我国在健康传播学科领域的起步并不算晚,却存在天然缺陷。国外的健康传播研究一开始就与传播学高度融合,传播学专业人员的参与和传播学研究方法的大量采用是其显著特点之一,而我国的健康传播学研究成果多发表在医学卫生期刊上,且多由公共卫生专家主导,因此我国的健康传播研究从一开始时就处于一种"传播学者缺席"的状态,直到 21 世纪后,才逐渐有传播学者参与其中。公共卫生学者往往更关注"受众行为改变"这一具体效果,却很难意识到"传播"的作用。事实上,传播学者的"缺席"使得中国健康传播研究相对独立的学科领域无法得到真正确立。

二、学科侧重及研究方法的差异性

1988 年第 13 届世界健康教育大会对健康教育的定义是:健康教育是一门研究传播保健知识和技术,以影响个体和群体行为,消除危险因素,预防疾病,促进健康的科学。而健康传播是指运用各种传播方法,通过各种传播渠道及传播媒介,制作、传播、分享健康信息,以维护和促进人类健康的过程。不难看出,健康教育学研究的重点在于"改变行为",而健康传播学研究的重点在于对健康信息传播过程的研究,这是两者在定义侧重上的最大不同。具体而言,从健康教育学的角度而言,健康传播通过信息的传递帮助人们提升卫生保健知识、转变态度,甚至改变行为,所以它是达到健康教育目的的手段。从这个角度而言,可认为健康教育包含健康传播。但是,从更宽泛的健康传播范畴来看,健康传播涉及一切与健康相关的信息交流与干预活动,如健康公益宣传、健康大数据解读、医患沟通、医疗机构的品牌形象打造等交叉领域。

与此相对应,健康教育学与健康传播学的研究方法有共通之处,也有不同之处,例如它们都比较重视量化统计。健康教育学的许多方法来源于社会学,而健康传播也因为受到传播学方法的影响,两者在量化研究方法运用上的倾向十分明显。但是,由于健康传播学在我国的特殊发展进程,许多新闻传播学者逐渐融入健康传播研究进程中,而这些新闻传播学者更擅长对媒介、文本、受众等内容进行研究,所以内容分析法等质性研究方法也被广泛应用,这是与健康教育学传统研究方法显著不同的方面。在理论运用上,健康教育与健康传播存在理论重合的部分,但是在对微观信息传输与设置、受众分析、效果反馈等方面存在理论差异,这在本书第二篇中会详细介绍。

第三节　健康教育与健康传播在新时代的融合与创新

一、突发公共卫生事件催生感知风险框架研究

贝尔纳"风险社会"（Risk Society）理论提到：科技的好奇心首先是要对生产力有用，而与之相联系的危险总是被推后考虑或者完全不考虑，风险是人类活动和疏忽的反映，是生产力高度发展的表现。从国际社会整体发展规律来看，当人均国内生产总值（GDP）达到1 000～3 000美元这个区间，是该国公共安全事件的高发期。事实上，如何有效应对突发公共生事件的频发及其带来的严重后果，是一个长期而艰巨的任务。特别是在突发公共卫生事件的预防阶段、预警应对阶段、扩散应对阶段、缓和平息阶段以及总结反思阶段，研究公众的风险感知与行为，即不仅在个体层面研究公共卫生事件中的个体心理机制，还在群体层面探究公共卫生事件中的群体行为，从社会文化角度研究公共卫生事件、引导公众情绪和行为的策略具有现实意义。

值得注意的是，风险感知和行为的概念来源于社会心理学，而后逐步引入风险管理和传播学领域，也被应用于健康教育学。国内外研究普遍认为，风险感知是影响公众对风险的接受程度及后续风险应对行为的基础。许多与健康行为相关的理论均以风险感知为核心概念，研究其如何改变个人的健康态度及健康行为，如健康信念模型（Health Belief Model）、防护性行为决策模型（Protective Action Decision Model）等，目前对风险感知的定义研究尚没有定论，但普遍认为风险感知是人们对突发事件的心理认知。目前，国内外有关公共卫生风险感知与应对行为关系的研究还处在探索与起步阶段。

宽泛的危机与风险传播领域主要包含四个相互交叉的学科，即环境风险传播、灾害管理、健康教育促进与传播，媒体与传播研究。具体而言，运用传播学经典的"5W"模式，即信源→信息→渠道→受众→传播效果，刻画从传播者发布风险信息，到风险信息经人际传播和媒体传播被公众感知并接受的传播过程，并找出显著影响个体行为的因素，厘清公众对公共卫生事件的心理和行为反应机制，聚合微观样本，以时间为变量，在结合群体和社会文化环境，关注融媒体时代不同媒介在应对突发公共卫生事件健康及传播全阶段过程中，存在突发公共卫生事件发生发展不同阶段下的效果差异。例如学者章燕基于风险认知理论，以疫情健康危机为例，发现基于风险信息、疫情严重程度的风险感知会对公众的行为起作用，疫情严重程度不同地域的公众对风险感知和参与风险传播的行为存在显著差异。无独有偶，一直以来，突发公共卫生事件应急健康教育作为应对突发公共卫生事件的重要一环，是日常健康教育工作基础上的一种应急措施，具有推广卫生防疫知识、及时预警和干预的作用，通过采取正确、有效的教育方式与手段，能够有效提升公众处理突发公共卫生事件的应急能力，以避免社会出现大范围的舆论恐慌和秩序紊乱。

二、数字化转型时代的交叉融合研究特点

突发公共卫生事件的全球大流行，同样催生数字化转型时代的到来，这些转变对人类社

会的影响广泛而深刻,同时也为健康教育与健康传播学科的发展带来了革命性的变化。健康传播从作为健康教育学的一种干预手段,演变为新时代至关重要的研究领域,不仅成为公共卫生学者进行创新型研究的重要干预措施,还日益成长为一个可以独立存在的热门学科。在这个时代,健康教育与健康传播学科迎来新的融合与创新,并催生一些热门研究领域,例如"大数据背景下的智能健康教育与精准传播""疫情之下的媒介、公众与社会""健康教育与传播研究:全球化与本土化的融合与碰撞""数字化背景下针对特殊人群的健康传播与健康干预""媒介深度融合进程中的健康(新闻)传播""人类卫生健康共同体视域下的国际传播与国家形象""后疫情时代的媒介与公众健康行为""智能传播语境下的社会治理""数字化健康干预、促进与管理""新媒体环境下的信息风险及其治理"等。不难看出,这些研究热点紧紧围绕"信息化、智能化、精准化"三个关键词,并将切实推进健康教育与传播数字化转型,深化基于全生命周期的精准健康教育管理与精准健康传播机制改革,从而实现精准的健康评估反馈,最终有效改变行为,促进全民健康。

学科交叉点往往就是学科新的生长点。新的科学前沿,最有可能产生重大的科学突破,使科学发生革命性的变化。同时,交叉学科是综合性、跨学科的产物,因而有利于解决人类面临的重大复杂科学问题、社会问题和全球性问题。所以,要做好数字化转型时代的健康教育与健康传播研究,必将以文、工、医等多学科高度交叉融合为特色,以"深挖交叉议题,拓宽学科边界,创新学术路径"为宗旨,需要新闻传播学、计算机科学与技术、人工智能、社会学、公共管理、公共卫生与预防医学等学科领域的学者们携手共进,共同催生新的学科增长点。

三、融媒体时代"健康科普热"背后的研究逻辑

近年来,随着"健康科普热"的发生与发展,充斥在新媒体,特别是社交媒体上的健康谣言成为困扰普通大众的毒瘤,使得在突发公共卫生事件发生前后的应急科普工作显得尤为重要。因为"伪科普"的存在,大众对于权威、科学、专业的科普信息的需求飙升。在这种现象下,针对健康科普的实践与研究工作比以往任何时候都要急迫。学者黄建始认为,健康科普是指利用各种浅显的、通俗易懂的方式将健康领域的科学技术知识、科学方法、科学思想和科学精神传播给公众,旨在培养公众的健康素养,学会自我健康管理的长期性活动。从这个角度而言,"健康科普"是健康教育与健康传播在实践领域的一种投射。略微有所不同的是,健康科普的目的在于将高深的内容进行通俗化改造,达到"知"的层面,并进行大众传播;而健康教育与健康传播,重视一切健康信息的传播,并达到改变意识与行为的结果,即"信"与"行"的层面。可以说,健康科普是健康教育与健康传播实践的重要内涵,是一种极为有效的表现手段。

因为健康科普极为依赖媒介渠道,有研究者发现社交媒介在健康谣言中的传播作用,在谣言人际传播发酵期往往比大众媒体更强,从而引发学者对健康谣言诉诸不同媒介的传播效果、在社会信念模型上的相关性以及受众心理在就诊行为上的差异等角度展开研究。可以说,健康科普研究已经成为本领域研究的新热点,从内涵上而言可分为健康科普理论研究、健康科普政策研究、健康媒介研究、健康科普内容研究、健康科普效果评估研究等。

总而言之,无论是疫情催生的感知风险框架研究,数字化转型时代催生的"智能化+精准化"趋势,还是"健康科普热"背后的研究逻辑,从未有哪个时刻,维护人民健康、促进全民

健康教育与全球健康传播,成为需要医学专家、技术专家和人文学者们共同面对、思考与协作的战略性课题。在当今数字化、移动化、智能化的时代,优化防治策略,有效应对突发公共卫生事件,保障人民健康,推进健康治理,需要多学科学者们精诚合作、深度交流、齐心协力、持续创新,为构建人类卫生健康共同体做出应有贡献。

(陆唯怡　李丽)

参考文献

[1] 吕资之.健康教育与健康促进[M].北京:北京大学医学出版社,2008.

[2] 米光明.健康传播学原理与实践[M].长沙:湖南科学技术出版社,1996.

[3] Little DR. Health education programs in U. S. medical schools [J]. Acad Med, 1992,67(9):596 – 598.

[4] 李晓玲.行为导向德国职业教育教学改革的理论与实践[J].教育发展研究,2002(11):109 – 111.

[5] 张德伟.日本大学的健康教育及其启示[J].外国教育研究,1991(2):62 – 65.

[6] 张小红.健康教育与健康促进研究概述[J].健康教育与健康促进,2014,9(1):36 – 40.

[7] 中国保健协会.全国健康教育专业机构工作规范[EB/OL].(2010 – 11 – 21). http://www. chc. org. cn/news/detail. php? id=61135.

[8] 中共中央国务院印发《"健康中国 2030"规划纲要》[EB/OL].(2016 – 10 – 25). https://www. gov. cn/xinwen/2016-10/25/content_5124174. htm? wm=3049000544114155.

[9] 中华人民共和国基本医疗卫生与健康促进法[EB/OL].(2020 – 01 – 02). http://www. npc. gov. cn/npc/c30834/201912/15b7b1cfda374666a2d4c43d1e15457c. shtml.

[10] 汤晶晶,沈明卿,施榕.健康教育学课程国内外发展情况的对比研究[J].上海医药,2021,42(11):67 – 70.

[11] 王秀丽,罗龙翔,赵雯雯.中国健康传播的研究对象、学科建设与方法:基于范式建构理论的内容分析:2009 – 2018[J].全球传媒学刊,2019,6(3):34 – 52.

[12] 朱亚.社区健康管理与传播研究[D].湖北:武汉大学,2010.

[13] 张自力."健康的传播学"与"健康中的传播学"——试论健康传播学研究的两大分支领域[J].现代传播(中国传媒大学学报),2003(1):50 – 52.

[14] 张自力.健康传播研究什么——论健康传播研究的 9 个方向[J].新闻与传播研究,2005,12(3),42 – 48.

[15] 许艺凡,马冠生.新媒体在健康传播中的作用及评估[J].中国健康教育,2018,34(1):62 – 66.

[16] 卢昕玥,徐坤,孔军辉,等.新媒体视域下我国健康传播体系现状及优化[J].医学与哲学,2021,42(3):28 – 31,72.

[17] 张易昔.健康传播在新媒体环境下面临的机遇与挑战[J].新闻传播,2018(7):7 – 9.

[18] 陈虹,梁俊民.新媒体环境下健康传播发展机遇与挑战[J].新闻记者,2013(5):60 – 65.

[19] 王亿本,江慧.新媒体参与健康传播的问题与对策[J].青年记者,2018(18):29 – 30.

[20] 任福君,尹霖.科技传播与普及实践[M].北京:中国科学技术出版社,2015.

[21] Ulrich Beck. Risk Society: Toward a New Modernity [M]. London: Sage Publications, 1992.

[22] 谢莉娇."公共事件科普"的提出及其形成机理分析[J].科普研究,2010(1):32 – 36.

[23] 国务院发布《国家突发公共事件总体应急预案》[EB/OL].(2006 – 01 – 08). http://www. gov. cn/jrzg/2006 – 01/08/content_150878. htm.

［24］ Kreps GL, Bonaguro EW, Query JL Jr. The history and development of the field of health communication ［J］. Russian Journal of Communication, 2003,10,12－20.

［25］ Schiavo R. Health Communication: From Theory to Practice ［M］. San Francisco: Jossey-Bass, 2013.

［26］ 孙少晶,陈怡蓓.学科轨迹和议题谱系:中国健康传播研究三十年［J］.新闻大学,2018,149(3):89－102,155.

［27］ 芮牮,刘颖.健康传播效果研究的缺失与路径重构［J］.新闻与写作,2020(8):59－67.

［28］ 韩纲.传播学者的缺席:中国大陆健康传播研究十二年——一种历史视角［J］.新闻与传播研究,2004(01):64－70,96.

［29］ 刘瑛,何爱珊.QQ群健康信息传播的劝服过程研究［J］.新闻大学,2011(3):84－89.

［30］ 冉华,耿书培.健康信息的特质与组织方式对受众接受效果的影响研究——以女性宫颈癌预防传播为例［J］.新闻与传播评论,2018,71(5):79－91.

［31］ 李凤萍,喻国明.健康传播中社会结构性因素和信息渠道对知沟的交互作用研究——以对癌症信息的认知为例［J］.湖南师范大学社会科学学报,2019,48(4):143－150.

［32］ 章燕,邱凌峰,刘安琪,等.公共卫生事件中的风险感知和风险传播模型研究——兼论疫情严重程度的调节作用［J］.新闻大学,2020(3):31－45.

［33］ Brewer NT, Chapman GB, Gibbons FX, et al. Meta-analysis of the relationship between risk perception and health behavior: the example of vaccination ［J］. Health Psychol, 2007,26(2):136－145.

［34］ Rosenstock IM, Strecher VJ, Becker MH. Social Learning Theory and the Health Belief Model ［J］. Health Educ Q, 1988,15(2):175－183.

［35］ Deborah CG. Risk communication for public health emergencies ［J］. Annu Rev Public Health, 2007,28(1):33－54.

［36］ 周勇,赵璇.融媒体环境下视听传播效果评估的指标体系建构——基于VAR模型的大数据计算及分析［J］.国际新闻界,2017,39(10):125－148.

第四章

健康行为及其影响因素概述

第一节　行为及健康行为

一、行为及健康行为概述

(一) 行为的定义及特点

行为(behavior)是有机体的反应系统,是在各种内外部刺激影响下产生的反应和活动。行为是内外环境刺激的结果,又反过来对内外环境产生影响。

人的行为是指具有认知、思维能力并有情感、意志等心理活动的人对内外环境因素刺激所作出的能动的反应。个体行为是复杂的生物、心理和社会现象,同时受自然环境、社会环境以及个体个性心理特征的影响。行为不同于心理,但又与心理密切联系;心理支配行为,又通过行为表现出来。人类行为的复杂性往往是由心理活动的复杂性引起的。

人类行为区别于其他动物行为的主要特点是既具有生物性,又具有社会性。人类的生物性决定了人类行为的生物性,人类最基本的生物性行为是人的本能行为,如摄食行为、躲避或防御行为、睡眠、性行为等,这些生理需求是人启动行为的最初和最基本的动力。人类行为的社会性是人类个体与社会环境相适应的结果,人的社会属性是通过社会化而获得的,其基本内容包括习得社会生活技能、社会生活行为规范,形成价值观、世界观和社会生活目标,获得社会角色与社会地位等。社会化并不是一个完全被动的过程,个体在此过程中选择性地学习,已经形成的思想观念、价值观念和态度等会反过来影响社会化过程。可见,人类行为具有获得性、可塑性、多样性、主动选择性等社会性特点。

(二) 行为的发展阶段

个体行为的发展是指个体在其生命历程中行为发生发展的过程。在个体的一生中,其行为是不断发展变化的,但行为的发展具有不平衡性,表现为同一个体生命历程的各阶段行为发展不平衡,不同个体之间同一阶段的发展也不平衡。行为发展的不平衡性提示要帮助个体形成有益健康的行为,就必须注意利用与该行为有关的行为发展的关键阶段。一般认为影响行为发展的因素有遗传因素、环境因素和学习因素。

在人的整个生命周期中,行为的发展可分为 4 个阶段。

(1) 被动发展阶段(0~3 岁):主要依靠遗传和本能的力量通过无意识的模仿来发展行为,如人一生下来就会吸吮、抓握、用啼哭来表达各种需要,这个阶段的行为发展主要是通过训练完成的，是行为社会化的最基本的准备期。

（2）主动发展阶段（3～12岁）：行为发展带有明显的主动性，开始主动模仿、爱探究、好攻击、喜欢自我表现，这一时期对本能冲动行为的克制能力迅速提高。

（3）自主发展阶段（12岁～成年）：开始通过对自己、对别人、对环境、对社会的综合认识，调整自己的行为发展。

（4）完善巩固阶段（成年以后）：行为定式已经形成，行为发展主要体现在人们根据不断变化的环境对自己的行为进行适时的调整、完善、巩固和提高等方面，从而实现与周围环境的最佳适应。

（三）健康行为

健康行为是指人体在身体、心理、社会各方面都处于良好状态时的行为表现，它带有明显的理想色彩。在健康行为学的实践中，健康行为常常被当作"导航灯塔"，健康相关行为才是重点。

健康行为学是研究健康相关行为发生、发展规律的科学，应用行为科学的理论和方法研究人类个体、群体与健康和疾病有关的行为，探讨其动因、影响因素及其内在机制，为改变人们危害健康的行为、形成有益于健康的行为提供科学依据。健康行为学的具体内容如下。

（1）将行为作为疾病及健康状况的影响因素进行研究分析。

（2）将行为作为系统干预的目标进行研究，旨在改变行为以及由此导致的健康状况的改变。

（3）将行为作为对其他研究有价值的个人和社会现象进行分析，行为是各种个人或社会过程的结果。

健康行为学不同于行为医学，行为医学是将行为科学的理论与技术用于临床治疗、康复及预防领域，注重特定疾病的行为表现及其生理、病理、诊断和治疗；而健康行为学则立足于行为理论和方法的应用，促使人们保持并形成有益于健康的行为，改变不利于健康的行为，强调与疾病发生发展有关的行为问题，着眼于通过解决这些行为问题来维护和增进健康。

世界范围内疾病谱和死亡顺位的变化表明了行为因素在健康促进和疾病预防中的重要作用。世界卫生组织的研究表明，个人行为与生活方式因素对健康的影响占到60%。在健康教育实际工作中，健康行为长期被理解为"有益于健康的行为"或"健康促进的行为"，健康行为是保持健康和预防疾病的重要因素。健康行为是一种积极向上、追求健康的生活方式，是促进个人、家庭、社会幸福、安宁和健康的有效行为。研究表明，实施健康促进行为可降低疾病的发生率和死亡率，维持或增加个人幸福感、成就感及自我实现的水平，对预防疾病、维持个体身心健康也至关重要。

二、健康相关行为

健康相关行为（health related behavior）是指个体或群体具有的与健康或疾病相关的行为。按行为对行为者自身和他人健康状况的影响，健康相关行为可分为促进健康的行为和危害健康的行为两大类。

（一）促进健康的行为

促进健康的行为（health-promoted behavior）指个体或群体所做出的、客观上有益于自身和他人健康的一组行为。

促进健康的行为具有以下特征：①有利性，行为表现有益于自身、他人和整个社会的健康，如合理运动、平衡膳食、不吸烟等行为；②规律性，行为表现规律有恒，不是偶然行为，如每天早睡早起并保证充足睡眠；③和谐性，个体行为表现出个性，又能根据环境调整自身行为使之与其所处的环境和谐，如根据个人兴趣爱好及环境情况合理选择运动项目；④一致性，个体外显行为与其内在的心理情绪一致，无矛盾，如学生参加晨练是自觉自愿的，并不是迫于他人或环境压力而进行的；⑤适宜性，行为的强度能理性地控制，如能根据自身的需求和实际情况进行合理膳食，不暴饮暴食。

促进健康的行为可分为五大类：①日常健康行为，即日常生活中有益于健康的一系列基本行为，如合理营养、平衡膳食、适量运动、充足的睡眠等。②戒除不良嗜好，即戒除对健康有危害的个人偏好，如吸烟、酗酒与滥用药品等。戒烟、戒毒、不酗酒与不滥用成瘾性药物等均属于戒除不良嗜好行为。③预警行为，即对可能发生的危害健康的事件预先给予警示，从而预防事故发生并能在事故发生后正确处置的行为，如驾车使用安全带以及意外事故发生后的自救与他救行为等。④避开环境危害，即主动避开人们生活和工作的自然环境、物质环境和社会环境中对健康有害的各种因素。如离开污染的环境、采取措施减轻环境污染、积极应对容易引起心理应激的生活事件等。⑤合理利用卫生服务，即有效、合理地利用现有卫生保健服务资源，以实现三级预防，维护自身健康的行为。包括预防接种、定期体检、患病后及时就诊、遵医嘱治疗、积极康复等。

（二）危害健康的行为

危害健康的行为（health-risky behavior）指偏离个人、他人乃至社会的健康期望，客观上不利于自身和他人健康的一组行为。

其主要特点为：①危害性，行为对个体、他人乃至社会的健康有直接或间接的危害作用，如吸烟对吸烟者自身（直接危害）及他人（间接危害）都造成危害；②稳定性，行为非偶然发生，有一定的作用强度和持续时间，如酗酒不是偶尔一次，而是长期、大量饮酒；③习得性，危害健康的行为都是在个体后天生活经历中学会的，又称为"自我制造的危险因素"，如吸烟、高脂饮食等都是在个体生活成长过程中逐渐形成的。

危害健康的行为可以分为以下四类。

（1）不良生活方式：指人们习以为常的、对健康有害的一系列行为习惯，如吸烟、酗酒、缺乏运动、不良饮食习惯（如偏食、挑食、高脂高盐饮食、暴饮暴食等）、久坐不运动等。不良生活方式与肥胖、心血管疾病、癌症、糖尿病等慢性非传染性疾病的发生关系密切。不良生活方式对人们健康的影响具有潜伏期长、特异性差、协同作用强、个体变异性大、广泛存在的特点。

（2）致病行为模式：指导致特异性疾病发生的行为模式，目前研究较多的是 A 型和 C 型行为模式。A 型行为模式又称"冠心病易发性行为"，其核心表现为不耐烦和敌意，C 型行为模式又称"肿瘤易发性行为"，其核心行为表现是情绪过分压抑和自我克制、爱生闷气。

（3）不良疾病行为：疾病行为指个体从感知自身有病到疾病康复全过程所表现出来的一系列行为。不良疾病行为可能发生在上述过程的任何阶段，常见表现形式包括疑病、恐惧、讳疾忌医或过度就医、不定期体检、不遵从医嘱、迷信、自暴自弃等。

（4）违反社会法律、道德的行为：指既直接危害行为者个人健康，又严重影响社会健康与正常的社会秩序的行为，如吸毒、药物滥用、性乱等。

第二节　健康行为的影响因素

人的健康行为由内因和外因共同决定，即人的健康行为受到人个体因素（如需要、认知、态度等）和环境因素（包括自然环境和社会环境两方面）的共同影响。

一、行为的个体影响因素

个体自身因素包括遗传、生理和心理因素等都可以影响行为的形成。遗传因素影响行为的形成和发展，还决定个体的行为特征和行为趋向，基因的多态性决定了人类行为的复杂性和多样性。自身心理因素是影响行为形成和发展的一个重要因素，如需要和动机、认知水平、态度、情感、意志等，都可以从不同方面、以不同的机制、在不同程度上影响人的行为。

（一）需求、需要及动机

需求（need）是客观的，不以人的意志为转移的。需要（demand）是客观需求刺激在大脑中的主观反映，被意识到的需求即为需要。如气温降低后人感到寒冷产生取暖的需求，这种客观情况通过感受器反映到大脑皮质，人意识到这一需求即出现需要。需要并非被动、消极地反映客观需求，要求是在人与环境相互作用的积极过程中发生的。健康是人的客观需求，但往往由于各种原因人并未意识到健康需要，而健康教育活动是激发人健康需要的重要方法和途径。

需求和需要是人的能动性源泉，是人类行为的根本动因。人在需要的基础上产生动机（motivation），即人采取行动的驱动力，是一种心理上的紧张状态。在实施行为的客观条件具备时，动机推动人去实现行为，进而满足需求；动机也可推动人去创造行为条件，最终实现行为。

（二）认知

认知（recognition）是指"人们获得和利用信息的全部过程和活动"。认知过程的第一步是注意到传来的刺激、信号；第二步是把传来的信号、刺激转化为某种信息，并进行解释；第三步是采取适当的行为对信息作出反应。通过认知过程，大脑将某些经过处理的信息编码储存起来，并逐渐形成个体的知识、信念、价值观等，在此基础上形成态度，并进而影响行为。

机体内外部的刺激信号很多，大脑往往把无关的刺激都过滤掉了，而从无数信号中选择了感兴趣的、有特殊意义的信号。并且，认知过程对具体信号的刺激是选择性注意，然后将信号转化为信息（赋予意义）并进行适当反应，产生行为或修改行为。同样的，人们在获得有关健康的信息时，也是一个选择性"拾取信息"的过程，如果人们关心自己的某种健康问题时，往往会对相关信息引起关注。因此，健康教育所提供的健康信息应该清晰、鲜明、适合对象与环境，从而能尽快引起教育对象的注意。

但是,当人们掌握了健康知识时,并不一定有与之一致的行为,这种情况被称为"认知不协调"。虽然人们都力求认知的一致性,但认知元素之间常常发生矛盾,即知识、信念、态度、价值观、能力等发生矛盾,于是不协调便发生了。认知不协调的发生可能有多种原因:①同一时间存在不同需要及相应的动机冲突,人们选择了自认较重要者或较急迫需应付者,而使另一方表现为认知不协调;②行为条件不具备;③从众行为;④在获得正确的知识之前已形成某种不利健康的行为,但改变行为的代价是行为者不愿付出的或行为者一时还不能改正行为。

认知不协调是一种不愉快的心理感觉,Festinger 于 1957 年提出"认知不协调理论",他认为,人们为了自己内心平静与和谐,常于认识中去寻求一致性,但是不协调作为认知关系中的一种,必然导致心理上的不和谐。而心理上的不和谐对于个人构造自己内心世界是有影响和效力的,所以常常推动人们去重新建构自己的认知,去根除一切搅扰。Festinger 提出了三种解决认知不协调的问题途径:①改变行为,使对行为的认知符合态度的认知;②改变态度,使其符合行为;③引进新的认知元素,改变不协调的状况。

健康教育不能只是简单地传播来自客观实际的正确信息,而且要有意识地帮助人们建立和发展有关健康的正确态度、信念和价值观。认知理论在健康教育实践中有广泛的应用。

(三) 态度

态度(attitude)是人们对特定对象(人、事、物、观念等)的主观评价和心理倾向,主要通过人们的言论、表情和行为来反映。迈尔斯认为态度包括 3 个部分:认知成分、情感成分和意向成分。认知成分反映出个人对对象的赞同或不赞同、相信或不相信;情感成分反映出个人对对象的喜欢或不喜欢;意向成分反映着个人对对象的行动意图、行动准备状态。态度是在社会生活中经过一定的体验后积累经验形成,因而具有社会性,受到社会环境和关系的影响。

态度改变经历 3 个阶段:依从、同化、内化。①依从阶段:指人们由于外在压力,从表面上转变自己看法和态度的时期,也是最为表面的态度改变。处在此阶段的人们只是被迫表现出一些顺从行为,并非心甘情愿,比如某学生迫于群体的压力,才去参加放学后的踢足球活动。②同化阶段:个人情感上存在与别人或群体的密切联系,从而不是被迫而是自愿接受某些观念、态度或行为方式,长期的认同会导致整个态度的根本转变。比如这个学生对同伴的行为方式产生了认同,从而每天很愉快地参加踢球。③内化阶段:真正从内心深处相信和接受他人的观点、知识、信念,彻底地转变态度,成为内在的行为倾向,内化的态度也是最为坚定的态度。如这个学生越来越感到踢球可以使自己心情愉快、充满活力,促进健康。

(四) 情绪和情感

情绪和情感(emotion and feeling)也是一种心理过程,但有别于认知,它具有特殊的主观体验、显著的生理变化和外部表情行为。情绪常指短暂而强烈的具有情景性的感情反应,如愤怒、恐惧、狂喜等;情感多指稳定而持久的、具有深沉体验的感情反应,如自尊心、责任感、热情、亲人之间的爱等。通常所说的感情包括了情感和情绪,它与态度中的内向感受、意向具有协调一致性,以表情表现出来,包括面部表情、言语声调和身段姿态等。表情对儿童认知和社会性发展以及对成人的交际具有重要的意义。

情绪和情感可影响人的认知过程发展和行为表现。积极的情感可以激发人们克服困难去认识、去行动，从而达到目的；消极的情感阻碍人们的活动，例如痛苦、愤怒或紧张情绪使认知活动变得刻板和狭窄，限制知觉和思维，干扰信息解释利用和作出反应。

（五）意志

意志（volition）是人有意识、有目的、有计划地调节和支配自己行为的心理过程。意志是人的意识能动部分，当一个人在动机驱动下有意识地拟定计划、采取行动，这种行动是自觉的、指向目标并与努力克服障碍相联系的，它所涉及的心理过程就是意志。意志由意志行为表现出来，意志行为属于受意识发动和调节的高级活动，是自身有目的的行为并且需克服困难才能达到的行为，它不同于生来具有的本能活动和不随意行为，如人们日常的行为习惯和不随意动作不属于意志行为。意志过程包括准备和执行两个阶段，准备阶段首先需解决动机冲突，然后是确定行动目标和选择方法；执行阶段是努力克服主观上和客观上遇到的各种困难，将行动计划付诸实现的过程。

在将行动计划付诸实施中，意志品质表现按照自己的信念、知识和行为方式进行行动的品质。意志品质是构成人的意志力的稳定因素，包括自觉性、果断性、坚持性和自制性。自觉性表现为自觉地、有意识地确定行为目标和选择达到目标的方法，并积极主动地执行计划；果断性是指一个人能够适时地做出有根据和坚决的决定并毫不犹豫地付诸执行的意志品质；坚持性是指能顽强地克服行动中的困难，不屈不挠地执行决定的品质；自制性是指在意志行为中善于控制自己的情绪，约束自己言行的品质。

人的心理是认知、情感、意志的统一体，三者相互促进、相互影响、相互渗透。意志以认识为基础并随认识的发展而发展。人只有认识客观事物的变化规律，才能有意识地确定行为目标和实施行为，所以意志自由以正确认识客观现实为前提。此外，许多情况下意志过程与人的情感密切联系，高尚的情感可以成为意志的动力，而消极的情感往往成为意志的阻力。

二、行为的环境影响因素

环境包括生物体之外的一切因素，可分为自然环境（即客观世界本身）和社会环境（社会、经济、法律、文化、信仰和人际等），对人们的行为和健康产生影响。

（一）自然环境对行为的影响

自然环境是指人类赖以生存并和人类生活、行为相互影响的自然条件的总和，包括生态环境、生物环境及地下资源环境等。优美整洁的自然环境可以产生愉快的情绪及良好的行为，嘈杂脏乱的自然环境易让人产生负性消极情绪，并通过一系列心理生理反应影响行为。自然环境不同，居民的饮食生活习惯、性格特点、经济活动内容也有所不同。如不同的自然气候和地理环境影响生物种类、粮食作物生产，也形成了人们不同的饮食行为习惯，如我国南米北面、南甜北咸、南精北粗、南茶北酒等。对健康相关行为而言，同一自然环境总是既存在有利的因素，也存在不利的因素。

（二）社会环境对行为的影响

社会环境是指人类生存及活动范围内的社会物质、精神条件的总和。人们的行为主要受不具有感情色彩的正式的规章、法律等的约束。社会环境中对个体行为的主要影响因素包括以下几点。

1. 社会经济发展对行为的影响

社会经济的发展为人们提高健康认知水平,采取促进健康的行为创造了物质条件,随着社会经济迅速发展,国家为其居民提供更适宜的建筑环境、良好的教育和卫生保健服务的能力日益增强,进而推动居民健康水平的提高。但经济发展带来的丰富物质生活也导致一些不利健康的行为发生发展。随着社会经济的发展,生活水平的提高,人们进食过多的精制食品并选择高热量、高脂、高胆固醇饮食,导致营养失衡,肥胖和超重问题日益突出;由于劳动条件改变和生活节奏加快,久坐、吸烟等不良行为也逐渐增多,并引起人体病理、生理改变,疾病经济负担日益加重。

经济发展带来的具体经济活动变化导致人们的健康相关行为发生相应变化并对健康教育提出新的要求,健康教育工作者应仔细研究社会经济活动中这些因素的变化并积极采取相应对策。

2. 法律法规对行为的影响

法律法规是国家制定认可,并由国家强制力保证其实施的社会行为规范,规定了行为模式和行为后果。法律法规对行为的基本作用为:①教育作用,是依靠教育提高人民的认识水平,自觉遵守一定的行为规范;②威慑作用,少数具有犯罪动机的人,虽然存在无视法规的心理活动,但考虑到违背法律给自身带来的严重后果,因而将行为约束在法律容许的范围内;③惩罚作用,在极少数人采取违法行为后,国家追究其法律责任,惩罚其行为,强迫其服从行为规范。

虽然健康教育强调促使人们自愿采取有利于健康的行为,但对于严重危害人群健康的行为,也必须适时利用法律法规手段,通过教育、威慑和惩罚作用来明确禁止严重危害人群健康的行为。应积极推动卫生立法工作,以法律的强制约束力来避免危害人群健康行为的发生,如公共场所控烟条例的制定和实施有利于约束和控制吸烟者的吸烟行为,从而减少环境中烟草烟雾的暴露,保护不吸烟人群。

3. 社会制度对行为的影响

社会制度是在一定历史条件下,一定组织在某种活动领域中各种基本行为规范的综合系统。社会制度从本质上而言是调节、制约人们社会行为的重要手段,旨在保证群体的共同利益。可分为三个不同的层次:①就整个社会形态而言的社会制度,即决定不同社会经济形态性质的各种具体社会制度的总和,制约着社会行为的一切方面,对人们的健康相关行为有着根本的影响;②就某一社会活动领域而言的社会制度,如社会的经济制度、教育制度、人事制度等,对人们的健康相关行为也有深刻的影响;③就某一特定的社会活动而言的社会制度,如学习制度、安全制度、交通制度、作息制度等,对人们的健康相关行为有最具体的影响,也是社会用以控制社会成员健康相关行为的主要工具之一。在各种社会制度中,医疗保健制度与人们的健康相关行为最为密切。

4. 社会文化对行为的影响

文化是人类所创造并获得人们共识的思想意识、道德规范、宗教信仰、文学艺术、风俗习惯等能够传承的意识形态、人类价值规范、精神伦理的总和。文化对人类行为的形成和发展具有广泛的约束和规范作用。

（1）思想意识：是人们对客观世界认识的理性化产物，表现为观点、信念等。思想意识的核心是世界观。社会思想意识与社会成员的健康行为有着密切的关系，其作用机制在于通过认知过程作用于个体的意识倾向，进而影响需要、动机和行为。健康、积极的思想意识带来促进健康的行为。

（2）社会道德：是以善恶和荣辱观念来评价和调节人们社会行为的一种社会规范，系由风俗习惯演化而来。道德舆论将一定的社会行为准则推荐给社会成员，经过个体的认知过程在其内心树立起某种初步的道德信念，并逐步使其道德认识深化。通过舆论的褒扬、贬抑、谴责而产生作用力，控制和影响个人的需要、动机和行为。道德对行为的调节范围比法规、制度为广泛，其作用程度比风俗习惯更强。

（3）宗教信仰：是人类在自然和社会压迫的条件下产生的信仰体系和实践体系。在人类文明高度发展的今天，仍然有很多人希望通过宗教信仰和祈祷来获得健康，宗教对健康行为的影响也仍然存在。宗教信仰通过教规教义给人以精神寄托，并通过对行为的规范和对价值观的影响来影响健康行为，但本质上宗教理义与自然科学是相冲突的，因此也需注意其对健康行为的消极影响。

（4）风俗习惯：是特定地域的特定人群在长期日常生产生活中自然形成的并随之传承的习惯性行为模式，是一种最普遍、最广泛的行为规范，其作用是潜移默化的，也是强有力的。风俗习惯对健康行为有有利和有害两方面的影响。

5. 教育与学习对行为的影响

广义的教育指一切增进人们知识技能、身体健康以及形成和改变人们思想意识的活动，即人们社会化的过程和手段。受教育程度较高者，由于获取信息的渠道更多，获取健康知识的能力相对更强，更容易采取促进健康的行为。

学校教育是由社会提供的正式社会化活动，由于儿童青少年时期是个体社会化的重要阶段，在这一阶段培养形成健康行为可以事半功倍，对未来产生长远影响，所以各级各类学校历来都是健康教育的重点场所。

学习因素对学习者个体促进健康行为的形成和发展，以及不利于健康行为的改变起着非常重要的作用。行为学习方式有三个层次，模仿（包括无意模仿、有意模仿和强迫模仿）、系统教育和强化教育。在行为发展的早期阶段，模仿是学习的重要方式，但在行为发展进入自主发展阶段后，尤其是当学习一些复杂、专门的高级行为时，必须通过系统教育和强化教育的学习方式来实现。比如先在教育者的启发下，全面理解和认识目标行为，从理性上感受到自身对它的需要，再去实现和学习该行为，并在各种促成和强化因素的作用下得以强化和巩固。通过健康教育改变不良行为和培养新的健康行为的过程大多采用系统教育和强化教育。

6. 社会媒体传播对行为的影响

大众传播是指专业机构通过杂志、互联网、电视等媒介向为数众多、范围广泛的不特定人群传播信息的过程，具有信息量大、时效性强、传播速度快、覆盖面广的特点。大众传播可以为群体提供海量的健康信息，传播与健康相关行为有关的社会行为规范和行为榜样，以及对人群的健康相关行为造成舆论压力，对行为后果提供舆论监督。但是，有害健康信息的传播也会对健康相关行为发生不利的影响。

随着信息科技的快速发展,人类社会已从传统媒体时代转向了新媒体时代,新媒体的出现也为健康传播提供了新的信息平台。社交媒体渠道的增长改变了传统的交流和信息交换机制,以及社会影响力的范围,社交媒体已成为传达社交规范和影响风险行为的强大工具,对个体或群体行为产生越来越大的影响。证据表明,暴露于网络发布的危险内容会培养不利的规范,并通过在线网络迅速传播,从而有助于人们尤其是青少年采用危险的信念和行为。由于青少年对新事物的好奇心更强且认知能力尚不完善,易受社会潮流及舆论影响,如互联网上的"吃播"现象、奶茶文化、大众推崇的"白、幼、瘦"等不健康审美观,易使青少年形成过度摄入甜食、节食减肥等不健康的饮食观念及行为。

7. 家庭对行为的影响

家庭是以婚姻和血缘关系为基础的人类社会生活的基本群体。家庭成员之间会相互影响,包括父母与子女间、夫妻间、子女之间和祖父母与孙子女间的相互影响。其中最重要的是父母与子女间和夫妻间的相互影响。个体形成有益或者有害习惯的关键时期也正是其受家庭影响最大的时期。

家庭是个体最早接受社会化的场所,子女会从家庭中获得有关的健康知识,形成一定的健康意识,养成早期的健康行为习惯,但家庭发展的各个阶段对子女健康行为的影响有所不同。在家庭发展的早期阶段,家长对子女的行为形成影响越大,在家庭的后期发展阶段,孩子已有独立性或已离开父母生活,家庭影响逐渐减弱。

家庭环境通过交互影响成为涉及家庭成员健康相关行为的重要因素,家庭成员之间健康影响因素的相似程度大于非家庭成员。其原因类似于健康状况的"家庭聚集现象",如与健康问题密切联系的饮食习惯、体育运动习惯和吸烟等存在着明显的家庭聚集现象。

了解家庭因素对人们形成和建立促进健康行为的作用,有助于更好地设计以家庭为基础的健康教育计划。在进行以家庭为主要场所的健康教育时,作为家长的家庭成员为干预的重点对象,因为家长的行为对其他家庭成员有着重要的影响。

第三节 健康行为的生态学模型

一、基本概念和理论发展

生态学(ecology)起源于生物科学,研究的是生物体和所处环境之间的相互作用关系。随着人类对环境的探索和科学理论的发展,已被广泛运用到社会学、人类学、经济学等领域。在行为科学和公共卫生领域,生态学观点主要强调环境对人类行为的影响,并以此为中心衍生出多种生态学理论、模型和框架,如健康生态学、健康行为生态学、健康促进生态学等,已经成为指导公共卫生实践和预防医学发展的重要理论模型。

1989 年美国学者 Bronfenbrenne 提出的行为生态学的理论构架,将影响人类行为的环境因素分成 4 个层次:①微观系统(microsystem),指特定环境下的人与人的相互作用组成,如家庭成员、朋友;②中间系统(mesosystem),指各个微系统之间的交互作用,如家庭间、学校间、工作场所间;③外部系统(exosystem),指个体成长过程中未直接接触或与其生长环境无直接相关的多个环境之间的联系,如父母职业、社区服务等;④宏观系统(macrosystem),指一个较大的社会系统,能通过经济、文化等来影响个人和内部环境。

二、健康行为生态学模式的基本内容

McLeroy等将生态学理论引进到健康教育与健康促进领域,认为健康促进要把个人和社会因素同时作为关注的目标,不仅包含教育活动,也包括倡导、组织改变、政策形成、环境改变等多方法策略,提出了健康行为生态学模型。该模型解释了环境如何影响人的健康行为,环境和人的行为之间的相互作用,以及两者之间的关系。理论认为,个体健康行为的形成需综合考虑影响个体健康行为的多重因素,即不仅需考虑个体的个性特征,还要综合考虑家庭、学校、社区或工作环境、社会舆论和文化、大众媒体、传统习俗、社会行为规范与法律等因素的影响以及各因素之间的交互作用。个体的行为发展基于个体与周围环境的互动,而环境可分为多个层次,个体所处的社会生态环境既影响个体的生存和健康成长,也影响个体行为的形成和发展,且影响健康行为的各生态学因素之间也存在着交互作用和相互关联(图4-1)。健康行为生态学模式一般将个体所处的生态学环境分为个体自身、人际、社会环境3个水平。个体自身水平包括个体的人口学特征、生理及心理等因素;人际水平包括个体所处的人际社会关系和生活环境,包括家庭成员、朋友、同学、同事,企事业单位、学校、家庭等;社会水平包括社会文化环境、风俗习惯、法律和社会健康服务、物质环境等因素。越是内层的因素,对个体健康行为形成的作用越直接、具体;越是外层的因素(如社会宏观因素),影响面越大、越持久,影响越深刻,并且人的行为受生态环境多个层次的交互作用的影响。健康行为生态学理论在影响人类行为的各因素中分析了不同层面的生态环境因素,为人类复杂行为的发生、发展提供了较为完整的解释构架。

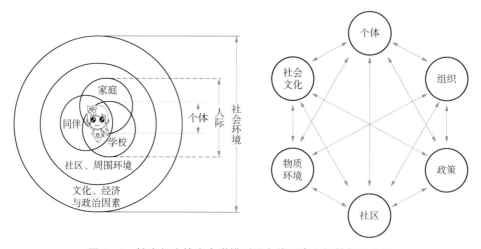

图4-1　健康行为的生态学模型及多维因素之间的相互作用

健康行为生态学模式的核心内容包括:①环境对个人影响的多层次性和影响因素的复杂性;②环境因素间也存在着相互联系和作用;③多个水平实施健康教育干预活动效果最佳;④多个水平的行为干预活动需要在多个人群中实施。

三、基于健康行为生态学模式的干预策略

健康行为生态学模式提出了健康行为形成与发展的多水平影响因素以及各水平因素间交互关系的理论框架,以生态学的理论观点开发综合性的健康行为干预模式,探索通过家庭、社区、学校、工作和社会环境的变化,以及社会舆论、大众媒体等来影响个体健康行为选择的途径和策略。其构建的通过理解人的行为并以此形成有效影响健康行为的全人群策略来促进个体健康行为形成的研究框架,弥补了以往局限于个体层面的健康教育干预措施和策略的不足。

在生态学理论模式下,健康行为形成和改善干预策略的制定,除关注对象健康行为问题的改变外,还应关注对象健康行为问题的形成过程,以及问题行为形成过程中的生态学环境因素。例如在控烟干预中,其干预策略除需关注个体吸烟行为问题外,还应关注在个体成长的生态环境中,促使其吸烟行为形成和发展的支持及影响因素。健康行为干预策略不仅要干预改变已经形成的问题,还要干预改变其生态环境中影响健康行为的因素,以避免问题行为的发生和形成。研究表明,在控烟干预的应用研究中基于生态学模式的干预策略也许比其他传统的干预方式更有效。

学者指出,基于生态学模型的健康行为干预策略的制定,可以从以下途径进行,包括从不同级别、不同层次构建健康行为干预的模型,并形成多层次交互协作干预的社会网络,从而实现多级别、多层次社会网络间的交互影响。

(朱静芬)

参考文献

［1］ 崔纯,黄敬亨.健康行为学的发展及相关学科［J］.中国医院管理,1991(8):57-59.

［2］ 赵晋丰,武小梅.生态学模式在行为改变中的应用［J］.中国健康教育,2011,27(2):141-144.

［3］ 魏晓敏,胡亚飞,刘惠琳,等.健康行为及其测量研究［J］.健康教育与健康促进,2018,13(1):3-7,15.

［4］ Glanz K, Bishop DB. The role of behavioral science theory in development and implementation of public health interventions ［J］. Annu Rev Public Health, 2010,31:399-418.

［5］ Davis R, Campbell R, Hildon Z, et al. Theories of behaviour and behaviour change across the social and behavioural sciences: a scoping review ［J］. Health Psychol Rev, 2015,9(3):323-344.

［6］ Golden SD, Earp JA. Social ecological approaches to individuals and their contexts: twenty years of health education & behavior health promotion interventions ［J］. Health Educ Behav, 2012,39(3):364-372.

第二篇

DI ER PIAN

常用理论分析

第五章

个体层面常用理论

第一节 健康信念模式

一、健康信念模式的起源和发展

健康信念模式(health belief model，HBM)由美国社会心理学家 Rosenstock 在 20 世纪 50 年代首次提出，之后在 Becker 和 Maiman 等学者的修订和完善下，逐步提出了若干核心概念构件，包括感知到易感性、感知到严重性、感知到益处与障碍等。健康信念模式建立在需要和动机理论、认知理论和价值期望理论基础上，首先强调个体主观心理过程对行为的主导作用和感知在行为决策中的重要性。它认为健康信念是人们采纳健康行为的基础和动因，人们如果拥有正确的健康相关信念，他们就会采纳和保持健康行为，改变危害健康的行为。例如，如果某人相信饮酒容易导致肿瘤和心血管疾病，而且认同这些疾病对健康损害很大，那他就会少饮酒或者戒酒。

20 世纪 50 年代，美国公共卫生部门面临资源紧张，无法合理满足多项公共卫生服务需求等问题，导致有些计划无法达到预期的目标。例如，政府提供免费 X 线巡回车用于筛查肺结核，也进行了积极的宣传和动员，但是仍有很多民众不愿意参加筛查。因此公共卫生和心理学家为了分析原因，研究了三个城市共 1 200 名成年人，调查他们对参加 X 线透视进行结核筛查的意愿，包括他们对肺结核易感性的信念和他们对早期筛查益处的信念。心理学家认为，关于肺结核易感性的认知包含两个因素：一是这些人必须相信他们有患肺结核的可能性；二是这些人必须相信个人在没有出现任何症状的时候可能已经感染肺结核。感知到益处的测量上也包括两个因素：一是人们应该相信 X 线透视能够诊断出肺结核，即使在无症状的情况下；二是人们还应该相信早诊断、早治疗预后最好。最终，这项研究结果显示，愿意参加 X 线透视结核筛查项目的人们都相信：X 线透视筛查能在症状出现之前发现结核，而且早诊断、早治疗的预后较好。经过比较，拥有以上两种信念(相信肺结核的易感性、相信早期筛查的益处)的对象中，82% 至少做过一次 X 线检查，而没有这两种信念的对象中，仅有 21% 的人做过 X 线检查。因此研究者得出结论：人们参加结核 X 线筛查的行为主要取决于两个变量：感知到易感性的信念和感知到益处的信念。进一步的分析结果表明，对易感性的信念更为重要，感知到易感性而没有感知到益处的成年人，愿意参加 X 线筛查的比例为 64%；相反，仅感知到益处而没有感知到易感性的人，只有 29% 愿意参加结核筛查。

在以上研究的基础上，其他学者的多项研究实践进一步完善了健康信念模式。目前的健康信念模式认为,个体的健康行为产生除了与人们对疾病易感性信念、对疾病严重性信念和感知到健康行为益处之外,还与对健康行为障碍的感知有关。

健康信念模式是最早用于解释人们预防保健行为的理论模式,后来这一模式逐步被用于研究人们对症状和已诊断疾病的反应行为,尤其是对治疗方案的遵从行为。

二、健康信念模式的内涵和核心概念

健康信念模式形成主要受两个理论影响,一是感知理论,即期望、思维、推理、信念等对行为的主导作用;二是刺激反应理论,即行为结果对行为的影响。因此,健康信念是人们采纳健康行为,改变不良行为的关键。健康信念模式在吸收了行为心理学和社会心理学的研究成果之后,使自身内涵更加丰富,理论也得以完善。

健康信念模式的理论基础是假定健康行为是五个可改变因素影响的结果。以接种新冠肺炎疫苗为例,如果一个人感知到自己感染新冠病毒的风险较高,患病后果严重,接种疫苗的益处越大,付出的代价越小,就越有可能接种新冠疫苗。

健康信念模式的核心概念是感知,指对相关疾病的威胁和行为后果的感知,即健康信念。它认为人们要采取有益于健康的行为或改变某种危害健康的行为,需要具有以下几个方面的感知与判断:对疾病或危险因素的易感性、严重性、采纳某种健康行为的益处和障碍的感知等。

1. 对疾病威胁的感知

对疾病威胁的感知程度直接影响人们产生行为动机,包括感知到易感性和感知到严重性。

(1) 感知到易感性(perceived susceptibility)是指个体对自身患病可能性的判断,取决于个人对健康和疾病的主观知觉。当某些疾病发病率高,流行范围广,人们的易感性感知就强,比如新型冠状病毒感染。而人们常常对远期的、罕见疾病的危害关注度较低,如尽管吸烟会增加肺癌、冠心病等慢性病的患病机会,但年轻人认为慢性病要到老年阶段才会发生,所以对易感性的感知度较低。因此,如何使健康教育对象正确判断疾病或危险因素的易感性,形成易感性的信念,是健康教育与健康传播实践成败的重要因素。

(2) 感知到严重性(perceived severity)是指对疾病后果严重性的感知,不仅包括疾病对躯体健康的不良影响,如死亡、伤残、疼痛等,还包括疾病引起的心理、社会后果。个体如果认为某种疾病后果严重,则更有可能采取行动预防疾病的发生和发展。人们通常对发病率高、症状严重、病死率高的疾病后果更加重视,如艾滋病、非典型肺炎(SARS),而对高血压、高血脂、高尿酸的威胁感知度很低。如果仅仅感知到严重性,但是对疾病易感性缺乏感知,行为改变的可能性仍然很低。如果人们认为自己没有患病的可能性,即使后果严重,也不会采取相应的预防保健措施。

2. 对行为益处和障碍的感知

它是个体对采纳或放弃某种行为能带来的益处和障碍的主观判断,即对健康行为的利弊权衡。如果个体认为利大于弊,则采纳健康行为的可能性高,反之则可能性低。

(1) 感知到益处(perceived benefits)是指采纳某种健康行为或放弃某种危害健康行为后,能否降低罹患某种疾病的风险或改善健康状况及由此带来的其他好处,例如缓解病情、减少疾病的不良影响,以及行为实施过程中的良好体验。很多运动爱好者,不仅是因为确信运动对健康有益处,还因为在运动过程中可以感受到快乐。

(2)感知到障碍(perceived barriers)是指采纳行为所需付出的代价,包括有形代价和无形的付出或牺牲,例如体力付出、时间投入、费用支出、社交活动受限、舍弃个人爱好等。例如很多戒烟失败者表示戒烟可能影响他们社交活动,所以难以坚持。

上述四个核心变量(感知到易感性、感知到严重性、感知到益处和障碍)构成了健康信念模式的主体框架(图 5-1)。

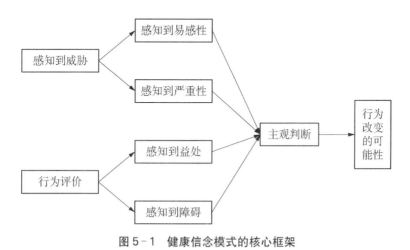

图 5-1　健康信念模式的核心框架

(资料来源:傅华.健康教育学[M].北京:人民卫生出版社,2017.)

3. 行动线索

行动线索(cues to action)是诱发健康行为的因素,是导致个体行为改变的"导火线"或"扳机",是指任何与健康问题有关的促进个体行为改变的关键事件和暗示,是健康行为发生的决定因素。行动线索分为内在和外在两个方面,内在线索,如身体不适、疼痛等;外在线索,如媒体关于健康危害行为后果的报道、医生的劝诫、身边亲友的患病经历等。以戒烟行为为例,吸烟者在自己体检发现肺部结节或其他吸烟的亲友患吸烟导致的相关疾病时,更容易开始戒烟。因此,在适当的情境下,采用各种行动线索或者暗示,可以间接帮助个体完成行为改变。行为线索越多,权威程度越高,个体采纳健康行为的可能性越大。

4. 自我效能

自我效能(self-efficacy)是指个体对自己成功实施或放弃某种行为能力的自信心,即是否相信自己有能力控制内、外因素而成功采纳健康行为或放弃不良行为,并取得期望结果。例如,通过饮食控制和运动减肥,能吃苦、生活节俭、时间充裕的人认为这个方法简单易行,乐意采纳;而时间紧张、生活富足的人则会觉得耗费很多时间去安排平衡膳食和进行身体活动难以坚持,所以很可能放弃这种方法。因此,健康行为能否采纳并坚持,受个人对此行为的信心和意志力影响。自我效能高的人,更有可能采纳并坚持健康行为。反之,自我效能低的人则不容易采纳健康行为,即使采纳也难以持久,容易反复。

5. 社会人口学因素

健康行为是否发生还受到社会人口学因素的影响(如个体的社会、生理学特征,如年龄、性别、民族、人格特点、社会阶层、同伴影响等），以及个体所具有的疾病与健康知识。不同年龄、性别、个性特征、健康素养水平的人对采纳健康行为的态度并不相同，比如女性通常比男性更加容易采纳健康行为生活方式，健康素养高的人更可能采纳健康行为。

上述五类因素构成了健康信念模式的核心概念构件，见图5-2。其中，对疾病威胁的感知、对行为益处和障碍的感知，以及自我效能属于健康信念的直接影响因素，行动线索和社会人口学因素则通过影响个人健康信念而对健康行为发生产生影响。

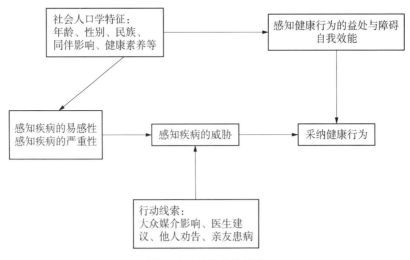

图5-2　健康信念模式

具体来说，根据健康信念模式的理论假设，以戴口罩预防新冠病毒感染为例，一个人是否采纳该健康行为（戴口罩）取决于以下几个方面。

（1）认识到自己面临发生某个负面健康结果的风险较高（感染新冠病毒的风险较高），这一负面结果对自身的健康和利益（经济、家庭、社会地位、形象等）产生严重的威胁（感染后不仅自身健康受到损害，生活和工作还会受到非常严重的影响）。

（2）产生一个正面的积极期望（希望预防新冠病毒感染），即希望能够避免负面健康结果产生的信念。

（3）相信如果采纳由专业机构或人士推荐的某种健康行为，将可以避免该负面健康结果的发生（戴口罩可以有效预防新冠病毒感染）。

（4）具有较高的自我效能，即相信自己能够克服困难（相信自己可以克服戴口罩呼吸不畅、麻烦等困难），坚持采纳推荐的健康行为并取得成功。

三、应用健康信念模式开展健康教育与健康传播

健康信念模式强调个人健康信念对健康行为的形成和保持起到决定性的作用，而个人健康信念又受到自身内、外环境各种因素的总和影响。因此，基于健康信念模式开展健康教育与健康传播工作，应聚焦以下要点。

1. 正确认识疾病威胁，避免侥幸心理

健康的重要性不言而喻，没有人愿意患病。但是社会上忽视健康的情况却屡见不鲜，许

多人对健康的隐患视而不见,存在侥幸心理。比如,很多吸烟者虽然知道吸烟会增加肺癌发生的可能性,但是不相信会发生在自己身上;又比如,很多年轻人熬夜工作和娱乐,明知这种行为会透支健康,但因为没有出现"肉眼可见"的即时损害,所以也并不会主动改变。因此,作为健康干预的第一步,首先需要使对象理解和正确认识其自身所面临的健康威胁,破除"不见棺材不落泪"的错误认识。在帮助对象正确认识疾病威胁的过程中,可以通过个体健康危险度评估等方式,使其对于自身的健康风险有所了解,唤起健康意识,更重要的是让个体知晓采纳某种健康行为或放弃某种不良行为对其的重要价值。

2. 树立积极健康观,摒弃目光短浅

人们是否采纳健康行为,受其对该行为的益处和障碍的感知。权衡利弊的过程不仅受到客观存在的健康行为益处和障碍的影响,还很大程度上被个体的健康观左右。如果具有积极健康观,个体会感知到健康行为的更多益处和较少障碍;反之,如果个体健康观消极,比如相信宿命论的对象,往往认为生老病死都是命里注定的,没有必要为了降低"未必存在"的风险而放弃多年的行为习惯。因此,成功的健康教育不仅要帮助干预对象了解健康行为的益处和障碍,还要努力重塑干预对象的消极健康观。此外,从行为经济学的角度,人们更倾向得到即时的收益而非长远的。健康行为的益处往往是长期的,但是为了健康行为付出的代价却是近在眼前的,比如为了减肥而开始锻炼,锻炼所付出的时间和汗水显而易见,但是锻炼带来的益处可能要一段时间才能显现。所以,在健康教育的过程中,一方面要教会对象算好"健康账",摒弃目光短浅,另一方面也要学会发现健康行为的"眼前"效益,比如锻炼后心情愉悦、体质增强等。

3. 把握最佳机遇,促成健康行为

采纳健康行为不仅需要树立健康信念,往往需要"导火线"来帮助个体迈出关键一步。权威媒体的健康宣传、医生的建议、周边亲友的患病或者行为改变的成功案例,都有可能成为人们采纳健康行为、摒弃不良行为的"扳机"。所以,不同的健康教育主体要善于利用自身优势,把握最佳机遇,促成人们的健康行为。具体来说,权威媒体可以利用重要宣传节点,如爱眼日、艾滋病日等,开展针对性的科普宣传;一些在社会上引发关注的热点事件也可以设置议题,引导大众关注健康生活方式。医生作为患者最为信任的群体,开展健康教育具有得天独厚的优势,积极把握患者就诊、体检异常等关键契机,有针对性地开展健康行为指导,往往能够起到事半功倍的效果。健康教育者不仅要注重对干预对象本人的指导,也要积极鼓励干预对象寻求亲朋好友的支持,比如糖尿病患者要控制饮食,这不仅取决于患者本身,也取决于家中负责烹饪的人是否具备糖尿病患者饮食需要注意的知识和技能。

4. 增强自我效能,重在持之以恒

健康行为的产生往往是采用新的行为取代旧的行为习惯。自我效能高的人通常可以依靠自己的恒心和毅力坚持健康行为,而自我效能低的人,健康行为则常常难以持久,容易出现反复,特别是成瘾性行为,比如吸烟、饮酒等。对于自我效能低的对象,需要外界给予充分的支持帮助其坚持健康行为,比如强化对健康行为益处的感知、解决实际困难、分享他人成功经历等帮助他们树立信心,提高自我效能。特别是对于有过失败经验的人,比如戒烟失败、减肥失败,更加需要鼓励其不要在意过去的失败,立足当下,重新开始,即使在坚持的过程中,出现了偶尔的反复,也并不意味着失败,仍然要继续坚持。

5. 注重需求导向，实现精准健康教育

个体的社会人口学特征，比如性别、年龄、文化程度、社会阶层、文化背景等不仅影响个体的健康观和价值观，还会影响个体对疾病威胁、健康行为益处和障碍的感知。具有不同人口学特征的群体的健康需求差异明显，千篇一律的教育内容和一成不变的教育方式很难取得良好的效果。正如现今在各类社交媒体中常用到的信息推送方法，将各类人群最需要的信息呈现到他们面前，这可能是未来精准健康教育和健康传播的发展方向之一。总体而言，趣味性和权威性是媒体健康传播取得成功的两个关键要素。比如，健康教育界的"网红"——深圳卫健委公众号曾经推出过多篇爆款科普文章，精心构思的情节、令人捧腹的表达、不经意间的知识点植入，都能精准抓住年轻人的需求，实现传播的效果。在开展场所健康促进工作时，条件允许的话，建议先开展需求评估，明确干预对象的核心健康需求和适宜的干预方式，这不但有助于干预工作的顺利开展，而且也能很大程度上提高干预的实际效果。

四、健康信念模式的实践案例

运用健康信念模式来指导个体行为改变需要明确以下关键问题：一是如何使目标人群感知到疾病的威胁以及威胁的严重性（即感知到易感性和严重性）；二是如何使目标人群明确采取某种健康行为的益处和可能遇到的障碍（即感知到益处和障碍）；三是如何提高人们的信心来采纳和维持某种健康行为（即提高自我效能）；四是如何设计行动引发物或激发事件（即创造行动线索）。健康信念模式既可以分析健康行为或危害健康行为的发生原因，又可以作为行为改变项目的指导理论，在健康教育与健康传播实践中具有广阔的应用前景。接下来，以乙肝疫苗接种为例，介绍如何将健康信念模式运用于健康教育实践。

案例：我国农村成人选择乙肝疫苗接种的内在动因——基于健康信念模型的分析

1. 研究背景

接种疫苗是我国乙肝防治的重要措施，然而，与儿童接种的高覆盖率相比，我国成人乙肝疫苗的接种率较低，约为32.82%。由于成人的乙肝疫苗是自愿接种，因此，研究成人，尤其是农村地区成人的接种动因对推广疫苗接种、有效防控乙肝病毒传播是非常有意义的。张国杰等以健康信念模型为基础，研究推动我国农村成人选择乙肝疫苗接种的内在动因，即乙肝疫苗接种意愿认知行为的影响因素。

2. 研究方法

研究的主要方法是问卷法，问卷内容主要包括人口学特征、社会经济状况、乙肝疫苗接种情况及接种意愿、乙肝认知情况等。研究于2011—2012年开展，调查地点选择在流动人口集中的北京市大兴区，区内抽取3个村，村内采用PPS抽样与整群抽样相结合的方法选择受访家庭。样本量为每村300户，最终共收集有效问卷858份。本文的研究对象为无乙肝疫苗接种史的成人。成人是指16岁及以上人群。在所调查的858户受访家庭中，共有879名成人未接种过乙肝疫苗，为该研究的研究对象。

3. 研究结果

在接受调查的879名无乙肝疫苗接种史的农村成人中，流动人口436人（49.60%），非流动人口443人（50.40%）；有接种意愿者374人（42.55%），无接种意愿者505人

(57.45%)。女性447人,占50.85%;学历以初中为主,共600人(68.26%);已婚者808人,占91.92%;中低收入者600人,占68.26%。

在数据处理阶段,研究者首先将有接种意愿组和无接种意愿组进行比较,分别考察自我预期的乙肝的易感性和严重性、接种乙肝疫苗带来的利益和遇到的障碍、行动提示和既往经历等因素的组间差异。结果显示,与无接种意愿人群相比,有接种意愿人群具有更高的自我预期的易感性和严重性,而且自我预期所获得利益更大、所遇到的障碍更小;有接种意愿人群更容易受到社会和其他人群的影响,其既往经历也促使其更愿意选择接种。

研究者进一步考察了上述因素对接种意愿的影响力,结果发现,以下人口学因素和认知因素对接种意愿的影响有统计学意义:①从年龄上来讲,年龄越小,接种意愿越强,16~24岁人群和45~54岁人群有接种意愿的概率分别是55岁及以上人群的2.73倍和1.71倍。②常住人口的接种意愿高于流动人口的接种意愿,流动人口有接种意愿的概率约为非流动人口的2/3。③自我预期的易感性越高,人们的接种意愿越强。④预期中接种疫苗的利益越大,人们的接种意愿越强。⑤预期中接种疫苗的障碍越大,人们的接种意愿越低。⑥行动提示和既往经历对人们的接种意愿有正向影响。

研究者还区分考察了流动人口和常住人口的接种意愿影响因素差异,结果显示,对于流动人口,年龄、自我预期的严重性和行动提示是推动其选择接种的内在动因。对于非流动人口,自我预期的易感性、采取预防性措施所遇到的障碍、行动提示和既往经历可显著影响其接种意愿的选择。

4. 研究结论

总体而言,除自我预期的严重性外,健康信念模型各要素均对人们的疫苗接种意愿有显著性影响,而其中流动人口和老年人应该作为重点人群进行宣导。因此,研究者提出以下三点政策建议:①深入广泛开展乙肝免疫培训与宣传,从乙肝病毒感染的严重性和传播途径、乙肝疫苗的有效性以及政府的免疫政策等方面入手,尤其注重中老年人主动获取健康知识意识的培养;②设定合理的接种地点和接种方式,为农村人口提供省时省力的接种服务,有效降低接种乙肝疫苗可能存在的障碍;③从重点人群和弱势群体出发,加大政府投入力度,充分利用各种医疗保险免费接种政策,注重对成人接种的经济激励和社会激励,促进成人的主动接种行为。

(贾英男)

第二节　计划行为理论

一、计划行为理论的起源和发展

计划行为理论(theory of planned behavior,TPB)由理性行动理论(theory of reasoned action,TRA)发展而来。理性行动理论是由美国学者Fishbein在1967年首先提出来的,阐述了态度、意向和行为之间的关系。但是由于该理论有一个前提即个体行为受意志控制,因此严重制约了理论应用的广泛性。为了扩大理论的适用范围,Ajzen 于 1985 年在理性行动理论的基础上,增加了感知行为控制变量,提出计划行为理论。

理性行动理论和计划行为理论都认为行为意向(behavioral intention)是影响行为最直接的因素,是行为发生的最佳预测值,行为意向则由行为态度和主观规范决定。计划行为理论是理性行动理论的扩展,它从信息加工的角度、以价值期望理论为出发点解释个体行为一般决策过程。大量研究表明,计划行为理论解释了很多行为意向的差异,并预测了包括健康行为在内的个体行为。

目前,计划行为理论仍在不断发展与完善。行为科学研究领域除了计划行为理论,其他个体层面和人际层面的行为理论也被广泛应用,如健康信念模式、阶段变化理论、社会认知理论等。尽管这些理论框架中的概念构成要素大多比较相似或者互为补充,但研究中更多关注理论间的差异。Kasprzyk 等学者与 Fishbein 合作,通过开展艾滋病预防项目,通过借鉴其他行为理论的内容,将理性行动理论和计划行为理论进行整合和扩展,形成了整合行为模式(integrated behavioral model,IBM)。

二、计划行为理论的内涵和核心概念

理性行动理论和计划行为理论假设的前提是:人的行为是在其主体意识支配下发生的,各种行为发生前需要进行信息加工、分析和思考,一系列的理由决定了个体实施行为的动机,个人所认为的"合理性"是行为发生和维持的主要原因。理性行动理论和计划行为理论的框架如图 5-3 所示。

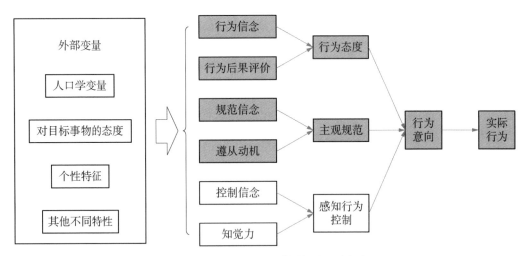

图 5-3 理性行动理论和计划行为理论框架图

注:阴影部分为理性行动理论,整个图为计划行为理论)

理性行动理论是 Coleman 在经济学"理性选择理论(rational choice theory)"的基础上发展起来的。该理论以理性概念为基础来解释人的行为,假设不同的行为具有不同的"效益",行动者的行为原则就是获取最大的"效益"。理性行动理论包括信念、态度、意向和行为。其中,信念可分为行为信念和规范信念,理性行动理论认为行为意向是直接决定行为的重要因素,而个体行为意向受到个体实施行为的态度以及与行为有关的主观规范的影响。理性行动理论针对个体的认知系统,阐明了行为信念、行为态度和主观规范之间的因果关系。理性行动理论是针对自愿性行为(voluntary behavior)所提出的理论框架,该理论解释行为的实际发生取决于行为受意志控制的程度。当个人能完全用意志控制自己的行为时,可以采用理性行动理论分析行为改变的影响因素和预测某项行为的发生。而当某项行为改变需要考虑身体、精神、情感和社会交往等方面,并涉及近期和远期结果时,则需要采用计划行为理论来分析和预测。

计划行为理论是在理性行动理论的基础上,考虑到个体不可能完全用意志控制行为的情形,而引入感知行为控制要素。感知行为控制不仅可以与行为意向一起共同影响行为,也可以调整行为意向对行为的效果。感知行为控制、行为态度和主观规范,都是独立的行为意向决定变量。态度越积极、他人支持越强、感知行为控制越强,行为意向就越大,反之越小。当态度和主观规范无变化时,个体执行行为难易的感知将影响行为意向。但是,在不同人群与不同行为中,决定行为意向的三个要素的权重是不同的。外部变量作为行为的其他影响因素,如人口学和社会文化因素(年龄、性别、文化程度等),不是独立作用于行为,而是通过作用于理论框架中的行为信念等要素,间接影响行为态度、主观规范和感知行为控制,并最终影响行为意向和行为。

整合行为理论(IBM)是理性行动理论、计划行为理论和其他影响因素的整合和进一步拓展。该理论框架中所有构成要素及要素间的相互作用可以指导健康行为的干预设计。在该理论框架下,影响行为最重要的决定因素依然是行为意向,如果没有行为动机,个体是不可能执行建议的行为。而影响行为意向的构成要素与计划行为理论相似。所不同的是,执行行为的知识和技能、行为特点、环境因素和习惯这四个要素也会直接影响行为。其中,前三个因素可以影响行为意向从而影响行为。这四个要素与行为意向的关系是具有很强行为意向的个体需要知识和技能执行行为;环境的限制增加了行为的难度;所执行的行为应具有行为主体重要和显著的行为特点;以往执行行为的经历可能促使该行为成为习惯,而使行为意向对该行为的影响减弱。因此,根据整合行为理论,某项特定行为最有可能在以下四种情况下发生:①行为主体有很强的行为意向,并且具备了所执行行为的知识和技能;②环境中没有严重影响行为发生的制约因素;③行为是重要和显著的;④行为主体过去曾经执行过该行为(图5-4)。

(一) 行为态度

(1) 行为信念(behavioral beliefs):是指行为主体对行为的结果或特性所持的信念,即个体主观认为采取某种行为可能造成某种结果的可能性。以戒烟干预为例,可询问受访人,"您认为戒烟可以降低肺癌发生的可能性吗?""戒烟会对您的社交造成影响吗?"等问题,用"非常可能"至"非常不可能",采用 Likert 等级评分法,即"1~5"或"1~7"打分。

(2) 行为结果评价(evaluation of behavioral outcomes):是指行为主体对行为产生结果或特性的评价,是个体对行为结果的主观价值判断。例如在采纳某种行为后,可能造成的结果,给予"好"与"坏","值得"与"不值得","满意"与"不满意"等评价。例如,"戒烟后降低肺癌发生的可能性,您认为值得吗?""您认为戒烟对您的社交影响如何?"等问题,可用

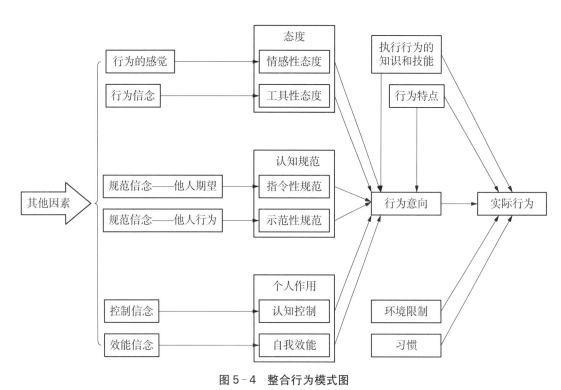

图 5-4　整合行为模式图

"完全不值得"至"非常值得",或"完全不影响"至"影响非常大",也可采用上述的打分法进行评价。

(3) 行为态度(attitude toward behavior):是指行为主体对某种行为所存在的一般而稳定的倾向或立场,比如对某个行为,给予正面或负面的评价。"行为态度"可以用直接方法或间接方法测量。采用直接方法测量时,需要用问卷或量表询问得到。例如"您认同规律身体活动对健康有好处吗?""您认为锻炼是一件费时费力的事情吗?"等问题,采用上述打分法进行打分,合计分数之前需要确保所有题目的方向性是一致的,即对反向计分的题目进行反向替换,最后将所有题目的分数相加得到总分,即可代表行为态度的强弱。因为行为信念和行为结果评价共同决定行为态度,所以采用间接方法评价即计算每个行为信念乘以相应的结果评价之积的总和。

(二) 主观规范

(1) 规范信念(normative beliefs):是指对行为主体有重要影响的人或团体对行为主体的行为期望,即个体感受到重要影响的人、团体赞同或不赞同个体行为所持的信念。对个体有重要影响的人一般为配偶、父母长辈、兄弟姐妹、好朋友、老师、同事、领导和医生等。

(2) 遵从动机(motivation to comply):是指行为主体服从重要他人或团体对其所报期望的动机,即个体是否愿意遵从规范信念。以戒烟为例,测量"规范信念"和"遵从动机"时,可询问受访对象的重要影响人是谁以及他(她)对戒烟行为的影响。如"对于你戒烟这件事,你的妻子(或父母、好朋友等)赞成吗?"

(3) 主观规范(subjective norm):是指他人的期望使行为主体作出特定行为的倾向程度,它反映的是重要的他人或团体对个体行为决策的影响。主观规范可以理解为一个人在所处的社会生活环境中,对于能否从事某项行为,感受到社会对其的约束和规范。以佩戴口罩为例,疫情期间公共场所佩戴口罩的规定可以使个人考虑其在公共场所不佩戴口罩的结果以及戴口罩的成本和益处。"主观规范"的测量也可以用直接和间接方法测量。直接方法是用问卷或量表的问题询问获得。间接方法由每个规范信念与相应遵从动机的乘积相加得到。

(三) 感知行为控制

(1) 控制信念(control beliefs):是指对行为控制可能性的知觉,即行为主体感知到可能促进和阻碍实施行为的因素。如规律锻炼时,可能遇到的情况,包括有利因素(周边有运动场地和设施,有志同道合的同伴等)和阻碍因素(运动可能受伤、办健身卡需要花钱、运动后需要花时间洗澡等)。个体可以根据自己的经验判断发生各种情况的可能性。

(2) 感知力(perceived power):又称知觉力或自觉能力,是指行为主体对行为控制难易程度的感知,即每个促进或阻碍行为发生因素的影响程度。是一个人针对前面可能遇到的各种情况,自我感觉可以顺势或克服困难而执行某项行为的能力。

(3) 感知行为控制(perceived behavioral control):是指个体对自己能否执行某种特定行为或应对某种困难情境的能力的判断和评价,与健康信念模式中的"自我效能"的概念相似。它反映的是个体对促进或阻碍执行行为因素的感知,包括控制信念和感知力。感知行为控制与行为意向共同影响行为,也可以调整行为意向对行为的效果。当意志控制强,则感知行为控制降低,行为意向是主要的行为预测指标。反之,当意志控制不强,感知控制可精确评价时,感知控制和行为意向则共同影响行为。感知行为控制可以用直接和间接方法测量。直接方法是用问卷或量表的问题询问获得。间接方法是由每个控制信念以感知力加权后,相加得到的总分即为感知行为控制的得分。

(四) 行为意向与行为

(1) 行为意向(behavioral intention):是指行为主体发生行为趋向的意图,是发出行动之前的思想倾向和行为动机。可以理解为一个人准备执行某项行为的可能性。因此,行为意向是"行为"能否发生最直接也是最重要的决定因素。测量时可以请受访对象用"绝不可能""很不可能""一般""有可能""很有可能""绝对可能"等尺度做自评。行为意向由个体本身的"行为态度""主观规范""感知力"决定。

(2) 行为(behavior):是指个体在特定时间与环境内对特定目标作出的外显的可观测的反应。行为包括四个元素,对象(target)、行动(action)、情境(context)、时间(time),简称为行为的 TACT 元素。计划行为理论强调行为是由"行为意向"和"感知行为控制"决定的。

三、应用计划行为理论开展健康教育与健康传播

计划行为理论通过主观规范考虑了社会因素的影响,通过访谈和概念模式组合探寻行为重要信念,并且发展了测量方法。计划行为理论具有良好的解释能力和预测能力,特别是针对具体的行为和特定目标群体。该理论可以协助确定干预的对象和识别有说服力的劝导信息,适用领域十分广泛,具体包括:膳食行为、成瘾行为、临床医疗与筛检行为、身体活动、

性传播疾病的预防行为、卫生服务利用行为以及安全避险行为。在计划行为理论的指导下，很多行为干预项目取得了良好的成效。在应用计划行为理论的过程中，应注意以下要点。

1. 明确定义行为

在应用计划行为理论设计健康教育项目时，需要对所研究的行为进行严格的定义——以行为的 TACT 元素进行界定，关键在于保证行为的态度、主观规范、感知行为控制和意向都具有所研究行为相同的行为元素。在可能的情况下，尽量确保行为的精确定义，比如身体活动行为可以分为交通出行、家务相关、工作相关以及休闲锻炼，不同类别的身体活动行为的信念不完全相同。因此，行为定义越明确，越可以针对性地测量行为信念。

在测量行为信念时，需要遵循一致性原则，保证所测量的行为应与真实条件下发生的行为一致。如果不遵守一致性原则可能会导致不一致的评估，且混淆或低估变量之间的关系。

2. 精准定义对象

在严格定义了目标行为之后，需要编制问卷来探寻行为的重要信念。因为计划行为理论中重要信念是行为态度、主观规范和感知行为控制的认知与情感基础。在探寻重要信念之前，需要对研究对象有明确的定义，因为不同特征的群体即便对于同一个行为也会有不同的认知和判断。所以探寻重要信念需要选取有代表性的研究样本，并提出三类开放性问题：①目标行为有哪些益处和害处？②哪些个人或团体会影响目标行为的发生？③哪些因素会促进或阻碍目标行为的发生？

通过定性访谈分别获得与行为有关的结果、规范及控制的信念，然后对收集到的信念进行编码和内容分析，用出现频率较高的信念组成重要信念集合。在开展定性访谈的时候，需要注意信息饱和原则。对于一些可能受到个体特征影响的行为，比如身体活动、睡眠等，需要分年龄段或性别分别开展定性访谈。这一重要信念集成为编制研究问卷条目的信息来源。通常来说，一般问卷所有测量条目均采用 Likert 等级评分法，即"1~5"或"1~7"评分。

3. 集体主义与主观规范

计划行为理论认为，社会影响的基础是集体主义文化，如社会规范和规范信念不仅考虑到个人的行为决策（如戒烟、戒酒、控制饮食等），还考虑到个人的社会网络（如配偶、亲属、工作场所和学校等）。在我国健康行为干预项目中，应注重主观规范这一行为信念的价值。与西方文化不同，中国传统文化非常强调"集体主义"和"团队精神"，所以我们在设计健康行为干预项目时，要注重建立健康行为的规范，使干预群体形成新的健康文化。无论是在社区健康促进还是工作场所健康促进工作中，基于群体共识的行为规范往往具有较强的约束力，特别是与干预对象社会关系较为密切的重要他人，比如家人、同事、朋友等。

4. 突破局限，增加成功概率

计划行为理论在长期的实践检验中也暴露出许多局限和不足，核心的一点是它在某种程度上忽视了情绪感受，比如恐惧、喜欢、消极等。在健康行为相关的领域，我们需要理解，大多数人的健康行为均不同程度地受到个人情绪、气质和情感的影响，因此，在预测和干预健康相关行为时，消极或积极的情绪也应成为一种不可或缺的重要变量。此外，应激状态似乎也能限制和削弱行为意向和行为之间的各种关系，例如当参与者处于紧张的工作状态时，其运动意向就很难影响到锻炼行为。在引入这一类变量之后，基于计划行为理论的健康行为干预项目成功的概率将有所提高。

四、计划行为理论的实践案例

（一）案例一：应用计划行为理论开展工作场所身体活动促进的干预研究

本案例来自复旦大学贾英男副教授的国家自然科学基金委员会资助的科研项目。本案例应用计划行为理论和社会支持理论开展工作场所身体活动干预研究，展示计划行为理论在身体活动促进中的应用和实践。

1. 研究背景

身体活动（physical activity，PA），也称作体力活动，是指由于骨骼肌收缩导致机体能量消耗明显增加的各种活动。身体活动不同于锻炼（exercise），后者是指为了增进或维持身体健康而进行有计划、有组织的身体活动，通常是指人们在闲暇时间为了增进健康水平或增强体质而特意进行的运动，属于身体活动的一部分。世界卫生组织发布的《身体活动指南》建议 18～64 岁的成年人每周应进行至少 150 分钟的中高强度有氧身体活动。按照此标准，目前全世界有超过 14 亿成年人身体活动不足。作为影响人群健康的重要公共卫生问题，身体活动不足会导致多个慢性非传染性疾病的发病风险升高，包括冠心病、糖尿病、乳腺癌以及结肠癌等。身体活动不足每年造成全世界超过 500 万人死亡，同时造成至少 675 亿美元的经济负担。2018 年 6 月，世界卫生组织发布了《身体活动全球行动计划 2018—2030》，呼吁各国到 2030 年使成年人和青少年身体活动不足的比例减少 15%，该行动计划还强调普遍性原则，并且要尽最大努力帮助身体活动最不积极的弱势人群。

体育锻炼是增加身体活动水平的重要形式。就我国的情况而言，2014 年全民健身活动状况调查公报结果显示，相对青少年和老年人，职业人群经常参加体育锻炼的比例最低，30～39 岁（12.4%）、20～29 岁（13.7%）以及 40～49 岁（14.9%）。就身体活动水平而言，我国目前还面临着总体身体活动水平和职业性身体活动水平逐步下降的状况。2014 年，我国 20～59 岁成年人达到身体活动最低推荐标准的比例仅为 22.8%，而肥胖的比例却从 2000 年的 8.6% 增加到 2014 年的 12.9%。

在过去的 30 年里，计划行为理论（theory of planed behavior，TPB）成为认知理论领域中最具有影响力的理论之一。根据计划行为理论，一个人的行为取决于他想要如何表现，周围人对他的期待是什么，他对于特定行为的看法和动机如何以及他的行为控制能力。计划行为理论对于行为预测的有效性已经得到证实，一项对于 185 个行为研究的 Meta 分析结果表明，对行为的态度、主观规范、知觉控制等变量可以解释行为意向方差的 39% 和行为方差的 27%。计划行为理论在身体活动促进研究中也得到了证实：比如一项针对医院员工的身体活动干预项目，通过发送基于计划行为理论设计的信息给干预对象不仅增加了积极出行的频率和时间，还增加了中等强度身体活动的时间。另一项在女性职工中开展的身体活动干预研究显示，基于计划行为理论设计的训练课程和信息推送提高了对象的主观行为控制、态度、意愿以及身体活动行为。

本研究首先将传播学中的圈层文化概念引入。圈层文化是指一个群体长期共同形成的一种基本价值的认同,对人具有强大的社会控制力。圈层文化不仅可以满足个体的社交需求,也可以增加群体行为,例如跑步 APP 使用者的圈层文化就会对群体的跑步行为产生明显的影响。之后,我们将个体层面的计划行为理论和人际层面的社会支持理论进行交叉融合,提出理论假设:在个体层面,增强个人的行为态度和感知行为控制,在人际层面增强同事之间的交流互动和团队氛围,将自我调控与互相监督有机结合,形成团队共同的身体活动行为的主观规范和圈层文化,以期更加显著和持久地改变对象的行为意向和实际行为。干预的理论假设见图 5 - 5。

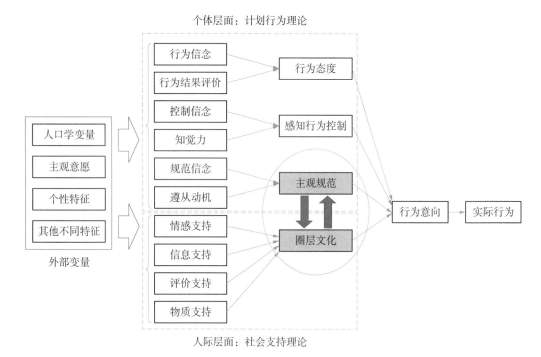

图 5 - 5　职业人群身体活动干预理论假设图

2. 干预设计

(1) 干预理论基础:本研究引入传播学中的圈层文化的概念,以计划行为理论和社会支持理论为基础,从身体活动行为意向的影响因素着手,将两个理论中的概念转化为可操作的具体干预措施,形成以"主观规范"和"圈层文化"为核心、以行为态度和感知行为控制为辅助的干预模式。计划行为理论和社会支持理论在设计干预措施的具体应用结果详见表 5 - 1。

表 5 - 1　计划行为理论和社会支持理论在工作场所身体活动干预的具体应用

理论模型	理论概念	具体含义(示例)	干预措施	预期目标
计划行为理论	行为信念 行为结果评价	相信身体活动有益健康 认同增加身体活动的必要性	在线平台定期推送运动健康知识、在线知识小测验	对保持或增加身体活动持积极态度
	控制信念	相信自己可以坚持运动	通过完成每日步数目标获得正向反馈	对保持或增加身体活动有充足信心

（续表）

理论模型	理论概念	具体含义(示例)	干预措施	预期目标
	知觉力	坚持运动的自觉性	将运动融入日常生活,选择简单方便的运动形式	
	规范信念	单位同事对自己坚持运动的期望	以团队竞赛的方式,使团队每个成员一同坚持运动	形成坚持运动的主观规范,并一同遵守
	遵从动机	自己遵从团队目标的主观意愿		
社会支持理论	情感支持	同事之间表达信任和关怀	建立团队微信群,优胜团队每周"抢红包"	实现自我调控和互相监督有机结合,塑造圈层集体运动文化
	信息支持	同事之间互相监督	互相监督,分享运动体会	
	评价支持	同事之间的积极评价	完成运动目标之后的积极鼓励和正向反馈	
	物质支持	同事之间互相帮助	加强工作和生活中的联系	

综上,本研究结合传统干预措施的实践经验进行了一些理念、机制、技术上的创新。在具体干预措施方面,以单位领导支持为前提,以较高的参与比例为基本条件,采用智能手机作为步数测量工具,线上趣味小额红包调动参与对象的积极性,最大限度将关键人群纳入。通过微信平台每周反馈团队达标率并据此进行团队奖励,从"自我调控"转向"互相监督",促进圈层集体运动文化的形成。通过成本效果评估,评价小额红包激励这一简单易行的干预措施的实际效果,测算合理且有效的激励金额,以期形成干预措施的常态化和制度化,显著增强干预措施的可持续性和可推广性。

（2）干预框架:干预框架详见图5-6。具体干预措施如下。

① 以团队为报名单位,以单位或部门员工总数为基数,设定参赛人数占总人数比例标准（80%）,尽量将关键人群纳入。

② 以智能手机计步功能为基础,无须佩戴其他测量仪器,提高对象的依从性。

③ 以每人每日步数达到10 000步为达标标准,超过30 000步则视为无效数据。

④ 以线上红包为激励手段,增强激励手段的实用性和趣味性,以团队激励为主,以个人激励为辅,调动对象的参与积极性。

⑤ 每周根据团队全部成员的平台步数达标情况发放优胜团队红包,增强干预手段的黏性,及时给予正向激励,持续影响干预对象的行为,实现从"自我调控"转向"互相监督",促进圈层集体运动文化的形成。

⑥ 基于团队抢红包的设置,各团队将建立线上交流群,有效利用积极参与者的示范效应,增强团队成员的交流,提升参与者的主观能动性。

⑦ 通过线上平台,结合基线调查发现的问题,每周推送1~2篇身体活动相关的科普文章给干预对象,并组织在线知识小测验,强化其保持或增加身体活动持积极态度。

⑧ 平台设置分享功能,可以将运动心得体会和运动记录在平台上展示。

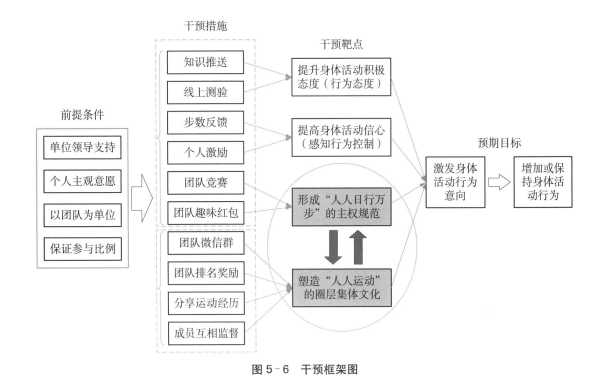

图 5‐6　干预框架图

3. 研究方案

(1) 基线期(第 1 个月):所有参赛人员完成注册后,利用 1 个月时间培养使用手机记录步数的习惯,调试线上平台的使用,以此 1 个月数据作为基线运动数据,为后续活动做准备。在比赛正式开始前 1 个月内完成问卷调查(需求评估)和体质数据现场测量,并收集最近一次体检相关指标数据,具体指标详见表 2。

(2) 干预期(第 2~4 个月):参赛的单位团队成员在线上活动平台开展线上运动达标竞赛,使用线上平台每日记录步数,按照每日团队万步达标率、打卡率等过程评估指标,给予团队和个人不同程度的线上奖励。

(3) 第一次随访期(第 4 个月):干预期结束后,线上激励措施停止,继续收集每日步数,再次进行问卷调查(过程评估+短期效果评估)和体质数据现场测量。此外,在知情同意的原则下,采用问卷调查和收集各团队在干预期间的群聊天记录,评价团队成员之间的互相支持和互相监督情况。

(4) 第二次随访期(第 13 个月):第一次随访 9 个月后,继续收集每日步数,再次进行问卷调查(长期效果评估)和体质数据现场测量,并收集最近一次体检相关指标数据。

4. 研究结果

表 5‐2 中结果显示,干预组经过为期 3 个月的线上平台干预后身体活动达标率显著提升,由基线时的 58.3% 上升至第一次随访的 75.3%。第二次随访时身体活动达标率下降至 59.8%,同基线相比,身体活动达标率的变化无统计学意义。对照组在研究过程中身体活动充足率无明显变化。此次干预短期内提高了干预组的身体活动水平,但在长期的效果并不明显。

表 5-2　干预前后身体活动变化情况

变量	组别		时期			P		
			基线 (时间 1)	随访 I (时间 2)	随访 II (时间 3)	时间 1～2	时间 1～3	时间 2～3
身体活动	干预组	充足	232(58.3)	300(75.3)	238(59.8)	<0.001	0.610	<0.001
		不足	166(41.7)	95(24.7)	160(40.2)			
	对照组	充足	185(59.6)	197(63.5)	200(64.5)	0.244	0.173	0.763
		不足	125(40.4)	113(36.5)	110(35.5)			

　　如图 5-7 所示,干预组在干预期内的微信步数万步达标率与基线和随访期相比有大幅度提升,基线时达标率仅 35.6% 上,干预期内的达标率均在 76.1%～81.7%,对照组在干预期的 3 个月内变化幅度远远低于干预组,有略微的增长,但增长幅度不超过 5%。干预结束后干预组的微信步数万步达标率下降至基线水平,显然低于干预期。随访期内干预组和对照组的变化趋势比较一致,基本呈现下降趋势,两组间的差异无明显变化。

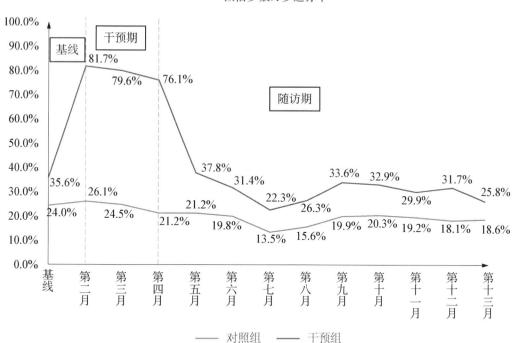

图 5-7　干预前后每日微信步数万步达标率

5. 研究结论

　　基于计划行为理论和社会支持理论制定的干预措施短期改善了职业人群的身体活动状况,但长期的干预效果并不明显。因此,如何使干预效果可持续,使干预对象形成长期的身体活动习惯还有待进一步研究。

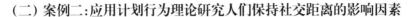

(二) 案例二:应用计划行为理论研究人们保持社交距离的影响因素

1. 研究背景

在全球肆虐的新型冠状病毒疫情中,每个个体实施积极的自我保护行为是减轻传播的重要途径。世界卫生组织(WHO)和美国卫生与公众服务部(HHS)的疫情应对策略建议中都强调了社交距离(social distancing)是一种重要的非药物防范措施,也即与他人保持一个安全的空间距离(至少 2 米)以避免大量人群和拥挤的空间。然而,尽管社交距离被认为是一项有效的措施,但每个人遵守的情况却大有不同,因此,了解人们是否采取社交距离背后的心理社会因素是很有必要的。

2. 研究方法

Gibson 等人采用计划行为理论来研究人们保持社交距离的行为的可能性、意愿和动机因素。研究主要使用问卷法,请参与者自我报告其对保持社交距离这一行为的态度、主观规范、知觉行为控制、行为意愿和实际的社交距离行为(包括:尽可能待在家里,不去拜访家人或朋友,避免人群拥挤,在外出时保持 2 米社会距离等多项行为)。值得一提的是,研究采用纵向设计,分为两次进行,以第一次问卷作为基准数据,并在 3 个月后再次发放问卷获取数据。共有 507 名美国成年人参与研究,他们来自美国 48 个州和哥伦比亚特区,平均年龄为50.39 岁(标准差=15.32,范围=18~80)。大多数是非西班牙裔白人(71.6%),拥有学士学位或以上(55.3%),居住在郊区(55.8%)。

3. 研究结果

结果显示,虽然对社交距离的积极态度随着时间的推移而增加($P<0.01$),但主观规范减弱($P<0.001$),感知行为控制保持稳定($P=0.217$)。有趣的是,尽管第二次调研中人们的行为意向有所增加($P<0.001$),但社交距离行为显著减少($P<0.001$)。

与计划行为理论的预期一致,在第一次的基准数据中,社交距离的行为态度($P<0.001$)、主观规范($P<0.001$)和知觉行为控制($P<0.001$)都正向影响保持社交距离的行为意愿。而第一次调研的行为意愿与随访时的社交距离行为显著相关($P<0.001$)。

为了解释上述意愿到行为的关系的差异,研究者进一步考察了人口学因素等对这一关系的调节作用。结果显示,年龄和种族对意愿到行为的关系具有调节作用:与老年人和白人参与者相比,年轻人($P<0.001$)和非白人参与者($P<0.01$)表现出更大的意愿-行为差异。同时,随着时间的推移,行为意愿更稳定的参与者也表现出更稳定的意愿-行为关系($P<0.001$)。未来的研究应该研究将社交距离意图转化为行动的有效策略。

4. 研究结论

此研究以实证数据表明,政策制定者应考虑健康传播的目标人群的行为态度、主观规范和知觉行为控制,有效开展公共卫生宣传活动,尤其要注意针对那些比较惰于将行为意向转化为行动的群体(比如年轻人等)而设计健康传播活动和建立健康环境,比如,在一个大多数成员都在遵守社交距离措施的社区,人们可能会有更高的主观规范水平,并进一步形成遵守的意愿和行动。此研究对疫情情境中的其他健康宣导活动也有一定的参考意义,比如推广疫苗接种时,也应该考虑到人们的意愿与实际行为之间的差异,并采取措施缩小这种差距。

（贾英男）

第三节　阶段变化理论

一、阶段变化理论的起源与发展

在 20 世纪 50 年代,阶段变化理论的雏形已经开始形成。美国罗德岛大学心理学教授 Prochaska 在准备成为精神治疗师的时候,父亲因不相信心理治疗最终死于酒精中毒和抑郁症,Prochaska 教授没能用心理治疗帮助父亲,也无法理解为什么心理治疗得不到信任。以此为契机,他开始认真思考原因并在心理治疗领域做了更多更深入的研究。后来他与其他学者合著了一本《向好方向转变》,书中指出:对大多数人来说,从不健康的行为改变到具有健康行为通常是有挑战性的,改变也是一个长期的过程,不会马上发生,并且是包括了几个阶段的过程,在每一个阶段、每个个体的认知和行为不同,任何简化行为改变的方式都是不恰当的。这就为阶段变化理论的产生奠定了基础。

阶段变化理论(transtheoretical model and stage of change,TTM)是针对行为变化的不同阶段而提出的,因为整个变化过程跨越和连接了多个理论,所以又称跨理论模型。阶段变化理论起源于精神病理学和行为改变的领先理论的比较分析,是由 Prochaska 和 Diclemente 在 20 世纪 80 年代发展起来的。他们针对"吸烟行为"开展研究,将戒烟者分为"自己戒烟"和"接受治疗"两组,然后观察他们在戒烟过程中的各种反应。结果发现,这些人在戒烟的过程中,随着时间点的变化而出现不同的行为反应,显示出"行为变化是一个连续或者系列的过程",因此提出了"阶段变化"的概念。

与健康信念模式和计划行为理论不同,阶段变化理论是从一个动态的过程来描述人们的行为变化。该理论最突出的特点是强调了根据个人和群体的需求来确定健康促进策略的必要性。除了戒烟行为之外,阶段变化理论已经广泛应用于多个健康相关领域和心理行为方面。它不仅重视变化过程,还重视对不同人群的具体需求进行充分的了解,特别强调应选择适宜的项目以满足人们真正的需求和适合各类人群的具体情况,而不是把同一个策略应用于所有人。

二、阶段变化理论的内涵和核心概念

阶段变化理论由行为变化阶段及对其产生影响的决策权衡、行为改变过程和自我效能四个概念构件组成。行为变化阶段、行为改变过程是阶段变化理论的核心部分。

(一) 行为变化阶段

阶段变化理论认为,个体的行为改变不是一次性的事件,而是一个渐进的和连续的过程。按照时间顺序,行为变化一般分为五个阶段:无打算阶段、打算阶段、准备阶段、行动阶段以及维持阶段。对于成瘾性行为还需增加终止阶段。

1. 无打算阶段（pre-contemplation）

指人们在近期没有打算改变行为的时期。判断个体是否有改变行为意向时，通常以"未来6个月"为标准，但这个判断标准也会因目标行为的特点或者研究需要而调整。人们处于这一阶段的原因往往是不了解行为的结果或者对结果无动于衷，也可能是自身多次尝试改变行为但最终失败而心灰意冷。他们常常会提出一些理由以抵触行为干预，没考虑过改变自己的行为，或者有意坚持不改变。他们可能既不了解目前行为的后果，又觉得没有必要或者没有能力改变。针对这类无动机群体，传统的健康促进方法由于缺乏针对性，往往收效甚微。

2. 打算阶段（contemplation）

指未来6个月内有改变行为的意向的时期。处于这一阶段的个体有改变行为的意向，但是一直没有任何行动和准备行动的迹象。这时候人们已经意识到改变行为可能带来的益处，也在考虑对某些特定行为作出改变。但是他们仍对行为改变可能遇到的困难感受强烈，在收益和成本之间的权衡处于一种矛盾的心态。在传统的健康教育项目中，特别是项目周期较短的，这类人群通常也会被忽视，也有一些项目尽管将这类群体也纳入目标对象，但是由于干预策略没有给对象足够的支持，仍然效果不佳。

3. 准备阶段（preparation）

指未来30天内打算或已经为行动做了一些准备。处于这一阶段的人们承诺在未来1个月内作出改变，并且开始有所行动，有的在过去一年里已经有所行动，比如制定行为计划，参加健康教育课程，购买设备和资料，寻求帮助等。处于准备期的群体通常是行为干预项目的主要目标人群。

4. 行动阶段（action）

指已采取行动且在行为上呈现变化但持续时间尚未超过6个月。处于这一阶段的人们在过去6个月内已经采取行动，其行为可以被观察且有明显的变化。行动阶段仅是阶段变化理论中的一个阶段，并非所有的行动都可以看成行为的改变。人们的行为改变需要达到某种程度的变化才足以降低罹患疾病的风险。以戒烟为例，降低吸烟量，虽然没有做到完全戒烟，但可以视为采取戒烟的"行动"了。

5. 维持阶段（maintenance）

指采取新行为状态超过6个月。处于这一阶段的人们已经保持新的行为状态6个月以上，达到了预期的健康行为目标。这个阶段的重点是"避免反复"，处在维持期的对象需要努力避免旧行为的再现。根据既往的研究，维持阶段通常在6个月到5年。如果人们经不住诱惑和没有足够的信心和毅力，他们就可能返回到原来的行为状态，这种现象称为复返（relapse）。

6. 终止（termination）

在成瘾性行为中可能有这个阶段。在这个阶段，人们对维持行为改变有高度的自信心，可以经受住诱惑。尽管他们可能会有一些负面体验，比如孤独、沮丧、紧张或无聊等，但他们都可以坚持，确保不健康的行为习惯不会复返。经过这一阶段之后，他们复返的可能性明显降低。

　　一项行为的形成不是一件容易的事，往往要经过多次尝试才能完成。阶段改变理论将行为改变分为不同的阶段，但是需要注意的是，行为改变并非单向线性的移动，而是以螺旋模式来改变，如图 5-8 所示。人们并不总是按照一个方向进行行为改变，有时候也会出现"回落"。以规律身体活动为例，处于打算阶段的对象已经意识到锻炼的益处和必要性，但是又觉得锻炼耗时耗力。此时在家人或朋友的鼓励下，个体可能开始进行不规律的锻炼，但尚未养成习惯，此时已进入准备期。如果个体在锻炼的过程中体会到运动的乐趣和好处，从而坚持规律锻炼，此时便从准备阶段进入到行动阶段。反之，如果个体在锻炼的过程中感受到强烈的阻碍或者负面的体验，有可能连不规律的锻炼也放弃了，此时便从准备阶段退回到打算阶段。

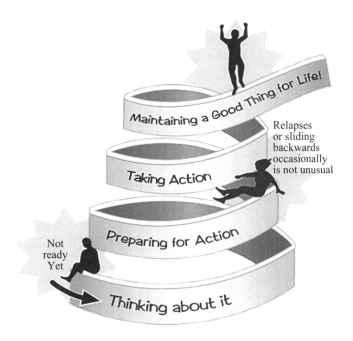

图 5-8　阶段变化螺旋模式图

　　以阶段改变理论来解释行为改变，可以使对象了解自己处于哪一阶段，帮助干预者和干预对象厘清每个阶段所要面对的问题，有利于制定有针对性的干预策略，分阶段实现干预目标。以身体活动为例，各个阶段人的行为和心理特点总结见表 5-3。

表 5-3　阶段改变理论下不同阶段的行为和心理特点(以身体活动为例)

行为变化阶段	行为计划	行为心理特点
无打算阶段	未来 6 个月不打算开始规律锻炼	尚未意识到静态生活方式的危害，或是因为以前增加身体活动的尝试失败而充满挫折感
打算阶段	未来 6 个月内打算开始规律锻炼	已经有打算锻炼的念头，但还没开始锻炼

（续表）

行为变化阶段	行为计划	行为心理特点
准备阶段	将于未来 1 个月内开始锻炼	已经不规律地进行一些锻炼,但尚未养成规律习惯,尚未达到推荐的合理运动量;已经切身开始体会到锻炼带来的益处,但不知道怎样能够做到坚持锻炼
行动阶段	过去 6 个月已经开始规律锻炼	每周大部分天数进行 30 分钟以上的中等强度锻炼,而且已经坚持了一段时间,但还少于 6 个月
维持阶段	坚持规律锻炼 6 个月以上,达到强身健体的预期目标	已经成功地坚持规律锻炼 6 个月以上,将锻炼视为其日常生活的重要部分,并真正体会到锻炼的益处及重要性,已经有了一套适合其自身状况和时间安排的运动方案

（二）行为变化过程

行为变化过程(processes of change)是人们在改变行为的过程中所发生的一系列心理活动变化。个体处在不同阶段,以及从一个阶段过渡到下一个阶段时,都会有不同的心理变化历程。为了提升行为干预的效果,健康教育者需要先了解目标人群的行为阶段分布,确定各阶段的需求,然后采取针对性措施帮助他们进入下一阶段。对于处在无打算期和打算期的对象,应重点启发他们进行思考,认识到危险行为的危害、权衡改变行为带来的利弊,从而产生改变行为的意向。对于处于准备期的对象,应促使他们作出决策,积极迈出关键一步。对于处在行动期和维持期的对象,应改变环境来增加有利因素、消除不利因素,通过自我强化支持行为改变,防止复返的发生。

行为变化过程共有 10 个步骤和方法,对行为干预有重要的指导价值。

1. 提高认识(consciousness raising)

指发现有利于行为变化的新事物、新想法。当人们获取到一些与疾病相关的信息,如致病原因、患病结果、治疗手段等,因而意识到健康的重要性,进而可能感知到自己的行为需要调整。为了唤起人们的健康意识,常用的干预策略包括:信息反馈(体检报告解读、监测健康指标等)、健康咨询(与医生交流自身健康状况)、科普宣传(如看到媒体上宣传健康知识的短片或文章)等。

2. 缓解紧张情绪(dramatic relief or emotional arousal)

指知觉到如果采取合适的行为,可以缓解伴随着不健康行为而产生的负面情绪,如恐惧、焦虑、担心等。通常在行为改变初始阶段往往会出现一些负面情绪,可以通过角色扮演、见证成功实例、个人剖析、媒体宣传等方式,让对象感受到不健康行为可能造成的不良结果,诱发负面情绪,之后再通过适当的活动来缓解负面情绪,这一策略在很多行为治疗中得以应用。

3. 自我再评价(self-reevaluation)

指从认知和情感方面对自己改变某种不良习惯的自我形象差异进行评价,从而认识到行为改变的重要性。一般来说,个人对于改变某项不健康行为,都会做自我形象的评价,包括认知(知道不健康行为容易引发疾病)与情感(认为应该采纳健康行为)两方面的评价。例如,运动爱好者给人健康有活力的印象,而不运动者的形象往往是肥胖和迟缓的。依据价值判断(比较运动和不运动的价值体现)、健康行为典范(身边的运动达人的现身说法)、预期结果(设想坚持规律运动之后的健康与活力)等方法,可以有效引发人们对自己形象进行再评价,从而有利于行为改变。

4. 环境再评价(environmental reevaluation)

指意识到自己的不健康行为带给社会环境的负面影响。与"自我再评价"相似,同样包含认知与情感两方面的评价。环境既包括个人生活或工作的物质环境,也包括因人际关系而形成的社会环境。以吸烟为例,可以通过移情训练、家庭干预等方式使吸烟者重新评价自己吸烟对环境和周围人的不良影响。

5. 自我解放(self-liberation)

指在建立行动信念的基础上作出要改变行为的承诺。个体对于行为改变持有正向的信念,并且愿意付诸行动。通常人们可以利用特殊的日子,比如节日、生日、纪念日等许下承诺,这样有助于坚定改变行为的意志和决心,帮助个体脱离不健康行为所带来的压力。

6. 寻求帮助(helping relationships)

指在健康行为的形成过程中,向社会支持网络寻求支持。这些支持可以来自家庭、朋友、同事、医生等。有效的社会支持对于个体成功完成行为改变的作用很大。

7. 逆向制约(counter-conditioning)

指认识到不健康行为的危害,选择一种健康行为去代替它。例如静态生活方式的个体,可以改变原有的生活方式,改为走路或者骑车作为通勤方式。

8. 强化管理(reinforcement management)

指增加对健康行为的奖励,对危害健康的行为予以处罚。过去研究发现,行为改变成功者主要依靠奖赏而非惩罚。健康行为改变也强调要促使人们自愿改变其不健康行为,而非强迫。强化可以提高新行为重复出现的概率,该方法包括签订行为改变契约、提供物质激励、给予精神鼓励、加强团队协同支持等。

9. 刺激控制(stimulus control)

指消除诱发不健康行为的引发物,增加健康行为的提示。刺激控制包括两种处理方式:一是将对旧行为具有引发作用的事件或行动线索移除,比如烟灰缸、烟草广告可能诱发戒烟者复吸;二是增加对新行为具有提示作用的事件或行动线索,比如戒烟日记。已有研究显示,戒烟失败经常发生于社交、压力情境下,所以通过环境重塑、自我管理小组等方式可以帮助戒烟者学会如何应对诱惑性的情境,提高戒烟的成功率。

10. 社会解放(social liberation)

指意识到社会规范对于健康行为的积极影响。积极的社会规范有利于大众行为向着有利于健康的方向发展。例如,实施《公共场所控烟条例》有利于形成约束吸烟行为的社会规范;定期开展工间操、广播操等活动,有利于形成促进身体活动的社会规范。

每一阶段发生的心理变化过程见图5-9。从该图上可以清楚地看到两个阶段之间的关键变量。从无打算阶段到打算阶段,个体需要对原有的不健康行为经历焦虑、恐惧的情感体验,对采纳的健康行为有新的认识;从打算行动到准备阶段,意识到自己应该摒弃不健康行为,即自我再评价至关重要;从准备到行动是最重要的变化过程,需要经历自我解放和社会解放的阶段,即作出承诺改变自己的行为并付诸实践,在开始行动之后,需要多方面的支持来促进行动可以持续下去。在健康教育的过程中,了解人们所处的阶段和心理活动,有助于采取针对性措施,帮助对象向积极的方向进展,而不是复返回消极的方向。

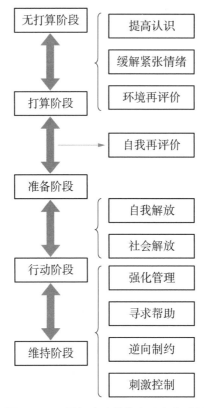

图5-9　不同行为阶段的心理变化过程

(三) 决策权衡

决策权衡(decisional balance)是对改变某项行为的收益和成本进行比较进而作出决策的过程。收益(benefits)指改变行为所获得的好处,比如锻炼带来的好身材。成本(costs)指改变行为所花费的代价,比如锻炼需要花费时间,需要购置器材等。综合多项健康相关行为的研究发现,在打算阶段,人们更容易感知到行为改变的益处;从打算阶段到准备阶段,对益处的感知进一步增加,而对成本的感知没有明显变化;准备阶段与行动阶段相比,收益认知低而成本认知高。因此,在准备前阶段,主要针对增加益处感知开展干预,在准备阶段主要针对减少成本感知进行干预。

(四) 自我效能

自我效能(self-efficacy)指成功完成某个行为目标或应对某种困难情境能力的信念,是人们采取行为的信心和抵制诱惑的控制力。自信心(confidence)指相信自己在面对各种困难和挑战时,都能采取某种健康行为的信念。诱惑(temptation)指诱使人们放弃健康行为的各种挑战,反映出人们在面对不同的情境时,仍然能拒绝旧行为的诱惑。自我效能反映个体对自身潜能的发挥,在健康教育过程中,提高对象的自我效能对于改变健康行为十分重要。

三、应用阶段变化理论开展健康教育与健康传播

阶段变化理论关注行为的五个阶段、十个心理变化过程,以及行为改变的收益、成本和自我效能。该理论强调行为变化并不是一蹴而就的,大多数人是由无打算阶段转变为打算阶段,再由打算阶段进入准备阶段,准备阶段之后再转为行动阶段和维持阶段。当然,我们也经常会看到一些从准备阶段或行动阶段退回到无打算阶段的例子,比如尝试戒烟失败的人可能不再考虑戒烟。

目前阶段变化理论应用的领域已经非常广泛,主要集中在生活方式(身体活动、减肥、饮食、久坐、戒烟、性行为等),成瘾行为(吸烟、酗酒、吸毒、药物滥用等),疾病预防(口腔健康、乳腺癌筛查、艾滋病筛查等),疾病治疗(糖尿病、肿瘤、心血管疾病),健康管理(慢性病管理、心理健康管理、压力管理、情绪管理),安全行为(交通安全、饮水安全、食品安全)等领域。

在应用阶段变化理论开展健康教育与健康传播工作时,应聚焦以下要点。

1. 开展需求评估

应用阶段变化理论的前提是开展需求评估,准确评估干预对象所处的阶段(无打算期、打算期、准备期、行动期、维持期)。根据需求评估的结果,判断干预对象所处时期的分布情况,据此分类制定干预计划。

2. 加强与其他理论的联合应用

阶段变化理论提出的原因是任何单一的理论无法解释行为干预的复杂性,应该使用综合理论模式来进行行为干预。以戒烟为例,对于处于无打算阶段的坚定吸烟者,首先要使其产生戒烟的意向,此时可以应用健康信念模式,从吸烟导致疾病的严重性和易感性入手,帮助对象正确认识吸烟的危害,从而产生戒烟的意向。以身体活动为例,对于处于准备期的对象而言,如何使其开始付诸行动就显得非常关键,因此可以应用计划行为理论,通过营造社会规范,增加个人激励和反馈,帮助对象迈出行动的第一步。

3. 注重干预过程中与对象的互动

在人们的行为阶段变化的过程中,经常会有复返的现象发生。这就需要健康教育者在干预过程中也应加强与干预对象的互动,及时发现可能出现复返的苗头,针对性地帮助对象克服干预过程中的困难,学会应对诱惑,提高干预成功率。

4. 因人而异,量身定做干预计划

随着人工智能技术的发展,已经有学者开始在行为干预中应用人工智能技术,在评估干预对象的个体特征、所处的行为改变阶段的基础上,还可以了解干预对象的偏好。通过精细化的调查和效果即时反馈,实现因人而异,量身定做健康行为干预计划,可以进一步提升阶段变化理论的实际应用效果和适用范围。

5. 不仅注重行为的自然特征,也应注重社会文化特征

阶段变化理论是针对个体行为本身进行教育,而没有注意到个体行为教育与群体社会环境教育的结合。因此,在面向群体开展健康教育工作时,应考虑社会环境的影响,根据群体的社会文化特征,设计更为综合的干预策略。

四、阶段变化理论的实践案例

（一）案例一：应用阶段变化理论开展移动戒烟干预研究

本案例来自复旦大学郑频频教授的国家自然科学基金委员会资助的科研项目。本案例应用阶段变化理论开展移动戒烟干预研究，展示阶段变化理论在戒烟干预中的应用和实践。

1. 研究背景

吸烟作为一个重大的公共卫生问题，仍然是中国和全球其他国家死亡和残疾的主要可预防性原因。中国是世界上吸烟率最高的国家，卷烟消费量占全球总量的40％以上。2015年中国成人烟草调查报告显示，中国15岁及以上成人的吸烟率为27.7％，其中男性吸烟率为52.1％，远高于女性（2.7％），约有7.4亿非吸烟者暴露于二手烟中。

目前，戒烟是预防肺癌和其他吸烟有关疾病的唯一最有效措施，中国吸烟者数量庞大，但医疗机构戒烟服务的提供极为有限，大多数自行戒烟尝试都难以成功。移动通信技术为提供移动医疗（mobile health，mHealth）干预，包括行为改变治疗提供了一个有力途径。同样，移动医疗干预已被证明在降低吸烟率方面是有效的，它比传统的由医疗人员提供戒烟帮助的模式具有更多优势，包括灵活性高、可获得性强、成本低、可定制性高和可覆盖大量人群等。

本研究旨在探索中国男性戒烟的影响因素，基于阶段变化理论建立适合中国男性吸烟者的戒烟信息库，并通过微信平台实施干预，评价移动戒烟干预的有效性和可接受度，为将来利用移动技术开展大规模人群戒烟干预研究提供参考。

2. 干预设计

（1）理论基础：

阶段变化理论认为个体行为改变并不是一次性完成，而需要跨越一系列阶段，即行为真正改变之前，发展的阶段是跨越时间的过程，可分为五个阶段。

① 无意向期（precontemplation）：在未来6个月内，人们没有行为改变的意愿。人们之所以处于这一阶段，可能是因为他们对导致的后果一无所知或了解不足，或者他们已经尝试过改变，但对自己改变行为的能力失去信心。如果是吸烟人群，这一阶段可能不清楚、不在意吸烟危害，或者多次尝试戒烟，但都失败而感到心灰意冷，他们并没有准备好接受戒烟方面的健康项目。对于这样的缺乏行为动机的群体，传统的健康促进干预由于针对性不强，往往难以触动他们。

② 意向期（contemplation）：在未来6个月内，人们有意愿改变行为，但并未有相应的行动准备，他们更清楚行为改变的好处，但也清楚行为改变的麻烦，处于行为改变成本及收益之间平衡的矛盾心理。吸烟人群在这一阶段可能已经意识到吸烟危害和戒烟益处，但也考虑到戒烟过程中的困难，导致他们产生拖延现象。

③ 准备期（preparation）：在未来1个月内，人们将采取行动改变行为，过去1年内，他们可能已经做了准备工作。这一阶段人群通常有行动计划，例如这一阶段的吸烟者可能已经参加指导戒烟的课程、购买帮助戒烟的相关书籍、在网站查阅戒烟信息或者咨询戒烟门诊医生等。

④ 行动期(action):这一阶段是指在过去6个月内,人们已经做出行为改变,但这只是阶段之一,并不是所有改变都可以称为行动,必须符合相应的降低疾病风险的专业标准。例如,戒烟行为规定为每日吸烟量为0。

⑤ 维持期(maintenance):此阶段人们保持行为改变,并且努力防止恢复到原来的状态,这一阶段中,人们越来越有信心维持行为改变,并且越来越不担心行为复原,模型中这阶段时间为6个月至2年。

(2) 干预设计:

① 确定干预目标矩阵。

根据第1部分定性访谈内容和TTM理论制定干预组各个时期干预目标,见表5-4。

表5-4 在TTM各时期戒烟的目标矩阵

阶段	行为目标	决定因素				
		知识	态度	自我效能	技巧	社会支持
无意向期	触发戒烟意愿	掌握吸烟、二手烟、三手烟的健康危害知识,建立正确的健康观	建立无烟社会发展趋势的意识	/	掌握记录吸烟行为的技巧	/
意向期	制定戒烟日,制订自己的戒烟计划	掌握戒烟带来的健康益处知识	建立尽快戒烟的意识	展现可以改变吸烟行为的信心	掌握改变吸烟行为、制订戒烟计划的技巧	掌握获得专业帮助、情感支持的途径
准备期	为戒烟日做准备	掌握戒断症状各种表现,识别吸烟引发物、场景	承诺改变行为	展现有能力成功戒烟的信心	掌握应对戒断症状的方法	掌握获得专业帮助、情感支持的途径
行动期	按照戒烟计划完全戒断,避免复吸	熟悉戒烟后身体变化动态	自我接纳	展现抵制烟瘾、触发物的信心;享受无烟生活	掌握自我强化,刺激控制方法	掌握获得专业帮助、情感支持的途径

② 干预策略。

根据目标矩阵,制定各个时期干预组的干预策略,见表5-5。

表5-5 在TTM各时期的戒烟干预策略

时期	知识	态度	自我效能	技巧	社会支持
无意向期	(1) 提高认识:① 吸烟、二手烟、三手烟危害:易感性、严重性、传统的、新	(1) 行为评价:反思习惯 (2) 情感唤起:正面+负面	/	(1) 吸烟日记:记录自己的吸烟行为 (2) 权衡利弊	/

（续表）

时期	知识	态度	自我效能	技巧	社会支持
	的发现 ② 误区:吸烟合理化信念 ③ 戒烟的好处:自己＋家庭 (2) 自我评价:正确评估健康状况,建立正确的健康观	(3) 环境再评价:文化、社会规范转变的现状		(3) 计算经济花费	
意向期	(1) 提高认识: ① 增加戒烟好处的比例 ② 误区:进一步消除吸烟合理化信念	(1) 强化意愿 (2) 行为评价: ① "尽快戒烟"比"慢慢减量"成功率更高 ② 鼓励尽快尝试技巧、方法	替代性经验:戒烟成功案例,包括普通人和名人	(1) 简单的改变吸烟行为的技巧 (2) 制订戒烟日的技巧	环境评价:无烟单位、控烟条例
准备期	提高认识:戒断症状各种表现	自我解放:告知周围人自己在戒烟	(1) 替代性经验:其他戒烟者在准备期的表现; (2) 获得行为规则	(1) 应对戒断症状的方法; (2) 记录最困难的戒烟情景; (3) 减少吸烟量; (4) 正念的练习; (5) 已戒烟的烟民戒烟过程分享	求助关系: (1) 戒烟热线、戒烟门诊、戒烟网站 (2) 寻求家人和朋友的支持:监督自己逐步减少吸烟量
行动期	提高认识:饮食和锻炼的要点,健康生活方式	自我认同:在戒烟过程中强化对自己戒烟行为的肯定	(1) 获得行为规则:通过尝试实现戒烟计划找到适合自己的戒烟方法; (2) 调节身心状态:调整负面情绪,鼓励坚持	(1) 鼓励与奖励自己的方法; (2) 戒烟日记; (3) 预防复吸的方法、拒绝递烟的技巧、饮食和锻炼; (4) 刺激控制:4D控制、正念的练习	求助关系: (1) 戒烟热线、戒烟门诊、戒烟网站 (2) 寻求家人和朋友的支持和陪伴:和家人朋友一起庆祝自己的阶段性成果,并在烟瘾来袭时让其帮助自己转移注意力等

3. 研究方案

在 2019 年 4～7 月,通过微信群、邮件、海报等线上线下招募方式,在上海工厂和公司等职业场所招募符合纳入、排除标准的吸烟者,研究对象的入选标准如下。

（1）纳入标准:①年龄在 18～60 岁;②现在吸烟者;③未戒烟;④手机安装微信,并熟练微信的基本操作;⑤具有基本读写能力;⑥愿意参加本次研究。

（2）排除标准:①文化水平在小学以下;②伴有严重的精神疾病、认知障碍;③不吸卷烟,使用其他烟草制品;④拒绝参加本次研究。

根据廖艳辉等人 2018 年在中国开展短信干预"快乐戒烟"研究结果,在 12 周时该研究对照组的 7 天戒烟率 $P_e=6.8\%$,干预组的 7 天戒烟率 $P_c=20.5\%$,依据临床随机对照试验干预人数公式,取 $\alpha=0.05$,$\beta=0.2$,故 $Z_\alpha=1.960$,$Z_\beta=0.842$,计算后 N=84,预计 15% 失访,故 N=98。招募过程中,研究者指导研究对象添加微信公众号,填写个人基本信息,符合筛选标准的吸烟者,先根据无戒烟意愿分层,在微信平台后台利用计算机算法,将其随机分为对照组和干预组。干预流程见图 5-10。

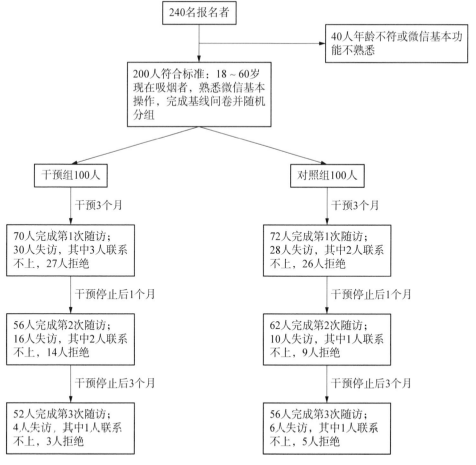

图 5-10　移动戒烟干预流程图

4. 研究结果

（1）第 1 次随访结果：

200 名研究对象完成 3 个月干预后立即进行第 1 次随访问卷填写。根据随访情况,第 1 次随访数据将进行一下三类情况分析:①类别 1——ITT 分析,在本试验中分析干预组和对照组完成基线调查的 200 人,并将所有未完成随访调查的失访者当作仍在吸烟者或没有采取戒烟行动者;②类别 2——PP1 分析,分析干预组中随访者(70 人)和对照组完成随访者(72 人),即比较干预组与对照组的结果差异;③类别 3——PP2 分析,分析完成随访中参与公众号互动一周及以上的干预组(67 人)和对照组(67 人)结果差异。

表 5 - 6 显示,PP1 分析,干预组和对照组 7 天时点戒烟率分别为 18% 和 8%,差别没有统计学意义($P > 0.05$);PP2 分析,完成第 1 次随访的吸烟者,干预组与对照组 7 天时点戒烟率分别为 25.7% 和 11.1%,差别具有统计学意义($P < 0.05$);类别 3 分析,即查看"健康你能行"服务号发送消息坚持 1 周及以上者,干预组与对照组 7 天时点戒烟率分别为 26.9% 和 11.9%,差异具有统计学意义($P < 0.05$)。

表 5 - 7 显示,PP1 分析,干预组和对照组 30 天时点戒烟率分别为 8% 和 6%,差别没有统计学意义($P > 0.05$);PP2 分析,完成第 1 次随访的吸烟者,干预组与对照组 30 天时点戒烟率分别为 11.4% 和 8.3%,差别无统计学意义($P > 0.05$);类别 3 分析,即查看微信服务号"健康你能行"发送消息坚持 1 周及以上者,干预组与对照组 30 天时点戒烟率分别为 11.9% 和 9.0%,差异没有统计学意义($P > 0.05$)。

表 5 - 5　两组第 1 次随访 7 天时点戒烟率的比较

7 天时点戒烟率	干预组[n(%)]	对照组[n(%)]	P 值
类别 1:ITT 分析			0.057
吸烟	82(82.0)	92(92.0)	
未吸烟	18(18.0)	8(8.0)	
类别 2:PP1 分析*			0.030
吸烟	52(74.3)	64(88.9)	
未吸烟	18(25.7)	8(11.1)	
类别 3:PP2 分析*			0.048
吸烟	49(73.1)	59(88.1)	
未吸烟	18(26.9)	8(11.9)	

注:* $P < 0.05$。

表 5 - 7　两组第 1 次随访 30 天时点戒烟率的比较

30 天时点戒烟率	干预组[n(%)]	对照组[n(%)]	P 值
类别 1:ITT 分析			0.783
吸烟	92(92.0)	94(94.0)	

(续表)

30 天时点戒烟率	干预组[n(%)]	对照组[n(%)]	P 值
未吸烟	8(8.0)	6(6.0)	
类别2:PP1 分析			0.584
吸烟	62(88.6)	66(91.7)	
未吸烟	8(11.4)	6(8.3)	
类别3:PP2 分析			0.779
吸烟	59(88.1)	61(91.0)	
未吸烟	8(11.9)	6(9.0)	

（2）三次随访重复测量数据分析：

在入组后 4 个月、6 个月分别进行第 2 次、第 3 次随访（表 5 - 8），4 个月随访时干预组和对照组 7 天时点戒烟率分别为 30.4% 和 22.6%，差异没有统计学意义（$P>0.05$），30 天时点戒烟率分别为 17.9% 和 14.5%，差异也没有统计学意义（$P>0.05$）。6 个月随访时两组 7 天时点戒烟率分别为 32.7% 和 25.0%，30 天时点戒烟率分别为 26.9% 和 21.4%，差异均没有统计学差异。3 次随访数据显示，虽然 3 个月的干预结束，但是两组 7 天时点戒烟率依然有所增加，但是增加速度逐渐变缓（图 5 - 11），且干预组 7 天时点戒烟率一直高于对照组，30 天时点戒烟率随时间增长而增加，4 个月随访与 6 个月随访之间增长速度并未放缓（图 5 - 12）。

表 5 - 8　4 个月、6 个月随访干预组与对照组戒烟率

时点戒烟率	干预组[n(%)]	对照组[n(%)]	P 值
4 个月随访(7 天)			0.826
吸烟	39(76.8)	49(79.0)	
未吸烟	17(30.4)	14(22.6)	
4 个月随访(30 天)			0.803
吸烟	46(82.1)	53(85.5)	
未吸烟	10(17.9)	9(14.5)	
6 个月随访(7 天)			0.402
吸烟	35(67.3)	42(75.0)	
未吸烟	17(32.7)	14(25.0)	
6 个月随访(30 天)			0.653
吸烟	38(73.1)	44(78.6)	
未吸烟	14(26.9)	12(21.4)	

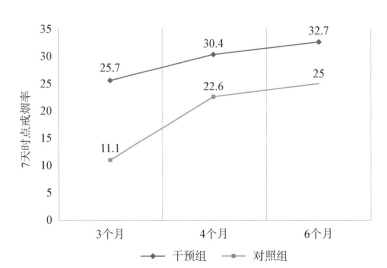

图 5-11　3 个月、4 个月、6 个月两组 7 天时点戒烟率变化趋势

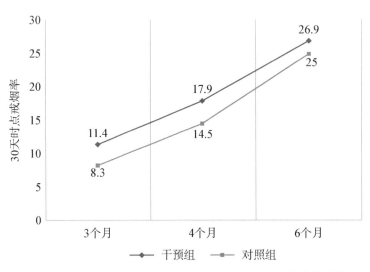

图 5-12　3 个月、4 个月、6 个月两组 30 天时点戒烟率变化趋势

5.研究结论

接受本次干预的吸烟者即时效应及 3 个月持续性效应戒烟效果良好,干预后 7 天时点戒烟率为 25.7%,4 个月和 6 个月随访时分别为 30.4% 和 32.7%,结果表明,通过微信持续接收针对不同戒烟阶段中国吸烟者制定的消息,对吸烟者具有显著的戒烟效果,提升吸烟者的烟草危害认知,促进意向期、行动期的吸烟者尽快采取戒烟行动。

(贾英男)

第四节 扩展平行过程模型

一、扩展平行过程模型的起源与发展

20世纪50年代,心理学家卡尔·霍夫兰等学者首先展开对恐怖诉求效果机制的研究(Hovland等,1953),提出了恐惧驱动模型(the fear-as-acquired drive model),这一模型源于学习理论(learning theories)系列,以人们习得的反应和随后的奖励来解释人类行为,也即:人们必须首先学会害怕威胁,然后才会激发他们采取行动来减少令人不快的恐惧,久而久之,每当人们面临类似的威胁时,他们就会求助于习惯性反应来减少恐惧。Hovland等人指出,恐惧可以通过采纳被建议的应对行为或通过防御性回避来减少,这两种行为之间的选择可以用恐惧的程度来解释。Janis(1967)则提出了倒U型曲线模型来解释上述两种行为的转化,认为恐惧必须是适度的,因为恐惧的增加会增加不适应反应,例如防御性回避。然而,恐惧驱动模型的曲线理论虽然弥补了线性理论的局限性,但难以在实证中预测关键点的恐惧强度水平(Boster & Mongeau,1984),由此学者们转而开始探索新的模型。

随着社会科学认知革命的兴起,恐惧诉求研究的注意力从情绪处理转向认知处理。Leventhal(1970)扩展了恐惧驱动模型,提出平行反应模型(the parallel response model,也称平行过程模型)区分了对恐惧诉求的两种独立反应,即个体面对恐惧诉求信息会产生对危险的控制过程和对恐惧的控制过程这两种不同结果。危险控制过程由认知过程主导,人们在此过程中会产生对威胁的理性认知并采取规避威胁的行动;而恐惧控制过程则由情绪过程主导,人们在此过程中会通过否认、回避、反抗等消极方式控制自己的恐惧(Leventhal,1970)。然而,这个模型并没有解释每一个过程何时出现以及为什么会被诱发。

保护动机理论(protection motivation theory)则通过引入认知评价过程,对人们具体处理恐惧的过程展开了深入探讨(Rogers,1975)(图5-13)。理论建立在平行过程模型的基础上,但特别关注危险控制过程。Rogers(1975,1983)提出了四种主要因素来解释恐惧信息的运作情形:威胁发生的概率、威胁的大小、建议的有效性,以及(后来添加的)执行建议的能力,分别对应人们认知中的威胁的严重性、暴露于威胁的可能性和反应效能评估,这四种因素都会影响受众的认知评价,最终决定受众的态度改变程度。当这四个因素均处于较高水平时,人们会产生最大的对危险的控制动机,动机强弱将影响其态度改变与否。

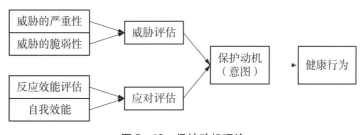

图5-13 保护动机理论

维特(Kim Witte)于1992年将以上三种理论模型进行整合,使用平行过程模型作为其总体的理论框架,并通过加入其他理论中的影响因素对其进行了扩展,提出了扩展平行过程模型(extended parallel process model,EEPM)(图5-14),以此对恐惧诉求的作用机制形成全面综合分析。

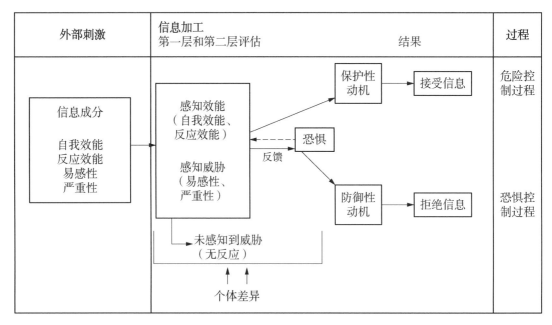

图5-14　扩展平行过程模型

二、扩展平行过程模型的内涵和核心概念

扩展平行过程模型认为,个体在面对恐惧诉求时会产生危险控制过程、恐惧控制过程和无反应三种不同的结果。危险控制过程是一种认知过程,当个体相信自身能够通过自我保护的改变,有效地避免相关威胁时,就会产生保护动机。此时个体即会做出危险控制反应,包括信念、态度、行为意图和与相关建议一致的行为,以降低恐惧感。恐惧控制过程则是一种情绪加工过程(Witte,1994),当个体认为自己面对威胁无能为力时,即会产生一种旨在减少恐惧的防御机制。其产生的恐惧控制反应包括逃避、否认和抗拒。无反应结果即是个体对信息不做出处理和反应。

这三种处理过程的不同是因为个体对信息的评估不同:在面对恐惧诉求信息时,个体会进行第一层评估,即威胁评估,以确定是否对自身威胁较高。若个体并不认为威胁很高,则其就不会经历恐惧,也不具有进一步处理信息、做出反应的动机;但当个体感知到了程度较高的威胁、感受到恐惧时,减少恐惧的动机促使他们开始进行第二层评估。在第二层评估中,感知效能是决定个体选择危险控制或恐惧控制的决定性因素(Witte,1998),感知效能包括自我效能(个体认为其具有能力实践建议措施)和反应效能(个体认为建议措施可以消除恐惧的可能性),若两者均较高(即感知效能高),个体会改变态度、接受信息,从而进入危险控制过程,此时恐惧诉求便成功发生作用。反之,当个体认为措施很难或无用(即感知效能低),则会拒绝建议信息而进入恐惧控制过程,此时恐惧诉求则宣告失败。

此模型也探讨了在个体面对恐惧诉求时感知到的不同威胁,认为应区分信息所具有的威胁性质与个体感知到的威胁。个体的感知威胁包括个体对威胁信息严重性的感知信念,以及个体自身对经历威胁的易感性(Witte,1994)。

三、扩展平行过程模型之应用

扩展平行过程模型揭示了人们如何应对风险的心理机制,因此被广泛应用于健康与风险相关的研究,例如对电磁场的未知风险信息沟通(McMahan 等,1998)、脑膜炎等疾病的健康风险信息传播(Gore & Bracken,2005)、健康新闻与用户健康意识的关系(Hong,2011)等。国内的相关研究较少,主要集中于新闻和广告中的恐惧诉求元素作用(王皓翔,2015;王香甜,2015)、社交媒体的健康信息传播效果(夏思纯,2021;王一帆,2019)等。

四、扩展平行过程模型的实践案例

肥胖是美国最严重的健康危机之一,因为方便和快节奏的现代生活以及技术的变革,人们频繁地吃快餐、经常坐着看电视/用电脑,因而导致摄入大量热量,饮食不均衡,运动量减少,在美国造成了严重的肥胖症流行。有数据显示,几乎三分之二的美国人超重,而肥胖可能导致许多致命的健康问题,因此需要引起重视。

而与成年人相比,儿童肥胖是一个更特殊而严重的问题,美国近三分之一的儿童超重或肥胖,这一比例高于许多其他国家。孩子们学着大人的样子吃方便食品,快餐广告一直以儿童为目标,吃大量不健康的食物是很多儿童的生活方式。同时,儿童很少在户外锻炼或参与活动,因为现在电子产品上有许多游戏和活动吸引孩子们的注意力,电视也使孩子们更多地在舒适的沙发上享受娱乐。儿童肥胖会迅速导致青春期和成年期肥胖,患有 2 型糖尿病等疾病的儿童甚至不太可能过上完整的成年生活,而且儿童时期养成的不良生活习惯可能会贯穿终生,这会影响整个社会的未来。因此,2010 年 2 月 9 日,时任美国第一夫人米歇尔·奥巴马发起了一场旨在减少儿童肥胖的运动——"Let's move",该活动的主要内容是推广健康饮食和促进体育锻炼,具体包括:教育家长和消费者了解食品的营养标签,提高学校午餐计划的营养标准,为儿童体育活动提供更多机会,并在美国提供更好的优质食品等。她希望能借此机会影响孩子们,并让他们改变自己的不良生活习惯。

Batchelder 和 Matusitz(2014)透过扩展平行过程模型(EPPM)的视角,考察了米歇尔的"Let's move"健康运动,以解释这项活动如何促进家长和儿童的健康意识和健康行为。总的来说,这项活动一个重要元素正是扩展平行过程模型所强调的恐惧诉求,比如着重传播与肥胖相关的疾病的严重性等。

具体而言,扩展平行过程模型的一个主要目标是如何最好地激励目标受众。通过参加电视节日、公开演讲活动和其他媒体渠道,米歇尔尽力推广该活动,并将核心信息传达给公众。但如何激励受众是一个难题,米歇尔所做的是满足受众的需求并唤起他们的恐惧。

米歇尔的第一步是针对活动受众构建信息。活动的主要目标受众是儿童和参与儿童生活的人,因此,她选择了不同类型的媒介渠道进行传播,以触达最广泛的目标受众。该活动将新媒体作为信息传播的主要渠道,活动建立了官方网站,并通过官方社交媒体账号(如

Twitter 和 Facebook)向受众们传递信息。同时,大众媒体也不可或缺,比如米歇尔参加了《芝麻街》(Sesame Street)、《减肥达人》(The Biggest Loser)和《艾伦秀》(The Ellen DeGeneres Show)等电视节目的录制。其中《芝麻街》是一部针对儿童的电视节目,在该节目中,她借 Elmo 和其他角色之口,告诉孩子们吃蔬菜和锻炼是一件令人兴奋的事,这对儿童来说相当有吸引力;在《艾伦秀》中,米歇尔介绍了自己的个人锻炼计划,还与主持人艾伦·德杰尼勒斯进行了俯卧撑比赛,由于节目的高收视率和这些内容的话题度,这次宣传吸引了非常广泛的青少年和成年观众;在《减肥达人》节目中,她与减肥选手一起锻炼,并要求他们向认识的人(尤其是儿童)传播 Let's move 活动的相关信息。

　　根据扩展平行过程模型,行为改变的首要因素是受众相信健康威胁存在,而且为了改变受众的行为,必须使得受众相信威胁是严重的,且可能会对个人产生影响,否则改变就不太可能发生。为了做到这一点,米歇尔必须说服受众,让他们相信与肥胖相关的风险大于久坐和大快朵颐的快乐。在活动的官方网站上,开篇第一部分——"养育更健康的孩子(Raising Healthier Kids)"介绍了儿童肥胖在美国的流行情况,并详尽解释了由肥胖带来的儿童健康问题,包括心脏病、2 型糖尿病、哮喘、睡眠呼吸暂停和社会歧视等,让人们意识到,肥胖会对儿童的成长产生极大的负面影响,包括身体上的和心理上的,而且这些疾病很可能会永久存在。基于此,Let's move 有力地解释了与肥胖相关的疾病的严重性,并让人们了解儿童是如何受到肥胖影响的。

　　而另一方面,人们还需要具备较高的自我效能,才能够有信心改变行为,应对威胁。为此,在 Let's move 的网站上列出了大量关于预防儿童肥胖的方法和教学资源,比如,网站的第二、三两部分是"吃得健康(Eating Healthy)"和"动起来(Get Active)",其中分别介绍了饮食健康的方法(如美国食品药品监督管理局最新发布的营养指南和健康膳食指引)和儿童需要的活动量和活动类型等。更重要的是,网站还用激励的语言、极其简单清晰的步骤指南和社会网络指南来鼓励人们参与活动,让人们相信自己能够做到为儿童提供健康生活:在网站的第四部分——"开始行动:通向成功的简单步骤(Take Action:Simple Steps to Success)"里,活动为各种社会群体(如家长、学校、政府相关人员等)制定不同的"通往成功的五个简单步骤",这是一份相当全面且清晰的清单,列出这些人群可以为改善儿童肥胖问题做些什么,让每一类人群都可以方便地实践"健康儿童"概念。而网站的第五部分"加入我们:让我们一起行动(Join Us:Let's Move Together)"面向那些对此活动感兴趣的人提供了社交网络,受众可以在这里签署承诺,也可以找到住在同一地区的其他人一起参与,为同一地区的儿童创造更健康的生活方式。简单的步骤、有针对性的行动指南、社会支持网络等一起提升了参与者的自我效能感,从而能够更好地促进他们的参与。

　　同时,不论人们是否感到自己受到健康威胁,他们都可以看到事情对整个社会的影响,从而为了全社会而行动起来。在 Let's move 这场运动中,大部分内容都是针对那些与儿童接触的人,而不仅仅是儿童本身,通过强调儿童健康对整个社会的重要性,成年参与者会感到有必要帮助自己和他人减少儿童肥胖。

　　Let's move 是一场成功的健康运动。综合上述分析,该活动上述几乎实践了扩展平行健康模型的所有主要部分,这将帮助受众相信儿童肥胖的威胁、相信自己能够做出改变,并最终真正改变行为。扩展平行健康模型是健康传播领域的一个重要理论模型,它解释了健康运动如何利用威胁和恐惧诉求,在需要的人中创造和促进行为改变。通过扩展平行健康模型,活动组织者可以了解受众对活动的反应并预期活动可能的结果,因此,这一模型应该被广泛用于健康传播和健康教育领域的研究和实践。

(何琦隽)

第五节　说服效应理论

态度和说服研究是社会心理学中历史悠久且尤为重要的研究之一。本章主要介绍详尽可能性模型和启动-系统模型。

一、详尽可能性模型的起源与发展

二战期间,卡尔·霍夫兰关于态度变化的研究项目为其后几十年的此领域研究提供了主要议题。直至 20 世纪 70 年代,学界已然积累了众多具体理论和概念分析研究,甚至于出现了相互竞争和冲突的境况。正是在这种背景下,社会心理学家理查德·佩蒂(Richard E. Petty)和约翰·卡西欧普(John T. Cacioppo)于 1986 年正式提出了详尽可能性模型(图 5 - 15),尝试整合解释和概括前人复杂、矛盾的累积结果,以生成一个态度改变的研究框架。

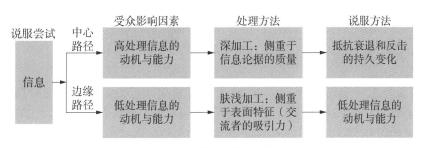

图 5 - 15　详尽可能性模型

二、详尽可能性模型的内涵和核心概念

详尽可能性模型(elaboration likelihood model,ELM),也称精细加工可能性模型,其认为信息接收者在信息处理时会形成不同的思考与精力投入程度,也即信息的处理详尽程度,而触发两种不同的路径——中心路径(central route)与边缘路径(peripheral route),不同路径的作用会导致个体的态度改变,而路径之间则是相互排斥的。

中心路径是指个体在接收信息后,依据其自身的知识能力对信息的真实性进行深思熟虑的分析处理,投入努力后产生了理性的态度和评估,从而选择接受或抵制说服。边缘路径则是指个体对信息的处理更倾向于依靠简单的、表面的外部线索形成态度判断,往往通过较少努力便做出快速反应与简单决策。中心路径产生的态度改变趋于稳定和持久,往往对行为具有预测性。而边缘路径带来的态度改变往往是暂时性的,容易受到反向说服的影响而不具有对行为的预测性。

针对在如何形成这两种不同路径的机制问题,详尽可能性模型认为个体处理信息的动机(motivation)与能力(ability)是其中两个重要因素。此模型假设个体的判断目标默认为对象的真实好坏情况,并且希望自己形成正确的判断,然而,个体并不是在每一种态度和判断上都拥有同等的意愿和能力。因此,动机和能力将决定其思考的程度,包括其投入的思考及思考时可能会产生偏差的程度(Lange 等,2011)。动机是指个体对信息处理的意向和欲望程度,而能力则是指个体处理和判断信息的能力。详尽可能性模型认为,当动机和能力均较强时,个体趋向于遵循中心路径,当其中之一较弱时,个体则趋向于遵循边缘路径。

动机主要受到以下方面的影响:一是信息的个人相关性(personal relevance),即信息与个体自身的关联度高时会增加个体思考的动机,从而更有可能遵循中心路径(Petty 和 Cacioppo,1979)。二是个人认知需求(need for cognition),具有高认知需求的个体更倾向于努力思考,而这类善于深入思考的人往往易于遵循中心路径来处理信息,相反,低认知需求的个体则会常用边缘路径(Cacioppo 等,1983)。能力则受到个体的专业知识、个人经历以及信息干扰、重复所产生的影响,同时其与论据的质量具有很强的相关性。具有较强信息处理能力的个体倾向于对高质量的论据产生更仔细的审视,而能力较弱的个体则会依靠如信息来源的可信度等外围线索形成态度。

详尽可能性模型指出,在中心和边缘路径形成与作用的过程中存在多种影响因素,不同因素可能会通过不同的机制达成相同的说服作用,在不同情境下同一因素也可能导致不同的说服效应,而以上情况都可以较好地被模型所解释。此模型在前人较为混乱的研究成果基础上提供了一种具有连贯性的整合,使已存在的部分矛盾结果获得被重新阐释的可能性。

三、详尽可能性模型之应用

详尽可能性模型被提出和讨论后在众多领域应用广泛,尤其是在市场营销、广告(Haugtvedt 等,2008;Rucker 等,2007)和健康传播领域(Briñol 和 Petty,2006;Petty 等,2009)提供了实用的指导意义。国内将此模型应用于健康传播的相关研究目前尚较少,主要集中于移动媒体的健康传播说服效应,例如社交媒体的社群传播(刘瑛 & 何爱珊,2011)、在线健康知识社区的信息可靠性(张星等,2015)、自媒体互动中的健康传播作用(金晓玲等,2021)、短视频类健康信息传播研究(陈忆金和潘沛,2021),以及在线医疗患者定向就诊意愿的影响因素研究(曹仙叶等,2021;周敏和郅慧,2021)等。

四、启动-系统模型的内涵和核心概念

详尽可能性模型认为态度改变主要是深思熟虑的结果,但另一个问题随之而来:仔细思考论据是态度改变的唯一途径吗? 是否存在一些时刻,人们会以有效但更为轻松简单的方式形成其态度改变? 基于以上思考,雪莉·柴肯(Shelly Chaiken)于 1980 年提出了启动-系统模型(hseuristic-systematic model,HSM),并在随后不断探讨与修正,为态度改变过程中的信息处理提供了不同的理论构建路径。

启动-系统模型认为个体在处理信息时会具有两种不同的思维模式:一种是启发式的处理模式(heuristic processing),在这种模式下个体倾向于依赖简单的、容易获得的线索,或者

个体缺乏能力和时间进行深入思考,仅花费较少努力即形成态度判断。此种模式基于"最少努力原则"的假设,即个体试图尽可能有效地得出结论(Lange 等,2011),因此其往往会运用直觉、日常规则、过往经验等便捷高效的认知途径来判断信息。

另一种则是系统式的处理模式(systematic processing),个体在这种模式下会通过仔细注意、思考和推理来处理任何可用的信息,结合获得的结果来形成最后的态度和判断。此模式认为这种思维对个体具有更高的要求,因此个体需要投入一定努力,即能力,以及希望投入努力,即动机。在此过程中,模型假设个体遵循"充分性原则",即当个体具有足够的动机和能力时,系统式模式才会被激发。

由此,启动式或系统式的模式被触发的机会依赖于个体基于最小努力原则和充分性原则而产生的需求和希望的平衡程度,即个体的期望在做出态度判断时所拥有的信心水平和实际的信心水平之间的差距,是否可以和想要充分被弥补(Eagly 和 Chaiken,1993)。研究表明,当启发式模式无法使个体产生足够的信心形成行为态度时,就会激发系统式信息处理。基于这一点,此模型进一步提出启发式与系统式并不是分离互斥的,而是常常共同出现和相互作用。例如启发式的信息处理过程会影响个体对于论据有效性的期望,从而使其在进行系统式时产生处理偏差(Chaiken 等,1989)。当满足两种模式的动机和能力都充分存在时,两种模式便会同时发生作用。

五、启动-系统模型之应用

启动-系统模型由于对说服发生机制的解释力,使其在各领域中应用广泛,例如在健康传播领域中对电子烟(Katz,2018)、癌症(Steginga 和 Occhipinti,2004)的治疗决策等进行实证研究。同时,学者们对其双过程互相的影响作用也不断进行着深入探讨和补充(Chen 等,1996;Erb 等,1998;Ziegler 等,2005)。目前,国内应用该模型对社交媒体与用户行为(陈明红和黄涵慧,2021;杜松华等,2016;刘志明,2014;唐亚阳和陈三营,2018)、危机传播与说服策略(刘嘉琪等,2021)等主题进行研究。

六、说服效应理论的实践案例

随着互联网的深入,在线健康信息已经成为人们寻找健康信息的一个最重要的来源,除了使用搜索引擎等方法获取信息外,越来越多的人积极参与各类在线社区交流,从中寻求和收集信息,因此,在线健康社区(online health communities, OHCs)迅速发展起来,将人们获取健康知识的方式从传统的"医生-患者"的面对面咨询模式转变到"医生-患者""患者-患者"和"医生-医生"的多元在线互动模式。目前,国内出现了以"好大夫""有问必答"等为代表的"医生-患者"问答社区、以"宝宝树"为代表的"患者-患者"用户群组以及以丁香园为代表的"医生-医生"专业医学交流社区等 3 类在线健康社区。但是,OHCs 难以保证所有的信息和建议都是有效和科学的,有不少医护人上甚至质疑在线健康社区中某些未受过医学训练的患者之间的信息交流,患者如果听信了错误的疾病诊断信息,可能会对患者的情绪和治疗方案带来误导,甚至严重影响患者的健康。

可信性(credibility)是信息质量的一个重要方面,高可信性的信息正向影响用户对信息的采纳。如何评价 OHCs 中信息的可信性,是社区管理者提高社区服务水平、满足用户信息需求、维系客户的重要问题。因此,张星等人(2015)利用详尽可能性模型探索 OHCs 中信息可信性的影响因素,并构建影响因素的理论模型。

根据详尽可能性模型,人们对在线社区中的健康信息的处理,要么通过中心路径,要么通过外围路径。研究者首先通过文献分析与预访谈,得到影响不同路径的因素:论据质量(即信息中所包含论据的说服力的强度)和信息完整性(即对某个健康主题的讨论是广泛的、均衡全面的和充分的)是影响中心路径的信息可信性的因素,而来源可信性(即用户感知到的信息来源的真实性、可信性和完整性,并不从信息本身进行考虑)、表达质量(即信息需要以一种可解释、容易理解、容易操作的方式展示给用户,并且展现方式需要简明和一致)和信息一致性(即与在线社区中其他信息一致的程度)则成为外围路径的信息可信性的影响因素,此外,自我效能可能调节上述关系(如图 5-16 所示)。

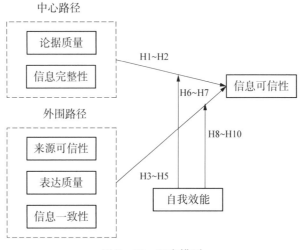

图 5-16　研究模型

调查采用纸质问卷和网络问卷相结合的方式进行。首先,研究者于 2014 年 6~9 月期间,在华中科技大学同济医院、武汉大学中南医院及武汉的 3 个社区卫生中心进行纸质问卷搜集,主要针对医学专业的师生、患者和家属。在确定被试使用过在线健康社区后,问卷要求被试回忆最近于在线健康社区浏览的一条有关健康医疗方面的信息(比如诊疗意见、病理描述、药品使用说明、病情讨论等),并根据对这条信息的感受来回答相关的问题。同时,研究者还面向"好大夫"和"宝宝树"上注册的普通用户发放电子问卷。最终回收纸质问卷 146 份、网上问卷 68 份,去掉异常值后总有效问卷 188 份。调查对象的基本情况是:男性用户占 42.6%;74.5%的用户年龄在 40 岁以下,79.8%的用户学历为本科及以上。

研究结果显示,中心路径变量(论据质量、信息完整性)和外围路径变量(来源可信性、表达质量和信息一致性)均对信息可信性有显著的正向影响,其中论据质量的影响作用最大。此外,自我效能对中心路径变量与信息可信性的关系起正向调节作用,对外围路径变量与信息可信性的关系起负向调节作用。具体如下。

(1) 从中心路径来看,在线健康社区中信息的论据质量对信息的可信性具有显著影响,且论据质量在所有中心路径和外围路径的影响因素中作用最显著;信息完整性对信息的可信性也具有显著影响,完整的健康信息能够帮助病患减少由于对疾病认识不全面所带来的风险,也更容易相信其他用户给出的建议。

（2）从外围路径来看,在线健康社区中信息的来源可信性、表达质量与信息一致性越高,用户感知的信息的可信性越高。用户不仅依赖论据质量和信息完整性来评价信息的可信性,还需要其他线索来帮助理解信息的可信性。

（3）研究者还发现自我效能对中心路径变量与信息可信性之间的关系具有显著的正向调节作用,而对外围路径变量与信息可信性之间的关系具有显著的负向调节作用。这表明,当自我效能高时,用户将主要通过中心路径来形成对信息可信性的感知,而当自我效能较低时,用户将主要通过外围路径来形成对信息可信性的感知。

此项研究对在线健康社区的管理者和使用者具有一定启示,在线健康社区的管理者可以通过多种措施来提高本社区所提供信息的可信性,比如可以通过经济奖励、声望积分等方法来鼓励用户提供更有说服力的、高质量的信息;通过规定信息发布的最低字数来提高信息的完整性;通过标注权威来源、加强编辑审核等方式增强来源可信度和表达质量,最终实现信息可信度的提高。在线健康社区的用户可以通过接触健康知识等方式提高自我效能,提高信息处理的能力意愿。

（何琦隽）

第六节　技术接受模型

一、技术接受模型的起源与发展

技术接受模型（technology acceptance model，TAM）由 Fred Davis 提出,最早出现在其1986 年发表的博士论文中,随后 Davis 又在 1989 年两篇论文中对模型进行了详细阐释。技术接受模型以理性行为理论和计划行为理论为基础,试图解释和预测用户对信息技术的接受程度和使用意愿。经过十多年的发展,这一理论权威稳健和简洁清晰的特点逐渐被认可,其应用领域也从最初的计算机办公系统扩展到更广泛的信息技术应用领域。

二、技术接受模型的内涵与核心概念

技术接受模型主要包含感知有用性、感知易用性、对技术使用的态度、行为意图、使用行为和外部变量六类变量（图 5-17）:感知有用性是指使用者主观认为在某种特定环境下使用某种特定信息技术能提高其工作效率的程度;感知易用性则指使用者主观上认为某种信息技术易用的程度;对技术使用的态度则指用户在使用这一技术系统时主观上积极或消极的感受;使用的行为意图是个体意愿去完成特定行为的可测量程度;使用行为则是用户实际的使用情况。该模型认为使用行为由行为意图直接决定,行为意图则受对技术使用的态度与感知有用性共同影响,而感知有用性与感知易用性又影响对技术使用的态度,外部变量（包括系统特征、系统设计阶段的使用者介入等）会间接地影响使用者的使用意图与行为。

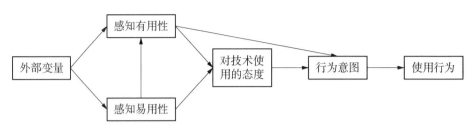

图 5 - 17　技术接受模型 1

随着信息技术的发展,技术接受模型也受到了质疑。一些学者认为该模型在理性行为模型(theory of reasoned action,TRA)的基础上舍弃了主观规范变量是值得商榷的,并且 Davis 的实证实验主要以学生为研究对象,与真实情境有较大区别。面对这些质疑,Davis 和其合作者在之后的研究中对原始模型进行了改进。1996 年 Davis 和 Venkatesh 提出,用户态度在相关实证研究中只能部分解释感知有用性对行为意图的影响,因此在原始模型基础上去掉了使用态度变量。

综合多位学者的研究结论,Venkatesh 和 Davis 在 2000 年提出了技术接受模型 2(TAM2),即在原始模型中引入了社会影响过程以及认知工具性过程,认为二者能决定感知有用性,如图 5 - 18 所示。社会影响过程包括主观规范、自愿性和印象。其中主观规范是指在个体心中认为对自己重要的人对自身是否应该实施某种行为的程度。自愿性则是个体在使用技术的过程中是否存在非强制性的程度,而印象则是个体感知到在社会环境中使用技术系统能提升其地位的程度。同时在新模型中,主观规范会直接影响印象,使用技术后增加的经验则会减少主观规范对感知有用性的影响。认知结构则包括工作实用性、输出质量和结果论证。用户主观认为技术系统与其工作的适用性程度便是工作适用性,而输出质量则是用户在使用技术系统后主观认为其与工作目标匹配的程度,而结果论证则是使用某一技术后其结果可被评估的准确性。经过修改后的技术接受模型更加完善,能更好地阐释实际使用中感知有用性的形成过程。

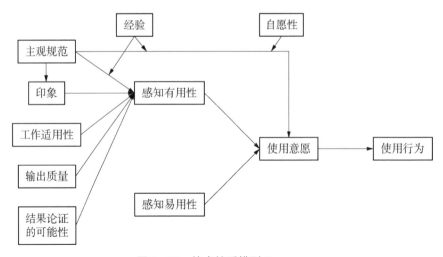

图 5 - 18　技术接受模型 2

三、技术接受模型之应用

技术接受模型自提出后的二十多年里逐渐成为信息系统研究领域使用最为广泛的理论模型之一,近年来模型的研究呈现跨学科、聚焦特殊人群和研究重点转移的趋势(边鹏,2016),在健康传播领域也得到了广泛应用。当下国内健康传播领域关于 TAM 的研究热点主要集中在用户对于移动医疗服务的采纳和接受上,一些研究通过引入情景变量,认为这些情境能直接或间接地通过感知易用性、感知有用性对用户采纳移动医疗服务的意愿产生影响(朱张祥,2020)。同时,也有学者开始关注移动医疗日常使用行为和紧急使用行为(Liu等,2019)。

四、整合型技术接受模型的起源与发展

随着信息技术的快速发展,学者们也逐渐发现现有的技术接受模型对于一些复杂的组织技术等情境缺乏解释力,2003 年,Venkatesh 和 Davis 回顾了理性行为模型(theory of reasoned action,TRA)、技术接受模型(technology acceptance model,TAM)、动机模型(motivational model,MM)、计划行为模型(theory of planned behavior,TPB)、个人电脑使用模型(model of PC utilization,MPCU)和创新扩散模型(innovation diffusion theory,IDT)等八个技术接受相关的模型,并提出了整合型技术接受模型(unified theory of acceptance and use of technology,UTAUT)(如图 5-19)。

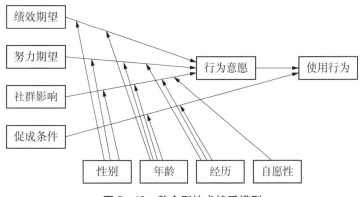

图 5-19　整合型技术接受模型

五、整合型技术接受模型的内涵与核心概念

整合型技术接受模型包括四个核心因素,即绩效期望、努力期望、社群影响和促成条件。前三个因素通过行为意愿间接影响使用行为,促成条件则直接对使用行为产生影响。同时模型还包括四个调节变量:性别、年龄、经历和自愿性,核心因素对行为意向和使用行为的影响受到这四个变量不同程度的调节。核心因素中,绩效期望是指个体认为使用某个系统或技术可以帮助他在工作中获得收益的程度。努力期望为个体认为自己在系统使用时的难易程度,随着时间的增加,个体使用信息技术的经验不断增加,并会使努力期望对行为意愿的

影响逐渐减少。社群影响则是指个体感知自身身边重要的人认为自己应该使用某一技术的重要程度；而促成条件是指个人认为存在支持系统使用的组织和技术基础结构的程度（Venkatesh 和 Davis，2003）。Venkatesh 和 Davis 对模型进行了实证检验发现其对使用行为的解释力高达 70％（Venkatesh 和 Davis，2003）。

为了进一步探究非组织环境下个体技术使用的意向和行为，Venkatesh 等人提出了整合型技术接受模型 2（UTAUT2）（如图 5-20），将理论的应用场景拓展到了消费者领域之中（Venkatesh 等，2017）。在原有基础上，新模型增加了享乐动机、价格价值和习惯，并去掉了原有的调节因素自愿性。其中享乐动机是指在技术使用的过程中获得的乐趣或快乐；价格价值则是个体在技术使用过程中感知到的收益和花费成本之间的认知权衡；习惯则是指个人由于学习而倾向于自动做出某种行为的程度。享乐动机和价格价值在年龄、性别和经验的调节下通过行为意向间接影响使用行为，而习惯则可以直接对二者产生影响。

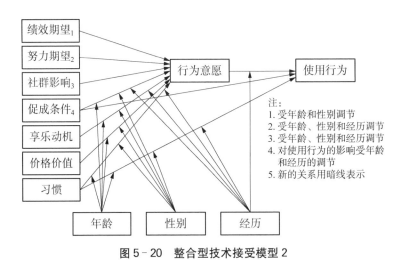

图 5-20　整合型技术接受模型 2

六、整合型技术接受模型之应用

整合型技术接受模型提出后被研究者广泛运用于各个领域来预测和解释人们使用技术的行为，与技术接受模型相似，其医疗健康领域的运用也主要集中于患者或医疗人员对医疗技术的采纳，如 Chen 等人对医院急诊室医疗技术采纳的研究（Chen 等，2007），国内的相关研究近年来也逐步发展，如有学者使用整合型技术接受模型研究用户对健康 APP 的采纳意愿及影响因素（殷猛和李琪，2016）等，部分研究还引入创新扩散理论（胡德华和张彦斐，2019）、现状偏差理论（王敬琪，2017）等，从而更好地解释人们接受健康医疗技术的新特征。

七、整合型技术接受模型的实践案例

2012 年运动健身类 APP 在国内出现，2014 年进入快速发展期，经过数年的发展，已成为一种新的潮流。此类 APP 可以随时随地记录用户的运动与身体数据，并提供文字、图片、语音、视频等多种形式的教程，为用户"定制"科学、合理、有针对性的运动计划，满足用户的个性化需求。移动医疗类 APP 主要提供手机挂号、医疗咨询、慢性病管理、网上药店、医师随身资料包等功能,能有效提高医疗资源利用率、医疗信息可达性和医疗服务效率。然而,健康类 APP 尚处于起步阶段,市场前景存在诸多不确定性,很多消费者对这一新兴产品持观望态度。因此,研究影响用户接受和使用健康类 APP 的因素,对于解释和预测消费者的使用行为以及促进健康类 APP 的推广普及具有重要意义。胡德华与张彦斐(2019)借助整合型技术接受模型,研究了大学生健康类 APP 的使用影响因素。

研究采用整合型技术接受模型中的"绩效期望""努力期望"和"社会影响"等三个核心因素,综合考虑移动互联网时代电子设备的特点和大学生用户的群体特征,引入"个人创新性""感知成本"和"感知风险"等变量,设计用户健康类 APP 接受意愿的模型。

研究基于 351 份面向大学生的有效问卷进行数据分析,结果发现:

① 绩效期望和个人创新性对健康类 APP 的使用意愿有正向影响。

② 感知成本和感知风险对健康类 APP 的使用意愿有负向影响。

③ 努力期望和社群影响对健康类 APP 使用意愿的影响不显著。

其中,路径系数最大的是个人创新性,其次为绩效期望。另外,社群影响对个人创新性有正向影响;个人创新性对绩效期望有正向影响;努力期望对绩效期望有正向影响。

研究结果说明:①健康类 APP 应以用户为中心,在充分了解用户需求和喜好的基础上,提供有针对性的服务;减轻用户获取信息所需花费的努力,比如 APP 的界面设计要人性化,突出重要内容,利用好导航及标签,使每一个操作都能快速响应并发挥作用。②通过充分发挥社群影响力提高 APP 的吸引力,让消费者成为创新传播的媒介,影响身边其他消费者。比如通过举行各种线上、线下活动,引导社群内部话题,与老师、同学或网友针对健康类 APP 相关的话题展开讨论,交流使用感受,鼓励大家敢于尝试,以提高用户的创新意识和接受新事物的意愿。③需要考虑健康类 APP 的使用成本和风险:硬件设备成本、APP 付费成本、时间成本等是阻碍用户采用的重要原因;另一方面,需要从法律、技术、规范等多方面着手,提高网络安全性,做好数据隐私安全保护,解除用户的后顾之忧。

(何琦隽)

参考文献

[1] 郑频频,史慧静.健康促进理论与实践[M].2 版.上海:复旦大学出版社,2011.

[2] 傅华.健康教育学[M].3 版.北京:人民卫生出版社,2017.

[3] 吕姿枝.健康教育与健康促进[M].2 版.北京:北京医科大学出版社,2002.

[4] Champion VL, Skinner C. The health belief model [M]//Glanz K, Rimer BK, Viswanath K. Health behavior and health education: Theory, Research, and Practice. 4th ed. San Francisco, CA: Jossey-Bass, 2008.

[5] Chen H, Li X, Gao J, et al. Health belief model perspective on the control of COVID-19 vaccine hesitancy and the promotion of vaccination in China: web-based cross-sectional study [J]. J Med Internet Res, 2021,23(9):e29329.

[6] 张国杰,王镇,汪洋,等.我国农村成人选择乙肝疫苗接种的内在动因——基于健康信念模型的分析[J].中国卫生政策研究,2012,5(11):60-64.

［7］段文婷,江光荣.计划行为理论述评［J］.心理科学进展,2008,16(2):315－320.

［8］Montano De, Kasprzyk D. Theory of planned behavior, and the integrated behavioral model［M］// Glanz K, Rimer BK, Viswanath K. Health behavior and health education: theory, research, and practice. 4th ed. San Francisco, CA: Jossey-Bass, 2008.

［9］Ajzen I. The theory of planned behavior［J］. Organ Behav Hum Decis Process, 1991,50:179－211.

［10］Ding D, Cheng M, Del Pozo Cruz B, et al. How COVID－19 lockdown and reopening affected daily steps: evidence based on 164,630 person-days of prospectively collected data from Shanghai, China［J］. Int J Behav Nutr Phys Act, 2021,18(1):40.

［11］Gibson LP, Magnan RE, Kramer EB, et al. Theory of planned behavior analysis of social distancing during the COVID－19 pandemic: focusing on the intention-behavior gap［J］. Ann Behav Med, 2021, 55(8):805－812.

［12］胡锦华.岁月如歌——中国健康教育发展侧记［M］.北京:北京大学医学出版社,2006.

［13］Prochaska JO, Evers KE, Prochaska JM, et al. Efficacy and effectiveness trials: examples from smoking cessation and bullying prevention［J］. J Health Psychol, 2007,12(1):170－178.

［14］Prochaska JO, Redding CA, Evers KE. The transtheoretical model and stages of change［M］//Glanz K, Rimer BK, Viswanath K. Health behavior and health education: theory, research, and practice. 4th ed. San Francisco, CA: Jossey-Bass, 2008.

［15］毛一蒙,冯依恬,郑频频,等.中国男性吸烟者对于移动医疗戒烟干预的态度［C］//中国控制吸烟协会.中国控制吸烟协会第二十届全国控烟学术研讨会暨第十届海峡两岸及香港澳门地区烟害防治研讨会论文摘要,2019:74.

［16］Boster FJ, Mongeau P. Fear-arousing persuasive messages［J］. Ann Int Commun Assoc, 1984,8(1): 330－375.

［17］Hong H. An extension of the extended parallel process model (EPPM) in television health news: the influence of health consciousness on individual message processing and acceptance［J］. Health Commun, 2011,26(4):343－353.

［18］Hovland CI, Janis IL, Kelley HH. Communication and persuasion［J］. New Haven: Yale University Press, 1953.

［19］Gore TD, Bracken CC. Testing the theoretical design of a health risk message: reexamining the major tenets of the extended parallel process model［J］. Health Educ Behav, 2005,32(1):27－41.

［20］Leventhal H. Findings and theory in the study of fear communications［J］. Adv Exp Soc Psychol, 1970,5:119－186.

［21］McMahan S, Witte K, Meyer J. The perception of risk messages regarding electromagnetic fields: extending the extended parallel process model to an unknown risk［J］. Health Commun, 1998,10(3): 247－259.

［22］Popova L. The extended parallel process model: illuminating the gaps in research［J］. Health Educ Behav, 2012,39(4):455－473.

［23］Rogers RW. A protection motivation theory of fear appeals and attitude change［J］. J Psychol, 1975, 91(1):93－114.

［24］Witte K. Putting the fear back into fear appeals: The extended parallel process model［J］. Communications Monographs, 1992,59(4):329－349.

［25］Witte K. Fear control and danger control: A test of the extended parallel process model (EPPM)［J］. Communications Monographs, 1994,61(2):113－134.

［26］ Witte K, Berkowitz JM, Cameron KA, et al. Preventing the Spread of Genital Warts: Using Fear Appeals to Promote Self-Protective Behaviors［J］. Health Educ Behav, 1998,25(5):571 - 585.

［27］ 夏思纯. 新媒体艾滋病防治信息在大学生中的传播效果研究［D］. 上海:上海外国语大学,2021.

［28］ 王浩翔. 交通事故电视新闻对机动车驾驶人的恐惧诉求效果研究——基于安徽省旌德县机动车驾驶人的实证研究［D］. 四川:成都理工大学,2015.

［29］ 王香甜. 威胁类型与主体状态对恐惧控烟广告效果的影响研究［D］. 江西:江西师范大学,2015.

［30］ 王一帆. 基于延展平行过程模型的微信　健康教育内容分析——以深圳卫计委微信公众号为例［J］. 东南传播,2019(2):93 - 97.

［31］ Batchelder A, Matusitz J. "Let's move" campaign: Applying the extended parallel process model［J］. Soc Work Public Health, 2014,29(5):462 - 472.

［32］ Briñol P, Petty R. Fundamental processes leading to attitude change: implications for cancer prevention communications［J］. J Commun, 2006,56(S1):S81 - S104.

［33］ Cacioppo J, Petty R, Morris K. Effects of need for cognition on message evaluation, recall, and persuasion［J］. J Pers Soc Psychol, 1983,45(4):805 - 818.

［34］ Haugtvedt C, Herr P, Kardes F. Handbook of Consumer Psychology (Marketing and consumer psychology series)［M］. Florence: Taylor & Francis Group, 2008.

［35］ Petty R, Cacioppo J. Issue involvement can increase or decrease persuasion by enhancing message-relevant cognitive responses［J］. J Pers Soc Psychol, 1979,37(10):1915 - 1926.

［36］ Petty RE, Barden J, Wheeler, SC. The Elaboration Likelihood Model of persuasion: Developing health promotions for sustained behavioral change［M］//DiClemente RJ, Crosby RA, Kegler M. Emerging Theories in Health Promotion Practice and Research. 2nd ed. San Francisco, CA: Jossey-Bass, 2009: 185 - 214.

［37］ Rucker DD, Petty RE, Priester JR. Understanding advertising effectiveness from a psychological perspective: The importance of attitudes and attitude strength. The handbook of advertising, 2007:73 - 88.

［38］ Van Lange P, Kruglanski A, Higgins E. Handbook of Theories of Social Psychology［M］. London: SAGE Publications, 2011.

［39］ Chaiken S. Heuristic versus systematic information processing and the use of source versus message cues in persuasion［J］. J Pers Soc Psychol, 1980,39(5):752 - 766.

［40］ Chaiken S, Liberman A, Eagly AH. Heuristic and systematic information processing within and beyond the persuasion context［M］//Uleman JS, Bargh JA. Unintended thought. The Guilford Press, 1989:212 - 252.

［41］ Chen S, Shechter D, Chaiken S. Getting at the truth or getting along: Accuracy-versus impression-motivated heuristic and systematic processing［J］. J Pers Soc Psychol, 1996,71(2):262 - 275.

［42］ Eagly AH, Chaiken S. The psychology of attitudes［M］. Folrida: Harcourt Brace Jovanovich College Publishers, 1993.

［43］ Erb H, Bohner G, Schmilzle K, et al. Beyond conflict and discrepancy: cognitive bias in minority and majority influence［J］. Pers Soc Psychol Bull, 1998,24(6):620 - 633.

［44］ Katz S, Erkkinen M, Lindgren B, et al. Assessing the impact of conflicting health warning information on intentions to use E-cigarettes-an application of the heuristic-systematic model［J］. J Health Commun, 2018,23(10 - 11),874 - 885.

［45］ Steginga S, Occhipinti S. The application of the heuristic-systematic processing model to treatment decision making about prostate cancer [J]. Medical Decision Making, 2004,24(6):573-583.

[46]　Ziegler R, Von Schwichow A, Diehl M. Matching the message source to attitude functions: Implications for biased processing [J]. J Exp Soc Psychol, 2005,41(6):645-653.

[47]　曹仙叶,刘咏梅,刘嘉琪,等. 基于 ELM 的在线医疗患者定向就诊意向研究[J].管理评论,2021,33(7):170-181,215.

[48]　陈忆金,潘沛. 健康类短视频信息有用性感知的影响因素研究[J].现代情报,2021,41(11):43-56.

[49]　金晓玲,周中允,尹梦杰,等. 在线用户点赞与评论行为的产生机理差异研究——以医疗健康类企业微信公众号为例[J].管理科学学报,2021,24(4):54-68.

[50]　刘瑛,何爱珊.QQ 群健康信息传播的劝服过程研究[J].新闻大学,2011(3):84-89.

[51]　张星,夏火松,陈星,等. 在线健康社区中信息可信性的影响因素研究[J].图书情报工作,2015,59(22):88-96,104.

[52]　周敏,郅慧.信息精细加工可能性模型对公众在线择医意愿影响研究[J].教育传媒研究,2021(1):38-42.

[53]　陈明红,黄涵慧. 基于 HSM 的移动搜索行为影响因素及组态效应研究[J].图书情报工作,2021,65(20):68-80.

[54]　杜松华,柯晓波,后锐,等. 基于 HSM 的企业微信影响力研究:以 P2P 网贷平台为例[J].管理评论,2016,28(12):198-212.

[55]　刘嘉琪,王洪鹏,齐佳音,等. 社会危机背景下的联结行动说服策略研究——基于社交媒体中的用户生成内容文本分析[J].管理工程学报,2021,35(2):90-100.

[56]　刘志明.P2P 网络信贷模式出借行为分析——基于说服的双过程模型[J].金融论坛,2014,19(3):16-22.

[57]　唐亚阳,陈三营. 高校官方微信公众号传播效果影响因素的实证研究——基于启发-系统模型[J].湖南大学学报(社会科学版),2018,32(5):155-160.

[58]　Davis FD. Perceived usefulness, perceived ease of use, and user acceptance of information technology [J]. MIS Quarterly, 1989,13(3),319-340.

[59]　Davis FD, Venkatesh V. A critical assessment of potential measurement biases in the technology acceptance model: Three experiments [J]. Int J Hum Comput Stud, 1996,45(1),19-45.

[60]　Liu F, Ngai E, Ju X. Understanding mobile health service use: An investigation of routine and emergency use intentions [J]. Int J Inf Manage, 2019,45,107-117.

[61]　Chen CC, Wu J, Crandall RE. Obstacles to the adoption of radio frequency identification technology in the emergency rooms of hospitals [J]. Int J Electron Healthc, 2007,3(2):193-207.

[62]　Venkatesh V, Morris MG, Davis GB, et al. User acceptance of information technology: Toward a unified view [J]. MIS Quarterly, 2003,27(3),425-478.

[63]　Venkatesh V, Thong JYL, Xu X. Consumer acceptance and use of information technology: Extending the unified theory of acceptance and use of technology [J]. MIS Quarterly, 2012,36(1),157-178.

[64]　边鹏. 技术接受模型研究综述[J].图书馆学研究,2012(1):2-6,10.

[65]　陈渝,杨保建. 技术接受模型理论发展研究综述[J].科技进步与对策,2009,26(6):168-171.

[66]　高芙蓉,高雪莲. 国外信息技术接受模型研究述评[J].研究与发展管理,2011,23(2):95-105.

[67]　李月琳,何鹏飞. 国内技术接受研究:特征、问题与展望[J].中国图书馆学报,2017(1):29-48.

[68]　孙建军,成颖,柯青.TAM 模型研究进展——模型演化[J].情报科学,2007,25(8):1121-1127.

[69]　张李义,张然. 技术接受模型(TAM)关键变量前因分析[J].信息资源管理学报,2015(2):11-20.

[70]　张培. 技术接受模型的理论演化与研究发展[J].情报科学,2017,35(9):165-171.

［71］朱张祥,刘咏梅,刘娟.移动医疗用户采纳行为实证研究综述[J].科技管理研究,2020,40(22):206-213.

［72］韩啸.整合技术接受模型的荟萃分析:基于国内 10 年研究文献[J].情报杂志,2017,36(8):150-155,174.

［73］胡德华,张彦斐.基于 UTAUT 的大学生健康类 APP 使用影响因素研究[J].图书馆,2019(3):63-68.

［74］王敬琪.基于 UTAUT 模型的"互联网＋医疗"产品偏好研究[J].科研管理,2017,38(S1):176-185.

［75］殷猛,李琪.基于保护动机理论的健康 APP 用户使用研究[J].现代情报,2016,36(7):63-70.

［76］张苏,方至诚,章慧.UTAUT 模型在医疗健康领域信息技术采纳行为研究述评[J].电脑与信息技术,2018,26(1):13-16,38.

第六章

人际层面常用理论

第一节　社会认知理论

一、社会认知理论的背景与发展

（一）概述

社会认知理论由美国心理学家班杜拉（Albert Bandura）在 1986 年出版的著作《思考与行为的社会基础：社会认知理论》中提出，现已发展成为社会心理学、认知心理学以及健康教育和健康促进领域最有影响力的理论之一。社会认知理论的发展基础是以巴甫洛夫实验、桑代克（Throndike）三条学习定律、斯金纳（Skinner）的操作制约理论为代表的社会学习理论。在社会学习理论的基础上，班杜拉从研究儿童学习行为拓展到更广泛的认知行为范畴，更强调认知在学习过程中的作用，最终提出了社会认知理论的主要框架，即个体行为不是仅由内部因素或外部因素决定与控制，而是由个体认知等内部因素、行为、环境三者交互决定的，即"三元交互决定论"。此后，社会认知理论从社会学、政治学中采纳了解释个体社会行为、集体行为的概念，逐渐发展为综合性更强的理论。

（二）社会学习理论

社会学习理论系统解释了个体认知和体验社会环境，并通过观察进行学习，最终形成行为的过程。其中，观察学习和替代性强化解释了个体学习和模仿行为的机制，是社会学习理论的核心概念，也是社会认知理论的发展基础。观察学习是指个体经由观察而注意到他人的行为模式，并且看到执行该行为的结果，进而决定模仿或学习该行为的过程。替代性强化是指当他人行动结果是正向的且令人喜悦时，个体可以感同身受，并且了解到只要自己执行该行为就可能得到相同特性的结果，从而促使自己决定模仿执行该行为。

研究表明，人类的大多数行为都是通过观察模仿形成的，模仿和学习他人的行为往往比通过自己亲自尝试学习更有效果。观察模仿的对象可以是生活中的人物（榜样或示范者），也可以是影视图像（电影、电视剧等），语言文字（小说等）或其他抽象符号承载的人物。然而，观察学习需要以下几个条件：①引起学习者注意才能使其接受相关外界刺激信息；②学习者需将观察的行为保持在记忆中以便于在一定情境中加以模仿；③学习者需要有语言和动作能力才能模仿该行为，需要有适当动机才能提高学习效率；④学习者在执行正确行为后需要加以强化才能继续维持执行正确行为。⑤学习者自身的观察力、智力、模仿力、结果期望等也会显著影响模仿学习的效果。

二、社会认知理论的特点

社会认知理论的内容丰富、理论体系庞大,主要有以下特点。

(一) 以社会学习理论为基础

班杜拉认为,个体行为可以在观察他人行为及行为后果上获得,个体还可以通过观察、学习、模仿他人的行为而产生替代性强化的效果,因此,观察学习和替代性强化也是社会认知理论的核心要素。在此基础上,班杜拉加入了自我效能的概念,即个体在决定是否执行该行为前还需要评估自身执行该行为的能力。由此可见,社会认知理论借用了社会学习理论的核心要素。

(二) 强调个人认知因素

社会认知理论的核心特点是强调个体认知在其行为和外部环境中的重要作用,即个体认知因素作为中介因素解释了个体行为与外部环境的复杂关系。在班杜拉提出社会认知理论之前,众多学者对个体行为到底是由外部因素还是内部因素决定存在争议。个人决定论强调内部因素对个体行为的调节和控制,而环境决定论强调外部因素对个体行为的调节和控制。班杜拉认为,个体行为受到个体认知和外部环境因素的共同调节和控制。社会认知理论认为个体因素、环境因素以及个体行为是相互独立但又相互作用和决定的体系。个体因素如信念、认知可以指导其行为,个体行为结果也可以反过来影响个体信念和认知。同理,外部环境因素可以调节和制约个体及其行为,个体也可以通过其信念、认知、行为等激活外部环境因素并产生相应反应。因此,与个体决定论和环境决定论不同,社会认知理论认为个体在特定社会情景中并不是简单、被动地接受外界环境的刺激,而是把这些刺激进行加工,组织成简要、有意义的感知,并结合已有经验对这些刺激进行分析和解释后才决定其行为方式。

(三) 以交互决定论为核心思想

社会认知理论的核心思想是交互决定论。班杜拉认为,个体行为并非仅由个体内在特质或外在环境中的单一因素决定,而是三者交互影响的结果,即三元交互决定论。三元交互决定论为健康促进和健康教育项目实践提供了新的视角,即健康相关行为的采纳和执行不只依赖于个体的内在特征,而是由个体因素、个体行为表现和外部环境因素共同作用决定(图 6 - 1)。

(1) 环境与行为的交互作用。环境是指包括物质、经济、文化、政策等多种因素的大环境。三元交互决定论认为个体或群体行为受到环境因素的影响,同时,个体或群体行为也可以主动影响环境,促使环境得到改善或遭到破坏,即行为对环境的作用与环境对行为的作用是联动的。

(2) 环境与个体的交互作用。环境可以影响个体感知,尤其是对个体感知自我效能和结果期望有显著影响。环境可以通过作用于个体自我效能和结果期望而间接影响个体的行为决策和执行。

(3) 个体内在因素与其行为的交互作用。三元交互决定论试图解释个体内在因素如认知等影响个体行为的机制。个体执行行为的经验可以通过自省和反馈来影响个体内在因素

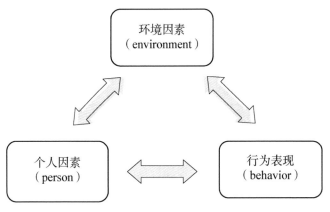

图 6‑1　三元交互决定论示意图

如认知。当个体行为执行结果符合个体结果预期时,个体行为可能会被强化,促使个体维持该行为。当个体的行为执行结果与个体结果预期相反时,个体行为可能被弱化甚至消除,促使个体放弃该行为。

(4)三元交互的整体性。三元交互理论的核心思想是个体、行为与环境的整体性和交互作用性。虽然社会认知理论认可环境对行为的作用,但仍强调个体是有能力改变或创造环境的。个体和集体共同努力,可以成功控制、影响以及改善不利于其健康相关行为的环境或者社会结构性因素,进而实现促进公共健康这一更加宏观的目标。

(四)理论内容丰富、应用广泛

由于社会认知理论包括个体因素、个体行为以及外部环境因素三个方面,因此是内容较丰富、综合性较强的理论。社会认知理论的核心贡献在于建立了行为主义和认知理论间的联系,更强调人本主义,从而为健康教育和健康促进实践提供了良好的理论和干预框架。但社会认知理论也有其局限性,其在解释更复杂的学习过程、个体理性思维以及个体复杂的心理特征等方面较为薄弱。

三、社会认知理论的核心要素

社会认知理论在应用于健康教育和健康促进领域的研究时通常包含五个核心要素。

(一)知识

社会认知理论认为,获得知识是行为改变的前提条件,即有了相应知识,个体内部因素和外部环境因素才能影响其行为改变。社会认知理论将知识进一步分为内容性知识和程序性知识。内容性知识是指个体对某健康行为益处或不利之处的认知。程序性知识是指个体建立并形成对某健康行为的认知的过程。尽管内容性知识和程序性知识关联性很强,但两者的作用是不同的,程序性知识对行为改变更为关键。然而仅仅拥有知识不足以使行为改变发生,还需要信念、技能等因素的作用。

(二)自我效能

自我效能是指个体对自己执行某项行为的感知和评估,反映了个体对自己执行某项行为预期结果的把握程度。自我效能的主要特征包括以下几点。

（1）特异性。自我效能通常对应某个特定具体行为，即个体某个特定具体行为自我效能的水平高低并不代表其他特定行为的自我效能水平。

（2）感知性。自我效能具有个体感知性，因此未必能够完全反映个体执行该行为时的实际能力。

（3）个体和群体差异。在日常生活中，个体往往受到群体的影响，因此个体在执行某项健康相关行为时需要对自己在群体中执行该项行为的把握程度进行评估。健康促进和健康教育研究更关注如何在群体行为的影响下提高个体的自我效能。

（4）当一项行为被细分为多项行为时，每个细化的行为都有其相对应的自我效能。例如，高血压的自我管理行为包括血压测量、遵医服药、合理膳食、适量运动、戒烟戒酒等更为细致的行为，每个行为都有其相对应的自我效能。

（5）自我效能不是行为能力。行为能力是指个体执行某项行为的实际能力，而自我效能是个体对其执行该行为能力的感知和评估。个体的自我效能水平往往高于其行为能力。

个体对某健康相关行为的自我效能越高，其尝试或执行该行为的意愿越高。相反，较低水平的自我效能意味着个体对自己执行该行为的把握程度不高，可能导致个体对执行该行为的意愿不强烈。然而，自我效能可以通过干预得到提高，具体干预方式如下。

（1）调整身心状态。个体对某一情景的情绪反应可以表达其在该情景下的压力状态。该情景导致个体情绪激发的程度越大、越不稳定，个体自我效能水平也越低，个体执行该行为受到的阻碍越大。采取适当的干预措施降低或者消除情绪激发带来的后果，可能会提高个体自我效能水平。这些干预措施包括静坐冥想、压力放松、心理咨询等。

（2）说服。说服主要是通过劝说的方式使得个体执行某项行为。说服使得该个体更容易相信自己可以执行某项行为，对于容易被说服的个体更为有效。但如果该行为超过了个体的能力水平，说服可能适得其反。因此，说服干预的前提是分析个体的认知水平和能力。

（3）替代性经验。替代性经验是指个体通过观察他人执行某项行为后，其自我效能得到提高，进而学习、改变自身行为的过程。当个体遇到与其背景相似的他人，如同伴时，替代性经验的效果会更加显著。

（4）直接经验。直接经验是指个体通过实践者直接指导其执行某项行为，并在执行行为过程中获得执行经验，从而提高个体的自我效能。研究表明，个体的自我效能可以在其成功执行某项行为的经验中逐渐形成。然而，个体往往无法即刻对许多健康相关行为执行的成功与否做出准确判断，因而无法获取执行该行为是否有效的信息。因此，健康促进和健康教育项目应将执行行为的过程进行结构化，便于个体分阶段地感受行为执行的效果以及获得相应的执行经验。失败经验，尤其是执行行为开始阶段的失败经验对个体的自我效能负向影响最大。对于没有任何经验的个体，实践者有必要在其执行行为的过程中设定清晰明确的阶段性目标。

（三）结果期望

结果期望是指个体对执行某项行为可能产生结果的感知。具体来说，个体对执行某项行为可能产生的所有结果逐项进行评估，推测其可能获得的益处与必须付出的代价之比是否均衡,并以此作为依据决定自己是否执行该行为。当个体感知自己具有执行该行为的能力,且执行该行为的结果利大于弊,即对该行为的结果期望呈正向时,个体执行该行为的意愿会更强烈。反之,当个体感知自己具有执行该行为的能力,但执行该行为的结果弊大于利,即对该行为的结果期望呈负向时,个体执行该行为的意愿会降低。结果期望具有主观性,当个体对执行某行为的结果期望与其兴趣相近,或者符合其希望得到的结果,个体执行该行为的概率会增大。

(四) 目标形成与自我调控

当个体考虑到执行某行为需要暂时付出但却可以带来长远利益、实现更高目标时,个体更愿意执行和维持该项行为。社会认知理论认为,行为改变的最好方法是把目标分解成阶段性目标并逐步去实现,即目标形成。目标形成要求个体设定具体、明确、描述清晰、可行的阶段性目标。阶段性目标是个体提高自我效能和增强结果期望的重要途径,是促使个体最终实现行为改变目标的重要基础。在目标形成与实现的过程中,个体感知到的自我效能会不断提高,同时个体对正向结果期望的持续体验会促使个体继续执行该行为,直到实现最终目标。

自我调控是指个体将自己的现有行为与预期目标行为相比较后,对自己的现有行为进行调节的过程。自我调控的过程包括自我监测、自我判断和自我反应三个部分。自我调控的过程可以细分为以下 6 个内容。

(1) 自我监测:个体有目标、有计划地定期监测自己的行为。

(2) 目标设定:个体制定期望达到的目标。

(3) 反馈:个体在执行目标行为过程中,将监测到的信息作为修正自己行为的依据。

(4) 自我奖励:当个体达到预期成效时,给予自己实质的奖励。

(5) 自我教育:个体在执行目标行为过程中,随时自省与自我学习。

(6) 寻求社会支持:个体在执行目标行为过程中,争取家人及朋友的支持。

(五) 社会结构性因素

社会结构性因素是指在个体控制之外能够影响个体行为的多个因素的集合,可进一步分为物质因素和非物质因素。其中,物质因素包括居住地、设施、经济等因素,非物质因素包括知识、政策、教育、文化、社会习俗等因素。

四、社会认知理论的应用

(一) 社会认知理论的应用概况

在健康促进和健康教育领域中,应用社会认知理论的重点是围绕社会环境对个体健康认知和行为的影响,积极创造良好、支持性的社会环境,增强个体自我效能,促进个体对健康相关行为的认知,改变不良健康行为,学习和保持良好健康行为。具体来说,社会认知理论应用可以起到以下作用。

(1) 阐述个体信念、价值观以及自我效能对其健康相关行为的影响。

(2) 解释外部环境因素如何影响个体健康相关行为。

(3) 将影响个体健康相关行为的因素综合起来建立模型体系。

（4）促使实践者在寻求改变个体不良健康行为的策略时,兼顾改变环境、改变个体自我效能等有效策略。

（5）提供三层级实施模式,该模式可帮助实践者有针对性地识别个体行为改变的心理准备程度,以及其对健康教育与健康促进措施的需求情况。

（6）将个体行为改变与个体生活环境的社会-政治-文化生态层面因素等结合起来。

（二）社会认知理论的三层级实施模式

社会认知理论的三层级实施模式主要根据个体行为改变的心理准备程度划分,这三个层级分别如下。

（1）高层级:拥有较高水平的自我效能和结果期望。

处于心理准备高层级的个体往往具有高水平的自我效能,也具有较为强烈的结果期望。因此,当实践者给予该个体一些信息提示,就可能促使其执行目标行为。然而,这种状态并不意味着该个体会长期维持目标行为。长期维持目标行为还需要有相对应的支持性环境。此外,该个体具有的高水平自我效能和结果期望可能只是针对某项特定行为或某项特定行为中的某个细节内容。因此,实践者需要系统分析个体情况,有针对性地提供个体所需的信息提示。

（2）中层级:拥有较低水平的自我效能和结果期望。

处于心理准备中层级的个体往往对自己的行为改变能力有所怀疑,结果期望也相应较低。该个体可能需要多种干预措施才能提高其心理准备层级。在个体方面,实践者需要提高该个体的知识与技能水平、自我效能水平、结果期望等;同时,实践者需要帮助该个体形成合理目标,帮助其学会调控自己的行为改变过程。在环境方面,实践者需要创造对目标行为有利的支持性环境,同时增加外在强化,使个体更容易感受到其执行目标行为的效果,提高其结果预期。

（3）低层级:个体行为控制信心完全缺失。

处于心理准备低层级的个体往往会认为自己没有能力去执行目标行为,即个体对自身控制能力完全丧失信心。全面综合的干预措施才能将该个体的心理准备程度逐步提升到中层级。全面综合的干预措施应围绕提高个体能力为主。个体能力不仅包括个体执行某行为的能力,还包括学习能力、沟通能力等。因此,对于处于心理准备低层级的个体来说,提高个体能力是增强其自我效能和结果期望的前提条件和基础,实践者可按照社会认知理论的相应内容进行干预。

（三）社会认知理论的应用原则

由于社会认知理论是涵盖个体内在因素、行为以及外部环境因素的综合性理论,其应用时需注意以下几个原则。

（1）社会认知理论的五个核心要素需要在项目实践中都有所体现。

（2）提高个体知识水平,尤其是程序性知识水平是基本干预措施之一。

（3）由于社会认知理论的核心要素具有特异性,实践者需要明确具体的目标行为。

（4）实验者需要鼓励和帮助处于中层级和低层级心理准备程度的个体建立和提高自我效能和结果期望。

（5）设定的目标应合理，避免盲目设定目标。

（6）实践者仅仅关注提高个体知识、自我效能、结果期望容易将执行某项行为的责任全部加于个体，而忽略社会结构性因素（社会、经济、文化、政治等）对个体目标行为的重要影响。

五、实践案例（增强医务人员手卫生依从性研究）

本案例来自重庆市第七人民医院张莎、李婷、唐晓燕的研究。该研究主要探索了基于社会认知理论的干预模式对提高医务人员手卫生依从性的效果。

1. 研究背景

医务人员的双手是致病菌传播的主要媒介，经由医务人员的双手传播的细菌而造成的院内感染比空气传播更具危险性。洗手被认为是医院内防控感染最基本、经济、简便易行以及有效的重要措施。然而，研究表明医务人员手卫生的依从性和正确率较低。社会认知理论认为，个体因素、环境因素以及个体行为是相互独立但又相互作用及决定的体系。信念、认知等个体因素可以指导其行为，个体的行为结果也可以反过来影响个体的信念和认知。同理，外部环境因素可以调节和制约个体及其行为，个体也可以通过其信念、认知、行为等激活外部环境因素并产生相应反应。因此，个体在特定的社会情景中，并不是简单地被动接受外界环境的刺激，而是把这些刺激进行加工，组织成简要的、有意义的感知，并参考已有的经验对刺激进行分析和解释后才决定其行为方式。依据该理论，提高医务人员手卫生依从性和正确率可能较大程度上取决于增强其对手卫生认知、信念水平，以及提高外部环境对手卫生的要求。

2. 调查内容

（1）个体认知方面：加强研究对象对《WHO医疗机构手卫生指南》中有关手卫生概念、手卫生指征、洗手方法、含醇擦手剂使用方法、手套使用方法等内容的学习和理解，并将研究对象对这些内容的掌握情况作为重点考察因素。

（2）外部环境方面：加强外部环境中有关手卫生的支持因素，包括在科室内实行手卫生合格准入制度，在科室内进行手卫生依从性标兵评比，组织科室间手卫生知识比赛，加强手卫生实时检查，将手卫生依从性作为考评指标等措施。

（3）个体行为方面：通过开展个体手卫生技能和外科洗手技能培训、开展个体技能比赛、完善科室洗手设施以及洗手标识等提高研究对象手卫生依从性行为，并将个体手卫生依从性作为重点考察因素。

3. 调查方案

（1）研究对象：采用整群抽样的方法，将重庆市第七人民医院2015年6～12月在岗的16个科室中的全体医护人员310人作为研究对象。该院两个院区中的一个作为对照组，另一个作为干预组。对照组院区医务人员来自中西医结合科、眼耳鼻喉科、内分泌肾病科、消化内科、口腔科等，共计143人。干预组院区医务人员来自心血管内科、呼吸内科、烧伤科、泌尿神经外科、骨科、普外胸外科、神经内科等，共计167人。

（2）研究方案：干预组接受由外聘感染控制专家、院内感染控制科成员以及培训临床科室的感染控制骨干组成的实施小组组织的为期半年的健康教育干预。对照组不参与相关健康教育干预，只参与问卷调查。干预前基线调查和干预后效果调查主要考察内容包括个体手卫生依从性、正确率以及知晓率(包括手卫生概念、手卫生指征、洗手方法、含醇擦手剂使用方法、手套使用方法)。

4. 调查结果

(1) 干预组和对照组基线比较：在干预前，干预组和对照组基线手卫生的依从性、正确率以及知晓率无显著差异，如表 6-1 所示。

表 6-1　干预组和对照组基线比较

组别	n	依从性	正确率	知晓率				
				手卫生概念	手卫生指征	洗手方法	含醇擦手剂使用方法	手套使用方法
对照组	143	43.98	45.21	33.25	45.89	47.33	33.69	44.32
试验组	167	43.53	42.86	31.65	42.57	50.21	34.65	45.36
χ^2	—	2.01	3.45	3.33	3.54	3.66	2.01	1.98
P	—	>0.05	>0.05	>0.05	>0.05	>0.05	>0.05	>0.05

(2) 干预组和对照组干预前后比较：干预组和对照组在干预前后手卫生依从性和正确率的比较如表 6-2 所示。

表 6-2　干预组和对照组干预前后比较

项目	对照组($n=143$)			试验组($n=167$)		
	干预前	干预后	P	干预前	干预后	P
依从性	43.98	49.86	>0.05	43.53	70.47[a]	<0.01
正确率	45.21	47.54	>0.05	42.86	95.96[a]	<0.01
手卫生概念	33.25	35.78	>0.05	31.65	96.31[a]	<0.01
手卫生指征	45.89	49.69	>0.05	42.57	90.24[a]	<0.01
洗手方法	47.33	50.28	>0.05	50.21	98.65[a]	<0.01
含醇擦手剂使用方法	33.69	36.52	>0.05	34.65	86.97[a]	<0.01
手套使用方法	44.32	48.63	>0.05	43.36	92.67[a]	<0.01

注：与对照组干预后比较，[a]P<0.05。

结果表明，对照组在干预组干预前和干预后手卫生依从性和正确率，手卫生概念、指征、洗手方法、含醇擦手剂使用方法、手套使用方法等指标均显著变化(P>0.05)。而干预组在干预后其手卫生依从性、正确率、手卫生概念、指征、洗手方法、含醇擦手剂使用方法、手套使用方法等指标均显著高于干预前(P<0.01)。

(3) 手卫生依从性的主要影响因素：多元回归分析揭示了影响医务人员手卫生依从性

(个体行为)的主要因素,结果如表 6-3 所示。

表 6-3　手卫生依从性的主要影响因素

相关条目	β	P	OR	95%CI	
				下限	上限
手卫生重要性	1.35	0.02	0.177	0.25	0.66
手卫生信心	1.22	0.02	0.617	0.21	0.62
准入制度	1.51	0.00	0.141	0.06	0.26
标兵评比	1.26	0.00	0.123	0.11	0.27
科室间比赛	1.35	0.00	0.08	0.14	0.25
作为考评指标	1.23	0.00	0.09	0.13	0.28
技能培训	1.33	0.00	0.08	0.13	0.21
个人技能比赛	1.34	0.00	0.08	0.13	0.22
完善手卫生设备	1.42	0.00	0.08	0.13	0.22

结果表明,手卫生重要性、手卫生信心是影响手卫生依从性的主要个体认知因素,科室准入制度以及手卫生标兵评比是影响医务人员手卫生的重要环境因素。科室间比赛、将手卫生作为考评指标、手卫生技能培训、手卫生技能比赛以及完善手卫生设备也是影响医务人员手卫生的环境因素,尽管其影响力弱于科室准入制度以及手卫生标兵评比策略。

5. 研究结论

本案例研究结果表明,影响手卫生依从性的因素是多方面的,而基于社会认知理论的干预措施对提高医务人员手卫生依从性有良好的效果。其中,提高个体认知因素如提高个体对手卫生重要性的认知以及对实施手卫生的信心可以显著提高个体手卫生依从性,增强外部环境支持因素如实行科室手卫生准入制度以及手卫生标兵评比可以有效提高个体手卫生依从性。然而,由于研究对象的局限性,该研究结论还尚需在更多医务人员中验证。

(王倩)

第二节　社会网络与社会支持理论

一、社会网络与社会支持理论的背景与发展

关注人与人之间的社会关系构成是社会学的一个独特的永恒话题。古希腊哲学家亚里

士多德认为：人是社会性的动物，个体只有在社会背景下才能实现其功能，因此个体是整个社会不可缺少的组成部分。在德国古典社会学中，社会世界被描述成一个交织在一起的联系网，个体彼此间通过该联系网进行联系。德国社会学家、哲学家格奥尔格·齐美尔（Georg Simmel）被认为是社会网络这一社会学视角的提出者，该视角聚焦于考察个体间纵横交错的社会关系以及该关系对个体、组织和社会的影响（Popenoe，1999）。其基本观点是：个体之间的"行动链'交织''互锁'，形成一个紧密'编织'的社会'结构'"，置身于该社会结构中的个体由于彼此之间的紧密关系而形成相似的思考模式和行为路径。随着理论、方法和技术日臻成熟，社会网络分析发展成为一种重要的社会结构研究范式。

社会网络与身处其中的个体的健康状况关系密切。法国著名社会学家涂尔干把自杀分为自负型自杀和失范型自杀：自负型自杀往往是宗教社区失去凝聚力的结果，而失范型自杀大多是由于工业社会发展破坏了社会组织存在方式。人类社会学家巴尼斯在挪威某小镇调查时发现，小镇上的人除了属于以辖区和职业为划分基础的小组之外，还有以熟人和朋友为划分基础的小组。因此，巴尼斯首次使用了"社会网络"来定义这种小组，并把小组中的每个个体定义为"点"，点与点之间的连线定义为彼此间的联系。此外，巴尼斯还发现，社会网络可以提供各种功能，如情感和物质支持，并可以通过社会影响力使小组成员自觉遵守小组规范。社会流行病学家卡索（Cassel）提出了社会支持的概念，他认为社会支持是个体重要的心理保护因素，可以降低其对紧张刺激的易感性，进而影响个体健康水平，且这种保护作用是非特异性的，即社会支持可以影响多种健康结局。学者科恩（Cohen）和威尔士（Wills）提出，社会网络主要通过压力缓冲模型和主效应模型影响健康。在压力缓冲模型中，社会网络的健康保护性作用仅适用于遭受应激性刺激的个体；在主效应模型中，无论个体是否遭受应激性刺激，社会网络均可影响个体健康水平。贝克曼（Berkman）和格拉斯（Glass）认为：社会网络主要通过社会影响、社会参与、社会支持以及获取物质资源等方式影响个体健康水平。目前许多研究已表明，社会网络和社会支持与个体心理健康、健康相关行为、心血管疾病、肿瘤发病、死亡等健康结局有密切关系。

二、社会网络与社会支持的概念与内容

（一）社会网络

社会网络是指特定人群中人与人之间的社会关系。现实生活中，每个个体可以同时属于多个社会网络。不同的社会网络提供的功能及功能比重也不相同，即使是同一网络，在不同情境下其提供的功能也可能不尽相同。社会网络的基本构成单位是人、人与人之间的联系以及人与人联系过程中传播的事物（情感、信息、物质、疾病等）。在现实生活中，社会网络的连接关系是非常复杂的，社会网络的形状取决于网络中人与人之间的联系。简单基本的社会网络模式有以下几种。

（1）水桶队列：网络中个体之间呈直线性关系，除了网络中第一个和最后一个个体之外，每个个体与靠近自己的另外两个个体形成双向连接。这种看似简单的组合却提高了效率，起到了整体大于局部总和的作用。

（2）电话树：除了网络中第一个和最后一个个体之外，网络中每个个体与其他三个个体

有连接,包括一个内向的连接关系与两个外向的连接关系。此网络中无双向连接关系,信息的流动是单向的,个体与个体之间的连接关系也是单向的。电话树的网络结构便于信息同时传播给多个个体,形成瀑布式的信息流。电话树结构还可以减少信息在某一群体内部中的传递步骤,降低信息传递过程中的衰减,便于信息保持传播活力。在日常生活中,健康相关信息在互联网上大多以电话树的模式传播。

(3)军队组织:所有网络成员可以分成不同的小团体,小团体内部成员间相互较熟悉,存在双向联系,但每个小团体之间不存在联系或联系较弱。这种网络结构特点是小团体内部成员间的联系非常紧密,有利于信息快速传递,且团体内部成员间的相互支持力度较大。

由于社会网络的基本构成单位是人、人与人之间的联系以及人与人联系过程中传播的事物,因此社会网络具有个体和群体两个层面的特征。个体层面的特征包括以下几点。

(1)互惠性:社会网络中的个体互惠互利,相互提供对方所需的物质、心理支持等。

(2)紧密度:社会网络中个体间联系的紧密程度,可以体现在感情上要好、互动上频繁等。

(3)复杂度:社会网络给其成员提供的功能具有多样性,如情感、物质、知识、工具、信息等功能。由于社会网络成员的社会人口学背景以及认知、能力等不尽相同,其功能呈现多元化。

(4)正式性:个体间建立的社会网络也可以存在于正式组织或机构中,如上下级关系、同事关系等。

(5)主导性:社会网络中个体间连接的平等程度。在某个社会网络中,倘若某一个体的意愿或决策占主导地位,则该社会网络中个体的平等程度不同。

社会网络群体层面的特征包括以下几点。

(1)密度:社会网络中所有成员之间已建立联系的程度,密度越大说明该社会网络越紧密和饱和。可以用以下公式计算:

$$密度 = \frac{社会网络成员中已形成的两两连接的数量}{社会网络成员可形成两两连接的最大可能数量}$$

(2)同质性:社会网络中所有成员在社会人口学特征如性别、年龄、社会经济地位等方面的相似度。网络中所有成员的相似度越高,该社会网络的同质性也越高。

(3)地理分散:社会网络成员所处地理位置的距离远近程度。距离越远,则分散程度越高,网络成员间的相互作用可能越微弱。

社会网络成员的位置特征如下。

(1)中心度:中心度反映了社会网络中某一个体所处位置的核心程度,代表该个体在社会网络中的地位或权力。中心度越高的个体在社会网络中越处于核心地位或扮演举足轻重的角色。中心度又可分为内中心度和外中心度。内中心度是指某个体与社会网络内其他个体建立连接的总数。内中心度高的个体在社会网络中的地位、声望越高,接受信息的途径也越多。外中心度是指某个体主动与其他成员建立联系的总数。外中心度高的个体在社会网络中越活跃,其信息传播的范围也越大。

(2)结构洞:虽然某些个体在社会网络中的内中心度和外中心度均不算高,但由于他们连接了网络内两个或多个互不联系的小组,因此这些个体被认为是该社会网络的中枢。当他们退出社会网络后,社会网络的整体性会被破坏,许多成员会失去联系,该个体的位置称为结构洞。

社会网络的基本功能如下。

(1) 社会影响:某一个体的思想和行动受到社会网络中其他人的影响。

(2) 伙伴关系:某一个体与网络中其他人共同度过闲暇时光或互相陪伴。

(3) 社会损害:某一个体的负面行为或评论干扰或阻碍了网络中的其他成员。

(4) 社会资本:社会网络的建立给其成员带来有益于目标实现的资源。

(5) 社会支持:社会网络中的成员相互提供帮助和支持。

在以上功能中,伙伴关系、社会支持、社会资本等功能对个体健康有积极的促进作用,而社会影响、社会损害可能对个体健康有负面影响。

(二) 社会支持

社会支持(social support)是指某一个体接受来自社会网络中其他成员的关心、帮助等内容,主要包括情感支持、工具支持、信息支持等(House 等,1988)。社会支持是社会网络的一个重要功能,是个体健康的重要保护因素。20 世纪 70 年代 House 的精神病学文献中提到:社会关系背景对精神病的预防和治疗起着积极作用。社会支持并不是一种单向的帮扶,而是在多数情况下以社会交换的方式呈现(丘海雄等,1998),且与个体在社会网络中参与的社会关系数量以及结构相关。社会支持的主要因素包括支持提供者、支持接受者以及支持类型。社会支持具有主观性、亲身经历性、以及自我感受性等特点,因此,社会支持的程度不仅取决于支持者提供支持的程度和时机,还取决于支持接受者的感受和预期。支持者提供的支持一定要满足接受者的需求才能使支持更有效果。

许多研究者对社会支持进行了各种维度的划分,但主要归纳为以下几类。

(1) 情感支持(emotional support),是指社会网络中的成员相互提供或表达同理心、关心、感情、爱、信任、接纳、亲密、鼓励或关怀,使得成员在情感上的需求得到慰藉和满足。提供情感支持可以让成员感到温暖或受到重视。

(2) 有形支持(tangible support),又称为工具性支持(instrumental support),是指社会网络中的成员相互提供财政援助、物质商品或服务,是支持者提供的具体、直接的支持,使支持接受者在物质或技术上的需求得到满足。

(3) 信息支持(informational support),是指社会网络中的成员相互提供建议、指导、建议或有用信息来帮助支持接受者解决问题。

(4) 陪伴支持(companionship support),是指支持提供者给予支持接受者社会归属感(也称为归属感),比如陪同参与社交活动,以及成员间互相提供有助于个体提高自我评价的信息,包括肯定其价值、强化其主观感受、正向社会比较等,后者也曾被称为"尊重性支持"(esteem support)或"评价性支持"(appraisal support)。

另外,按主观和客观角度可将社会支持分为感知性支持(perceived support)和获得性支持(received support)。感知性支持是指支持接受者主观感知到支持提供者将会在其需要时提供(或已经提供)有效帮助;而获得性支持是指支持提供者提供的具体支持行动。此外,社会支持还可以分为结构性支持(structural support)和功能性支持(functional support)。结构性支持是指支持接受者在社交网络中的连接程度,例如某一个体的社会关系数量或在网络中的整合程度(如俱乐部或组织的会员资格等);功能性支持是指该社交网络中的成员可以提供的特定支持,例如情感、工具、信息和陪伴支持等。

社会支持的来源包括家人、朋友、恋人、宠物、社区关系和同事等(Taylor,2011)。支持的来源可以是非正式的(例如家人和朋友)或者正式的(例如心理健康专家或社区组织)。来源是决定社会支持应对策略有效性的重要因素。

社会支持的研究涉及非常广泛的学科,包括心理学、传播学、医学、社会学、护理学、公共卫生、教育、社会工作等。大量研究表明了社会支持对身心健康的益处,如减少感受压力时期的心理困扰(Fleming 等,1982;Lin 等,1999;Sarason 等,1997)、促进慢性病的心理调节(Holahan 等,1997;Penninx 等,1998)、帮助人们远离疾病(Berkman 和 Syme,1979;Rutledge 等,2004)、形成良好的生活习惯(如戒烟、运动等)(Holt-Lunstad 和 Smith,2012)。而较差的社会支持则与抑郁和孤独感相关,可能导致大脑功能改变,并增加酗酒、心脑血管疾病和自杀等的风险。值得注意的是,社会支持的主要影响在于其对心理健康的重要保护作用。社会融合程度较高、与他人建立较多支持和有益关系的个体更可能拥有较高的心理健康水平、主观幸福感以及较低的发病率和死亡率(Cohen 等,2004;Lakey 和 Cronin,2008;Uchino,2009)。因此,有学者建议,公共健康活动应注重帮助人们建立高质量的人际关系(Holt-Lunstad 和 Smith,2012)。在新媒体日益发展的今天,线上社会支持也逐渐纳入社会支持的研究范畴。早期的研究着重于互联网的负面效应,如互联网可能降低人们面对面交流的热情(Kraut 等,1998)等,近年来则发现线上支持也有其益处,比如便捷性、匿名性、可触达性等(Hwang 等,2010;Cole 等,2017)。目前社会支持领域的研究仍经久不衰。

(三) 社会网络、社会支持与健康之间的关系

1. 社会网络、社会支持与健康的直接关系

生活在特定社会网络中的个体往往需要来自网络中其他成员的情感、物质、信息以及评价方面的支持和陪伴。因此,拥有良好的社会网络和社会支持可以促进个体健康,而拥有健康的个体才能有机会和资源建立新的社会网络,进而获得更多的社会支持。

2. 社会网络、社会支持与个体资源的因果关系

个体资源主要是指个体在面临压力事件时所展现出的应变能力,包括解决问题的能力、获取信息的能力以及自我控制力等。通过社会网络和社会支持,成员间可以相互提供支持,增强自我效能,提高应对和解决问题的能力,减少压力带来的不确定和不安全感。同样,当个体具有较高水平的自我效能、应对和解决问题的能力时,可以通过回馈给网络中的其他成员的方式使该网络质量和紧密度得到增强。

3. 社会网络、社会支持和压力存在互为因果的关系

当个体处于质量和紧密度较高的社会网络时,可能会获得较多的社会支持,进而减少其暴露于应激刺激的时间和频率。反之,当个体暴露于应急刺激时,若选择减少与网络中其他成员的联系,可能导致其无法获得足够的社会支持,甚至脱离原有的社会网络。

4. 社会网络、社会支持与组织、社区资源间互为因果关系

当某个社会网络密度较高,成员彼此间的信任、互惠活动也越频繁,社会资源也越丰富。

当某个社会网络拥有的社会资源较充足时,成员可以更好地巩固现有的社会网络或建立新的社会网络。

5. 个体资源、组织和社区资源可以降低压力刺激对个体健康的负面影响

当个体遭受压力应激刺激时,若个体和其社会网络拥有较多的资源,其应对和解决压力问题的自我效能水平会较高,有利于个体降低压力对其健康的影响。

6. 社会网络和社会支持对个体行为有直接影响

个体行为不仅受到个体自我控制力的影响,也受到社会网络的影响。

三、社会网络与社会支持理论的实践应用

(一) 关键因素

运用社会网络与社会支持理论开展干预性研究需要明确 3 个 W,即支持由谁提供(who)、什么时候提供支持(when)以及提供什么样的支持(what)。

1. 谁可以提供社会支持

社会支持可以由网络中各种角色的个体提供,包括家人、朋友、同事、上级领导、卫生服务专业人员、社区服务提供者等。不同社会网络提供的支持类型和数量不尽相同,且支持的有效性也不一样。有效的社会支持往往来源于网络中社会经历相似的个体。共同经历可以使支持提供者设身处地为支持接受者着想,支持的内容也更符合支持接受者的需求。在建立了长期密切关系的社会网络中,支持提供者往往对支持接受者的情况更加了解和关注。此外,当支持内容不能被支持接受者接受或者不能达到接受者的预期效果时,支持提供者可能会感到沮丧。因此,长期关系密切的社会网络更适合为接受者提供情感支持。正式社会网络在提供社会支持时往往缺乏与支持接受者产生情感的共鸣,因此,通过正式社会网络为接受者提供社会支持前可以先对与接受者有密切关系的个体进行培训。

2. 什么时候提供支持

支持接受者在不同年龄、不同发展阶段、遭遇应激刺激的不同阶段所需要的社会支持内容是不尽相同的。个体在遭遇应激刺激时往往需要经历一级评估、二级评估、应对策略和再评估四个阶段。一级评估阶段可能需要更多的信息支持和情感支持,二级评估和应对策略阶段可能需要更多的物质支持和评价支持。而再评估阶段可能不需要过多的支持。

3. 提供什么支持

支持接受者对支持内容的主观感受往往对其健康的影响更大,因此,容易被支持接受者接受的支持内容效果更好。支持内容是否容易被支持接受者接受是由其对以前支持内容的感受、与支持提供者间的关系、对支持内容的预期以及对社会支持类型或数量的偏好等因素决定。实践者可以通过小组讨论或访谈的形式了解支持接受者的需求和爱好。

(二) 社会网络和社会支持的干预策略

研究表明,社会网络和社会支持的干预策略主要有五种。

1. 加强现有社会网络的联系

现有社会网络往往具有未被充分利用的社会支持。加强现有社会网络的联系可以改变支持接受者和提供者的态度和行为。方式包括社会动员、为支持提供者和接受者进行技能

培训、提高支持接受者解决健康问题的能力等。然而,加强现有社会网络联系的前提是确认现有社会网络中可以提供支持的成员、确认可以提高支持接受者主观感受的有效方式、确保干预方式与现有社会网络中已形成的规范和文化保持一致等。

2. 发展新的社会网络联系

当现有的社会网络不足以提供有效社会支持时,发展新的社会网络是有必要的。特别是当个体到一个新的环境或者面临巨大应激刺激时,现有的社会网络可能缺乏有效的经验、信息和技能。发展新的社会网络联系包括邀请经历过相同转变的个体做咨询、顾问、形成互助小组等。

3. 通过社区自然助人者和卫生服务人员加强社会网络

自然助人者是在某一社会网络中受到网络成员尊重和信任,并且可以为其他网络成员提供建议、支持或帮助的人。自然助人者不仅可以直接为网络成员提供支持,还可以通过促进网络成员间彼此互助和动员外部资源等方式间接为网络成员提供支持。通过自然助人者加强社会网络的关键是找到社区的自然助人者。寻找自然助人者的方法包括调查、访谈等。通常情况下,反复被社区成员提及的个体最有可能是社区的自然助人者。实践者可以通过对社区自然助人者进行培训等方式使其间接为社区成员提供社会支持。

4. 通过社区能力建设和问题解决过程来加强社会网络

实践者可以通过小组访谈等方式邀请社区成员共同发现和解决社区面临的主要问题。这样不但可以加强社区现有社会网络、建立新的社会网络,同时可以协助社区成员提升解决自身问题的能力。

5. 综合干预

实践者可以综合运用上述 4 种干预策略,以便更全面地解决问题、提高干预效果。

四、实践案例

(一) 实践案例 1(社会网络理论在组建社区高血压自我管理小组的效果研究)

本案例来自北京市西城区疾病控制中心、北京市西城区金融街社区卫生服务中心以及什刹海卫生服务中心共同合作完成的研究项目,该项目受到了北京市首都卫生发展科研专项资助。本案例主要依据社会网络紧密度将高血压患者分为紧密组与不紧密组两组,在给予两组患者相同的干预内容后评估两组患者相关指标的前后变化,目的是展示社会网络理论在组建社区高血压自我管理小组中的应用效果。

1. 研究背景

社会网络是指特定人群中人与人之间的社会关系。个体往往需要来自其社会网络中其他成员的情感、物质、信息以及评价方面的支持和陪伴。通过构建社会网络,网络成员间可以相互提供支持,提高个体应对和解决问题的能力,从而减少因疾病或压力事件带来的不确定和不安全感。当个体处于质量和紧密度较高的社会网络时,成员彼此间的信任、互惠活动越频繁,社会资源也越丰富,个体可能获得较多的支持和陪伴,其暴露于应激刺激的时间和频率大大降低。反之,当个体处于质量和紧密度较低的社会网络时,其网络组织较为松散,成员间互动和互相帮助的相对减少,个体可能无法获得足够的支持和陪伴。高血压自我管

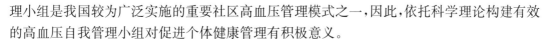

理小组是我国较为广泛实施的重要社区高血压管理模式之一,因此,依托科学理论构建有效的高血压自我管理小组对促进个体健康管理有积极意义。

2.调查内容

(1)中心度和紧密度:

中心度反映了社会网络中某个体所处位置的核心程度,其代表该个体在社会网络中的地位或权力。中心度越高的个体在社会网络中越处于核心地位或扮演举足轻重的角色。紧密度是指处于社会网络中的个体其关系的紧密程度,可以体现在感情上要好、互动上频繁的程度等。通过社会网络分析,选出高血压患者中心度最高的人员做组长,由组长在小组信息传递和行为传播中起到主导作用,在紧密度较好的社会网络中,组长的主导作用可以通过成员之间频繁互动快速有效传播。

(2)主要观测指标:

人口学特征:年龄、性别、文化程度、与家人同住情况。

高血压防治相关指标:知识、态度、行为(行动计划、体育锻炼)、技能(膳食和体重、药物应用、情绪控制、血压监测、医生交流和配合)。

体格指标:身高、体重、血压、腰围。

3.调查方案

(1)研究对象的选取:

本研究采用分阶段抽样的方法抽取北京市西城区2个社区卫生服务中心,每个社区卫生服务中心抽取2个社区站,对社区高血压患者进行社会网络调查。纳入标准为:知情同意参与研究,北京市西城区常驻居民,确诊为原发性高血压并不伴有严重靶器官损害,思维正常并能完成该调查。排除标准为:高血压合并脑血管意外、心肌梗死或心力衰竭病史、大动脉瘤或夹层动脉瘤、心绞痛、二度以上房室传导阻滞、病窦综合征以及其他恶性或潜在恶性心律失常、继发性高血压、严重心肺功能异常、空腹血糖>11 mmol/L 或合并肾病、周围神经病变。根据社会网络中心度、紧密度以及小组特征将高血压患者分为紧密组和不紧密组。在高血压患者紧密组中,组长在小组的中心度最高(相对中心度在0.5以上),组员之间社会网络关系密切,隶属于同一个小群体。在高血压患者不紧密组中,组长在小组的中心度最高,但相对中心度在0.5以下,组长与组员以及组员之间的关系较为松散,没有形成同一小群体。最终形成紧密组(148人)和不紧密组(145人)各10组。

(2)干预方案:

基线调查于2013年8月进行,干预时间为2013年10月至2014年7月。紧密组和不紧密组的患者接受相同的干预内容。干预内容分为8次课程:①组长培训自我管理;②认识高血压制定行动计划;③如何处理紧张生气和情绪低落;④锻炼的介绍;⑤合理膳食与体重控制;⑥药物的合理利用;⑦血压的自我监测;⑧与医生配合。干预内容由社区医生带领各组小组长学习,每月1次,各组小组长再对其组员进行干预指导。干预结束后,于2014年8月进行干预后调查。

(3)质量控制:

首先要确保研究对象(高血压患者)及其生活环境的一致性,保证所有研究对象均来自同一辖区,均为辖区内的常住居民,且辖区内常规管理方法和健康教育活动基本一致。各组的学习和活动内容由小组长带领开展,以现场签到、活动记录的形式记录,并由社区医生对小组活动记录进行定期检查。

4. 调查结果

(1) 干预前后高血压防控知识技能变化:见表6-4。

表6-4　紧密组和不紧密组在干预前后高血压防控知识技能的比较

项目	组别	$\bar{x}\pm s$ 前	$\bar{x}\pm s$ 后	干预前		干预后	
				t 值	P 值	t 值	P 值
高血压知识	不紧密组	5.57±2.14	8.56±3.24	5.203	0.001	2.150	0.033
	紧密组	7.21±2.88	9.40±2.63				
行动计划	不紧密组	2.06±1.24	1.85±1.18	1.623	0.106	2.568	0.011
	紧密组	1.83±1.04	2.20±1.10				
控制情绪	不紧密组	5.62±1.92	5.95±2.48	5.738	0.001	4.178	0.001
	紧密组	7.26±2.67	7.38±2.99				
锻炼	不紧密组	5.91±1.39	6.52±1.27	0.934	0.352	2.919	0.004
	紧密组	6.09±1.37	7.01±1.28				
膳食和体重	不紧密组	8.46±1.85	8.95±2.67	2.172	0.031	2.607	0.010
	紧密组	9.01±2.16	9.82±2.74				
药物应用	不紧密组	2.86±1.51	2.84±1.21	2.766	0.006	4.441	0.001
	紧密组	3.36±1.43	3.55±1.41				
血压监测	不紧密组	6.23±2.48	7.27±2.70	2.919	0.004	0.046	0.963
	紧密组	7.21±2.52	7.28±2.54				
医生交流和配合	不紧密组	2.53±0.93	2.98±0.87	3.007	0.003	0.262	0.793
	紧密组	2.86±0.82	3.00±0.65				

在干预前和干预后,紧密组患者高血压知识(7.21±2.88;9.40±2.63)、情绪控制能力(7.26±2.67;7.38±2.99)、膳食和体重管理(9.01±2.16;9.82±2.74)、高血压药物应用(3.36±1.43;3.55±1.41)的平均水平明显高于不紧密组患者(P 值范围为 0.001～0.033)。

在干预前,紧密组患者的血压监测情况以及与医生交流和配合情况均显著高于不紧密组患者,但干预后该差异消失。

紧密组患者制定高血压行动计划(1.83±1.04)以及体育锻炼情况(6.09±1.37)在干预前与不紧密组患者无显著差异,但干预后,紧密组患者制定高血压行动计划(2.20±1.10)和体育锻炼情况(7.01±1.28)平均水平明显高于不紧密组患者(P 值分别为 0.011 和 0.004)。

(2) 干预前后体格指标变化:见表6-5。

表6-5　干预前后两组患者体格指标变化

项目	组别	$\overline{x}\pm s$ 前	$\overline{x}\pm s$ 后	干预前		干预后	
				t 值	P 值	t 值	P 值
体重	不紧密组	66.37±10.08	66.74±8.77	1.475	0.141	0.148	0.882
	紧密组	68.10±10.36	66.56±9.06				
BMI	不紧密组	25.16±3.44	24.47±2.19	1.560	0.120	1.881	0.061
	紧密组	25.81±3.78	25.15±3.09				
收缩压	不紧密组	132.69±13.81	126.14±10.48	2.730	0.007	0.028	0.978
	紧密组	137.63±17.75	126.19±13.27				
舒张压	不紧密组	76.49±8.70	75.03±8.49	4.067	0.001	0.991	0.323
	紧密组	81.08±10.99	76.18±8.68				
腰围	不紧密组	89.13±9.59	85.67±8.31	0.143	0.887	0.697	0.487
	紧密组	88.88±9.47	84.82±8.29				

在干预前和干预后,紧密组患者和不紧密组患者的体重、BMI和腰围指标均无显著差异。而在干预前,紧密组患者的收缩压和舒张压均显著高于不紧密组患者,但此差异在干预后消失。

5. 研究结论

无论干预与否,紧密组患者的高血压防控知识、情绪控制能力、膳食和体重管理以及高血压药物应用水平均优于不紧密组患者,此发现可能体现了社会网络紧密度对高血压患者个体健康的积极正向作用,也可能由于紧密组患者基线的收缩压和舒张压均较不紧密组患者高,导致个体对其病情更加关注。此外,紧密组高血压患者制定行为计划以及体育锻炼的情况在干预后显著高于不紧密组患者,体现了中心度较高人员的领导作用和社会网络紧密性对个体血压管理水平的提高有帮助作用。不紧密组患者血压监测情况以及与医生的交流和配合情况在干预后提高均体现了可以通过中心度较高人员增进社会网络成员的互动,从而促进个体对血压监测的自我管理水平。此研究初步体现了社会网络中心度较高的成员对网络中其他成员的领导作用,以及社会网络成员紧密度对提升个体高血压管理水平的正向效果。但由于此项研究受到干预前均衡性限制,因此研究结果有待于进一步讨论。

(二) 实践案例2(基于社会支持的青少年心理健康研究)

在突发公共卫生事件中,隔离和社交距离是预防疫情的重要手段,而长期暴露于传染病风险和不确定性中的人通常更容易出现抑郁、焦虑、恐慌或其他心理健康问题,因此,突发公共卫生事件对人们的心理承受能力构成了挑战,世界各地的社会迫切需要了解其人口的心理健康状况。而青少年的心理健康状况又有其特殊性:青春期是人类发展的过渡期和关键期,其特点是大脑和身体成熟、社会化程度提高、能力提高以及向独立过渡。在此期间,不良的心理健康会影响青少年的发展。青少年更容易受到创伤和压力事件的影响,并且在面临此类事件时更容易出现心理健康问题。因此,青少年的心理健康问题应受到全球关注。

社会支持是心理健康文献中最常见的概念之一,社会支持可以分为两类:一类是客观支持,包括直接物质援助、社交网络以及社区关系和参与;另一类是主观支持,指个体的情感体验和被尊重和理解的感受。社会支持可以帮助缓解个人在压力面前的焦虑症状,低水平的社会支持更有可能在个人暴露于压力时导致抑郁和焦虑症状,社会支持可以作为心理健康状况的一个有价值的预测指标。因此,Qi 等研究者(2020)将注意力集中在突发公共卫生事件期间中国高中生的抑郁和焦虑情况,以及社会支持和人口学因素等对心理健康情况的影响。

研究者在 2020 年 3 月 8 日至 3 月 15 日期间通过问卷星进行问卷数据收集,共向 21 个省、市、自治区的初中生和高中生进行问卷发放。研究者联系了学生的班主任,然后由班主任通过问卷星平台向班级的微信群或 QQ 群发送问卷。最终共有 7 383 名学生被邀请参加在线调查;7 202 人符合研究纳入标准并完成评估,应答率为 97.5%。所有参与者及其监护人在网上签署知情同意书,所有受试者均自愿匿名完成问卷调查,且未收到任何奖励。研究由北京回龙观医院机构审查委员会批准。问卷主要调查了被试的人口学因素(如性别、年级等),抑郁水平,焦虑水平和社会支持情况。

被试者的主要情况描述如下:3 343 名(46.4%)为男性,3 120 名(53.6%)为初中学生,6 840 名(95.0%)与父母同住,4 581 名(63.6%)来自农村地区。中位年龄为 16.0 岁(范围＝14.0～18.0 岁)。在 7 202 名被试者中,只有 471(6.5%)人报告可能接触过病原体。社会支持水平较高者达 1 769 人(24.6%),中等者为 5 040 人(70%),较低者为 393 人(5.4%)。大约一半(44.5%)的被试者自我报告有抑郁症状,38.0%的被试者自我报告有焦虑症状。

从人口学因素来看,女性和男性之间以及初中和高中学生之间抑郁和焦虑症状的患病率差异具有统计学意义:相对男性和初中生而言,女性和高中生的抑郁和焦虑症状的发病率更高。农村学生抑郁和焦虑症状的患病率显著高于城市学生。与父母同住的人相比,与他人同住的人有更高的焦虑症状。可能接触过病原体的青少年的抑郁和焦虑症状的发生率高于没有接触过的青少年。

从社会支持的视角来看,抑郁和焦虑水平与社会支持得分呈显著负相关($r＝-0.305$,$P<0.001$;$r＝-0.214$,$P<0.001$)。社会支持水平越低,抑郁和焦虑症状的发生率越高。

研究者进一步进行了多变量逻辑回归分析。结果显示,女性、高中生、农村居民、接触病原体、较低和中等社会支持与抑郁症状和焦虑症状的高风险独立且显著相关,进一步支持了上述结果。

研究者对结果进行了讨论,认为有三个主要发现。

(1) 中国 14～18 岁青少年中轻度抑郁和焦虑症状的患病率分别为 44.5%和 38.0%,比先前的调查结果显示了更高的患病率。有许多因素可能导致这一结果,比如,疾病的流行可能会增加青少年对疾病和死亡的恐惧;由于疫情暴发,学校关闭线下课堂,学生们不得不在家学习,与其他人的交流也受到影响,这也会对心理健康产生负面影响;很多娱乐和活动场所也因为疫情而关闭了,青少年活动也比以前少了,长时间待在家里以及缺乏体育活动也会增加青少年患抑郁症的风险。与此同时,学业发展的不确定性以及其他潜在的负面因素也可能会对青少年的心理健康造成负面影响。

(2) 人口学因素,如性别、生活环境和病毒接触均与抑郁和焦虑症状的风险增加有关。

女性比男性更容易患抑郁症和焦虑症,随着年级的升高,抑郁和焦虑的发生率显著增加,这可能是因为高年级学生通常会感受到更大的学业和考试压力,必须适应较高的学业负担、学校期望和新的社会关系。此外,农村居民的焦虑和抑郁情绪可能与家庭收入水平较低有关。

(3) 社会支持与抑郁和焦虑症状呈显著负相关。社会支持水平低的青少年出现抑郁症状的风险是社会支持水平高者的 4.2 倍,出现焦虑症状的风险是社会支持水平高者的 3.2 倍。因此,社会支持是青少年心理健康的重要保护因素。青少年获得的社会支持越多,他们的心理状态越好。社会支持提供者包括家庭成员、朋友和其他重要的人,青少年可能从他人那里得到了共情和较高的自我效能感,进而感受到更多的理解、尊重、鼓励、勇气和自我实现,帮助他们在压力下保持相对稳定的情绪。而社会支持的来源在不同的人生阶段有所不同,父母的支持在青少年时期最为重要。在此研究中,95% 的受试者与父母住在一起,父母的支持可以有效缓解青少年的焦虑;而与父母不住在一起的青少年很可能是留守儿童,他们被迫与父母分离,和祖父母或其他亲戚住在一起,大部分还是高中生,这也增加了他们的焦虑。值得注意的是,虽然绝大部分被调查者都与父母住在一起,但只有 24.6% 的青少年认为自己有较高水平的社会支持,家庭功能失调而无法提供足够的社会支持可能是这一数字偏低的一个原因(比如家庭成员缺乏解决问题的策略或缺乏有效沟通)。

基于研究结果,研究者提出在疫情中要重视对青少年的心理疏导和社会支持,如心理学家和社会工作者应主动为患有抑郁症和焦虑症的青少年提供心理援助和针对性干预,社会和政府也应该关注青少年的心理健康状况,以各种方式促进各类社会支持的增加。

(王倩　何琦隽)

第三节　强关系、弱关系与社会资本理论

一、社会关系与社会资本理论的背景与发展

强关系(strong tie)、弱关系(weak tie)理论是社会网络视角的理论延续。有些学者认为社会支持不应被视为一个整体结构,因此转向检验关系数量及其影响效果。在社会网络理论中,社会关系可以分解为节点(node)和关系(tie)。节点是网络中的个体参与者,关系是参与者之间的关系。节点之间可以有多种关系。社交网络正是节点之间所有相关关系的地图。

强关系、弱关系理论是社交网络视角下最著名的理论之一。1973 年,美国经济社会学家格兰诺维特(Granovettor)在《美国社会学期刊》(American Journal of Sociology)发表了著名的论文《弱关系的力量》(The strength of weak ties),开启了学界对弱关系的探讨。这篇论文是格兰诺维特在哈佛大学的博士毕业论文的一部分,是目前社会科学界最有影响力的论文之一,谷歌学术显示,这篇论文至今(2022 年 2 月)已经被引用超过 64 000 次。

二、社会关系与社会资本理论的主要内涵

在论文中,格兰诺维特认为关系的强与弱可以从互动频率、情感强度、亲密程度、互惠交换四个维度判定。在正常的人际网络中,人们可以拥有不同强度的关系,强关系又可以称为朋友(friend),弱关系又可以称为熟人(acquaintance)。强关系是你很了解的人,你的手机上可能有他们的号码、你在社交网站上与他们互动、有很频繁的双向沟通,你非常了解他们,而且你们知道同样的信息。而弱关系是一种更脆弱、较疏离的关系,你们的联系可能仅限于一年发一条拜年信息,没有太多的互动,但你可能会保留他们的联系方式,以防有一天派上用场。当然,一个群体中的两个节点也可能完全不认识,这种关系被定义为无关系(absent tie)。英国人类学家和进化心理学家罗宾·邓巴在 20 世纪 90 年代初提出的邓巴数(Dunbar's number)指出,普通人只能与约 150 个人建立稳定紧密的社会关系,尽管这一数字目前众说纷纭,但依然可以推断,人们所拥有的强关系是有限的,而弱关系的限制则可能宽泛得多。

格兰诺维特发现人们经常通过熟人("弱关系")而不是亲密的朋友和亲戚("强关系")找到工作,据此认为,弱关系在决定劳动力市场的结果方面发挥着重要作用。究其原因,弱关系是将强关系群体联系起来的关键因素,它们使不同的关系网络相互联系,分享各自的关系网络中的信息,促进影响力和流动机会的传播,并在现有关系圈之间形成新的纽带(图 6-2)。尤其是,弱关系对于信息在异质性群体中的传播有重要影响,因为强关系通常诞生于社会网络中同质化程度高的群体内部,个体经由强关系获取的信息往往是已知的,从而阻碍信息向更大范围流通,在培育局部凝聚力的同时导致了总体的支离破碎;而弱关系多在异质化群体的个体间形成,他们掌握的信息不尽相同,因而弱关系能够扩大信息寻求者的资源视野,起信息桥的作用,为个人机遇和社区整合所必须。互联网和移动技术的出现,更加突出了跨社会群体的弱联系的重要性——通过连接原本不相交的集群,弱联系具有改善社交网络信息扩展的效果,并且间接地提高了内容更新及传播的速度。

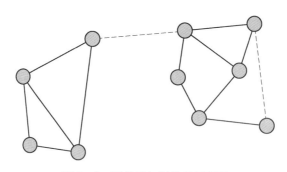

图 6-2　强关系与弱关系示意图

注:实线为强关系,虚线为弱关系

遵循格兰诺维特的路径,弱关系之于强关系的优越性似乎主要体现在信息方面,而美籍华裔社会学家林南则从社会资本(social capital)的视角来探讨关系结构中流动的资源和对人们的影响。林南所定义的社会资本是指人们通过自身直接或间接的社会关系所获取的资

源。在其著作《社会资本：关于社会结构与行动的理论》中，林南讨论了人们如何获取和使用嵌入在社会关系网络中的资源来使个体行动受益。他认为，行动者在社会结构中的地位、与其他行动者的关系和社会网络中的位置会影响其所获得的社会资本；其中，与其他行动者的关系涉及强关系与弱关系概念，即：关系越强，越可能共享和交换资源，越可能影响情感性行动（expressive actions）；关系越弱，个体在工具性行动（instrumental actions）中越可能获得好的社会资本，更可能获取异质性资源。因为情感性行动（如倾诉苦恼、共同娱乐等）主要是为了保持个人的资源，因而行动者更可能通过与自己相似的、关系亲密的人（即强关系）来进行；而工具性行动（如找工作等）是以获得资源为目的的行动，最优策略是接触那些社会地位较高的熟人，因为他们更有能力对关键人物（如招聘人员）产生影响，而弱关系可能使得行动者接触到更高地位的人，促进向上接触的过程（Lin，2001）。由此观之，社会资源不但可以被个体占有，同时也深置于社会网络之中，弱关系与强关系的作用方式并不只限于信息流动。

　　上述两种视角强调了弱关系的社会功能，尤其是在工具性目的中，那么强关系的影响在何处？格兰诺维特认为个体关系及关系结构是经济行为中建立信任和防止欺诈的重要原因（Granovettor，1985）。因此，基于信任和互惠的强关系在获取难度更大、代价更高的资源上可能更加有效。而强关系在不同文化中的影响同样值得考察：费孝通在《乡土中国》中提出"差序格局"，认为由血缘联系的强关系在中国人的社会关系中占据核心位置。边燕杰等对中国职业流动的调查发现，人们倾向于利用强关系自上而下地获得工作机会，就业者与帮助者和中介的关系越熟，则越可能得到高职位者的帮助，越有利于找到更好的工作（Bian，1997）。杨中芳和彭泗清在其中国本土人际信任的研究中介绍，与西方的人际关系强调被信者能力与责任相比，中方更强调先赋的社会关系（即血缘关系）及后天的连带关系及人情（杨中芳，彭泗清，1999）。中国的强关系概念更强调工具性意义，建立关系往往是人们争取自己利益的一种行动策略（Yang，1989），因此建立后天的强关系需要人们理解并遵循既定关系内所隐含的角色义务和互惠承诺，继而达成彼此间的熟悉和亲密性、信任感。

三、社会关系与社会资本理论在健康领域的应用

　　目前强关系、弱关系理论在健康传播领域的研究并不是很多，主要集中于由社会关系网络带来的健康信息和心理健康影响。比如，社会压力会经由各类社会关系不同程度地影响人们的心理健康（Ensel 和 Lin，1991），强关系可能是个体间情感性支持、工具性支持等多重关系的叠加，而多重关系可能对人们的心理健康产生有效帮助（Hirsch，1979）；在线上社群中，弱关系偏好可以减少因为疾病而被污名化的患者的抑郁情绪和心理压力（Wright 和Rains，2013）；而线下的弱关系也不可代替，与专业医疗人士的联系可以帮助边缘人群较好地获得健康信息（Morey，2007）等。而近年来，也有越来越多的研究将视野拓展到社会网络对人们健康信息和健康行为的影响（如 Han 和 Wang，2015；赵延东和胡乔宪，2013 等）。

四、社会关系与社会资本理论实践案例

　　随着互联网的普及，越来越多的学者开始关注线上的社会关系是否能够补充或代替传统的面对面的社会支持网络。这对于那些因为患病而感到污名化的患者来说更加重要，因

为他们在传统上可能是较难触达的群体,因为污名化的羞耻或退缩心理而更可能不愿进行面对面沟通,因此匿名、方便、广泛的线上沟通是其获得社会支持和社会资源的重要途径。与强关系相比,线上沟通产生的绝大部分关系是弱关系,而弱关系的优势包括评判性较少、更客观、提供有针对性的信息以及冲突的可能性较低。因此,近年来,很多与健康相关的线上团体增长较快,并被用于正式的医疗干预中。这使得研究人员有必要评估线上的弱关系是否有助于减轻与健康相关的耻感和其他后果。

Wright 和 Rains 在 2013 年的研究中即考察了这一问题。他们采用最佳匹配模型(the optimal matching model)进行研究,模型认为,社会支持与压力来源应匹配,才会产生最积极的结果,也即:寻求支持者的需求与支持提供者的资源/能力之间的匹配非常重要。比如,如果一个人正在为某个健康问题寻求情感支持,那么他/她最需要的是其社会支持网络的成员能够很好地倾听、表达同理心,并承认问题的严重性,这就是达到了最佳匹配。最佳匹配会使得寻求支持者对伙伴和被提供的支持产生更积极的看法,进而产生积极的健康结果。

而线上健康团体则提供了一个获得相匹配的支持的途径:健康团体的成员面临或曾经面临相同的健康状况,但往往在亲密的人际关系(强关系)中很难找到有共同历史和兴趣的人,这使得他们在线上健康团体的弱关系中更可能获得相对客观的反馈、新信息以及同理心和理解,这一点在那些有耻感的患者身上则体现得更为明显。基于上述讨论,研究者提出下列假设。

H1:感知的健康相关污名与弱关系支持偏好呈正相关。

H2:感知的健康相关污名与(a)抑郁和(b)压力呈正相关。

H3:弱关系支持偏好调节感知的健康相关污名与(a)抑郁和(b)压力之间的关系。健康相关的耻感与抑郁和压力之间的关系在那些倾向于弱关系支持的个体中较弱。

研究者联系了 40 个特定疾病主题的线上健康团体,在获得各组管理员的同意后,向团体成员发布在线问卷。共有 135 名被试完成了问卷调查,年龄 19～85 岁不等(平均数 51.90 岁),女性占 75%(n=101),白人占 95%(n=128)。被试均参与了一个或多个疾病主题的线上团体,包括但不限于:艾迪生病、阿尔茨海默病、双相情感障碍、暴食症、癌症、糖尿病、抑郁症、癫痫、痛风、肝炎、不孕症、关节置换术、前列腺癌、类风湿性关节炎和减肥手术等。问卷变量包括:弱关系支持偏好(即是否偏向于从弱关系中寻求社会支持)、健康相关污名(即由疾病带来的对自身的耻感、自己的负面形象等)、压力感知(即感受到的精神压力)、抑郁情绪以及年龄、健康状态、性别等人口学因素。

结果发现,健康相关污名与弱关系支持偏好呈正相关,即感到健康污名越强的人,越倾向于从弱关系中寻求社会支持。健康相关污名与压力感知和抑郁也呈正相关关系,即感到健康污名越强的人,越会产生更高水平的压力和抑郁。但这一关系被弱关系支持偏好所调节,也即,当对弱关系支持的偏好较强时,污名与压力和抑郁之间的关系则更弱,但仍然显著。

研究者认为,这项发现对于发展线上团体相关的健康干预措施和更广泛的基于互联网的社会支持具有重要意义。首先,对弱关系的偏好可以用于识别那些最能从线上干预中受益的个体,而且线上团体的社会支持能够有效降低这些个体的耻感、压力和抑郁情绪。在实践中,可以为这些因为疾病而感受到污名化进而不愿意接触他人的群体提供线上帮助,尤其是通过病友团体的弱关系来为彼此提供社会支持。在线上团体的干预中,实践者需要提醒参与者在讨论期间向他人提供非判断性和客观的反馈,有助于更好地发挥弱关系的功能,鼓励有耻感的参与者与他人互动,并提高心理健康水平。

（何琦隽）

参考文献

［1］傅华.健康教育学［M］.3版.北京:人民卫生出版社,2017.

［2］张莎,李婷,唐晓燕.社会认知理论对医务人员手卫生依从性干预效果分析［J］.现代医药卫生,2017,33(17):2613-2615.

［3］House JS, Landis KR, Umberson D. Social relationships and health［J］. Science, 1988, 241:540-545.

［4］Taylor SE. Social support: A review［M］//Friedman HS. The Oxford Handbook of Health Psychology. New York: Oxford University Press, 2011:189-214.

［5］Fleming R, Baum A, Gisriel MM, et al. Mediating influences of social support on stress at Three Mile Island［J］. J Human Stress, 1982, 8(3):14-22.

［6］Lin N, Ye X, Ensel W. Social support and depressed mood: A structural analysis［J］. J Health Soc Behav, 1999, 40:344-359.

［7］Sarason BR, Sarason IG, Gurung RAR. Close personal relationships and health outcomes: A key to the role of social support［M］//Duck S. Handbook of personal relationship. New York: Wiley, 1997:547-573.

［8］Holahan CJ, Moos RH, Holahan CK, et al. Social context, coping strategies, and depressive symptoms: An expanded model with cardiac patients［J］. J Pers Soc Psychol, 1997, 72:918-928.

［9］Penninx BWJH, van Tilburg T, Boeke AJP, et al. Effects of social support and personal coping resources on depressive symptoms: Different for various chronic diseases［J］. Health Psychol, 1998, 17:551-558.

［10］Berkman LF, Syme SL. Social networks, host resis tance, and mortality: A nine-year follow-up study of Alameda County residents［J］. Am J Epidemiol, 1979, 109:186-204.

［11］Rutledge T, Reis SE, Olson M, et al. Social networks are associated with lower mortality rates among women with suspected coronary disease: The National Heart, Lung, and Blood Institute-sponsored women's ischemia syndrome evaluation study［J］. Psychosomatic Medicine, 2004, 66:882-888.

［12］Holt-Lunstad J, Smith TB. Social relationships and mortality［J］. Soc Personal Psychol Compass, 2012, 6(1):41-53.

［13］Cohen AN, Hammen C, Henry RM, et al. Effects of stress and social support on recurrence in bipolar disorder［J］. J Affect Disord, 2004, 82(1):143-147.

［14］Lakey B, Cronin A. Low Social Support and Major Depression: Research, Theory and Methodological Issues［M］//Dobson KS, Dozois DJA. Risk Factors in Depression. New York: Academic Press, 2008:385-408.

［15］Uchino BN. Understanding the links between social support and physical health: A life-span perspective with emphasis on the separability of perceived and received support［J］. Perspect Psychol Sci, 2009, 4(3):236-255.

[16] Kraut R, Patterson M, Lundmark V, et al. Internet paradox: A social technology that reduces social involvement and psychological well-being [J]? Am Psychol, 1998,53(9):1017-1031.

[17] Hwang KO, Ottenbacher AJ, Green AP, et al. Social support in an Internet weight loss community [J]. Int J Med Inform, 2010,79(1):5-13.

[18] Cole DA, Nick EA, Zelkowitz RL, et al. Online social support for young people: Does it recapitulate in-person social support; can it help [J]? Comput Hum Behav, 2017,68:456-464.

[19] Qi M, Zhou SJ, Guo ZC, et al. The effect of social support on mental health in Chinese adolescents during the outbreak of COVID-19[J]. J Adolesc Health, 2020,67(4):514-518.

[20] Popenoe D. 社会学[M]. 李强,译. 北京:中国人民大学出版社,1999.

[21] 丘海雄,陈健民,任焰. 社会支持结构的转变:从一元到多元[J]. 社会学研究,1998(4):33-39.

[22] 邱嵘,花芸,涂红星,等. 社会支持和分娩自我效能增强干预对初产妇分娩应对能力的影响[J]. 重庆医学,2017,46(10):1319-1322.

[23] 施海燕. 社会支持对缓解心肌梗死后患者焦虑抑郁情绪的干预效果[J]. 中国健康心理学杂志,2014,22(3):357-358.

[24] Granovetter M. The strength of weak ties [J]. Am J Soc, 1973,78(6):1360-1380.

[25] Granovetter M. Economic action and social structure: The problem of embeddedness [J]. Am J Soc, 1985,91:481-510.

[26] Lin, N. Social capital: A theory of social structure and action [J]. Cambridge: Cambridge University Press, 2001.

[27] Bian Y. Bringing strong ties back in: Indirect ties, network bridges, and job searches in China [J]. Am Soc Rev, 1997,62:366-385.

[28] Yang MMH. The gift economy and state power in China [J]. Comp Stud Soc Hist, 1989,31(1),25-54.

[29] Hirsch BJ. Psychological dimensions of social networks: A multimethod analysis [J]. Am J Commun Psychol, 1979,7(3):263-277.

[30] Ensel WM, Lin N. The life stress paradigm and psychological distress [J]. J Health Soc Behav, 1991,32(4):321-341.

[31] Wright KB, Rains SA. Weak-tie support network preference, health-related stigma, and health outcomes in computer-mediated support groups [J]. J Appl Commun Res, 2013,41(3):309-324.

[32] Morey OT. Health information ties: preliminary findings on the health information seeking behaviour of an African-American community [J]. Information Research, 2007,12(2).

[33] Han G, Wang W. Mapping user relationships for health information diffusion on microblogging in China: A social network analysis of Sina Weibo [J]. Asian J Commun, 2015,25(1),65-83.

[34] 杨中芳,彭泗清. 中国人人际信任的概念化:一个人际关系的观点[J]. 社会学研究,1999(2):3-23.

[35] 赵延东,胡乔宪. 社会网络对健康行为的影响　以西部地区新生儿母乳喂养为例[J]. 社会,2013,33(5):144-158.

第七章

群体层面常用理论

第一节　创新扩散理论

一、创新扩散理论的发展背景

从 19 世纪的电话,到 20 世纪的手机、电脑,这些新事物都很快地席卷全球,也有一些创新从没有得到应用,而另外一些创新,如曾经风靡的寻呼机则很快销声匿迹了。人们也随之发出了一个疑问:为什么一些新事物、新思想能够很快得到承认并广泛采用,而另一些则容易被人忽视呢? 在健康促进领域同样也是如此。人们逐渐认识到,再有效的公共卫生项目、产品、实践,如果不能有效和广泛地被应用,在健康促进中的作用就无法真正得以发挥。

创新扩散研究兴起于二十世纪二三十年代的美国中西部农村社会学分支。当时美国的农业技术发展迅速,研究人员开始研究农民采用杂交种子、设备和技术等新的创新事物的过程。1943 年,社会学家布莱斯·瑞恩(Bryce Ryan)和尼尔·格罗斯(Neal Gross)在艾奥瓦州对杂交玉米种子的采用进行了研究,巩固了之前关于扩散的研究工作,形成了一个独特的范例。在 1962 年,美国著名的传播学者和社会学家埃弗雷特·罗杰斯(Everett Rogers)发表了他的开创性著作《创新扩散》。罗杰斯对来自不同领域(包括人类学、农村社会学、教育、医学)的多项扩散研究进行了回顾和总结,在该书中全面论述了创新如何在社会系统中扩散和传播的理论,推动了对创新扩散理论的理解和该理论在不同领域的应用。此后在 1971 年、1983 年、1995 年和 2003 年,罗杰斯又对创新扩散一书进行了再版,对内容进行不断的否定和修正,并越来越强调社会网络的作用,关注网络在扩散和传播中的作用。最新的第五版更加注重新的传播技术的扩散,尤其是基于互联网的扩散。

二、创新扩散理论的概念及要素

(一) 概念

创新扩散理论阐述了新理论、新产品或新的社会实践怎样在一个社会中扩散,或从一个社会(社会体系)扩散到另一个社会(社会体系),是一种试图解释新思想和技术传播的方式、原因和速度的理论。创新(innovation)是指被个体、组织、社区或其他采纳单位看作是新的观点、实践、服务等。扩散(dissemination)的定义为,一项创新通过一定的渠道经历一段时间在社会体系成员间扩散的过程。有效的扩散不仅涉及项目在个体水平上的播散，还涉及在不同场所中实施不同的策略，应用多种正式或非正式的媒体和扩散渠道。

（二）创新扩散的四个要素

创新扩散包含四个基本要素，分别是创新、传播渠道、时间和社会系统。这四个基本要素不仅是扩散研究中的主要因素，也是扩散过程或创新项目中的主要因素。

（1）创新（innovation）：创新是一个广泛的范畴。创新并不要求在客观上有多大的新奇性和创造性，任何被个体、组织、社区或其他采纳单位看作是新的想法、实践或服务都可以被认为是可供研究的创新。一项创新可能在很久以前就被发明出来了，但如果个人认为它是新的，那么它对这些个体来说仍然算是一项创新。

（2）传播渠道（communication channels）：根据定义，扩散发生在个人或组织之间。传播渠道是信息从一个单元传递到另一个单元的手段。罗杰斯指出传播是一种特定的沟通方式，它包含了以下这些元素：一项创新、两个个体或组织以及一个传播渠道。创新扩散的传播渠道主要分为大众传播媒体和人际关系渠道两大类。大众传媒渠道包括电视、广播、报纸等大众传媒，而人际传播渠道则包括两个或多个个体之间的双向交流。此外传播渠道也可以分为地方性渠道和全球性渠道。大众传播媒体和全球性渠道在认知阶段更为重要，而人际关系和地方性渠道在创新决策过程的劝说阶段更为重要。

（3）时间（time）：时间的流逝对创新的采纳是必要的，创新很少立即被采纳，创新的扩散是一个过程，它需要时间。而要了解创新扩散的过程，就需要了解人们采纳创新所经历的一系列心理过程，这一个体的创新决策过程包括了个体对创新的认知、劝说、决策、实施和确认五个步骤。事实上，在 Ryan 和 Gross（1943 年）关于杂交玉米的研究中，杂交玉米被采用的时间超过了 10 年，而大多数农民在杂交玉米被采用后的头几年里只在他们一小部分的土地上种植了杂交玉米。

（4）社会系统（social system）：罗杰斯认为社会系统是一组相互关联的"单位"。这些单位可以是个人、团体或组织，关键是这个系统的成员在某种程度上为了一个共同的目标而合作。社会系统是外部影响（大众媒体、组织或政府授权）和内部影响（社会关系强弱、与意见领袖的距离）的结合。社会系统中有许多角色，它们的组合代表了对潜在采用者的总体影响。

三、创新决策过程及影响因素

（一）创新决策过程

创新决策过程是指个体（或其他决策单位）从知道一项创新，到对这一创新形成一种态度，到决定采纳还是拒绝该创新，到使用该项创新并且确认自己决定的过程。其中非常关键的是，创新必须符合目标人群的特点。在采纳过程中，要考虑的内容包括：目标人群的需求；他们目前的态度和价值观；对创新可能做出的反应；能促使其采纳创新的因素；可促使他们改变现有的行为和采纳新行为的方法；阻碍其采纳创新的障碍；克服这些障碍的方法。目标人群采纳创新需要经过五个连续的阶段：认知、劝说、决策、实施、确认。

表7-1　创新扩散的5个阶段

阶　段	定　义
知识/认知（knowledge/awareness）	创新决策过程始于知识阶段。个人第一次接触到一项创新，但缺乏有关该创新的信息。在这一阶段，个人还没有被激励去寻找更多关于创新的信息。
劝说（persuasion）	个人对创新感兴趣，并积极寻求相关信息/细节。个体的态度是在了解创新之后形成的，因此在创新决策过程中，劝说阶段紧随知识阶段。此外，罗杰斯指出，知识阶段更以认知为中心，而劝说阶段更以情感为中心。个体对创新的看法和信念受到创新功能的不确定性程度和来自他人（同事、朋友等）的社会强化的影响。亲密同伴对创新的主观评价降低了创新结果的不确定性，对个人来说通常更可信。
决策（decision）	个人接受变化的概念，权衡使用创新的利弊，并决定是否接受或拒绝创新。如果一项创新具有可试用性，它通常会被更快地被采纳，因为大多数人都想先尝试一项创新，然后决定是否采纳。
实施（implementation）	在这一阶段，采纳者必须思考所面临的问题，并寻找解决的资源以把创新付诸实践。在这一阶段，关于创新结果的不确定性仍然是一个问题。采纳者可能因为使用创新并获得理想的收效而进一步实施得以强化，也可能因收效不够满意或者遇到障碍而放弃。
确认/持续（confirmation/continuation）	确认阶段是指人们下决定是否能够长期使用该创新，即创新得以持续地实际应用或实施。在这个阶段中个人如果接收到关于该项创新的相互冲突的信息，那么可能会转变先前的采纳创新的决定。因此在这个阶段健康教育者应该为采纳者提供支持性的信息。

　　创新扩散的五个阶段可以阐明创新如何传播以及为什么传播。认知和劝说阶段解释了有关创新信息的扩散，后三个阶段则是关于创新实际被采用和持续使用的阶段。这一创新决策过程允许健康传播研究者跟踪个体采纳创新的各个阶段，从而帮助他们确认在创新扩散的过程中哪些是正确的，哪些是错误的。这可以帮助研究者了解为什么某些创新表现良好，而某些自认为优秀的创新却得不到很好的扩散。

　　可能会有人觉得创新扩散理论和阶段变化理论有些相似。其实，创新扩散理论强调的是采纳一项有益于健康的观念或者行为，而阶段变化理论往往用于中止一项已有的不健康行为；另一方面，创新扩散理论作为社区水平的理论，强调信息和资源的影响力，阶段变化理论作为个体水平的理论，着重于个体的自我认知过程。

（二）创新扩散的影响因素

　　影响创新扩散的因素包括创新本身的特征，采纳者的特征以及环境特征。

1. 创新本身的五项特征

　　罗杰斯将创新扩散过程描述为不确定性减少过程，并提出了有助于减少创新不确定性的五项创新特征。创新本身的五项重要特征包括：相对优势、相容性、复杂性、可试用性和可观察性。

　　（1）相对优势（relative advantage）：相对优势衡量的是一项创新被认为比它所取代的想法、程序或产品更好的程度。潜在的采纳者往往需要看到一项创新如何改善他们的现状。这些改进可以在以下一个或多个方面进行：更好的服务、更高的产出、更多的功能、节约时间、降低价钱等。

在 20 世纪 80 年代,大多数办公室都使用打字机。它们不仅占据了大量的空间,而且只能完成一项功能,还需要定期对零件进行维修。而随着电脑的普及,办公室的空间得到了解放,同时电脑还可以完成其他许多办公任务;减少了对油墨和修正带的需求;文字在打印前可以很容易地编辑;而且文件可以在其他计算机上保存和传输以供编辑。很快,打字机就被电脑所取代。我们可以看到相对于打字机,电脑的相对优势是很明显的。

因此对于一项创新,需要思考的是相对于现有的产品,这项创新有何改进?是否满足了目前产品未满足的需求?只有一项创新相对于目前已有的竞争产品更有优势才能促进创新的扩散。

(2) 相容性(compatibility):相容性指的是创新与潜在采纳者的价值、经验和需求是否一致。潜在的采用者需要知道一项创新是否和他们的生活和生活方式兼容。如果一项创新需要他们的生活方式发生巨大的改变,或者如果一项创新必须要许多额外的产品配合才能发挥作用,那么这项创新很可能会失败。

举个例子来说,苹果的 iPad 的诞生就恰逢其时。在当时的社会中,相对于台式机,人们已经更倾向于使用笔记本电脑和智能手机上网并且进行其他活动。同时 WiFi 在家庭、商场和企业中基本上都做到了普及。最后有足够多的潜在采纳者愿意在这些类型的新技术上花钱。正是这些因素结合在一起,才创造了 iPad 与人们生活兼容的完美时机。我们可以想象,如果 iPad 是在无处不在的 WiFi 或数字电影和音乐的大规模普及之前发布的,它很可能不会取得同样的成功。

在考虑创新的相容性时,可以思考以下一些问题。

① 这项创新将如何融入人们的生活?

② 人们如果要采纳这项创新,他们需要做出什么改变?

③ 这项创新要想成功扩散,还需要什么额外的产品配合(例如高速互联网连接)?

④ 这项创新是否符合潜在采纳者的信念和态度?

当然,上述的这些问题并不全面。需要强调的是,创新的相容性并不意味着这项创新不能是处于时代前沿的,但至少得知晓事物正在朝着这项创新的方向发展。

(3) 复杂性(complexity):复杂性是指一项创新被理解或使用的难易程度。潜在的采纳者通常不会花很多时间来学习使用一项创新,因此一项创新越复杂,那么潜在的采纳者就越难以将其融入自己的生活。相反,一项创新越直观则越有可能被采纳。例如有氧运动可以被看作是一项预防心血管疾病的创新,然而对于那些从未运动过或者是很少运动的人来说,他们可能不懂得如何选择适合自己的运动装备,不知道应该如何把握运动的节奏,也不知道该做何种类型或强度的运动才比较合适。因此对于这类人群来说,让他们定期去锻炼比较困难。而相对来说平时就比较关注运动方面的知识或偶尔会去运动的人更容易采纳采取有氧运动的方式来预防心血管疾病的发生。比起那些需要让采纳者学习新技术和新知识的创新,简单易懂的创新更容易扩散。

(4) 可试用性(trial ability):可试用性是指在承诺采用之前,创新可以被测试或试验的程度。能够让用户在决定正式采纳创新之前有一段试用的过程,相对于那些"一锤子买卖"的创新,采纳速度会快很多。例如人们可以先去线下实体店体验手机的新功能,然后再决定是否要购买新款手机。如果用户在购买之前不能试用手机的新功能,那么这款新手机的采纳速度将会慢得多。在健康领域,大多数的健康促进行为都具有良好的可试用性。例如说戒烟限酒、低脂低盐饮食、定期运动等行为,人们都可以在一段较短的时间里进行体验从而决定是否要长期采取这项行为。相对于无法试用的创新,一项具有可试用性的创新对潜在采纳者有更大的说服力,因为人们可以在实际操作之后再决定是否要采纳它。

(5)可观察性(observability):可观察性是指使用创新带来的结果或好处对潜在采纳者可见的程度。在早期采纳者之后的其他采纳者是否采纳一项创新很大程度上依赖于能否观察到早期采纳者使用创新带来的后果。而对于不同的创新,他们的可观察性也有较大的差别,例如家用净水器和智能垃圾桶就是两个完全不同的创新,前者通常只有来家里做客的亲戚朋友才有机会看到和了解,而后者在大街上则容易被更多人看到,也更容易被人们接受和使用。个体越容易观察到一项创新的结果,他们则越容易采纳它。这种可观察性会激发朋友之间讨论该项创新,这有利于创新的扩散。

综上所述,提供更多相对优势、相容性、简单性、可试用性和可观察性的创新将比其他创新更快地被采纳。

2. 创新采纳者的个体特征

如果把时间因素作为横坐标,相应时点新加入的采纳者人数作为纵坐标,创新的采纳过程呈现一条相对规则的钟形曲线;如果横坐标不变,相应时点的总的采纳者人数作为纵坐标,创新的采纳过程则呈 S 形曲线。因此我们可以通过钟形曲线(等频率曲线)或者 S 形曲线(累计曲线)表现创新扩散过程,如图 7-1 所示。

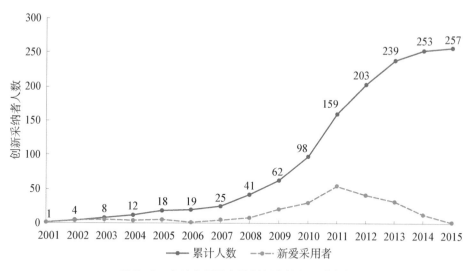

图 7-1 在某个项目中的创新人数和累计人数

同一社会体系内的不同个体在采纳一项创新时并非完全一致,往往呈现时间先后顺序。根据个体第一次采纳新的思想或行为的时间,将具有同等创新采纳程度的个体分成一类,研究者们将其分为了五类。

(1)创新者:创新者是采纳创新的先锋,约占 2.5%。他们见多识广,富有冒险精神,能够承担创新结果的不确定性,能迅速接受新思想、新知识和新技术。他们成为创新推广的守门人,自觉推动创新。在创新交流过程中发挥着非常重要的作用。

（2）早期采纳者:早期采纳者是创新者之后接受创新的13.5％的人。他们往往是受人尊敬的社会人士,是公众意见领袖,在社会系统（通信网络）中具有中心地位。他们往往也受过良好的教育,并且承担风险的能力高于一般水平。他们乐意引领时尚、尝试新鲜事物,也乐意为他人提供有关创新的建议和信息,但行为谨慎。

（3）早期大多数采纳者:有思想,较谨慎,占整个人群的34％左右,他们在采纳一项创新之前往往要经过周密的考虑,但较之普通人群更愿意、更早地接受变革。早期大多数作为传播过程中的重要环节,他们连接着早期和相对较晚的采纳者。

（4）后期大多数采纳者:对创新持怀疑态度的一群人,也占整个人群的34％左右。只有社会大众普遍接受了新鲜事物的时候,他们才会采纳。对于后期大多数人来说,有时他们采用创新可能是来自同伴压力或经济需要,而不是因为他们想要改变的动机。对于他们来说,可能没有多少资源,因此创新的大部分不确定性必须在后期的大多数人能够接受创新之前消除。

（5）落后者:保守传统的一群人,约占16％,他们往往受教育程度不高,并且大多被认为是社会网络意义上的"孤立者"（没有很强的社会联系）。他们对变革持怀疑态度,习惯于因循守旧,对新鲜事物吹毛求疵。只有当新事物发展成为主流、成为传统时,他们才会被动接受,要历经最长的时间才能采纳创新。

影响采纳过程的因素很多,如教育经历、社会经济水平、社会状况等。一般来说,越具有同情心、能够应对挑战、理性以及志向远大的人,越早能够采纳创新。

创新采纳者的分布呈正态曲线,如果在正态曲线上以垂线标出标准差,将正态曲线分成几个区域,同时在相应的区域标明该区域的个体占总样本的比例大小,如图7-2所示,正态分布被分为5个区域,代表创新采纳者的5个种类以及各自所占的比例。尽管上述的分类是一种理想状态的分类,这种分类仍然可以作为某个人群中的个体进行设计和实施干预项目的基础,例如,对早期采纳者的干预应该着重于提高其认识,对早期大多数采纳者应该强调动机,而对后期大多数采纳者的干预应该注重克服障碍。

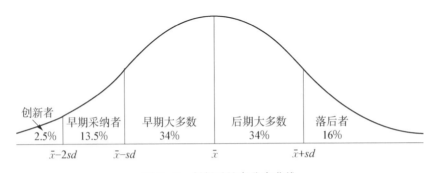

图7-2　创新采纳者分布曲线

3. 组织环境对于创新扩散的影响

对于公共卫生领域而言,大部分的创新都包括了全面的政策、环境、制度等方面的改变。对于一个单位而言,如工作场所、学校、医院,对一项创新的接受往往意味着新的服务的引入,政策和制度的改变则包括一些人员的角色和功能的变化。而对于一些更高层次上的问题,如烟草控制,创新则意味着更高水平的变革,如税收的调整、烟草包装的变化以及无烟政策的实施。事实上,烟草控制已经成为一个全球性问题,需要发达国家和发展中国家的共同努力。

人们已经意识到,能够影响创新扩散这一过程的绝不仅仅局限于创新本身以及采纳者的特征。创新扩散实际上是在创新的特点、有意向的采纳者以及环境背景之间的互动过程。艾滋病预防策略中的一个原则是在研究者和社区服务机构之间建立协作关系。经验表明,通过多水平的涵盖计划、社会营销、培训、技术支持、能力建设和评价等方面的国家策略,可以使艾滋病预防项目的扩散速度明显提高。

有时创新扩散的速度和创新本身效果的好坏并不一定一致。国外的分析发现,一些在学校开展的针对青少年远离毒品的教育项目中,尽管没有足够的证据证明这些项目起到了效果,但这些项目却得到广泛的推广。而在一些为了预防艾滋病而开展的针对吸毒者的针具交换项目中,尽管项目效果已经得到证实,但在一些地区的推广却遇到了困难。究其原因,可能是政府会比较认同青少年毒品预防教育是一个值得关注的社会问题,而针具交换则可能与一些社会的伦理、道德标准产生差异。在这种情况下,社会的价值观对于创新扩散的影响可能远远高于创新和采纳者本身。

四、创新扩散理论的发展与挑战

创新扩散理论已经成功应用于许多领域,包括通信、农业、公共卫生、社会工作和市场营销等。在公共卫生领域,创新扩散理论被用来加速重要公共卫生项目的采用,这些项目通常旨在改变社会系统的行为。例如,开发了一种解决公共卫生问题的干预措施,并以采纳为目标(基于创新扩散理论),将干预措施推广到社会系统中的人们。但是这一理论仍存在一些挑战。

(1)创新的扩散和环境因素之间的交互作用仍需关注。例如,在人群扩散过程中,社会经济地位是影响个体采纳与否的重要因素,健康的公平性是值得关注的问题。

(2)在一些工作场所和组织的健康促进中,组织的权力结构和领导的意向可能成为是否采纳的决定因素,其重要性远远超过了创新本身的特征。

(3)由于越来越多的跨国和跨区域项目出现,需要更多的多中心合作研究比较在不同场所、区域和国家实施的项目,分析和深入理解影响扩散的相关因素。同时从世界范围来看,当一项新技术从发达国家传入发展中国家时,使用代价就将会成为一个不可忽视的因素,发展中国家的人们可能会因为使用代价的问题而不得不暂时放弃使用这项创新。

新的信息技术的应用和推广,也为项目的创新和扩散提供了契机。新的信息技术应用可能成为今后创新扩散的发展方向。同时,在生活中也有很多负面、不健康的错误信息,如何基于创新扩散理论来阻止这类信息的扩散也是需要解决的问题。

五、创新扩散理论的案例实践

(一)南非促进 HIV 检测项目

Brothers for Life (BFL)是一项在南非进行的健康传播计划,该项目于 2009 年启动,旨在促进 HIV 的检测、男性包皮环切术(VMMC)、男性参与预防 HIV 母婴传播(PMTCT)和预防基于性别的暴力。BFL 使用各种创新方法在南非男性中传播积极健康行为。对于 VMMC，BFL 使用了可观察性和可试验性的创新扩散原则，不仅采访了那些接受过 VMMC 的男性，并通过电视和广播等方式在全国性范围内进行宣传。通过讲故事，BFL 将其他男性与这些接受过 VMMC 的同龄人的经历联系起来，并鼓励他们做出接受 VMMC 的决定。为了支持这些活动的进行，BFL 还创建了一个短信电话号码(SMS number)，所有的男性和女性都可以通过短信获取有关 VMMC 相关的信息并且解答他们的疑问，除此之外人们还可以通过该号码获取前往最近的医院的路线。BFL 成功地将该地区人群对于 VMMC 的知识的知晓水平从 2009 年的 8% 提高到了 2012 年的 47%。统计数据还显示 BFL 活动导致了该地区男性接受 VMMC 的人数增加。在另一个例子中，BFL 使用相同的原则，在 2011 年世界艾滋病日创建了 1000 个 Twitter 账户并招募 HIV 阳性志愿者在 Twitter 上发布有关 HIV 病耻感的推文，并使用标签♯HIVarmy 推广 HIV 检测。短短几个小时之内，♯HIVarmy 主题标签就在南非和全球范围内流行了起来(即该 Twitter 主题标签的使用率远高于其他标签)。同时许多当地名人也加入了这个话题的讨论之中。在午夜时分，所有 1000 个账户都同时被注销了，并且在头像中显示"已故"一词。这些账户的最后一条推文是警告南非人，每天有 1000 名同胞死于与艾滋病相关的疾病。这项创新的 Twitter 活动创建了一个虚拟社交网络，通过招募意见领袖并使用新的沟通渠道来宣传关于促进 HIV 检测及其相关的信息。

(二) X 射线的推广

医疗保健行业一直在变化，新技术也不断涌现。以 1985 年 X 射线的推广为例。德国工程师威廉·康拉德·伦琴(Wilhelm Konrad Röntgen)发现了 X 射线并发明了 X 光机。这一发明有一个明显的相对优势，即它允许对内部器官和骨骼结构进行无创观察。虽然这项创新确实存在一些缺点，而且这些缺点也很早就被人们所意识到。在 1896 年，人们就已经意识到了辐射对健康的负面影响是非常显而易见的。但这些缺点的发现并不足以阻止潜在用户去使用 X 光机。首先 X 光机有可试用性，每个人都可以来试用 X 光机，并且他们可以立刻看到检查结果。同时它也有很强的可观察性。其他人可以看到人们的检查结果，并且验证这项技术的有效性，向大众传递自己所看到的结果。因此，X 射线在全世界迅速扩散。

第二节　社会营销理论

1952 年，G. D. Wiebe 提出过一个著名的问题:"为什么我们不能像卖肥皂一样卖兄弟情谊?"社会营销(social marketing)的概念对健康促进和社会变革项目具有深远意义，一部分是因为它在无数的商业广告中得到了成功应用。广告是商业营销(commercial marketing)的一个重要组成部分，它是一项高度复杂且花费高昂的工作。肥皂的营销人员通常比兄弟情谊的营销人员拥有更高的预算和更先进的设备，他们往往会专注于销售一个特定的品牌,而不是为一个产品类别创造需求。从商业营销中发展出来的用于社会变革项目的关键观点、原则和策略,可以提高健康传播的战略价值,增加人们做出健康行为选择的可能性。

社会营销观点的影响是如此之大,以至于在 21 世纪初,大多数大规模运作的健康促进项目都使用多种相互促进的策略,包括社会营销的某些方面。那么,社会营销与其他健康促进和健康传播方法的区别是什么? 为什么要考虑将社会营销作为影响健康行为的策略? 本章节将讨论这些问题。

一、社会营销的定义及特征

社会营销的一些应用可能很早就出现在公共卫生领域,特别是 20 世纪 60 年代在印度的计划生育运动中。但这一术语是在 1971 年由 Kotler 和 Zaltman 首先提出的,他们将其定义为"一种涉及设计、实施和控制项目的社会影响技术,旨在提高一个或多个目标群体对社会理念或实践的接受程度"。从那时起,社会营销已经通过广泛的应用和学术研究得到了发展。期刊、网站、教科书、研究所、大学课程,以及来自非营利部门和外国援助者的资金,都在继续推动这一演变。

Andreasen 的定义是目前对社会营销基本特征最为清晰和简洁的总结之一:"社会营销运用商业概念和工具来影响目标受众的自发行为,以改善目标群体的自身利益或其所处社会的整体福利。"使用营销视角来影响个人和社会福利的行为,是所有社会营销工作的核心。关注改善个人和社会福利的结果是社会营销和商业营销之间的主要区别。

此外,社会营销还有另一个特征:通过自愿交换实现自我利益。从消费者的角度来看,自愿交换意味着这一行为满足其某种感知到的需求或欲望,这种感知到的社会、经济和物质成本不会超过感知到的收益。从经济角度来看,投资回报率(即以某种代价满足的需求或欲望)为正。从营销人员的角度来看,自愿交换意味着提供符合他们最大利益而不是让他们亏损的商品或服务。在商业环境中,这意味着提供和推广产品或服务的成本被消费者为之付出的代价所抵消。就社会营销而言,消费者和营销者可能有着相同的目标,即增加整个社会的收益,因此投资回报率是消费者和营销者成本和收益的总和。这种计算投资回报率的方法可能会给营销组织和资金机构带来问题。由于营销组织是作为公众的代理人运作的,如果判断对社会的更大社会效益抵消了制度成本,它可能会承受财务损失。

表 7-2 总结了社会营销、商业营销和健康教育(health education)之间的一些主要区别。

表7-2　社会营销、商业营销和健康教育的比较

项目	社会营销	商业营销	健康教育
主要受益者	① 个人 ② 社会意见领袖 ③ 专业人士 ④ 整个社会	① 营销组织 ② 商品生产者	个人

（续表）

项目	社会营销	商业营销	健康教育
结果的类型	① 增加个人和社会福利的行为 ② 知识、态度、准则、价值观和目标对象的自我形象,影响目标对象行为改变决定的程度 ③ 满足感更容易被延迟 ④ 利益往往是长期的	① 追求购买行为 ② 态度倾向以及产品的形象 ③ 目标对象的自我形象 ④ 准则和价值观影响目标对象购买的程度 ⑤ 及时满足 ⑥ 相对而言,利益是短期的	① 知识 ② 态度 ③ 技能 ④ 实践
受众的特征	① 趋向于较不富裕的、较有差异的、更需要社会服务的、较难以取得联系的人群 ② 受众通常以消费心态和产品关联区分	① 趋向于较富裕的、和大众传媒有较多接触的、较容易取得联系的人群 ② 受众通常以消费心态及人口学的属性、产品的关联区分	① 趋向于在注意健康议题的报道上有较好的教育程度的人群 ② 受众通常以教育和技能的程度区分
交换理论	① 包括衡量经济和非经济的社会成本和利益 ② 强调更多非财务的交换 ③ 营销组织的成本通常有资助 ④ 目标对象期待社会产品的信息是完整的且选择是被充分告知的	① 强调更多货币的交换 ② 包括为目标对象衡量社会成本和利益 ③ 目标对象期待商业产品的信息是真实的,但对于有利于产品的信息却是存有偏见的	① 教育有时是强制性的,有时是自愿的 ② 价值观通常由教育者决定
营销观点	① 产品较不具体 ② 竞争者趋向于各式各样的、较不具体的 ③ 经济因素较不重要	① 产品较具体 ② 竞争者趋向于较清楚的、较具体的 ③ 经济因素是较重要的	经济因素较不重要

二、社会营销的基本原则

作为一种健康促进策略,社会营销流行且有效的一些基本原则是什么? 在这一部分中,我们描述了五个原则:①关注行为结果,②优先考虑消费者而不是营销者的利益,③保持市场视角,④根据"4P"制定传播要素的战略"营销组合",⑤利用受众细分来确定影响消费者对所提供的产品或服务产生不同反应的因素。

（一）关注行为(focusing on behavior)

在早期,社会这一"产品"被广泛定义为包括理念(如计划生育、环境保护、心血管健康)、态度(如偏好小家庭规模、害怕心脏病)、服务(如计划生育诊所、回收中心、健康俱乐部)和行为(如使用激素避孕药、回收玻璃瓶、每周三次剧烈运动)等。Andreasen 等人认为,社会营销的正确目标是影响行为。仅仅推广产品或服务是不够的,人们必须获得并使用它们。在商业营销中,如果啤酒制造商的商业目标仅仅是提高人们对其产品的认识或积极态度,那么他们就会失败;消费者必须行动起来购买它们。在大多数情况下,营销组织对产品的使用方式或使用情况是漠不关心的,只要这不会对未来的销售产生负面影响;不管顾客是喝啤酒还是倒掉啤酒,只要他再买一次就行。在社会营销中,产品的使用更为重要,因为使用通常会带来好处。即使分发了数以百万计的安全套,如果没有被用于预防疾病和避孕,安全套的营销活动也将被判定为不成功。换句话说,社会营销中对行为的关注与消费者利益密不可分。

(二) 优先考虑消费者的利益(prioritizing consumer benefits)

营销活动首先要考虑的利益重点是成功实现项目目标主要有利于项目设计者(营销组织)还是项目受众。社会营销应重点关注消费者的利益,而不是营销组织的利益。而在商业营销中,虽然消费者可能会从商业广告和营销活动中受益,但更重要的是为消费品生产者及其股东带来的利益。相比之下,社会营销活动则通过促进健康或促进清洁、稳定的环境等形式惠及受众或整个社会。例如,如果消费者改变他们的健康行为,这更多地给消费者本身带来益处,政府机构健康运动的设计者几乎不会获得任何直接利益。

(三) 保持市场视角(maintaining a market perspective)

社会营销的另一个原则是市场本身的概念,它将社会营销与其他有目的的沟通形式区分开来。首先,市场视角意味着采用消费者导向;也就是说,市场围绕着消费者的需求和欲望,以及满足这些需求的决策方式。其次,市场的运作取决于有关可用产品、其成本、如何使用、提供什么好处以及从何处获得这些产品的信息的交流。再次,在充满创意、优先级和选择的动态市场中,促销产品总是面临着争夺消费者注意力和资源的竞争。因此,营销传播明确做出决策的环境,并制定策略,在该环境下提高特定决策的可取性或感知相对价值,从而使产品能够与消费者的其他选择进行有利竞争。

一些社会营销方法是针对不同层面沟通的策略,即上游关注基础设施变化(如政策或监管变化)或下游关注个人变化(如知识、态度或实践)。通常,需要协调上游和下游战略,以改变上游结构条件,从而对个体变化造成下游障碍。例如,Paisley 描述了公共传播运动战略中相互关联的"三个 E":工程(engineering)、执法(enforcement)和教育(education)。将安全带和安全气囊等安全功能工程引入汽车,有助于防止交通事故伤害。但是,工程方法必须得到上游安全带法执法部门的支持,以及下游公众教育部门对这些法律、违规行为可能造成的惩罚、安全带在减少伤亡方面的宣传等有效性的支持。

(四) 根据"4P"确定"营销组合"(determining marketing mix with the "4P")

社会营销方法的另一个显著特点是考虑适当的营销组合(或战略要素的组合),通常用"4P"来描述:产品(product)、价格(price)、地点(place)和促销(promotion)。这些因素紧密交织在一个有效的战略中,但每一个因素都会引起人们对市场环境不同方面的关注。

(1) 产品:营销者没有将产品视为实物(例如,抗艾滋病药物、卫生产品、安全带、回收中心),而是把它们看作可以提供给消费者的利益组合,使得使用这些产品(行为)具有吸引力。为了确定最重要的利益组合,社会营销人员进行研究,以了解消费者群体的当前行为,以及如何使新的或替代的行为更具吸引力或价值。例如,考虑开展一项活动,使餐厅的顾客更容易识别和选择菜单上的健康食品。通过给这些菜单上的食物贴上"心脏健康"或"清淡"的标签,将它们与其他选择区分开来,与特定食物选择相关的感知利益就会得到加强("沙拉不仅看起来很美味,而且脂肪含量较低")。在消费者心目中定义产品的属性或好处可能是物理的、经济的、社会的、心理的,或它们的某种组合。

（2）价格：价格是指与所提供产品相关的感知成本或障碍，是自愿交换动态的一个重要方面。成本可以是金钱成本、社会成本或心理成本。就每月的食品支出而言，维持低脂饮食会花费更多吗？锻炼计划会减少与家人或朋友在一起的时间吗？减少饮酒会导致更大的压力吗？消费者在做出购买产品或采取行为的决定之前，有时是漫不经心，有时是非常小心和专注地权衡行为的感知成本和感知收益。社会营销人员试图设定一个有吸引力的价格或影响感知的成本效益比，以便打破平衡，支持促销行为。

（3）地点：地点是指消费者接触到产品及其相关信息的地方，以及自愿交换的地方。必须为正在促销的产品（如口服避孕药、助餐剂或疫苗）或关于如何实施促销行为产品的信息选择分销渠道，以最大限度地方便消费者的"购买"体验。例如，在夜总会、加油站和24小时便利店的洗手间里放置避孕套自动售货机和关于预防性传播疾病的信息，增加了在方便的地方和一些消费者风险较高的时候，人们可以获得更安全性行为的想法和实践方法的可能性。社会营销人员可以选择多种地点，从购买点（例如避孕套自动售货机或提供食品营养成分信息的店内标识或包装标签），到基于网络的投放点（如在流行的娱乐节目或杂志上的广告，地方和国家广播媒体，在公共体育或节日活动中的信息投放），还有直接邮寄以及电话营销等。简言之，可以考虑任何地点，选择取决于最新信息，即哪些地点信息可以到达并被最多的预期受众使用。互联网技术的发展极大地扩展了虚拟空间，消费者可以在其中访问和选择几乎无限范围的产品，并获得个性化购买体验。这反过来又延长了植入式广告的寿命和利润或社会效益的有效期。

（4）促销：促销指的是社会营销计划中的沟通和信息传递要素，指的是所提供信息的形式和内容，以及这些信息的格式、顺序、强化和由营销组合中的其他要素补充的方式。促销策略通常提供有关产品的其他信息，例如产品的显著特征、消费者可以预期的成本和收益、如何克服或最小化产品使用障碍、在哪里可以获得或使用产品等。不同的消费者群体对一种促销策略的反应可能比另一种更好。例如，追求高感官刺激的青少年可能会对以戏剧性的方式描述吸毒后果的反大麻信息有更强烈的反应，而不是那些健康统计数据或社会对吸毒不满的信息。无论问题是什么，必须选择与受众偏好和信息处理风格相一致的促销方式。大量信息策略可供选择，包括使用情感或理性诉求、单面或双面信息、通过电子媒体或社区现场活动传递的互动信息，大众诉求与高度定制的个性化信息，强调社会价值或规范的信息与强调个人利益的信息，以及许多其他信息。

（五）受众细分（using audience segmentation）

受众细分原则是指确定相对同质的子群体，并根据每个子群体的独特特征制定营销策略。不同的子群体需要不同的策略，因为他们可能重视与产品相关的不同利益，不同程度地优先考虑价格因素，通过不同渠道寻求和获得产品信息或行为改变的社会支持，并且比其他人更容易对某些类型的信息策略做出反应。

例如青少年生殖健康运动，重点是减少青少年怀孕。青少年是一个多元化的群体，代表着许多不同的社会经济、文化、地理、心理和年龄层。例如，在14～18岁的年龄范围内，有些人性活跃，有些人不活跃，这表明需要不同的产品和不同的促销策略来满足不同的需求。有些人可能会说，禁欲信息对所有青少年都是合适的，但对于那些已经性活跃的青少年来说，避孕教育可能是必不可少的,而对于那些没有性活跃的青少年来说,鼓励他们继续禁欲可能是合适的。因此,基于性活动状态的青少年怀孕预防受众细分策略可能侧重于性活跃青少年的安全套使用和非性活跃青少年的首次性行为延迟。每种产品都会有自己的利益捆绑、产品和信息放置、成本和利益的描述,以及适合目标受众的推广策略。

三、社会营销在健康传播框架中的应用

理想的营销策略不仅仅是要求人们改变,而是在开明的卫生政策的支持下,通过培养健康、参与的社区和有效的卫生保健提供系统,帮助他们做出适当的卫生决策。社会营销传播必须以潜在的社会、政治和经济条件为基础,这些条件共同定义了市场。在所有社会中,健康传播发生在三个主要领域:①社会政治环境,②卫生服务提供系统,③社区内的个人之间。随着时间的推移,这些领域内的交流激发并促进了受众和机构的各种变化。反过来,这些变化促进了行为结果,使环境更支持健康实践,提高了卫生服务的绩效,并提高了预防性健康实践的可能性。不同层面的行为结果变化相互强化,从而改善了人群层面的健康状况。只要这些变化是持久的,改善的健康结果就是可以持续的。

显然,并非所有级别的市场环境都会参与每一个社会营销计划,但在这个更大的框架内,可以根据产品类型、需求性质和约束行为的因素选择特定的社会营销方法。我们可以将其视为产品驱动的方法、消费者或需求驱动的方法以及市场驱动的方法。

(一)产品驱动的方法

产品驱动的方法将重点放在"4P"组合中的"产品"上,旨在增加其吸引力,并将其与其他产品区分开来。产品差异化通常通过品牌推广实践来实现。在商业营销中,品牌创建一个产品类别,并将其与理想的产品属性相关联。可口可乐软饮料、壳牌石油产品、耐克运动装备、红十字国际委员会以及万宝路香烟只是一些流行的、国际公认的品牌例子。营销人员在提供这些产品时,都会承诺一系列的好处(例如,美好的时光、可靠的质量、社会地位、同情心、环境保护、好味道)。消费者开始期待这些好处,并在期待可预测的结果中一次又一次地回到产品中。社会营销人员使用类似的品牌策略。

例如,印度尼西亚非常成功的1988年国家计划生育项目最初将蓝圈作为私营部门医生和助产士提供服务的品牌形象。这一最初的计划以城市地区为重点,旨在将计划生育服务扩展到私营部门,以认识到经济的变化以及将计划生育责任从政府转移到人民手中的必要性。该项目是在KB Mandiri的保护伞下设计的,表达了"个人自给自足和个人选择"。两年后,"蓝圈"被扩展到一系列私营部门的避孕产品。最终,蓝色圆圈以各种各样的方式出现:里面的字母KB表示"自行选择"避孕的概念;作为医院、诊所、药房和其他提供避孕服务和用品的设施的标志;在避孕药具的包装上;在海报、广告牌和电视公益广告上宣传提供蓝圈增值服务的医疗机构;在汽车轮罩上,以及作为村庄大门的装饰,表示社区对选择实行计划生育的家庭的支持。甚至旧轮胎也被涂成蓝色,安装在乡村道路两旁的栅栏柱上。

在印度尼西亚试图从补贴供应方的方法转向注重创造需求的时候,"蓝圈"品牌的使用是全国综合社会营销活动的一部分。这场运动通过将计划生育重新定位为个人选择和社会规范,帮助突破了计划生育是政府的责任、属于政府的旧观念,并推动了现代避孕方法的使

用率从 1977 年的 23％上升到 2006 年的近 60％。不仅避孕普及率提高了,而且 2003 年私营部门的份额也增加到了 65％,95％的激素避孕药的使用者为其用品按市场价格支付,无论他们是从公共部门还是私营部门购买的。

(二) 消费者驱动的方法

消费者驱动的方法不仅仅是推动产品本身,而且要建立对产品的需求,因此,需要使行为动力从营销组织转向消费者。由于社会营销的非营利性质,这种方法可能比产品驱动的方法更具可持续性。在商业营销项目中,销售的产品越多,营销组织的利润和投资回报率就越高。但在社会营销项目中,产品往往是被补贴或免费的,成功的程度越高,营销组织提供产品的成本就越高。

实现和维持消费者需求的一个策略是以社会规范为目标。这种方法基于这样一种理论,即许多行为都会受到对"正常"或"典型"的认知的影响,以及因偏离或遵守这些规范而受到的惩罚或奖励。不幸的是,即使是在同龄人中,对规范的误解也很常见,尤其是当行为不太公开时,比如禁忌或非法行为(如性或吸毒),或明显的行为(如饮酒)。感知通常胜过现实,因此如果一个青少年认为他的大多数同龄人都吸食大麻,那么他更有可能自己尝试。如果已婚女性认为同龄人中很少有人使用避孕措施,她就不太可能为自己寻求计划生育服务或方法。社会规范营销可以用来告知人们他们所关心的群体之间行为的实际频率,从而产生显著的社会压力。或者,一个项目甚至可能引入和推广一种新的规范,并通过在环境中创建可见的符号来加强其实践,从而增加感知到的社会支持。

之前提到过的印度尼西亚的计划生育:与安全套或口服避孕药的传统社会营销不同,国家计划生育协调委员会将重点放在使小家庭规模成为新的社会规范,推出了"Dua anak cukup"(两个孩子就够了)的主题,并将避孕工具的使用作为实现这一目标的一种方式。全国性的运动通过提供全方位的品牌产品和服务来促进计划生育实践,夫妇可以从中选择,最初主要通过政府卫生服务机构,后来通过"蓝圈"私营医院、诊所、药房和卫生服务提供商。如前所述,20 世纪 80 年代和 90 年代期间,几乎不间断的全国和地方运动导致避孕普及率迅速上升,1971 年至 2006 年期间,总生育率从女性一生中的平均生育数 5.6 下降到 2.6。到了 20 世纪 90 年代末,计划生育和小家庭规模的观念已经根深蒂固,即使是 1998—2002 年印尼遭受经济危机和政治不稳定,各种商品都变得更加昂贵和难以获得,但对避孕药具的使用率也几乎没有影响。

(三) 市场驱动的方法

消费者驱动(或需求驱动)方法的延伸是市场驱动的方法。消费者的需求是在一个充满选择的世界中运作的,在这个世界中,行为的选择是根据其他的可能性做出的,其中很多都有自己的拥护者和推动者。例如,酒精饮料消费,特别是在节假日前后,与大量季节性广告所描绘的饮酒诱惑相竞争,这些广告强调饮酒的社会效益和友情。不和朋友喝酒是否意味着社交生活不那么活跃和充实?

以市场为导向的负责任饮酒方法必须将其产品(其中一个方面是无酒精的社会互动)定位为对竞争者有吸引力的选择。因此,美国越来越多的社区在除夕夜赞助"第一夜"活动——这是一个酗酒的常见时期。例如,弗吉尼亚州的威廉斯堡市,一个以历史为主题的热门旅游目的地,每年新年前夕都会举办并大力推广表演艺术庆祝活动。2007 年,公众可以购买一张门票,允许进入 60 多个场所,提供从古典、民间和流行音乐到舞蹈、戏剧和艺术表演的各种类型的表演,作为公共活动、俱乐部、餐馆和酒吧的替代品。

四、社会营销中的理论应用

有许多理论可用于指导社会营销计划的规划和评估,我们将重点介绍四种在大型国际卫生干预中常用的健康行为理论(表 7-3):①行为预测的综合模型,主要关注决策的认知或理性过程;②扩展平行处理模型,有时被称为恐惧或威胁管理理论,该模型关注情绪反应及其对动机和行为的影响,特别适用于一些健康问题,如艾滋病或禽流感预防;③观察(或社会)学习理论,该理论关注人们如何通过观察他人来学习行为;④创新的扩散——在某些方面是这些理论中最"社会化"的,它关注的是社会环境(例如,社区和网络)中关于新产品或实践的信息流,以及这些如何影响信息的获取和响应。

表 7-3 四种理论在社会营销研究和设计中的关键思想和应用

理论框架	确定行为动机	确定信息策略	确定目标受众
合理的行动/计划的行为(reasoned action/planned behavior)	• 健康行为的个人和社会优势(好处)和劣势(代价)是什么?	• 改变对行动后果(成本和收益)的信念和评估 • 改变对主观规范的看法 • 改变动机,遵守主观规范	• 定义主要受众(那些将从态度改变中受益的人) • 定义次要受众(受影响的重要其他受众)
扩展平行处理模型(extended parallel processing model)	• 健康问题被认为在多大程度上构成了严重的个人威胁(不作为的代价)? • 提议的行动在多大程度上被认为是有效的(反应效能或行动的益处)? • 人们如何看待他们实施行为的能力(个人效能)?	• 创建信息,增加对威胁的理解,并解释或演示响应如何有效减少威胁 • 创建解释如何执行建议响应的消息 • 解释如何克服建议响应的障碍	• 将受众分为代表感知威胁和效能水平的不同类别
观察学习(observational learning)	• 哪些感知到的个人和社会激励或强化(好处)会影响学习和行动? • 哪些感知到的个人和社会障碍(成本)会影响学习和行动?	• 提供具有吸引力和吸引力的有效行动模式 • 鼓励对行为进行排练和试验 • 为行为尝试提供反馈和强化 • 为拟定行为的绩效提供激励	• 定义主要受众(那些将从态度改变中受益的人) • 定义次要受众(潜在的榜样和倡导者)

（续表）

理论框架	确定行为动机	确定信息策略	确定目标受众
创新的扩散（diffusion of innovations）	● 受众如何看待行为创新？ ● 它提供了什么相对优势（好处）？ ● 它（成本）有多复杂或风险？ ● 行为的后果（成本和收益）是否可以观察到？ ● 该行为是否符合当前的做法（成本）？ ● 环境中存在哪些社会影响或网络来鼓励或阻止行动（社会成本和收益）？	● 展示并解释拟议行动的好处 ● 用简单的术语解释如何做到这一点 ● 展示新行为如何与当前实践相适应或从中发展出来 ● 鼓励那些已经实践这种行为的人向其他人宣传这种行为	● 根据对行为的感知对观众进行细分 ● 针对关键网络成员（意见领袖）

这些理论为消费者可能感兴趣的产品特性提供了见解，并可通过形成性研究加以证实。例如，如果一种新的行为具有以下的特点，那么它往往会被更快地采纳：①被认为比目前的行为有相对优势；②与自己的日常习惯、社会文化价值观和优先事项相一致；③采纳或实践起来并不复杂；④在付诸实践之前可以尝试，且没有很大的风险；⑤在自己尝试之前可以观察别人的行动，看看别人的结果如何。

理论也可以帮助社会营销人员以有意义的方式细分受众。例如，扩展平行处理模型描述了行为决策中情绪（感知威胁）和理性（感知效能）之间的相互作用。设想在某村庄有一群家禽养殖户，他们听说感染禽流感病毒的人死亡率很高。如果有人认为禽流感会对其健康构成严重的威胁（较高的恐惧感），但相信使用防护设备及卫生的家禽处理方法预防感染是有效且可行的（较高的自我效能），那么他更有可能采取保护措施。相比之下，其他人既不担心感染这种疾病（较低的恐惧感），也不相信提出的解决方案或自己实施方案的能力（较低的自我效能）。针对较低的恐惧感/自我效能部分的沟通策略可能侧重于提高风险认知，并对已知的缓解威胁的可能行动进行教育或建模。对于较高的恐惧感/自我效能，沟通策略可能只关注提示他们在禽流感暴发更可能发生的季节采取行动。通过使用代表不同细分市场的多个模型、量身定制的沟通策略或个性化的沟通渠道，可以在整合营销战略中解决多个受众细分市场的问题。

五、社会营销的案例实践——传播促进健康生活（communication for healthy living, CHL）

CHL 是埃及一项为期七年的综合健康传播计划，由美国国际开发署（USAID）资助。CHL 始于 2002 年，在 USAID 伙伴关系的支持基础上，由埃及卫生和人口部（MOHP）与国家信息服务部（MOI‐SIS）协作建立。

（一）关注行为

由于该项目的资金将计划生育作为优先结果，因此使用避孕措施是一个主要的行为目标。然而,CHL 将避孕药的使用定位在更大的一系列家庭健康行为中,将婚姻作为沟通战略的切入点。新婚夫妇面临与生殖相关的健康问题,包括决定立即生育或推迟第一次怀孕。当第一次怀孕发生时,新的行为变得相关:保护母亲和胎儿的产前健康,准备安全分娩,以及在医生或训练有素的助产士帮助下分娩。在分娩后,对母亲的即时产后护理和对婴儿的产后护理、开始母乳喂养和产后开始使用避孕药具以推迟后续怀孕变得相关,随后是婴儿喂养做法和免疫接种。然后,随着家庭的成熟,其他生活方式变得更加重要。例行公事地洗手与预防肝炎、HIV/AIDS 和禽流感等传染病、锻炼、吸烟和避免二手烟是其他例子。

CHL 宣传健康服务的可获得性,并促进购买和使用健康产品,如口服避孕药、香皂、女性卫生产品和一次性注射器,但将这些产品定位为可用于实现行为目标的产品,而不是本身的消费品。

(二) 关注消费者利益

所有 CHL 信息和活动的标志性主题是"*Sahetak Sarvisak*"(Your Health Is Your Wealth)。每一种推介的生活方式或行为都需要明确告知公众它们的益处:通过计划免疫和母乳喂养改善婴儿的心理和身体发育,通过避免二手烟降低心血管疾病和癌症的发病风险。

(三) 保持市场视角

CHL 在几个方面反映了市场前景,最引人注目的是通过其名为 Isaal Istashir(Ask-Consult)的私营部门药房倡议。截至 2007 年,Ask-Consult 已经建立了一个由 16 000 名私营部门社区药剂师组成的全国网络,这些药剂师与该项目有关,以提高他们提供的服务和产品的水平,并增加他们的销售额。随着捐助资金开始逐步减少,少量会员费将有助于支持问诊服务和产品的品牌推广和通用营销,以及成员获得客户服务和保健信息材料和培训的机会。签名活动邀请消费者在看到 Ask-Consult 标志的情况下"询问和咨询"家庭健康信息和适当的产品。

Ask-Consult 通过全国性的电视广告、公共关系活动、销售点促销、直接邮寄和竞赛来争夺消费者的注意力。宣传计划生育、安全注射、卫生和妇幼保健的积极行为和适当的保健品。通过扩大和支持这一网络,CHL 试图通过改善人们获得当地信息来源和保健产品的机会和质量来影响市场结构本身,以保护他们最大的资产——家庭健康。

除了问询倡议之外,CHL 还通过利用健康行业制造商的支持,与潜在竞争对手合作,以获得消费者的关注和广告支出。CHL 吸引了宝洁、Shering、Organon、Vodafone 和 Durex 等企业合作伙伴,这些合作伙伴参与并资助了一些活动,如药房竞赛、健康信息和宣传材料的分发、企业对培训和活动的直接支持、产品促销以及公共活动和与健康相关的电视游戏节目的奖品。

(四) 关注 4P 原则

(1) 产品:如前所述,CHL 产品是一套适合生活方式的行为,捆绑在萨赫塔克·萨维塔克的保护伞下。计划生育、妇幼保健和健康生活方式的个人利益加在一起,构成了终生的家庭健康和幸福,但又被分解为可在不同时间点采取的小而具体的行动。将每种行为与一种特定的生活方式联系起来,也更容易将其与背景联系起来。例如,尽管推迟第二次怀孕对母亲和新生儿的健康都有好处,但只有不到一半的埃及妇女在第一个孩子出生后首次使用避孕药。CHL Messages 将这一决定置于新婚夫妇面临来自姻亲要求生育更多孩子的压力、更多孩子带来的经济压力以及更长时间怀孕间隔的健康益处的背景下。

（2）价格：CHL 试图减少日常健康行为的实际和感知成本，部分是通过增加当地便利药店获得高质量健康信息和产品的机会。信息还试图解释与不采取行动相关的负面成本（例如，未能保护孕妇和婴儿免受二手烟的影响，可能导致出生体重较低和生长速度较慢），以影响感知的成本效益比。

（3）地点：促进健康生活方式和行为的外展活动包括社区活动、家访、比赛、生育准备和公共卫生诊所的婴儿喂养课程。涵盖卫生服务提供者和客户优先健康信息的印刷材料在全国范围内分发给 5 000 多家公共部门诊所、私营部门药房、非政府组织网络以及分娩医院，并为新妈妈提供产品样本包。

（4）促进：CHL 消息多种多样，并针对不同的受众群体和不同的主题进行了定制。在基线知识有限的问题上，消息更具信息性。例如，许多埃及人从药店购买注射器等医疗用品，并在需要治疗时将其带到医院，因为此类商品有时供不应求。很少有人知道丙型肝炎感染和重复使用注射器之间的联系，所以 CHL 关于这个主题的信息以药剂师为特色，解释使用一次性注射器防止血液传播疾病的重要性。在禽流感流行的情况下，电视和广播广告清楚地示范了人们可以采取的简单行为（例如，避免野生鸟类、定期洗手、卫生地处理家禽作为食物、彻底煮熟家禽和鸡蛋）。娱乐教育活动和媒体节目在游戏节目、Alam Simsim（埃及芝麻街）等儿童节目和婚礼庆祝活动中嵌入健康信息，以最大限度地增加关注度和情感吸引力。

这些信息通过多个渠道传播，包括国家和地区电视、广播和新闻媒体，以及电话热线、互联网、表演艺术、宣传活动、社区会议、家访和诊所咨询。CHL 与平面、电视和广播记者建立关系，以鼓励准确和及时地报道支持国家健康议程的健康新闻。大型宣传活动，如为数百对当地情侣和宾客举行的地区性"新婚庆典"，得到了全国媒体的广泛报道。制作关于专题的新闻插页，在流行杂志上向全国发行。受欢迎的电视游戏节目被用来接触到全国 1 500 万观众，为新婚夫妇提供信息，帮助他们的家庭有一个良好的开端。最后，使用了各种互动媒体，例如关于艾滋病毒/艾滋病和禽流感的国家电话热线、卫生服务中心网站以及阿拉伯文和英文卫生宣传材料的在线数据库（http://www. healthcom-egypt. info）。

（五）受众细分

CHL 主要根据生活方式以及城乡差异和性别对受众进行细分。新婚夫妇是主要的目标人群，孕妇、产后和哺乳妇女、有一到两个孩子的夫妇以及 4～6 岁的孩子也是如此。如前所述，关键行为与每个家庭的生活方式相关，并被推广到适当的受众群体。此外，同一电视插播的不同版本是为农村观众和城市观众分别量身定做的，其特色人物反映了适当的着装、语言和其他文化特征，但传达了关于生育间隔的相同信息。

（六）理论与研究的应用

CHL 的研究是全面和系统的。在 CHL 的设计阶段，利用可公开获得的埃及人口和健康调查数据以及商业上可获得的药品营销和媒体监测数据，进行了深入的受众细分和趋势分析。该计划于 2002 年启动后，CHL 继续调动各种不同的数据来源，有些是特别委托的，有些是公开提供的。这些数据提供了国家层面的趋势指标，而 2005 年和 2006 年委托进行的全国调查衡量了成年受众群体对具体的 CHL 信息的接触和反应。委托调查能够包括关键理论概念的测量,如社会规范、感知威胁和有效性、特定行为的感知益处,以及与 CHL 健康问题相关的各种知识、态度和自我报告行为的测量。商业购买的媒体评级和药品销售数据帮助该项目跟踪 CHL 的大众媒体产品的覆盖范围和问询促销活动的影响。最后,作为社区一级重点项目领域的外联伙伴,非政府组织收集了关于孕产妇和儿童健康的广泛监测数据,包括婴儿出生体重、免疫覆盖率和营养不良。

根据帕洛阿尔托研究中心的媒体监测报告,2004 年,估计有 3 200 万 15~49 岁的成年人收看了 CHL 电视广告。2005 年 8 月进行的一项全国健康传播调查发现,萨赫塔克·萨维塔克的认知度和召回率为 67%,询问咨询的认知度和召回率为 70%。2006 年的同一项调查发现,由于 CHL 协调的一项全国运动,71% 的 15 岁以上的埃及成年人至少发起了一项新的行为,以保护自己免受禽流感的伤害,并且保护行为的平均数量随着 CHL 信息召回的数量而增加。其他全国性调查数据显示,第一个孩子出生后避孕措施的使用率从 2000 年的 35% 上升到 2005 年的 50%。最后,2005 年村一级的监测数据显示,重点村庄的营养不良婴儿比例从 26% 降至 16%。

CHL 项目将至少持续到 2009 年。由于来自政府高层、公共部门、私营部门服务提供系统和社区层面的民间社会的利益攸关方组织的广泛参与,该方案的许多部分很可能将在本阶段捐助者供资结束后继续存在。

六、总结

本节向读者介绍了健康行为社会营销的核心原则和例子。社会营销不是克服公共卫生挑战的万能药,但社会营销以其系统的方法来理解受众的特点和围绕行为决策的背景或市场结构并作出战略反应,为传播规划提供了强有力的指导。

至少比其他一些方法更重要的是,社会营销将我们的注意力吸引到了个人行为改变之外的因素,以及通过政策(如水的氟化、盐的碘化)、立法(如安全带的使用)和社会规范(如减少艾滋病的耻辱感)的改变,沟通可以影响市场结构本身,从而促进自愿交换和有益健康行为。即便如此,社会营销策略也必须从消费者现有的需求和生活条件出发,减少有益行为的障碍。在商业营销和社会营销中,有时都需要建立或创造价值,但在社会营销中,识别和满足需求始终是更重要的。社会营销视角还要求规划者在"4P"之间寻求最佳的营销组合或平衡。创造关于产品的吸引人的信息很重要,但这必须通过考虑成本效益比、交换可能发生的地方以及什么力量与产品竞争注意力和资源来过滤。

社会营销的持久吸引力之一是它与商业广告的家族相似性,商业广告既广受厌恶,又广受崇拜。这种相似性不应被低估。商业广告可以有很强的想象力,而且往往能抓住流行文化的脉搏。因此,尽管创意和文化共鸣本身可能不足以推销兄弟情谊或实现其他非常理想的社会进步,但它们与本章所述的社会营销原则的系统应用相结合,可能就足够了。

(王继伟)

参考文献

[1] Bertrand J. Diffusion of Innovations and HIV/AIDS [J]. J Health Commun, 2004, 9(6):113-121.

［2］ Ellis P, Robinson P, Ciliska D, et al. A systematic review of studies evaluating diffusion and dissemination of selected cancer control interventions ［J］. Health Psychol, 2005,24(5):488－500.

［3］ Greenberg MR. The diffusion of public health innovations ［J］. Am J Public Health, 2006,96(2):209－210.

［4］ Haider M, Kreps G. Forty years of diffusion of innovations: utility and value in public health ［J］. J Health Commun, 2004,9(Suppl 1):3－11.

［5］ Oldenburg B, Sallis J, French M, et al. Health promotion research and the diffusion and institutionalization of interventions ［J］. Health Educ Res, 1999,14(1):121－130.

［6］ Rogers EM. Diffusion of Innovations ［M］. 5th ed. New York: Free Press, 2003.

［7］ Waterman H, Marshall M, Noble J, et al. The role of action research in the investigation and diffusion of innovations in health care: the PRIDE project ［J］. Qual Health Research, 2007,17(3):373－381.

［8］ Andreasen A. Social marketing: definition and domain ［J］. J Public Policy Mark, 1994,13(1):108－114.

［9］ Andreasen A. Social Marketing in the 21st Century ［M］. Thousand Oaks, California: Sage, 2006.

［10］ Haines MP. Social norms: a wellness model for health promotion in higher education ［J］. Wellness Management, 1998,14(4):1－8.

［11］ Kotler P, Zaltman G. Social marketing: an approach to planned social change ［J］. J Mark, 1971,35(3),3－12.

［12］ Mize L, Robey BA. 35 year commitment to family planning in Indonesia: BKKBN and USAID's historic partnership ［M］. Baltimore, MD: Johns Hopkins Bloomberg School of Public Health/Center for Communication Programs, 2006.

［13］ Wiebe GD. Merchandising commodities and citizenship on television ［J］. Public Opin Quart, 1951,15(4):679－691.

第八章

其他常用理论

第一节　框架理论

一、起源与发展

框架理论由欧文·戈夫曼（Erving Goffman）创立。从历史视角来看，传统认识论基础上的新闻学认为，新闻传播者的任务就是将新闻事件如镜子般地在报道中完整反射出来，这也意味着新闻工作者具有绝对的专业自主权。随着社会学、符号学等学科的哲学思考和理论的不断融入，许多学者认为新闻媒体所呈现的信息并不是固定实体，而是内容制作者、受众与内容之间互动且受到社会情境影响的结果。

1955 年人类学家葛列格里·贝特森（Gregory Bateson）在《游戏与幻觉理论》中开始使用框架概念。他在动物园观察时发现，两只猴子相互采取了一系列看似打斗却实为游戏的行为。显然，参与游玩的猴子以及贝特森这个人类观察者都明白它们并非在打斗。这一现象仅可能的解释是：参与者具有进行某种"元传播"的能力，交换的信号中装载了"这是游戏"的信息。框架就是元传播层面的资讯，它是个心理学概念，是传播者提供给受传者应当如何理解符号的诠释规则。

1974 年，戈夫曼出版《框架分析：经验组织论》一书，其提出一套系统的框架理论，直接启发了以新闻媒体为研究兴趣的社会学者，继而进入新闻传播研究领域，自此，框架概念才受到传播学家的重视。

20 世纪 70 年代末到 80 年代初，"生产新闻"研究浪潮中的几部代表性作品，包括盖伊·塔奇曼的《做新闻》、托德·吉特林的《新左派运动的媒介镜像》，均以戈夫曼的框架概念作为理论基点，并在此基础上发展起新闻框架的相关理论。

20 世纪 90 年代以来，框架研究在新闻传播学中广泛展开，同时出现在三个研究领域，包括传播生产者角度、内容研究和受众效果研究。

二、内涵和核心概念

戈夫曼框架体系的基础是初始框架，即个人用来诠释事物的首要、最本源的视角或解释图式。社会生活中的初始框架可分为两类：自然框架和社会框架。自然框架是用纯粹物理性的视角诠释事物（如天气报告），无社会因素有意的干涉或引导。社会框架则为混合了人类意愿及控制努力的事件提供背景理解（如气象新闻报道），所有的社会框架中都包含不同的规则。特定社会组织的初始框架在其文化中居于中心地位,个人必须尝试形成关于其框架的体系,也就是信仰体系。

戈夫曼借用音乐术语,将规定这种转换的一套常规称为基调(the key),转换的过程称为调音(keying)。生活中与初始框架有关的基调有五类:假扮、竞赛、仪式、技术改造、再生。捏造(fabrication)是与调音相对应的另一种框架转换方式,指行为者有意经营行为,致使另一方对正在发生的事情形成错误认识。捏造同样以已有意义的初始框架为模板,但调音是为了参与者对正在发生的事物有共同认识,捏造则是为了参与者的不同认识。捏造可分为两类,一类是良性的(如玩笑欺骗、实验骗局、模拟训练等),它们表明是为了参与者的利益而进行的(或者至少不会损害其利益);另一类是掠夺性的,捏造的一方在建构中清楚损害了另一方的私人利益。捏造还可以被分为他人捏造和自身捏造(自我欺骗)两类,后者如做梦、精神分裂等。

很多学者对框架理论的特点进行总结,例如,复旦大学学者黄旦认为框架理论的基本特点包括以下。

(1)框架理论的中心问题是媒介的生产,即媒介如何通过选择、编辑和呈现信息来构建现实。框架理论开启了一个重要的分析领域:即议题、话语和意义是如何被准确建构、组织并得以展开的。

(2)怎样反映现实,如何构建意义并规范人们的认识,最终是通过文本或话语——媒介的产品得以体现。因而,本文建构、诠释或话语生产分析是框架理论的重点;

(3)框架理论关注媒介生产,但并不把生产看成一个封闭孤立的过程,而是把生产及其产品(文本)置于特定语境——诸种关系之中。这诸种关系又可分为两类:一是把文本自身作为一个自足体系(刻意强调的、阐释的和呈现的符码),考察其内在的关系并由此所凸显的意义;二是文本生产和整个外在环境的关系(重要的制度化部分),捕捉两者之间所具有的张力以及对文本意义的影响。

在健康传播中,应用比较广泛的是收益或损失框架(gain or loss framing)。收益或损失框架是指用其积极(收益)或消极(损失)特征描述选择或结果的陈述。消息的框架不会改变其含义。增益框架(gain frame)是指在传播信息时,将重点放在积极结果上,而不是消极结果上。损失框架(loss frame)是指您关注成本或损失,例如机会成本。一些健康传播研究显示,当针对预防疾病发生的行为时,增益框架更有效。例如,每天用牙线清洁牙齿可以去除口腔中的食物颗粒,避免细菌繁殖,从而改善口气。而针对检测疾病存在的行为时,损失框架更有效。损失框架之所以有效,是因为人们更容易对消极结果产生警觉和恐惧。当人们看到消极结果时,他们更有可能采取行动来避免这些结果。例如,如果不检测 HIV,您可能面临感染艾滋病的风险,并导致严重的健康问题,甚至死亡。

三、实践案例

本案例来自武汉大学冉华和耿书培发表于《新闻大学》2021 年 2 月的一篇论文。本案例应用框架理论展示了不同框架的信息内容与高校女大学生 HPV 疫苗接种意愿的关联。实验结果为宫颈癌疫苗的健康信息设计实践提供了积极的指导意义。

1. 研究背景

宫颈癌作为严重危害女性健康的疾病之一,公众对 HPV 疫苗缺乏足够的了解和认知,致使整体接种率比较有限。本研究以高校女生为实验被试者,宫颈癌预防与 HPV 疫苗为主题,利用风险降低框架、目标框架和时间框架的实验信息设计,探索不同的信息框架对个体关于疫苗的态度、信息搜索意愿和接种意愿的影响。

2. 调查设计

本文的研究对象为 W 市 W 高校女生群体。采用了三因素交互设计:2(风险降低框架:相对风险/绝对风险)×2(目标框架:增益/损失)×2(时间框架:现在/将来)(表 8-1)。

表 8-1　实验干预变量所对应的材料内容

自变量干预	对 应 内 容
开头	宫颈癌是女性常见癌症,多与高危人类乳头瘤病毒感染相关。人乳头瘤病毒(以下简称 HPV)主要通过性接触传播,目前已经鉴定出的 HPV 类型超过 200 种,分为高危型和低危型。
"相对风险降低"	有研究表明,基础的二价 HPV 疫苗可预防最高危的 HPV16 型和 HPV18 型。而目前国内已上市的九价 HPV 疫苗保护范围最广,可预防数种高危型和低危型 HPV 的感染,将宫颈癌发病率降低了 66.7%。
"绝对风险降低"	有研究表明,基础的二价 HPV 疫苗可预防最高危的 HPV16 型和 HPV18 型。而目前国内已上市的九价 HPV 疫苗保护范围最广,可预防数种高危型和低危型 HPV 的感染,将宫颈癌发病率从 30% 降低到了 10%。
"增益×现在"	如果接种了 HPV 疫苗,女性有效预防宫颈癌的可能性会升高,并且在短时期内感染 HPV 病毒的风险会降低,这增加了女性对自身健康状况的安全感,也有利于她们的健康。女性还会得到有效的及时保护,能够安心工作、学习。
"增益×将来"	如果接种了 HPV 疫苗,女性有效预防宫颈癌的可能性会升高,并且在未来多年内反复感染 HPV 病毒的风险会降低,这增加了女性对自身健康状况的安全感,也有利于她们的健康。女性还会得到有效的长期保护,能够安心工作、学习。
"损失×现在"	如果不接种 HPV 疫苗,女性有效预防宫颈癌的可能性会降低,并且在短时期内感染 HPV 病毒的风险会升高,这减少了女性对自身健康状况的安全感,也不利于她们的健康。女性还会缺乏有效的及时保护,无法安心工作、学习。
"损失×将来"	如果不接种 HPV 疫苗,女性有效预防宫颈癌的可能性会降低,并且在未来多年内反复感染 HPV 病毒的风险会升高,这减少了女性对自身健康状况的安全感,也不利于她们的健康。女性还会缺乏有效的长期保护,无法安心工作、学习。
结尾	目前关于该疫苗很少有重大副作用的报道,最常见的轻微问题包括注射部位的疼痛、发红和肿胀(和所有疫苗一样)。因此,研发保护范围更广的宫颈癌疫苗十分必要。

3. 调查方案

本次实验采用线下问卷作答的方式,以大一和大二学生为实验对象。2019 年 5 月开始实验,总共收集 206 份答卷,排除漏答和材料阅读检验不合格的 5 份后,最终样本为 201 份。

4. 调查结果

研究发现,本研究通过实验得出,在其他条件不变的情况下,"损失"更能提升被试者有关 HPV 疫苗的接种意愿。而且,风险降低框架与时间框架存在交互作用。具体表现为,"现在"时间框架下，"相对风险降低"信息比"绝对风险降低"信息更能显著地提升个体对于HPV疫苗的态度和接种意愿；"损失"框架对接种意愿的劝服效果优于"增益"框架，"将来"框架比"现在"框架更能促进个体对疫苗的有效性感知和信息搜索意愿。

第二节　议程设置理论

与把关人理论密切相关的传播学理论是议程设置理论。议程设置是一种大众传播理论，描述了大众媒体与公众互动并影响其目标公众的方式。该理论广泛用于政治广告、竞选活动、商业新闻、PR(公共关系)等。与该理论相关的主要概念是守门人或把关人。守门人负责并控制媒体中讨论的内容的选择。据推测，公众最关心的是媒体守门人的产品。

一、起源与发展

有关议程设置的直接表述最早见于1958年诺顿·朗的一篇文章中。他认为：在某种意义上，报纸是设置地方性议题的原动力。

1963年，科恩在《新闻与外交政策》一书中提出观点："在多数时间，报纸或评论不能让读者怎样想，但在让读者想什么上却是惊人的成功。"这一假设有了方法层面的意义，即可以进行媒介内容分析与受众认知的调查，检验二者是否有因果关系，就可以确定假设是否成立。

20世纪50年代，认知心理学的异军突起也为"议程设置"理论甚至整个强大效果论的发展提供了旁证。认知心理学非常关注世界的再现，即人们在自己的头脑中构建对世界的印象以及这些印象是怎样被建构起来的。而议程设置理论假设恰恰是借助考察人们对哪些特定的议题赋予显著性，而这些显著性又是怎样获得的。德弗勒给它下的定义是：媒介似乎把我们的注意力导向某种特定的问题或争端，这一效果就被称为大众传播的议程设置功能。在理论来源上，议程设置的基本思想来自美国的政论家李普曼。他在《舆论学》一书中说："新闻媒介影响我们头脑中的图像。"此后我们才进一步认识到，无论是媒介现实还是人们头脑中的主观现实都有别于客观现实，即非现实的原生态。

1968年，麦库姆斯和肖以美国总统大选为题，针对当时被认为最关键的一小群尚未做出投票决定的选民的议题议程与他们通常了解选举情况的媒介所报道的公共议程进行了比较研究。研究分两部分，一部分对新闻媒介进行内容分析，把所报道的包括选举在内的社会问题分为三大类，看哪一类比例最高。另一部分是问卷调查，随机抽样询问了当地未决定投票意向的选民，调查他们认为最重要的主题。最后，把内容分析与问卷调查的结果进行对比，发现媒介议题与选民议题非常一致，其相关系数在0.96以上。

在1972年美国的大选期间，他们又在卡洛特进行了一次小样本的追踪访问，分别在当年的6月和10月访问选民，调查他们认为最重要的议题。在同一时间对当地报纸和ABC、NBC电视的晚间新闻进行了两次内容分析，计算出了6月和10月的媒介议程，然后进行前后相关交叉分析，研究结果是媒介议程影响公众议程。麦库姆斯和肖以美国总统大选为题进行了早期的量化研究，最终通过实证方法确证了议程设置现象的存在，并于1972年发表了《大众媒体的议程设置功能》,标志着这个概念和理论框架的正式形成。

议程设置理论在网络时代面临的挑战。21世纪日新月异的媒介生态也在不断对议程设置理论的有效性发起挑战。在"教堂山镇研究"进行之时,报业占据了美国舆论场的核心地位,电视业正处于起飞阶段;而在半个世纪之后,传统媒体都在承受衰落的阵痛,飞速兴起的互联网新闻业也在经历着从门户网站到社交媒体的权利转移。在这样的语境下,媒体与受众之间权力关系的转变对经典传播理论的信度和效度都产生了一定的冲击,大众传媒对公众所产生的"强大影响"也开始受到质疑。

此外,越来越多的研究表明,人类在获取信息和形成认知的过程中其认知结构并非线性的,而是接近于网络结构,这也对传统议程设置理论的有效性提出了挑战。

二、内涵和核心概念

麦库姆斯和肖认为议程设置即大众传播只要对一些问题予以重视,集中报道,并忽视或掩盖对其他问题的报道,就能影响公众舆论。而人们则倾向于关注和思考那些大众传播媒介注意的问题,并按照大众传播媒介确定的各个问题重要性的次序分配自己的注意力、安排问题的轻重次序,从而间接达到影响舆论、左右人们的思想和观点的目的。议程设置理论在不同的发展阶段有相同的理论侧重点,分别是想什么、怎么想和网络议程设置。

1. 第一阶段:传统议程设置——想什么?

第一阶段的议程设置理论认为,大众传播具有一种为公众设置"议事日程"的功能,传媒的新闻报道和信息传达活动以赋予各种"议题"不同程度的显著性的方式,影响着公众关注的焦点和对社会环境的认知。媒介议程设置过程,本质上来说是占统治地位的政治、经济和社会势力对舆论进行操纵和控制的过程。其特点如下。

(1)着眼于传播效果形成过程的最初阶段,即认知层面上的效果。大众传媒告诉受众"想什么",来把受众的关心和注意力引导到特定问题上。

(2)考察的是作为整体的大众传媒较长时间跨度的一系列报道活动所产生的中长期的、综合的、宏观的社会效果。关注的是传播媒介日常新闻报道和信息传播活动产生的影响。

(3)该理论暗示了传媒是从事"环境再构作业"的机构。对外部世界的报道不是"镜子"式的反映,而是有目的地取舍选择活动,会影响到人们对周围环境的认知和判断。

(4)该理论形象地说明了大众传媒、公众意见和政治过程之间的关系。议程设置过程是事件推动者为了获得媒介工作者、公众和政治精英的关注而不断进行的斗争。

朗氏夫妇研究美国水门事件时于1981年提出。议题建构是一个整体过程,在这个过程中,媒介、政府和公众互相影响,决定什么是重要事件。该过程分为六个步骤。

① 媒体突出报道某些事件或活动,并使其引人注目。

② 不同类型的议题需要不同种类、不同分量的新闻报道,才能吸引人们注意。

③ 处在关注焦点的事件或活动必须加以"构造",即给予一定范围的意义从而使人们便于了解。

④ 媒介使用的语言也能影响人们对一个议题重要程度的感受。

⑤ 媒介把已成为人们关注焦点的事件或活动与政治图景中易于辨认的次级象征联系

起来。

⑥ 当知名人士、可信人士(即意见领袖)参与议题讨论,议程建构的速度会加快。

麦库姆斯和肖在1999年提出议程融合理论。该理论认为,在现代社会中,个人必须通过加入某个社会群体来降低认知不协调,获得安全感和确定性。人们为了融入某个群体,会接触与该群体相关的媒介,以使自己的议程与该群体的议程保持一致相融合。议程融合理论中引人注目的一点是强调大众传媒在受众细分时代的社会整合功能。

议程融合分为6个过程:决定群体归属;是否具有该群体所需要的信息;定向需求,这将导致个人大量地接触各类媒体;媒体接触,个人会根据自己的方便程度,决定使用大众媒体还是人际传播来满足自己的信息需求;议程设置第一层;议程设置第二层。

2. 第二阶段:属性议程设置——怎么想?

麦库姆斯等人关注大众媒体对议题属性所造成的影响。他们认为议程上的每个客体都有其不同的属性,即用来描述它们的特征特性。当新闻媒介报道一个客体时,一些属性被突出强调而另一些属性则一带而过。媒介根据自己的价值观和报道方针,从报道事件中选择出他们认为最重要的属性进行加工整理,赋予一定的结构秩序,然后以“报道事实”的方式提供给受众。这一阶段的理论特点如下。

(1) 关注传播效果研究的终端——形成认知。大众媒体不仅能告诉公众“想什么”,也能成功地告诉公众“怎么想”。

(2) 属性议程设置则使议程设置理论与“框架建构”理论联系了起来。

属性议程设置把注意力放在传播者及其受众上,关注他们如何从新闻中产生对议题的印象,特别是如何赋予特定属性或框架在消息内容中的特殊地位。然而,并非所有的属性都是框架。把框架概念置于属性的语境中,可以明晰地划分框架与其他属性之间的有效界限。框架是一则消息的某种主导属性——辨别了属性的两种独特类型,即方面与主题。方面是属性的一般类别。而主题是属性的限定类别,换句话说,界定主题的属性就是框架。从操作定义来看,这一区分在媒介内容分析方法中的应用已经非常明显了。和界定每一则新闻报道重大主题的框架属性相对应的,是从新闻报道贯穿始终的句子与段落中反映出来的各个方面的属性。

3. 第三阶段:网络议程设置(NAS)

面对网络时代对议程设置理论的冲击,郭蕾和麦库姆斯等学者借鉴了网络分析的理论框架,提出了议程设置的第三层次:网络议程设置理论。该理论核心观点是:影响公众的不是单个的议题或者属性,而是一系列议题所组成的认知网络;新闻媒体不仅告诉我们“想什么”或者“怎么想”,同时还决定了我们如何将不同的信息碎片联系起来,从而构建出对社会现实的认知和判断。

网络议程设置理论无论是在理论框架还是在研究路径上都有了重要的突破,顺应了互联网和社交媒体发展的时代潮流,主要体现在三个方面。

(1) 引入了“共现”的概念,强调以关系为核心的议程设置模式。“共现”是指通过“语义距离”来衡量两个概念是否存在关系。如果两个概念在文本中不断同时出现,那么人们在认知过程中通常会认为这两者是存在一定关联的。

(2) 其次,“度中心性”取代“频率”,成为衡量要素显著性的主要标准。“度中心性”在网络分析中刻画的是一个节点的关系数量总和,度中心性的值越高,说明这个节点在整个网络中与其他要素之间的联系越紧密。相比于使用"频率"作为衡量指标,度中心性提供了一个更为全面的视角,帮助研究者在一个更为宏观的语境下评估不同要素在公众认知系统中所处的地位。

(3) 提供了一个具有统摄性的框架,能够将客体与属性进行整合性分析。在前两个阶段的议程设置中,客体与属性被认为是两个孤立的要素。网络议程设置背景下,客体和要素能够同时描绘在同一个认知网络上,更加准确反映了公众的认知结构。

他们认为,新媒体议程形成过程如下。

(1) 信息源(事件)刺激个体,个体通过新媒介完成个体议程设置。

(2) 个体间传递,形成个体间议程设置,或直接上传网络分享,进入社群通过新媒介平台反复讨论、博弈,议程不断被修订,形成社群议程设置;议程也可能进入另一个社群,形成社群间共鸣和社群间的议程设置。

(3) 众多媒介介入,从单一媒介的议程设置扩展到多媒介的议程设置,形成目标公众的议程设置。

(4) 促成了议程在社会层面的解决,达成决策议程,并最终对个体产生实质上的影响。

三、议程设置理论的实践案例

本案例来自南京师范大学王晗啸的博士论文《疫苗安全议题中媒介间显、隐形议程网络关系——基于第三层次议程设置理论》。本案例应用议程设置理论,尤其是第三层次议程设置理论,展示了"山东疫苗案"与"长生生物疫苗事件"在政务微博、官方媒体、商业媒体、意见领袖以及公众等几个微博社区的主要参与主体的议程网络。研究结果为疫苗安全信息在社交媒体上的议程设置提供了积极的指导意义。

1. 研究背景

社交媒体成为疫苗安全信息发布的重要媒介。疫苗安全危机通过社交媒体进行发布,其传播效果可能会影响公众的疫苗接种率。议程设置理论已发展出了第三层次议程设置、媒介间议程设置等方向,可以运用于社交媒体对疫苗安全信息议题的发布。微博在现阶段在信息传播上具有不可替代性。本研究基于自然语言处理、机器学习等技术,对显、隐性议程网络分析方法进行改进,研究微博平台上各主体的疫苗安全议题,比较不同主体间议题的异同点,并分析各主体于公众间的议程引导关系。

2. 研究设计

本文运用了社交网络分析,分析在政务微博、官方媒体、商业媒体、意见领袖以及公众有关疫苗安全议题中的"传递性",不同主体之间的语义强度。运用机器学习,主要是主题模型LDA - U与词向量模型 word2vec,来考察文本主题之间的联系。运用自然语言处理,来对疫苗安全议题的微博文本进行分词、词频统计以及关键词抽取。

3. 研究方案

研究数据来源于知微数据旗下的"知微事见"。"山东疫苗案"微博数据收录时间为2016年3月18日到2016年4月1日,共计7 872条微博。"长生生物疫苗事件"微博数据收录时间从2018年7月15日到2018年8月10日,共计43 391条微博。每条微博包含了"发布时间""发布内容""用户名""粉丝数""认证类型"等多个维度。多元主体的分类,政务微博、意见领袖和公众根据"认证类型"划分,官方媒体和商业使用"结巴分词"进行词频统计后分类。主题分类使用 Python 中 LDA‐U 机型建模,共分为 11 主题。在主题共现上,使用社会网络分析工具 Ucinet 进行呈现。使用格兰杰因果分析,对各个主体之间的议程设置关系展开分析。

4. 研究结果

研究发现,"山东疫苗案"中,各主体于公众均呈现显著相关,但是在"长生生物疫苗事件"中,意见领袖和商业媒体与公众呈现相关。政府部门与官方媒体在有关疫苗安全议题上,对公众的议程设置能力出现下降。政务微博不能引导公众对于"问题疫苗流向"与"加强疫苗安全监管"的主题。公众在涉及"人肉搜索"等相关主体上,反向设置政务微博官方媒体的议程。

研究还发现,在显性议程中处于边缘位置的词汇,在隐性网络议程设置中处于中心位置。这点说明,虽然显性与隐形网络议程设置相似,但是在讨论细节上两个议程设置有差别。而这种差别在"长生生物疫苗事件"中尤其明显。在隐性议程网络中,很多是情绪传递;而在显性议程网络中,对疫苗的流向讨论居多。

（刘燕）

参考文献

[1] 傅蓉. 议程设置的起源、理论框架与应用[J]. 现代传播,2002(6):131－133.

[2] 麦克斯韦尔‐麦考姆斯,郭镇之,邓理峰. 议程设置理论概览:过去,现在与未来[J]. 新闻大学,2007(3):55－67.

[3] 史安斌,王沛楠. 议程设置理论与研究 50 年:溯源·演进·前景[J]. 新闻与传播研究,2017,24(10):13－28,127.

[4] 冉华,耿书培. 远虑的冒险家:一项关于健康信息框架对女性 HPV 疫苗接种态度和意愿影响的随机实验[J]. 新闻大学,2021(2):85－102,124－125.

[5] Guo L. A theoretical explication of the network agenda setting model: current status and future direction [M]//Guo L, McCombs ME. The power of information networks: New directions for agenda setting. London: Routledge, 2015.

[6] Mreza SA. Expanded perspective on NAS between traditional media and twitter political discussion groups in everyday political talk [M]//Guo L, McCombs ME. The power of information networks: New directions for agenda setting. London: Routledge, 2015.

[7] Lang GE, Lang K. Watergate: An Exploration of the Agenda-Building Process [M]//Wilhoit GC, De Bock H. Mass Communication Review Yearbook. New York: SAGE Publications, 1981:447－468.

[8] Shaw DL, McCombs M, Weaver DH, et al. Individuals, groups, and agenda melding: a theory of social dissonance [J]. Int J Public Opin Res, 1999,11(1):2－24.

[9] 高宪春. 新媒介环境下议程设置理论研究新进路的分析[J]. 新闻与传播研究,2011,18(01):12－20,109.

[10] Samovar L, Porter RE, McDaniel ER. Communication between cultures (Wadsworth series in communication studies) [M]. 6th ed. Belmont, California: Thompson/Wadsworth, 2007.

[11] 王晗啸. 疫苗安全议题中媒介间显、隐性议程网络关系研究[D]. 南京:南京师范大学,2020.

健康教育与健康传播方法
与实践

第九章

健康教育干预项目的计划设计与实践方法

　　人们对健康促进项目的需求无处不在。无论是在医院、工厂、企业、学校还是在日间照料中心、政府机关或是社区中心，人们都会思考"如何改善我们的生活和工作"或者"如何提高我们的产能或效能"。这时候，如果你恰巧在公共卫生或者任何与健康相关的领域工作，就很有可能在某一时间参与到健康教育的相关工作当中来，这就需要制订和实施健康教育的相关计划，用于改善个体或者群体的健康状况，降低人们发生疾病的风险，或者帮助他们恢复健康。

　　专业人员必须清楚地认识到，在实际工作中常常是知易行难：想开展一项健康指导或者干预很容易，但有效地设计实施并实现某种特定的预期结果，或者帮助特定人群切实改善健康状况，却非常困难，需要收集健康、社会、行为、资源等方方面面的实际情况，并进行综合的判断和分析，才能做出正确且符合实际的、可操作的干预方案和措施，这个过程就是项目设计、实施的过程。

　　在工作开展中，进行健康教育项目的设计和实施有各种模式，但是无论是哪种模式，基本上都包括四个步骤。

　　第一，根据存在的健康问题进行影响因素评估，综合对问题和资源的分析选择恰当的干预方法，并确定开展项目。在某种意义上，这一步骤就是进行某个健康教育项目立项依据的梳理、研究目标的确定以及干预方法的明确。

　　第二，在评估的基础上，利用健康教育和健康促进的理论，建立健康教育项目干预实施的方案和活动，以期减少对健康的影响并改善健康问题。这一步骤也即在项目确定后制定具体的实施方案。

　　第三，根据项目实施方案展开工作，包括但不限于培训活动等，注重工作进度和质量管理。

　　第四，评估项目是否按照计划实施，是否反映了实际的健康问题和相关影响因素，即项目评估。

第一节　需求评估

　　在健康教育干预之前，必须制订有效可行的健康教育干预计划。而要科学地制订健康教育计划，就需要收集相应人群的健康相关信息，分析该人群的主要健康问题、健康危险因素以及在改善健康的过程中可利用的各类资源，这个收集分析的过程就是需求评估。

　　事实上，决定解决什么问题的不是专业人员本身，而是某一人群实际存在的问题、能够解决的问题以及最需要解决的问题,这就需要从这一人群的生活质量、健康状况着手开展。健康教育需求评估就是在人们面对健康问题时,综合运用社会学、行为学、流行病学、卫生统计学等有关方法和技术,通过系统地调查、测量来收集各种与健康有关的事实与资料,并对这些资料进行整理、归纳、分析、推理、判断,从而确定或者推断与健康问题有关的行为或者影响因素,同时确定健康教育资源的可及性,为确定健康教育干预目标、策略和措施提供基本依据。这一过程也常被称为"健康教育诊断",这是健康教育工作计划、实施和评价的前提。通过需求评估,可以做到知己知彼、有的放矢。

需求评估的基本目的是收集数据信息以确定在既定场所针对某一特定范围人群,开展哪种干预是恰当的。要成功地开展需求评估,就必须仔细分析需求评估的过程,收集数据、分析相关问题、确定优先问题、评估可利用资源并且形成需求评估报告。确定优先问题时,评估人员还必须收集现有的资源并对现有的人、财、物进行合理判断,才能开展。

一、常见理论模型

一般来说,健康教育和健康促进项目非常复杂,所以综合干预往往是最有效的。因此,健康教育专业人员需要从行为、组织、文化、社区、政策和环境等诸多方面考虑需求评估的影响,同时针对人群的不同特征进行分类,而相关的理论和模型可以为需求评估提供思路和框架。在实践中,可以借鉴格林模型、马斯洛需求层次理论、PATCH 模型、MATCH 模型等理论模型,或参考个体、群体或者社会的健康行为干预理论,如社会营销理论、创新扩散模型、健康信念模型、行为变化的阶段变化模型、理性行为理论和计划行为理论、自我效能理论、社会认知理论、社会网络与社会支持理论等。这些需求评估模型不是独立的,健康教育工作者可以同时应用多个模型。以下对一些重要模型进行简要介绍。

(一) 格林模式(PROCEDE-PROCEED 模式)

格林模式(PROCEDE-PROCEED 模式)是较具代表性、较为公认的健康教育需求评估基本思路,是最著名的计划实施评估的健康促进项目计划模式之一,由美国健康教育专家 Lawrence W. Green 教授所创立。该模式不仅可用于健康教育领域,对社会科学研究计划也具有积极的借鉴作用。

PROCEDE-PROCEED 把健康促进计划分为两个阶段(图 9-1),第一阶段为诊断阶段或健康需求评估阶段,称为 PRECEDE 阶段,即"Predisposing, Reinforcing and Enabling Constructs in Educational/Environmental Diagnosis and Evaluation"的首字母,意为"在教育/环境诊断和评价中的倾向因素、促成因素和强化因素",主要从五个方面进行诊断评价,分别是社会诊断、流行病学诊断、行为和环境诊断、教育与生态学诊断以及管理与政策诊断;第二阶段为执行阶段,称为 PROCEED 阶段,即"Policy, Regulatory and Organizational Constructions in Educational and Environmental Development"的首字母,指"在教育和环境发展中的政策、调控和组织构架"。两个阶段整合在一起就形成了完整的 PRECEDE-PROCEED 模式,又称格林模式。

在 PRECEDE-PROCEED 模式的两个阶段中,健康教育诊断(PRECEDE)阶段工作方向是由右向左;而在健康教育干预(PROCEED)阶段工作方向是从左向右,从图示可以看

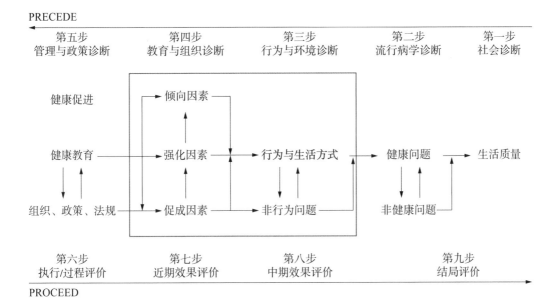

图 9-1　**PRECEDE-PROCEED 模式**

出,PRECEDE-PROCEED 模式是以健康教育目标人群的生活质量和健康问题为起点开始调查研究,力求通过系统地收集相关信息和多层次、多维度、多因素分析而逐步明确影响生活质量的因素、影响健康问题的因素、影响目标行为的因素和干预的主要策略;然后在评估的基础上制定干预计划,通过多种干预措施改变影响目标人群问题行为的倾向因素、促成和强化因素,进而促使目标人群的相关行为得以改善;而目标人群相关行为的改善又最终导致目标健康问题改善、疾病控制或危害减少,实现防治疾病、提高健康水平的目的。

1. 社会诊断

个体的生活质量与健康问题会存在相互影响,健康教育可以通过干预来减少健康问题对生活质量的不利影响,同时健康教育也会通过健康政策对个体健康产生影响。

从实际工作中看,社会诊断主要完成三个任务:

(1) 评估目标对象或目标社区的生活质量,并明确影响其生活质量的健康问题。

(2) 了解目标对象或目标社区的主要社会环境。

(3) 动员目标对象或目标社区积极参与到健康教育的项目中。

生活质量的评估一般会涉及主观评估和客观评估两个方面。客观评估主要是目标对象或目标社区的经济、文化、疾病等方面的指标,主观指标主要是反映目标对象或目标社区对于生活质量满意程度的主观感受。因此,对目标对象或目标社区生活质量的评估,通常可以通过问卷调查等定量方法直接从人群中获得,问卷设计可以参考已有的生活质量量表,也可以依据当地的实际情况或研究的特定问题进行专门设计。在进行定量研究的同时,还可以兼顾反映群众主观感受和社会需要的定性研究,常用的方法包括:①知情人座谈会,邀请社区卫生行政领导、有关卫生专家、社区工作者、各有关组织和群众代表等知情者提供目标人群或社区需求的相关信息;②个别访谈,与熟悉社区情况的人交谈了解目标人群关心的问题;③利用常规资料,如卫生部门提供的发病率、患病率、死亡率、入院率、出院率等资料,以及从既往文献中获取数据;④现场观察。此外,当用上述方法仍有不足时,还可用专门调查进行补充调查,可以是抽查或者普查,但提倡采用快速评估方法(快速评估是一种社会学定性研究方法,通过应用多种定性研究方法快速收集和分析信息,在短时间内得出研究结论,多偏向于对负面因素的评价)。

在收集生活质量的主客观指标时,还需要收集社会环境相关指标,包括经济、文化、服务、政策和资源等多个方面。社会经济指标包括人均年收入水平、失业率、人均绿化面积、人均住房面积等,文化指标主要包括入学率、文盲率、传播媒介种类覆盖及利用情况等;社会服务指标可以包括卫生服务机构分布、三级卫生网络的完整性和运作情况、每千人床位数以及床位周转率等;政策指标包括社会各部门之间的协作、政府机构对健康教育与健康促进的态度和承诺、社区卫生制度的建立和实施等。社会环境的相关资料,可以帮助确定影响生活质量的健康问题、分析健康问题与健康相关行为发生发展的原因,并了解社区可以为健康教育项目所利用的资源情况,为健康教育干预方案设计策略和措施提供信息。项目相关方可以利用定性或定量的方式,收集与生活质量相关的直接和间接指标。

2. 流行病学诊断

流行病学诊断主要是确定人群当中对其生活质量有最大/较大的不利影响的主要健康问题,包括躯体健康问题、心理健康问题、社会健康问题,同时明确这些疾病或健康问题的分布特征及原因推断,通过判定主要健康问题与社会问题的吻合程度,确定需要优先解决的健康问题。

在影响目标社区或人群生活质量的若干疾病或健康问题中,通过流行病学诊断确定最主要的健康问题,是为了在实际工作中能够将有限的资源应用于解决那些对社会生活质量有重要影响的健康问题,因此在这一环节需要实现:

(1)明确区域范围内主要疾病或健康问题在时间和空间上的分布情况及分布特点,从中确定对目标社区或人群的生活质量构成最大/最突出威胁的疾病或者健康问题,或者是确定目标社区或人群最为关切的健康相关内容。

(2)分析并确定重要疾病或健康问题的受累人群及其人口学特征,并发现影响该疾病或健康问题的因素及其特征(因素的影响力大小、因素是否可以改变等)。

(3)确定健康问题的主要可改变因素改变所需的资源和措施,并确定健康教育在主要健康问题改善或者生命质量提升上所能发挥的作用。

为了实现上述流行病学诊断的预期结果,就必须大量收集数据资料。相关工作人员可以收集来自政府和卫生机构的现有的统计资料,例如疾病统计资料、健康调查资料、医学管理记录、人口学特征等,通过整理上述二手数据资料,分析并发现目标人群的发病率、死亡率以及疾病的特征状况,尤其是高危人群的相关状况。但是有时候利用全国资料直接来推断局部不够合理,或者利用现有资料不够全面,这时候就需要开展流行病学调查来进一步收集区域范围内的原始数据。原始数据可以通过定量调查获得,也可通过一对一访谈、焦点小组访谈和直接观察等定性研究方法获得。在进行数据收集时,需要预先制定具体的数据收集方案,选择数据收集方法,确定数据收集过程,培训工作人员并加以实施。

健康教育工作者利用上述资料,确定需要优先解决的健康问题以及健康教育干预计划的目的和目标,尤其是对健康有严重影响、具有现实可行的健康教育干预方法,且尚未进行干预或干预不成功的健康问题。值得一提的是,尽管有些疾病或健康问题并不是最主要的或者是最重要的死亡或致残原因,但是社区居民高度关注,这类问题也应该给予特别的重视。

问题重要性的确定可以通过计分法进行:可以将目标社区或人群的健康问题分别根据问题的大小、严重程度、干预可行性及社区的关注程度四个方面从小到大依次排序,并根据排序结果取高分,并将此问题作为需要优先解决的问题进行干预,如某社区就依据下表将高血压作为了需要优先解决的健康问题(表9-1)。

表9-1　某社区优先解决问题评价表

问题	大小	严重程度	可行性	社区关注度	总评分
高血压	3	2	3	3	11
糖尿病	3	2	3	2	10
肺部疾病	1	3	1	1	6

3. 行为与环境诊断

在流行病学诊断的基础上,应该进行行为和环境诊断,目的是确定影响健康状况的行为危险因素与环境因素,以及确定应该优先干预的行为生活方式以及环境因素,其中行为危险因素是导致目标人群健康问题发生和恶化的行为与生活方式,环境因素则是社会与物质因素,尽管不受到个人的控制,但是却可以通过采取健康促进措施,使之改善并支持健康行为或影响健康结果。

通过行为与环境诊断可以确定:

(1) 在引起健康问题的因素中,哪些是行为因素,哪些是非行为因素。

(2) 在行为因素当中,哪些是重要行为(与健康问题关系密切且发生频率较高),哪些是相对不重要行为。

(3) 在重要行为中,哪些是高可变行为,哪些是低可变行为。

(4) 在环境因素中,哪些是可改变环境因素,哪些是不宜改变的环境因素。

行为因素(生活方式)是指个人、群体和社区层面的健康相关行为或举止,包括依从性行为(如严格按医生的要求进行治疗)、消费和利用行为(如上班时乘公交车、使用共享单车或是步行)、模仿行为(如模仿他人吸烟、文身等)、预防性行为(如主动接种疫苗、参加健康体检等)以及自我保护行为(如主动使用安全带、安全套等)。非行为因素包括基因和生理因素(如性别和年龄),社会环境和社会特征因素(如有无社会歧视、目标人群的收入情况和社会保障情况等),物理环境或总体生态环境因素(如当地居民的生存环境、居住拥挤程度和环境保护情况等)以及健康服务和医疗保健环境因素(如当地医疗卫生机构建设和设置情况、基本医疗卫生的可及程度、医护人员总数、医疗保险覆盖率、家庭医生签约率等)。

项目方通过分析行为因素对于健康的重要性、社会赞成度、优越性、行为复杂性、可变性、改善后效果的显著性等,确定优先干预行为;一般而言,行为与健康问题关系越密切,行为的重要性越高;某行为发生的频率越高,行为的重要性越大;某行为越可能改变,采取措施后的效果越好;某行为的社会赞成度越高,越容易改变。当选择某种行为干预的理由越充足，该行为被选择为健康教育干预目标行为的可能性就越大。确定了优先干预行为后，可以对其进行明确和具体的限定，为实施干预提供帮助。而分析非行为因素中环境因素的重要性和可变性，则帮助选择环境因素对目标社区或人群进行改变。

在工作中，对于行为可变性的判断必须认真考虑时间因素，行为越是根深蒂固和普遍，时间因素就越重要。一般情况下，高可变行为往往是刚刚处于形成期，或者仅表面上与文化传统相关，以及在其他的计划中已经得到了成功验证的，此外社会上不赞同/不认可的行为也往往是高可变行为。低可变行为则是那些形成已久、根植于文化传统生活中或者在既往的尝试中并未得到成功改变的。因此，在事物发生和发展的越早期进行干预，改变的可能性也就越大。通过检查行为的可变性可以初步确定对哪些行为进行干预。

可以根据重要性和可变性可以做简单的四格表（如图9-2），将行为和环境的改变性以及重要性进行排列。最理想的目标健康行为是高可变的重要行为，而实际工作中，健康教育目标行为的选择往往取决于计划的目的，因此，我们往往会选择计划重点考虑的行为或者在一定条件下计划的重点行为。

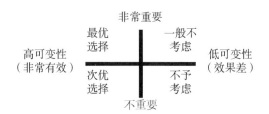

图9-2 可变性和重要性四格表

行为诊断通常采用一对一访谈、焦点小组访谈、现场观察等定性研究方法进行，也可以通过二手数据、问卷等获得定量数据进行。

4. 教育与生态诊断

教育和生态诊断的目的是在确定了要进行干预的行为因素或要改变的环境因素后，对导致行为发生发展的因素进行调查和分析，从而制定健康教育和健康促进干预策略。这一过程主要关注影响行为发生发展的因素，这些因素可能来自行为者本身，也可能来自行为者日常所接触的人文和物理环境，还可能来自社区或者社会的各类环境因素。

在格林模式中，这些因素往往被分为三类：倾向因素、强化因素和促成因素。任何一项健康相关行为都会受到这三类因素的影响，每类因素对健康相关行为产生的影响有所不同，因此，在所有希望改变健康相关行为的健康教育计划当中，都需要考虑多种影响因素。

倾向因素是目标行为发生发展的主要内部因素，是为行为改变提供理由或动机的先行因素，包括个人的知识、态度、信念、价值观、自我效能以及行为动机和意向。这一因素主要反映目标人群在多大程度上想要改变现有行为，以及通过何种方式能够提升目标人群改变行为的动机。在健康教育过程中，可以把倾向因素看作个人的"偏爱"，这种偏爱不是趋向于有利健康的行为就是趋向于不利健康的行为。以高血压为例，倾向因素可以理解为个人关于高血压对健康危害的认识程度，对血压异常的态度以及是否相信自己通过努力能够对血压加以控制。

促成因素是指能够使行为动机和意愿得以转化的因素,即实现或形成某行为所必需的技能、资源和社会条件。这些资源包括医疗卫生服务、有关信息和促使健康相关行为变化所需的新技术,以及行政部门的支持、立法等,还包括一些影响行为实现的物理条件,如交通运输等。促成因素是行为发生或改变的重要条件。以戒烟为例,促成因素应该包括是否掌握了戒烟的技巧,是否在家庭或工作场所形成了有助于其戒烟的环境。

强化因素是指在行为发生之后,能够提供持续的回报或者为行为维持和重复提供激励的相关因素,或者能够促进或减弱改变的因素。例如来自周围人员的社会支持影响,同时也包括个人对行为后果的感受,例如社会效益(如行为改变后得到来自他人的认可),生理效益(如运动后体重减轻、肌肉紧实、血脂下降等),心理效益(如改变后心情愉悦),经济效益(如减少因病开支)等内容。强化因素是维持行为改变的重要因素。

教育与生态诊断是健康教育诊断的关键,主要采用直接在目标人群中开展定量和定性调查来进行,同时可以辅以查阅材料、专家咨询等方法获取资料。由于三种因素来自多个方面,因此需要综合分析,结合实际,选择恰当的干预策略和有针对性的干预措施。

5. 管理与政策诊断

管理和政策诊断主要是通过评估项目需要的和目前可及的经济资源、人员支持等,分析促进或阻碍健康促进项目实施的政策、制度以及资源等条件,为健康促进项目的有效实施奠定基础。

具体而言,管理诊断是对制定和执行计划的组织及管理能力的评估和发展,主要是评估执行计划所需资源、当地现有资源的情况、计划实施中的困难以及可通过或者利用哪些资源解决上述问题。政策诊断则是探求可以促进项目发展的政策资源,包括能够促进项目开展的社会活动的支持性环境和改善现有困难的政策条件。对于一项健康教育和健康促进项目,可以评估项目实施可支持利用的卫生服务和健康教育机构情况、相关机构开展相应工作的能力、现有人力和物力资源情况、将要实施的健康教育项目与本地卫生总体规划是否一致、政府行政部门对该健康问题或项目的重视程度和资源投入状况、其他相关组织机构参与该项目的积极性和既往开展相关工作情况、目标人群接受和参与该项目的意愿和现状、有无与项目内容相关的支持性政策、政策是否完善等。

管理与政策诊断可以通过查阅二手资料、专家咨询、现场观察、目标人群访谈、抽样调查或者普查等多种方式收集资料。

我们必须看见,在PRECEDE-PROCEED模式的健康教育诊断(PRECEDE)阶段,五个诊断步骤密切相关,存在相互关联。因此,在实际工作中,往往将这五个步骤在资料收集过程中加以融合。例如,要开展一个健康教育项目,通常是首先做文献检索及专家咨询等,利用已有信息了解项目地区、目标人群、目标健康问题及相关行为等情况,然后进行社会诊断,再在社区诊断的基础上进行综合性调查设计,尽可能将流行病学诊断、行为与环境诊断、教育与生态诊断所需资料利用一次现场调查进行收集。此外,在实际工作中,健康教育诊断经常是在已明确目标疾病或健康问题的情况下,从流行病学诊断开始,甚至从行为与环境诊断开始,而社会决定因素对健康行为的影响已经成为健康行为改变必须要考虑的问题,这就需要在诊断过程中注意收集社会影响因素的有关资料,为制定恰当的支持性政策、建立支持性环境、开展恰当的行为干预等综合措施提供依据,从而达到促进健康行为的目的。同时,在

PRECEDE-PROCEED 模式的健康教育干预（PROCEED）阶段还需要进行项目的效果评估，在诊断过程中收集到的资料将被作为干预效果评价的基础性资料，因此，建议要做好需求评估阶段的资料收集与汇总。

PROCEED 阶段主要是项目实施和评价，保证项目是有效的、可以达到的、可以接受的以及可以考查的，具体内容请参见第二、三、四节。

值得一提的是，在健康教育需求评估中必须重视利益相关者的存在和作用。利益相关者是指那些在健康教育计划项目中有相关利益的个人或机构，他们既可以是愿意在项目计划和实施中引入知识技能或者资源，并乐意风险共担的合作伙伴，也可以是那些介入项目过程而影响改变或者被改变影响、与结果或者针对结果的干预有利益冲突的个人或者组织。利益相关方的积极参与可能在一定程度上推进评估的开展，提高评估结果的价值，因此，专业人员在项目实施时建议尽可能与利益相关方建立良好关系，通过建立有效合作来进行需求评估，促进项目开展。

（二）其他常用理论

1. 马斯洛需求层次理论

马斯洛需求层次理论（Maslow's hierarchy of needs），亦称"基本需求层次理论"，是行为科学的理论之一，由美国心理学家亚伯拉罕·马斯洛于 1943 年在《人类激励理论》论文中所提出。马斯洛理论把需求分成生理需求、安全需求、爱的需求、尊重需求和自我实现需求五类，依次由较低层次到较高层次排列。各层次需要的基本含义如图 9 - 3。

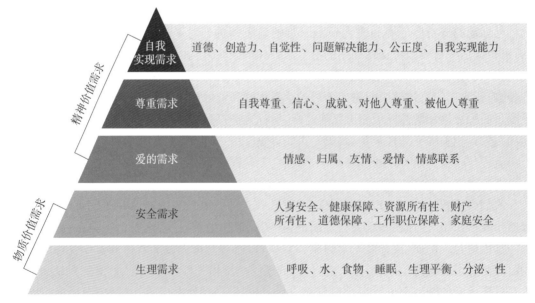

图 9 - 3　马斯洛需求层次示意图

在马斯洛的需求层次理论中，生理需求是维持生存的最基本要求，也是推动人们行动的最首要的动力，自我实现是最高层次的需求；人都潜藏着这五种不同层次的需求，各层次的需要相互依赖，彼此重叠。在同一时期，个体可以同时存在多种需求，但是有且只有一种站主导地位;而在不同时期,个体所表现出来占主导地位的需求会有所不同。由于激励个体行为的主要原因和动力是个体占主导地位的需求,因此主导需求的变化会带来行为的变化。大多数人的需求都比较复杂,会存在多种需求同时作用于行为,因此,当人们努力满足某种需求后,这种需求就会被其他需求取而代之,成为激励因素影响行为。一般来说,只有在较低层次的需求得到满足之后,较高层次的需求才会有足够的活力驱动行为,且满足较高层次需求的途径多于满足较低层次需求的途径。而当较高层次的需要发展后,较低层次的需要依然存在,只是对人行为的影响力比重降低而已。

马斯洛需求层次理论认为人的需要满足程度与健康成正比,在其他因素不变的情况下,任何需要的真正满足都有助于健康的发展。在健康教育与健康促进项目中,了解人群的需要是应用需要层次论对人群行为进行健康引导的一个重要前提,因此可以根据其设定的五个方面进行需求分析。

2. PATCH 模式

社区健康的规划策略(planned approach to community health,PATCH)是 20 世纪 80 年代中期由美国疾病控制与预防中心(CDC)、各州/地区的卫生保健部门、社区组织合作,共同建立的一种社区健康规划模式。该模式是建立在健康教育、健康促进以及社区发展的知识和理论之上,是以 PRECEDE 模式为基础加以组织的,其目的是提供一种可行的、以社区为基础的工作程序。

PATCH 包括五个基本要素:

(1) 社区成员参与项目。主要是由社区成员分析社区有关数据,确立优先解决的问题,制定干预措施,提出有关社区健康问题的决策性意见。

(2) 利用数据指导项目发展。充分利用数据描述社区的健康状况与健康需求,同时为社区人员设计合适的干预计划提供依据。

(3) 制定综合健康促进策略。社区成员对确定的健康问题的影响因素进行分析,考察社区的政策、服务和资源,设计一个全面的社区健康促进策略,干预措施包括体育项目、群众性运动、政策倡导以及环境测量等等。干预可在社区内的各种环境下开展,比如学校、卫生保健部门、社区场所以及工作场所。

(4) 信息反馈和项目改进。开展定期信息反馈,开展评估并促进项目不断完善。

(5) 提升社区健康促进功能。为解决不同时期存在的不同健康问题,社区应开展多次 PATCH 项目,利用 PATCH 计划加强社区健康规划和健康促进的技能培训,提高社区成员提出健康优先问题的能力。

PATCH 可以应用于不同类型的社区,用于解决不同性质的健康问题,但其五个步骤基本固定,分别如下。

(1) 社会动员阶段:选择参与项目的社区及目标人群,建立社区协作系统,掌握社区人口统计学概况,成立社区指导组和工作小组,并通过宣传动员广泛争取社区居民对 PATCH 项目的理解和支持,特别是要获得社区领导层的支持。

(2) 收集和组织数据阶段:建立由社区成员组成的工作组,通过定性或定量的方法收集并分析社区的死亡情况、疾病情况,采集社区成员意见和行为的相关数据。工作组通过分析数据,找出社区主要的健康问题。

（3）确定主要健康问题阶段：社区小组将影响人们某些行为生活方式的社会、经济、政治因素及环境因素加以分析，考察评估社区资源、政策、环境，基本确定主要健康问题。

（4）制订实施综合干预阶段：社区小组将利用第二、第三阶段获取的信息，围绕目标人群的不良行为方式，制定综合健康促进策略，确定干预目标及干预计划。工作计划涉及各方面内容，目标人群需要参与到干预计划实施的整个过程。

（5）项目评价阶段：社区要制定相应的评价标准，并根据评价情况适时反馈，一方面提高社区参与意识并且有助于项目工作人员改进计划，另一方面及时了解干预措施的效果。

可以发现，PATCH模式的1～3阶段实际是将格林模式的五个阶段进行了整合重组，这也在一定程度上说明了格林模式的五个步骤并不是独立存在，而是互相联系并且可以同步推进和开展的。当利用PATCH项目提出某个社区存在的健康问题时，就可以相应地修改阶段1～3的有关内容，然后对应确认主要健康问题后制定综合干预并评估。

3. MATCH模式

MATCH模式，即社区卫生多层次方法（multilevel approach to community health），发展于20世纪80年代，为了弥补PRECEDE-PROCEED模式在项目实施中的不足而产生（Simons-Morton等，1988）。这个理论虽没有被广泛应用，但是却可以指导卫生专业人员建立、实施和评价健康促进项目。

MATCH模式包括5个阶段，每一阶段被细分为几个步骤，详见表9-2。

表9-2　MATCH模式相关步骤

阶段	步骤
选择目标	① 根据重要性（患病率和疾病的严重性）、可变性和可用资源确定健康问题指标；确定健康目标 ② 确定危险人群 ③ 选择与健康目标相关的行为；确定行为目标 ④ 确定与健康目标相关的环境因素和行为目标；确定环境目标
干预方案	① 确定主要干预目标（个体可在一定水平上影响健康目标的行为和环境因素） ② 确定干预目的 ③ 创建干预框架，包括理论变量和其他调节变量 ④ 确定干预方法，如媒体支持、健康通信和教育会议
项目计划	① 确定主要项目内容 ② 创建课程 ③ 开发课程计划 ④ 收集材料、耗材和其他所需资源
实施准备	① 确定支持构架，包括社区和核心利益相关者的支持，并确定促进支持的计划 ② 培训实施项目的工作人员
项目评价	① 确定过程评价，包括可塑性、可接受度、对学习结果的影响 ② 确定影响评价，包括环境改变、行为改变、理论变量和认知变量，如知识和态度 ③ 确定结果评价，评估健康状况变化情况

相对于PRECEDE-PROCEED模式，MATCH模式更多强调健康教育项目应该针对每个个体对象实施，在社区内需要对个体和人群进行区分后开展干预，因此，该模式有助于提

高具体干预的方式、途径等形成和确定的效率,也就是有助于快速形成有效计划。如果某社区在人群中已经广泛开展了疾病和伤害的行为,以及环境风险和保护因素的宣传和科普,在开展健康教育项目时就可以考虑使用 MATCH 模式,快速确认优先干预项目并实施。

4. 干预图谱

干预图谱也是一种健康促进项目的计划方法,Bartholomew、Parcel、Kok 和 Gottlieb (2006)等认为,干预图谱的目的是为健康促进项目计划者在计划、实施和评价每一阶段提供框架。这个模式适用于针对营养、运动、性传播疾病和精神疾病等健康问题的干预。

干预图谱包括 6 步:需求评估、问题罗列、确定策略、制定计划、采纳和实施计划、评价计划。但是项目计划者通常会根据需要将各个步骤融合在一起使用。

第一步,需求评估。在制定干预计划前,对既定人群健康问题、生命质量、行为因素和环境因素的评估,以便确定项目目标。

第二步,罗列问题。结合需求评估的结果,从生态学水平上对特征人群、人群及其个体在生态学上变化特征、变化指标、变化水平等进行罗列,以确定干预目标。

第三步,确定策略。基于理论的方法和实践经验,结合实际情况,选择能够在生态水平上带来改变的方法和实践策略。

第四步,制定计划。结合确定策略内容,根据了解到的项目参与者和实施者的预期投入、目标范围、所需资源等,制定详细的项目实施计划和任务分工。

第五步,计划实施。根据计划任务表,开展实施,并详细记录实施情况和目标人群改善情况。

第六步,评价计划。根据主要健康问题干预的具体目标内容,结合实施计划,制定指标和措施,细化评价设计。

5. 社会营销模式

社会营销模式提倡利用商业营销技巧影响目标人群加强自愿的健康行为,它通过鼓励人们接受新行为、拒绝潜意识行为、修正当前行为、摒弃旧行为等方式促使目标人群改变行为,例如建议生育期女性补充叶酸(接受新行为)以减少出生缺陷发生率;阻止有毒肥料的使用(拒绝潜意识行为)以提高水的补给质量;鼓励每天至少饮用 8 杯水(修正当前行为)以预防脱水;鼓励吸烟者戒烟(摒弃旧行为)以降低肺癌发生率。

在使用社会营销模式时应该注意与商业营销进行区分(见表 9-3)。社会营销与商业营销存在一些相似之处,主要表现在以下几点。

表 9-3 社会营销与商业营销的异同点

类别	社会营销	商业营销
相同点	① 以目标人群为核心开展 ② 需要根据人群特征对人群进行细分,对目标受众行为开展研究,结合特点制定营销策略 ③ 了解人群对行为变化产生效益前后的观念变化,为策略研究奠定基础 ④ 对营销内容、所需成本、开展的范围等进行研究,确定组合开展的综合策略	

（续表）

类别		社会营销	商业营销
不同点	目标	通过形成/拒绝/强化/改变行为来解决某些社会问题	依靠售卖某些商品和服务获取金融收益
	关注点	行为	商品/产品/服务
	内容/产品	无形资产/理念/想法	有形资产/实物商品
	经费	主要来自公众/政府税收/捐赠	个人或者其他方面的投资
	竞争	与目标人群的"首选行为"及其"首选益处"竞争	与其他销售相似产品和服务的团体或组织竞争
	收益	难以测算	通过金融收益测量

（1）核心内容：两种营销模式都以目标人群为核心，分别是客户群和受众群。

（2）人群细分：都会进行人群细分，将包含不相似个体的较大人群范围细分到更小的、包括更多相似性的特征人群，结合不同的对象范围设计恰当的干预方法。

（3）市场研究：都需要研究理解目标受众的行为，比如，理解受众们如何察觉自身的需要、如何认知改变的益处、阻碍和机会。

（4）交换理论：都假定人们会比较行为改变产生的益处和成本，进而选择接受、拒绝、维持或修正行为观念和实际行为。

（5）竞争关系：都会通过对产品、价格、地点和促销等进行组合设计开展营销。

但是两种营销模式也存在差异：商业营销的目的是依靠售卖某些商品和服务赚钱，而社会营销的目的通过形成/拒绝/强化/改变行为来解决某些社会问题；商业营销是与其他销售相似产品和服务的团体或组织竞争，社会营销是与目标人群的"首选行为"和它的"首选益处"竞争；商业营销是通过投资获得资金，而社会化营销往往获取的税收和捐赠资金有限；商业营销的效果可以通过营收或纳税等方式进行评估，而社会营销是对公众负责，其效果评估则较难。

同商业营销一样，社会营销程序包括 4 个基本要素：产品（product）、价格（price）、地点（place）和促销（promotion）。这就是著名的 4P 营销法。其中：

（1）产品是指针对目标人群行为的物品、服务和认知（如勤洗手、安全性行为、系安全带）。

（2）价格是指行为改变的成本和障碍（如金钱、时间、态度、文化）。

（3）地点是指行为改变发生的地点时间（如在家里、在学校、在车中）。

（4）促销是指用于交流行为改变的信息的策略（如媒体、宣传册、广告牌）。

如今社会营销理论已越来越多应用于健康教育与健康促进领域，解决健康相关问题。工作人员可以通过建立健康教育的营销策略体系，充分考虑各种市场因素对健康信息传播及其他干预措施的影响，并在对各种市场因素进行分析和评估的基础上进行策略定位，促进目标受众健康认知的改变、健康价值观的形成以及众健康行为的改变，从而推动健康教育良性发展和实现社区健康目标。

二、开展需求评估的关键步骤

从上述的常见理论可以发现,在进行需求评估时,都应该对目标区域、目标人群的特点进行分析,并根据项目的要求和实际情况,确定相应的评估方法进行评估。在实际工作中,需求评估无论使用哪种理论,都可以参考以下步骤进行。

(一) 制订计划

1. 确定评估对象范围

评估对象需要在正式开展诊断前确定,研究人员需要了解人群的特征,如性别、年龄、种族和收入,同时从社区或人群的整体角度来判断研究对象,例如社区的位置及环境、文化和社会、人口规模以及社区的基本特征,以期能够进行全面需求评估。在评估对象范围确定的过程中,必须注意考虑哪些是优先群体,以及优先群体中拥有重要需求的细分群体(类似营销中的"人群细分")。

2. 确定可利用的资源

在实践过程中,需求评估会受到时间、人力、资金的限制,因此需要对研究或者项目开展需求评估所需的人财物、政策资源、信息资源进行研判,以期在有限时间内高效、有序地完成需求评估。在本地区或者所覆盖人群中已开展过的类似研究可以为计划开展项目的需求评估提供信息和资源,对此类研究进行综合索引和利用,可以节约计划开展项目需求评估的时间、精力和资源。

在判断可利用资源时,需要注意考虑对项目实施过程中不同利益群体的利用。有些群体可以与之建立伙伴关系,在实施健康教育计划或项目时他们可以引入知识、技能或资源,能够共同分担风险、责任和奖励;有些群体则会对实施和结果产生或利或弊的影响,那么就需要改善与这些群体的关系,促进评估的发展并提高评估结果的价值。

3. 确定理论模型和需求评估方法

健康教育专业人员需要从行为、组织、文化、社区、政策和环境等诸多方面考虑需求评估的影响,相关的理论和模型可以为需求评估提供思路和框架。在进行需求评估时,应根据项目的要求和实际工作情况,确定采用的评估方法。一般而言,需求评估使用的具体方法包括文献综述、定量调查和定性调查等。

4. 关注伦理

由于各方资源、项目对象、项目工作人员等都会参与到需求评估过程中,而这些因素在需求评估的理论模型选择、数据采集和结果判断等方面会不可避免地存在一些冲突和矛盾。因此,在评估过程中需要考虑伦理原则的运用,例如知情同意、机构审查委员会批准等。

(二) 确定健康问题

1. 收集并评估已有健康信息

考虑到成本和可及性,建议项目人员首先注意收集已有的健康信息。这些信息可以是有关政府机构和非政府组织的调查结果、现有文献和记录等,可以是为了某些其他目的收集的数据或者来自其他研究或项目的数据,还可以是通过利益相关方、机构或数据源的合作和协议获得的数据。获取数据的渠道包括网络、信息化参考数据库、书籍和期刊等。收集已有数据时,需关注其与本研究中的关键群体的关联性和相似性。通过已有健康信息,可以帮助项目人员了解目标社区或人群及其健康优势、风险因素和需求。

2. 收集原始数据

结合项目目标和规划,在已有数据收集分析的基础上,需要围绕特定需求直接从目标个人或群体收集数据,这些数据也称为原始数据或者一手数据,可以通过定量调查或者一对一访谈、焦点小组访谈和直接观察等定性研究获得。在数据收集前要制订详细的收集方案,问卷调查需要设计问卷并进行预调研,定性调查则需要列出访谈提纲或者观察方案等,并在确定详细的收集过程以及培训工作人员后实施。

结合一手和二手数据,厘清目前应当解决或干预哪些健康问题,对这些健康问题的影响因素和目标行为加以分析,以期确定行为干预的策略和方法,为制订健康教育计划、方案和策略提供依据。

(三) 明确可干预的主要因素和干预可利用的资源

影响健康的因素很多,如何选择工作重点并确定干预措施就显得尤为重要。因此,需要根据目标人群的特点和当地条件,结合主要健康问题,对行为和非行为因素进行分析,选择相对重要并具有较好的干预效果的行为因素和非行为因素开展工作(可参考 PROCEDE-PROCEED 模式的"行为和环境诊断")。

对于任何项目而言,资源都不是无限的,会受到客观的制约和限制,因此需求评估中不可或缺的是对干预时能够利用的各类资源进行分析,包括社会资源(政策、规章、组织)、环境资源、人财物力资源(组织内的,包括与项目直接相关的直接成本和随时可能发生的成本)等,列出潜在的障碍并集体讨论可能的解决方案,以保证项目顺利实施。

(四) 完成需求评估

1. 确定需求的优先级别

特定群体和社区的健康需求和问题会呈现多方面、多层次特征,因此可以根据重要性(问题的大小、范围、严重程度等),有效性(干预效果),可行性(可接受性),成本-效益(经济性、资源情况)等确定优先干预的健康问题或行为。在确定优先问题的过程中,要注意研究:现实需求是什么? 有什么资源可以适当地解决问题吗? 解决问题最好的方法是用健康促进干预吗? 是否可以通过其他更好的办法解决呢? 干预策略对于解决问题是有效的吗? 问题可以在合理的时间内解决吗?

2. 确定需求评估报告

在需求评估的基础上总结评估结果,识别需要改进的方面或领域,形成干预活动的框架和重点,并判断需求的干预效果。

第二节　计划制订

任何一项健康教育与健康促进项目的开展都必须要进行科学的设计、严密的实施和全面的评价,这三个部分相互联系、相互制约、密不可分。健康教育计划的制定就是在健康教育诊断(需求评估)的基础上,针对优先解决的健康问题,对计划干预活动本身的具体内容、干预方式和步骤进行研究设计的过程,其核心是确定干预目标和策略。

在日常生活中存在众多的健康问题,而人力、物力、财力资源却是十分有限,因此,就需要根据目标人群或社区的需要以及主客观条件,选择优先项目,制订明确的目标和具体的量化指标,从一系列可行的策略和措施中做出最优选择,为项目提出一个详细具体可行的方案,一方面能指导和协调各有关部门和有关人员共同行动,克服工作中的盲目性和无序性,另一方面能提高资源的利用率,这就是计划制订的目标所在。一般而言,健康教育计划的制订包括确定优先项目、确定计划目标、确定干预策略和措施、确定工作网络和分工、确定评价方案等几个方面工作。

一、确定优先项目

通过健康教育诊断(需求评估),可以发现某个地区或者人群的健康需求是多方面、多层次的,而有限资源无法同时满足这些需求,也就需要优先项目以求使用最少投入获得最佳效益,这就是确定优先项目。

(一) 计划设计原则

1. 目标明确原则

目标是整个活动的方向指引,只有目标明确清晰,才能让整个活动做到有的放矢、以终为始。因此,计划制订中需要明确总目标和具体目标,总目标要明确、简洁、有针对性,具体目标要尽可能详尽和可测量,从而使计划活动能够紧紧围绕目标开展,保障计划目标的实现。

总体目标一般是指宏观的、计划理想的最终结果,如一项青少年控烟项目,其总目标可以设定为:造就不吸烟的下一代。而具体目标则是那些切实可行的、量化的、可测量的条目,如增加烟草危害知识的知晓率、降低吸烟率等。

2. 整体性原则

任何一个健康教育与健康促进计划都并非独立存在,而是整个卫生系统中的有机组成部分,因此,在制订健康教育与健康促进计划时,必须将计划置于卫生发展的大环境中进行,不仅要全面理解和考虑项目本身,更要考虑保证项目与卫生发展规划协调一致。

3. 前瞻性原则

既然是计划,就是对未来工作的安排和设想,而尚未发生的事情都具有各种的不确定性,因此,在计划制定过程中,要有一定的预见性,考虑到人群需要、资源、环境条件的变化,预估在项目实施过程中可能存在的各类变化,做好相应安排的同时使计划留有余地,能在实施过程中根据实际情况进行调整,以确保计划的顺利实施;同时要综合考虑各方影响,有一定的先进性,而并非照搬既往做法。

4. 实事求是原则

在计划制订中要借鉴其他项目的经验与教训,开展调查研究,充分考虑目标人群的文化习俗、思想观念、受教育水平、经济状况等,以及工作中可能遇到的困难和障碍,同时根据项目所能动员和利用人力、物力、财力、资源等,既不高估投入,也不高估需求,合理制订计划。

只有根据实际情况制订计划,才能真正符合目标人群的需要。

5. 参与性原则

健康教育工作的开展常常需要多个部门、多方人员的团结合作,在项目的筹划、酝酿阶段就需要明确利益相关者,因此,建议计划涉及的各人群、机构都应参与计划制订,如目标人群、合作伙伴、投资者、健康教育人员等。在计划制订过程中,各相关方要共同参与,达成共识,这是项目顺利实施和取得预期成效的重要保障。

6. 重点突出原则

在一个项目中可能有多个内容,但在计划制订时,必须聚焦于健康教育项目的关键环节,认真研究,突出重点,避免各项内容平均发力,分散目标与资源。

(二) 确定优先项目

优先项目应该是那些群众最关心、健康问题中最迫切、干预最有效、成本效益最好的项目内容。健康问题的确认首先要考虑重要性和有效性。重要性是指选择涉及面广、发生频率高、对目标人群健康威胁严重,对社会经济发展、社会稳定影响较大,发病频率或致残致死率高、后果严重、居民关心的健康问题。有效性原则指通过简单易行且易为目标人群所接受的干预措施就能有效促进改变,且改变具有明确的客观评价指标的健康问题。依据重要性和有效性原则,即依据健康问题对人群健康威胁的严重程度、危险因素的可干预性进行排序和确定,情况非常严重、经过干预后效果非常好的健康问题,可列为优先干预的健康问题。

当明确了优先干预的健康问题后,就应该确定与该健康问题密切相关的、可干预的优先目标行为。对与该健康问题密切相关的行为问题进行分析,从众多的相关行为中选择出重要程度高且预期可改变的关键行为作为干预的目标行为。选择优先干预行为的方法通常可依据重要性和可变性的程度进行排序选择,即依据行为对人群健康威胁的严重程度、危险行为因素的可干预性排序、打分,对人群健康威胁的严重程度越高、危险行为的可干预性越高则分值越高,得分最高者原则上可考虑为优先干预行为。

此外,计划还是要考虑目标社区的背景及政策对疾病和健康问题干预的支持力度和有利条件,以及项目的成本效益。

(三) 确定目标人群

受该疾病或健康问题影响最大、最严重、处在健康危险状态的群体,就是健康教育优先干预的目标人群。目标人群是指健康教育干预的对象或特定群体。目标人群的分类方法有多种。最常见的分类方法是根据目标人群与目标行为的关系进行分类,具体如下。

一级目标人群:是希望通过干预改变其行为,改善并促进其健康的人群,也是健康问题直接影响的人群。

二级目标人群:对一级目标人群有重要影响的人群,他们的言行将会对一级目标人群是否采纳行为建议有较大影响;他们往往与一级目标人群关系密切,例如父母、家属等。

三级目标人群:主要指政策决策者、经费资助者和其他对计划成功有重要影响的人,可以是一级目标人群尊敬或广泛受到信赖的人群,可影响一级目标人群的知识、信念、态度,也可以是对一级目标人群改变行为所需要的支持环境有作用的人,如医务人员、亲友、舆论或宗教领袖、当地德高望重的老人、领导层等。

在选择优先项目和目标人群后,往往需要用明确的文字做出逻辑清晰的必要性和可行性的说明,包括解决该健康问题的必要性、实行该项目计划对于为某地区人群谋求健康福祉的意义、大环境层面的政策可行性、社区小环境层面的操作可行性、项目实施角度的技术和资源可行性等。

此外,项目需要得到关键人群的支持,从而确保计划和实施过程的顺利进行。因此,在研究开始前还应该考虑各相关群体的利益,分析哪些是项目的利益相关者,并向其解释项目的必要性,充分发挥他们在制订与实施中的积极作用,克服他们在制订与实施时可能产生的消极作用,最终使活动计划的制订和实施得到最广泛的支持。

二、制订总目标和具体目标

任何一项健康教育与健康促进项目都应该有明确的目标和具体的指标,它是计划实施与效果评价的依据。确定计划目标是将健康教育诊断结果转换成计划具体目标的过程。目标包括总目标和具体目标。

(一) 总目标

项目的总目标是指健康教育与健康促进计划理想的最终结果。一般比较宏观、长远,是对健康教育工作提出的一个努力方向。

例如:针对艾滋病公众教育项目,可以提出"远离艾滋"的总目标;针对母婴保健项目,可以提出"提高母乳喂养率"的总目标。

(二) 具体目标

具体目标是为实现总体目标设计的、具体的、可测量的指标。这些目标是小的、具体的因素,可以促使最终目的的实现。

1. 目标管理原则(SMART 原则)

实施目标管理能够促进项目工作人员更为高效且有目标的工作,同时为未来的评估制定目标和标准,使评估更加科学化、规范化。目标管理原则(SMART 原则)最早由管理学大师 Peter Drucker 提出,主要运用于企业的绩效管理,后被各类计划目标制定者所使用。主要包括:具体的(special)、可测量的(measurable)、可完成的(achievable)、可信的(reliable)、有时限性的(time bound)。

(1) 具体的:指目标要具体、明确、不笼统,清楚地说明所要达成的标准,使评估者能够清晰了解需要完成的工作内容以及完成的要求。

(2) 可测量的:指目标应该是明确的、数量化的,有一组明确的数据作为衡量是否达成目标的依据。目标设定时应该"能量化的量化,不能量化的质化",杜绝使用概念模糊、无法衡量的描述,从而使计划执行与评估有一个统一的、标准的、清晰的、可度量的标尺。

(3) 可完成的:是指目标在付出努力的情况下可以实现,要避免设立过高或过低的目标;既要使工作内容饱满,也要具有可达性,也就是设计跳起来够得着的目标。

(4) 可信的:指目标是真实可信的,在现实条件下可以操作,并且可以证明和观察,并非虚化或者无法判定的。

(5) 有时限性的:指目标是有时间限制的,注重完成目标的特定期限,要求在既定时间期限内达成,因此也需要在项目实施过程中经常性地对照完成情况和进度,适时调整工作进程和速度。

2. 具体目标的内容要求和分类

具体目标应该有明确的、具体的、可量化的指标,一般来说要回答 4 个"W"和 2 个"H"问题。①对谁(who)?②实现什么变化(what)?③在多长时间内实现这种变化(when)?④在什么范围内实现这种变化(where)?⑤实现多大程度的变化(how much)?⑥如何测量这种变化(how to measure)?例如"三年内(when)将本社区内(where)高血压患者(who)的管理率(what,how to measure it)提高到 85%(how much)"。

具体目标通常包括三类:教育目标、行为目标和健康目标。

(1)教育目标:是指为实现行为改变所应具备的知识、态度、信念和技能等,是反映健康教育项目近期干预效果的指标。例如:实施母婴保健计划 3 个月后,90%的孕妇能说出母乳喂养的好处(知识);95%的孕妇认为她们能够用母乳喂养自己的孩子(信念);100%的产妇掌握母乳喂养的方法(技能)。

(2)行为目标:是指健康教育计划实施后,期望干预对象在行为养成方面需要达到的目标,是反映健康教育近期或中期效果的指标。例如:实施母婴保健计划 1 年后,辖区 90%的产妇都进行母乳喂养。

(3)健康目标:是指健康教育计划实施后,期望干预对象在健康状况方面需要达到的目标。由于健康状况的改变往往需要较长时间,因此,健康目标通常反映的是健康教育的远期效果。如发病率的降低、健康水平的提高、平均期望寿命的延长等。例如:实行社区糖尿病干预 10 年后,社区居民糖尿病视网膜病变的发病率由 2015 的 25%下降至 2025 年的 15%以下。

此外,还有政策/环境目标,也即改善支持性环境的目标,以促进其他目标的实现。

三、确定干预策略和措施

合理、可行的策略设计能从根本上保障健康教育计划预期结果实现,因此,要紧紧围绕目标人群的特征及预期达到的目标,基于目标人群的需求、资源可得性、现实可行性以及伦理道德和工作规范,制定干预策略和具体措施。

(一) 干预策略

1. 常用干预策略

干预策略是达到目标的方式、方法和途径,一般分为教育策略、社会策略、环境策略。

(1)教育策略:通过健康信息传播、健康技能培训、行为干预等方法,提高目标人群的健康相关知识与技能,促进目标人群的行为改变。通常教育策略又可分为:信息交流(如讲课、小组讨论、个别指导,运用大众传播媒介及其他传播材料),技能培训(如操作讲解、技能训练、示范与模拟、观摩学习等),组织方法(如社区开发、社区活动等)。在确定教育策略时,要同时注意结合技能发展和个性化服务,进行可行性与成本分析。

(2)社会策略:包括两个方面,一个是社会倡导,使全社会都关注特定健康问题,营造良好的社会舆论氛围,引导公众的健康理念和行为;一个是政策实施,法律、法规、政策有助于鼓励人民形成并巩固健康行为,规范和约束人群危害健康的行为,同时可以充分动员、协调、分配和利用社区中各种有形和无形的资源。

(3) 环境策略:改善目标人群的生活环境、学习环境和工作环境,为目标人群的意识、态度和行为改变提供支持性环境。

2. 预调研/预实验

在项目正式实施前,可以在小范围使用设计的策略进行预调研/预实验,使项目设计者能够判断策略和干预措施是否可行、是否能被目标人群代表所接受。预调研/预实验可以以焦点小组访谈、个别访谈、问卷调查等多种方式进行。通过预调研/预实验发现项目计划、干预策略和措施中的不足,然后对干预策略和措施进行相应调整,从而采用更好的措施或策略促使项目更好地适用于利益人群。

(二) 确定干预措施

根据项目需要,确定干预活动。健康教育内容应根据目标人群的知识水平、接受能力、项目的目标和要求来确定,要具备科学性、针对性、实用性和通俗性。

根据目标人群的特点和干预内容,选择恰当的干预场所、适合目标人群的活动形式以及适宜的传播或展示形式。在此基础上,进一步设计活动的具体环节和步骤,并预估每次活动的时长。在活动设计时,应该关注几个要素:活动要传播的理念、知识或技能,活动开展所需各类材料(传播材料、实物工具、辅助教具等),活动的起止日期和频率,活动的具体安排(参加活动的人员构成、组织、议程、实施和总结等)。在其中,还需要注意根据项目计划和相关经费使用规定,分别测算出每项活动的经费开支,通过汇总列出整个项目的经费预算。

在做具体干预实施方案时,可以根据项目实施开展的资源要求、难易程度等进行判断,形成进度表以便实施。

此外,需要注意的是,在框架制定中需要关注每一个可能的细节,如果在计划阶段存在计划不周、目标不清、职责不明等问题,在实施过程中就会因为一些事情扯皮或者推诿,导致项目出现边计划、边实施、边思考的情况,甚至延期,或者即便如期完成也可能不尽如人意。因此,在确认干预策略和措施时务必细之又细,反复推敲。

四、确定工作网络和分工

在计划设计时,应该根据工作需要形成多层次、由多部门联合参与的网络组织,明确干预实施过程中各参与部门、参与者的构成及其职责分工,责任落实到人,才能保障项目的科学有序推进,确保目标实现。

工作网络应该以健康教育专业机构或者公共卫生机构为主体,协调政府部门、医疗卫生部门、社区组织、大众媒体等机构和组织参加,组成多层次、多部门、多渠道的工作网络。工作核心团队应该是项目的申报者或者执行者,他们对项目进行管理和具体操作;同时可以寻求利益相关方作为合作伙伴,以期配合、支持项目的顺利开展。由于项目中会存在大量的活动和干预项目,因此可以用购买服务的方式为项目实施选择人员临时参与项目。

值得一提的是,在计划中,干预计划需要让多方参与人员了解,因此,明确网络和分工需要与干预框架和措施的确定同步进行和考虑。

五、确定评价方案

健康教育、健康促进项目就是为了实现健康目标,达到预期效果,因此项目的设计、实施以及结果的全过程都需要贯穿评估,才能客观真实地判断。

在项目的设计阶段,应该根据项目目标,制定项目效果评价方案,确定评价对象、指标、方法、时间,重点把握项目所关注的问题及评价目标、评价标准、资料收集方法以及结果利用。因此,评价可以分为:

(1)形成评价:对健康教育项目计划进行评价,评价计划的科学性、针对性和可行性,以便完善计划。可以用现有资料分析、小组访谈、个别访谈等方式进行评价,主要评价促进项目实施的因素、阻碍实施的因素、需要开发利用哪些新资源等。

(2)过程评价:评价项目执行过程是否按照计划执行进行,监督计划活动的完成情况和覆盖面以及目标人群的满意度。可以通过督导方式对项目实施过程情况进行评价,主要评价项目活动执行率、活动覆盖率、干预有效指数、目标人群满意度、经费执行率等。

(3)效果评价:评估计划实施后目标人群健康相关行为及其影响因素的变化情况,焦点在于项目对目标人群的直接影响。可以用目标人群的前后对照或者与其他人群的横向比较进行评价,效果评价指标与项目目标一致,如行为形成率、知识知晓率等。

(4)结局评价:着眼于评价健康教育项目实施后导致的目标人群健康状况乃至生活质量的变化。对于不同的健康问题,尽管从行为改变到出现健康状况改善所需的时间长短不一,但健康状况改善均在行为改变之后出现,故结局评价也常被称为远期效果评价。

根据上述制定健康教育计划的步骤,结合实际健康问题,撰写健康教育项目计划。

第三节　干预实施

计划的内容和预期的成果得以实现主要靠实施,因此计划的组织实施在整个项目过程中十分重要,需要按照要求和既定的项目计划一步步加以落实。项目实施可以参考 SCOPE 模式来操作,主要包括:

(1)制定时间表(schedule):依据时间表检查每项工作是否按计划进行,按照按时完成工作项目占计划总项目的比例计算出任务执行率。

(2)实施的质量控制(control of quality):采用一定的方法对实施过程进行监测和评估,发现和解决实施中存在的问题,控制实施质量。

(3)实施的组织机构(organization):建立领导实施工作的领导机构和具体承担实施任务的执行机构,并确定协作单位。

(4)实施人员与培训(person):对项目人员进行确认,并对开展项目的人员组织培训。

(5)实施所需设备物件(equipment):实施的设备物件包括交通工具、音像设备、印刷设备、电子化办公设备、各类辅助器材等。实施过程中,要按照活动的实施要求选择合适的设备,同时做好设备物件的维护、保养和管理。

而在实际工作中,干预实施往往结合以下步骤逐步落实。

一、实施前准备

项目实施实际上就是按照项目计划的安排,具体、有效地开展落实各项行动,以实现项目目标、获得预期效果的过程。

(一) 确定关键因素

人和钱是开展工作的必需的两大要素,因此在项目实施中是重中之重的内容。

在开始实施一项健康教育计划项目前,必须要先建立实施工作的领导机构和具体承担落实任务的执行机构,同时还要确定相关的协作单位,建立协作关系。在计划阶段,项目就已经确定了工作组、明确了利益相关群体并雇用了临时工作人员,但是在实施时,我们还是需要进一步确定领导机构、执行团队和专家团队,明确项目实施中参与单位、人员责任和职责分工,将人员细分和完善,其中:领导机构主要需要负责审核实施计划和预算,提供政策与经费支持,督导项目的实施进展和控制实施质量,研究与解决计划执行中的困难和问题等;专家团队则可以为项目提供技术支持,提出项目面临的风险和防控方案等以促进项目开展;而执行团队主要负责落实计划内容,这是项目实施的关键所在,因此需要尽可能保质保量,兼顾稳定性和专业性;此外,利益相关方的作用在实施干预期间应该进一步发挥,以期获得相应支持。

经费是项目得以实施的基础要素。一般健康教育项目经费可以来自各级财政经费、科研项目经费、各类合作项目或捐赠项目等。不管来自何方,都要对经费使用规范要求加强管理,结合切合实际的活动内容做好预算和执行。科学合理的经费预算能够保障项目有效实施,在开始前应该做好预算编制,根据项目目标、干预策略和内容,以适宜、经济为原则,充分考虑活动所需的各方开支,包括人员(项目人员、专家、雇用劳务)、设备(干预所需仪器、办公用品、教学设备等)、易耗品(试剂、材料、问卷、墨盒等)、会议或者培训(差旅交通、会场费、布置费、食宿等)。合理设置预算,预算一经确认,应根据实际情况,按照规定开展支出,支出必须符合项目要求和经费适用规定。

(二) 制订实施方案

实施方案是联系具体行动和预期效果之间的纽带。因此根据项目目标和计划,制订内容翔实、重点突出、切实可行、科学合理的实施方案对于保障实施的顺利开展尤为重要。

制订实施方案时,要从全局角度和整体利益出发进行系统性的考虑,把项目工作中的工作背景、目标要求、工作内容、实施的方法步骤以及领导保证、督导、检查等各个环节进行明确安排,做到目标要求具体、重点任务突出、步骤规范准确、步骤安排合理、保障真实可靠、评价指标明确可测、人员责任明确、经费使用合理。例如实施步骤,就应该要具体到实施某项工作的环节分解、各项工作的开展时间、分几个阶段进行、由哪些部门和人员等负责、如何具体落实以及在实施过程中的政策与经费保障等。

根据实施方案,可以以时间为引线列出各项实施工作内容、工作地点、具体负责人员、经费预算、特殊需求等,形成时间进度表(见表9-4)。时间进度表能够帮助项目中的相关参与者知道他们应当什么时候参与、参与的内容、完成任务的内容和时限等。

表9-4　项目实施工作时间表的主要内容介绍

类别	内容	备注
时间	各项活动预期开展的时间	按照时间顺序排列
工作内容	逐项列举具体的干预实施活动,如启动会、培训班、干预活动、督导监测、中期评估、项目总结等	① 按照活动的时间顺序排列 ② 充分考虑各项活动所需的时间,工作时间必须以活动质量为前提
负责人员/单位	明确各活动的具体负责人员,负责或协作的单位机构	按计划时间实施,及时报告工作进展,保证项目的总体工作进度
评估指标	用于评估项目工作是否完成的依据,反映工作的完成情况,在实施中多为过程指标	指标设定是具体、科学、可测量的,可客观反映项目的效果,如预算执行率、活动覆盖率等
经费预算	预估开展该项活动所需经费	以合理分配、有效使用为原则,注意经费执行进度把握
备注	实施活动中需要说明的特殊需求	尽可能详细备注

由于甘特图可以用图示的方式,通过活动列表和时间刻度表示出特定项目的顺序与持续时间,直观表明计划何时进行、进展与要求的对比等,能够帮助组织项目人员和规划项目活动,共同推进项目完成,因此是项目人员最实用的时间管理工具之一。

(三) 关注伦理规范

值得一提的是,由于健康教育干预对象是具有主观能动性的人,因此无论健康教育项目开展哪种活动,都必须将维护干预对象尊严和遵守伦理道德规范纳入思考范围。一般需要考虑以下几点。

(1) 干预对象的选择自主性:干预对象能够通过赋权发现和认识自己的健康问题,但他们能够自主决定是否参与健康干预。

(2) 干预活动的最小伤害性:选择对目标人群无伤害或伤害程度最低的方法进行项目干预实施。

(3) 知情同意:向目标人群如实告知项目的目的、意义、目标人群可能出现的损失,完全避免威胁、利诱和隐瞒。

(4) 隐私保护:落实尊重隐私与保密原则。

(5) 目标人群公平性:平等对待目标人群,不歧视,不适用引发歧视或者耻辱感语言。

二、培训

在实际工作中,应根据项目目标、执行手段、教育策略等项目工作要求,对项目人员进行针对性培训,使之了解干预计划执行的目的、意义,熟悉项目的管理程序,掌握实施工作中的内容、方法、要求和项目工作相关的专业知识技术。

(一) 培训对象和师资选择

学历水平不同、专业工作年限不同、实际工作能力差距等均会直接影响培训的效果。因此,遵守齐同性原则来选择培训对象,在合理控制培训规模的基础上,对培训对象的学历背景、工作经验、素质状况等方面综合分析,根据培训的目的筛选出恰当的培训学员,提高培训对象与培训内容的匹配程度,既能够增强培训效果,还有助于控制培训的成本。

除了学员本身影响培训效果外,师资的合适与否也将对培训效果产生直接的影响。尽管国内外健康教育与健康促进领域的专家和学者、执行单位有经验的管理者和业务骨干人员以及其他单位有相关项目经验的人员都可以作为师资的选择范围,但还是需要结合项目工作要求进行综合筛选,主要包括:

(1) 具有与培训内容相关的专业背景或工作经验并有较高的技术能力。

(2) 明确了解培训目的、培训内容重点,对培训对象了解,提供的相关信息与培训对象能力匹配。

(3) 具备良好的人际交流技巧,能根据培训内容和对象不同运用适宜的培训方法。

(二) 评估培训需求

培训需求的评估是直接影响培训整体质量的关键性阶段,是项目工作人员在项目开展之前,根据项目目标采用各种方法与技术对项目执行人员进行分析,了解差别短板等,为确定培训内容、制定培训计划、评价培训效果提供依据。

培训需求的评估应从组织分析、任务分析和人员分析三个方面进行。

(1) 组织分析:确定培训是否与项目计划和目标一致,是否有足够的资源支持培训,组织的内部人员能否作为培训师资。

(2) 任务分析:明确培训的重点任务和内容,尤其是确定培训中哪些是可变因素和不可变因素并分析原因,结合实际情况确定培训内容。

(3) 人员分析:细分培训对象当前的知识、技能水平以及所存在的问题和需求情况的特点,判断能否通过相应的培训加以解决并确定培训内容。

培训需求评估方法的选择和使用没有固定的要求和标准,项目中可根据培训目的和实际情况(如培训规模、经费、时间、对象所处地点等)选择一种或几种方法来开展培训需求评估。常用的培训需求评估方法有问卷调查、个别访谈、观察法、小组讨论等,然后对收集的培训需求数据进行科学的整理、分类、统计分析,并最后确定培训需求。

(三) 确定培训方式

培训方式受到培训目标、培训对象特征和数量、培训时间、经费的影响,因此在选择培训方式时,需要综合分析与考虑上述因素和培训方法的适用性,选取恰当的培训方式。例如对专业理论知识的培训通常以讲授的方式为主,而对于实践操作知识的培训,则应侧重于亲验性的培训方式,如演示与练习法;对层次较高、经验较为丰富的培训对象可以使用参与性与交互性较强的培训方式,而对于理论知识与经验较为薄弱的培训对象应以课堂讲授方式为主。

一般而言,课堂讲授、案例分析、现场示教、研讨、作业、竞赛等方式更加适合以提高理论知识为目的的培训,而如果以提高操作能力为目的的培训,可以更多考虑以角色扮演、现场参观观摩等为主的培训方式。

（四）组织培训

1. 培训梳理

在明确了培训对象、师资、培训需求和方式后，就需要对已经掌握的相关条件进行梳理，一切完备后再实施。需要梳理的内容主要包括以下几点。

（1）工作人员：人员构成、到位情况和责任分工，明确工作要求、任务、纪律等。

（2）日程安排：培训日程、开幕议程设计等，如果涉及时间冲突的需调整预案。

（3）培训通知：培训对象通知及回执收集整理、师资邀请并确认。

（4）培训资料：培训资料收集整理、考勤签到、培训效果评估问卷等。

（5）培训场地：场地根据培训需求和方式布置，相应教学物资（白板、白板笔、道具等）准备，培训设备准备及调试，会场导引等。

（6）其他：师资及学员的食宿安排、培训涉及的资料、场地、食宿、出行、师资、补贴等经费预算。

2. 培训

（1）开班动员：

在培训内容正式开始前可以进行简单的开班仪式，在此环节介绍培训背景和培训安排，提出对培训效果的期望并对学员明确培训要求。

（2）落实培训：

注意培训计划执行情况，及时收集学员反馈，发现问题及时调整安排并解决，保证培训课程的有效完成。做好培训期间的各类培训外相关保障。

（3）总结评估：

培训结束后应该进行评估，一方面及时总结培训经验，为今后的培训做好铺垫，另一方面为项目是否能够如期开展提供依据。一般针对培训效果、培训教学、培训组织三个方面开展评价。

① 培训效果评价：一般在培训后进行即时评价，对培训对象在接受培训后相关知识、技能的掌握情况进行评价，依次说明培训是否达到了预期目标。如果有必要，还可以在一段时间以后对培训对象在工作岗位中对所学知识、技能的应用情况以及实际工作中运用知识和技能的情况和所产生的结果进行评价，了解评估的中长期效果。

② 培训教学评价：组织学员对讲师的授课能力与教学方法、培训内容的实用性，适宜性和针对性、课程安排的适宜性等进行评价，以便及时总结培训经验，探索更为恰当的教学方法，增强培训效果。

③ 培训组织评价：主要针对培训安排、培训保障、服务满意度等进行评价，以期及时总结培训安排中存在的问题，并在今后工作中进一步完善。

培训评估可以使用问卷调查、课堂观察、理论考核、小组访谈等方式进行，需根据选择的评估方法的特点制定方案或者设计问卷。

三、干预实施

实施是按照计划的内容采取行动，实现计划中的目标，获得效果的过程。在干预实施的过程中,所有的措施都应建立在基础数据之上,根据被干预对象的社会文化特征和受教育水平进行设计并开展,因此,在实施过程中的关键就是按照既定设计方案开展活动,做得不折不扣,保质保量,关键就是在实施过程中始终重视质量控制,同时做好数据收集,用于干预后的效果评价(详见第四节效果评价)。

质量控制是指为达到质量要求所采取的作业技术和活动。通过质量控制可以了解实施过程和实施效果,发现存在问题及时调整,保证实施质量,因此,质量控制应贯穿整个健康教育活动的始终。

(一) 质量控制的类别

在实施中,质量控制主要包括几个方面。

1. 工作进度和质量管理

由于时间是刚性资源,因此项目时间管理就成了项目工作进度管理的关键领域。在项目实施中,可以利用时间表,对照检查各项工作的进展速度和完成数量,判断项目是否按计划推进,从而进行质量控制。

时间进度管理能够帮助按时完成项目,但是实际上,进度与质量存在对立关系,如果提高质量,就可能需要降低进度,而如果强调进度,就需要降低质量要求,这时就需要在时间进度上进行合理安排,在时间进度和工作质量之间取得平衡,保证项目完成。

PDCA闭环管理是在工作进度管理中常用的方式之一。P(Plan)——计划,指确定方案、目标并制订计划;D(Do)——执行,指具体实施计划内容;C(Check)——检查,指总结计划实施情况,注意发现问题;A(Action)——行动(或处理),对发现问题及时处理,对成功的经验加以肯定。在项目实施中就不断重复实施——发现——整改——再实施的过程,促进项目进度和质量的有机统一。

2. 项目计划与实施一致性管理

计划实施的一致性管理是指对项目计划实施与实际实施之间情况等开展的控制管理工作,包括对影响因素的控制(事前控制)、对执行过程的控制(事中控制)以及对计划变动的管理,目的是最大限度确保项目的计划与实施的一致性。

3. 经费管理

为了让"现实"更接近"理想",在预算的执行过程中应该开展监督,保证预算执行的有效性、合规性。在项目完成后,还要对预算执行情况(数量和质量)作出评价,通过对比进行评价和反思,为下一次预算积累经验。

(二) 质量控制的常用方法

质控可以使用定性或者定量方法收集数据,结合数据进行判断。常用的形式有:

(1)记录与报告:定期或不定期的报告制度有利于领导小组和实施负责人了解实施情况,监控实施质量。

(2)现场考察和参与:通过考察和参与掌握第一手资料,这是指导实施工作的可靠依据。实施负责人应该尽量多到实施现场,多参与实施活动。

(3)审计:主要用于财务方面的监测,监测经费的管理和使用情况,审计的结果可以用来指导经费的管理和分配,调整预算,保证经费的使用质量。

（4）调查：通过调查来获取资料，监测实施过程和控制实施质量也是一种常用的方法。

第四节　效果评价

评价本身是一个认识过程，需要评价者比照事先确定的衡量标准，对事实以特定的方式进行客观、真实的反映。健康教育项目评价中，是将健康教育/健康促进项目本身、计划执行的情况以及计划实施后的效果与既定的标准进行比较，从而检验计划的科学性、可行性、实施质量及其效果，它贯穿健康教育过程的始终。健康教育评价不仅能使我们了解健康教育项目的效果，还能全面监测、控制、保障方案的实施和实施质量，从而成为取得预期效果的关键措施。

如前所述，效果评价分为形成评价、过程评价、效应评价、结局评价四大类，分别适用于健康教育项目的不同阶段。但不管是哪一种，都需要遵循下列过程开展。

一、制订评价方案

和其他工作一样，在正式开展评价工作前应该制订相应的计划方案，方案可将整个评估分解，为各个部门和健康教育专业人员开展评估工作提供具体依据。

针对健康教育项目开展评价，首先必须要明确评估的目的，即为什么要开展这个评估以及通过该评估要回答什么问题。在健康教育工作中，开展评估工作的目的主要有以下三个方面：

（1）根据项目的基础条件，评估项目的可行性。

（2）收集项目实施过程中的各类数据和信息并展开分析，评估项目的运行情况。

（3）根据项目展示的结果，评估项目是否实现预期目标或实现预期目标的程度。

在项目的不同阶段，评价的目标也有所不同。一般而言，形成评价是为了进一步完善计划，调整计划的可行性和科学性，使计划更符合目标人群的需求；过程评价是为了保证项目按计划执行，监督项目的时间进度、经费使用、工作完成的数量和质量等执行情况和资源利用情况；效应评价是为了了解目标人群健康相关行为及其影响因素的变化进行的评估；而结局评价则着眼于评价项目实施后目标人群健康状况以及生活质量的变化。

在明确评价目的及项目的具体情况如项目周期、技术等的基础上，分析确认评价可利用的资源，确定所需要收集的数据类别、方法和步骤，就可以形成评价设计方案。需要注意的是，数据需要科学收集和有效分析才能客观反映项目实施的真实情况，因此，应遵循评价问题以及明确选定的数据来源，邀请潜在的受众、项目工作者以及关键的利益相关者一并讨论确定数据收集、分析等安排，最大限度地减少参与者和二手数据提供者的各种直接和间接的负担，同时减少因方法不恰当而造成的错误。

常用的设计方法有：

（1）不设对照组的前后比较设计：这是评价方案中最简单的一种，通过比较目标人群在项目实施前和实施后有关指标的情况，反映健康教育项目的效应与结局。

（2）非等同比较组设计：非等同比较组设计属于类实验设计，是设立与接受干预的目标人群（干预组）相匹配的对照组，通过对干预组、对照组在项目实施前后变化的比较，来评价健康教育项目的效应和结局。

（3）实验研究：是将研究对象随机分为干预组和对照组，充分地保证了干预组与对照组之间的齐同性，故不存在选择因素对结果真实性的影响，同时又克服了历史因素、测量与观察因素及回归因素的影响。

无论使用上述哪种设计方案，都可以参考美国疾病预防控制中心提出的"六步评估框架"来进行指导项目评估。"六步评估框架"关注评估的可利用性（评估能够提供满足预期使用者需要的信息）、可行性（评估经过精心设计，具有灵活性和可实现性，并且不会过于复杂）、合理性（该评估是合法且符合伦理学要求的，且评估是基于让参与者和受影响者获益而设计的）、准确性（评估能准确地揭示和传达信息）的特征，分别从以下六个方面进行评价。

（1）鼓励利益相关者：包括有谁参与、谁受到影响、谁会最先使用这个评估；主要关注可利用性。

（2）描述项目：包括描述项目的需求、期望的效果、项目行为、资源、项目的各个阶段、所处环境以及逻辑模型；主要关注可行性。

（3）聚焦于评估设计：包括评估的目的、使用者、如何使用、评估问题、评估方法及有关协议；主要关注合理性。

（4）收集可信的证据：包括相关的指标、来源、数量、质量以及内在逻辑；主要关注准确性。

（5）得出结论：包括标准、分析/综合推理、解读、判断、意见以及建议。

（6）使用及分享：包括评估有关设计、准备、反馈、随访以及传播。

二、开展评价

评价本身也可以当作一个项目来进行，因此，在评价设计的基础上实施评估步骤基本与项目实施一致，围绕所收集的资料进行分析，同时关注结果解释。

（一）数据收集分析

1. 数据收集前准备

对一件工作、项目开展评估，需要收集来自受干预人群、利益相关方、项目执行方、上级部门等各方的数据和评价，这时候进行的收集有定性数据和定量数据。使用数据收集工具有助于收集定性或定量的数据，既可以运用现成调查工具，如各种经过信效度检验的成熟量表，也可以结合要关注内容的特殊情况，对量表等进行改善或者调整，但是要注意结合所需收集数据的特征选择应用。

由于可能存在对量表的修改和完善，或者设计一些新的问题或条目开展收集，因此，评估者在纳入时需要认真思考：这些问题或条目是否符合研究的目的、表述是否适合、这些问题或条目是否已经在目标人群中测试过等。这时候需要利用问卷设计等的相关规则和要求做好开放式或者封闭式条目的设计。

设计完成后，为了确定所使用的工具是否能收集到本评估所需要收集的内容，可以开展预收集（预调查），评价评估工具的有效性、灵敏性、可行性、特异性和可靠性。根据预调查的情况,判断工具的信度(内部一致性、重测信度、分半信度)和效度(内容效度、准则效度和结构效度)。

2. 收集管理数据

在准备就绪后,健康教育专业人员可以根据计划利用信效度检测的工具收集数据。

为了确保数据质量控制偏倚,数据收集应该由经过训练的专业人士进行。健康教育专业人员应当明确告诉数据收集者如何使用研究工具、如何开展访谈、焦点小组和其他数据收集行为。在数据收集过程中,健康教育专业人员应确保在尽量短的时间内收集到所需的全部信息,降低由于长时间调查、应答率下降而带来的信息不准确;同时也务必减少无关的问题和话题。

为了能最好地利用数据,在数据收集前,健康教育专业人员应当确定如何鼓励调查对象参与、可接受的应答率、需要提供给应答者的数据或文件等,通过预估可能出现的问题,对数据收集过程进行管理。数据收集人员也应当遵守质量控制要求,确保数据的可用性。

此外,由于现代科技的发展,在评估过程中也越来越多地使用网络收集信息并对信息开展电子化管理,必须注意收集数据要符合伦理和法律法规要求、相关数据获取和利用的安全性,并做好定期备份。

3. 分析数据

使用各类分析软件对数据进行处理。由于数据来自各方各面,使用前应该对数据进行预处理,对数据的准确性、完整性等进行筛查,分析异常值的意义并进行妥善处理。异常值可能是一些不合理或存在偏差的数据,有益的异常值对人群有代表性,有问题的异常值则没有代表性。异常值是有问题的还是有益的通常基于项目组的判断。

结合数据特性,选择定性或定量方法分析数据。

运用定性方法分析数据能帮助评估者进一步加深对他们所感兴趣问题的理解,使他们积累更多的经验。通过定性评估,评估者可以发现:目前执行能够证明项目进展的力度、项目执行与预期不一致的地方、分歧或矛盾所在及产生的原因、人群对项目或者干预手段的评价以及支持力度、需要哪些地方完善并进一步收集数据。

评估人员可以利用描述性分析或者是分析性分析来说明或者解释项目的进展。描述性分析可用于总结某研究人群或某个研究项目的特征。分析性分析可用来探索研究对象的本质,并同时运用描述性和推断性统计方法来解释现象。

(二) 评价结果

结果解释是一项说明评价结果所表达意义的工作,同时也是更合理地说明评价结果变化原因的工作。理想情况下,健康教育专业人员能够将评价所得的结果和证据融入决策工作、政策制定和项目实施中。

健康教育专业人员应当将根据评价所得出的结果与评价前所提的问题进行比较。由于评估前提出的问题反映了利益相关方的要求(需求),因此,结果比较成为评价项目成功、合格还是不成功的标准,对结果的解读越客观,越能客观陈述项目评估经验以及项目的优点和不足。需要关注的是,评价结果与数据的收集和分析方法相关,数据收集分析方法越合理,评价结果就越客观。健康教育人员还可以将项目结果与其他的研究或项目的结果进行比较进行评价。

由于评估里面的信息不会自动转变成有依据的决策或合理的行动,为确保流程和结果能合理地运用及传播,对结果的解释工作一定要谨慎合理。评价人员需要清楚地表达评估的结果,为利益相关者提供必要的观点和意见,使其对项目的优点、价值以及重要性做出正确判断。

必须说明的是,即使在最理想的情况下,评价结果也会由于在抽样、设计、实施或分析过程中的系统性错误导致与实际情况存在差异,健康教育专业人员要能够快速准确地评估差异的来源,找出错误并分析,尽管在多数情况下,这种差异与偏倚有关。

在完成评价之后可以出具评价结论。评价结论应当始终基于评价问题和假设,根据评价所界定的时间、人群范围形成的评价结果得出,然后根据评价结果提出的意见,帮助项目成员改善项目,决定如何实施研究以及达成目的。

第五节 健康教育干预项目案例

A镇是一个以导入居民为主的镇,面积20平方千米,镇中心有条河贯穿,设有小公园及一个广场。辖6个居委会,家庭总户数29 000户,总人口104 180人,其中户籍人口24 200人,60岁以上老人6 112人,该镇经济水平中等偏上,常住居民智能手机普及率较高。镇上有1个初中和2个小学;设一个社区卫生服务中心,有6个村卫生室;工厂企业数量有10余家,大部分居民在工厂上班,并集中居住于工厂宿舍和集中性小区。

一、背景研究

(一)获取健康相关信息,确定主要健康问题

对该镇居民进行健康状况调查发现,常住居民慢性病患病率为65.0%,其中高血压占67.7%,糖尿病占13.8%。分析后发现高血压患病率为44.0%,糖尿病患病率为9.3%,高血压患病率远高于全国平均水平,因此将高血压病作为本地区公共卫生重要健康问题。同时,本镇居民健康状况调查基础资料显示,60岁以上老年人口仅占比5.9%,远低于我国平均水平,故本次研究将集中于18～60岁年龄人群。

(二)确定健康问题影响因素

高血压流行病学调查主要包括血压水平、身高体重和腰围指标;高血压病健康相关行为(根据WHO非传染性疾病报告和中国慢性病报告等相关资料发现,高血压病的主要行为危险因素有吸烟、酗酒、不健康饮食、缺少运动、职业紧张)及其影响因素(高血压病及其行为因素的相关知识),结果发现,本镇18～60岁居民高血压患病率较高,主要健康危险行为有:超重肥胖(18岁及以上成人超重率为60.1%,肥胖率为21.9%)、体育锻炼不足(12%)、吸烟(吸烟率30%)、职业紧张为主,高血压防治知识知晓率为45%。经过重要性和可行性分析,最终确定将体育锻炼不足作为优先干预项目。

（三）评估资源

镇上有医疗卫生人员为 48 人,其中公共卫生人员只有 5 人,无健康教育专职人员,每个村卫生室有 1 个健康教育宣传栏;6 个居委会均有一个室外健身场所,健身器材仅 3～4 个。除此之外,无专用健康步道等体育健身设施;工厂中有两家有篮球场,无其他任何健身场所。所有工厂中仅有 1 家大型企业配备了医务室和两名医务人员。现有资源不足,不能满足当地常住居民的医疗服务和基本公共卫生需求。

二、确定需求并制定目标

1. 总目标

通过开展项目干预,提高 A 镇居民经常体育锻炼行为,最终促进对高血压的有效控制,提高居民健康水平。

2. 具体目标

（1）截至 20＊＊年＊月,居民对经常锻炼身体判断标准的知晓率达到 90％。

（2）截至 20＊＊年＊月,居民经常锻炼比例达到 35％。

（3）截至 20＊＊年＊月,体育健身场所在社区和工厂的配备率达到 100％。

3. 目标人群

一级人群:A 镇 18～60 岁的常住居民。

二级人群:基层医生、体育健身指导员。

三级人群:工厂负责人、村干部、镇政府领导。

三、明确策略与活动

（一）政策倡导

1. 推动县政府扶持出台针对 A 镇的项目实施方案

内容包括:镇政府制定出台《A 镇居民健身行动三年计划》等文件,给予经费投入;成立领导小组和工作小组,由一把手负责,相关部门参与,明确各部门任务、职责及合作内容,保障人员、经费和任务落实;定期召开多部门参与的联席会议。

2. 开展相关扶持

包括推动健康镇的创建,推动制定学校、工厂等机构的体育健身场所定期向常住居民免费开放的政策,要求各单位企业落实工间操制度,镇财政给予专项补助建设公共健身场所、健康步道等。

（二）社会动员

包括但不限于:举办大型社会活动并广泛宣传,让更多居民了解项目,组织工厂企业开展"体育健身健康促进行动"动员和运动健康科普讲座。注意需要明确时间、地点、参与人员、内容。例如镇里确定"10.8 高血压防治日"举办项目启动活动,邀请大众媒体和新媒体进行宣传报道,需要在方案中明确如下内容:

时间:20＊＊年 10 月 8 日

地点:镇中心广场

参加人员:分管镇领导,财政、宣传、妇联、卫生、教育、体育、工办等部门和各镇领导,社区医师、居民代表共100余人。

会议内容:领导讲话、宣传义诊、运动健康科普讲座。

(三) 大众传播

利用形式多样、居民可以接受的传播方式,宣传相关科普知识内容和活动信息,使居民了解到经常参与锻炼的益处,提高参与锻炼的积极性,需要明确计划安排,具体如下。

(1) 广播台播放健康促进行动公益广告,每日播放2次,分别是10:00和15:00。

(2) 通过企业通平台和微信向工厂工人推送科学运动健康教育知识和技能,每周1次。

(四) 开展体育活动

可以包括:提供体育健身指导员进企业、社区利用多种形式组织体育健身活动,并促使"科学健身行"健康促进专项行动进企业、进社区,推动企业制订体育锻炼奖励制度等,例如开展以下活动。

1. 群众徒步活动

时间:每年3月1日、9月9日。

地点:镇健康主题公园、健康步道。

主办方:镇政府。

参加对象:A镇居民,通过镇公众微信号报名。

2. 举办全民微信运动"万步有约"激励行动

主办方:镇政府。

参加对象:A镇居民,可以单位、村居组成团队或者以个人方式参与。每月进行评比,对团队和个人进行排名奖励。

四、明确干预计划安排

按照甘特图的方式将上述策略中所涉及的活动内容逐一展开,按时间标注完成任务的时间段,并明确牵头责任部门。

五、项目评估

(一) 项目督导

(1) 督导频次:每年镇、居委会、企业各进行3~4次监督指导。

(2) 督导内容:政策出台情况,各项健康教育活动开展情况,各项体育健身活动开展情况,各项设施建设及配置情况。督导考核表的内容根据计划中的项目内容来设计,根据完成情况对责任部门进行考核。

(3) 督导方法:通过查阅档案资料、现场查看、入户访谈法等方式进行督导。

(二) 效果评价

1. 评价内容

(1) 近期指标:居民对经常锻炼身体判断标准的知晓率达到90%,体育健身场所在社区和工厂的配备率达到 100%。

（2）中期指标：居民经常锻炼比例达到 35%。

2. 评价方法

（1）知识知晓率通过问卷调查评价。

（2）体育健身场所在社区和工厂的配备率通过现场观察。

（3）常住居民经常锻炼比例问卷调查的方式评价。

六、经费预算

根据项目的内容进行测算，以项目启动为例，涉及活动场地租金 5 000 元、会场布置 5 000 元、专家讲课费 1 000 元/课时×2 课时＝2 000 元、资料费 50 元/人×150 人＝7 500 元、专家咨询费 500/人×5 人＝2 500 元、展板设计费 3 000 元等，合计费用就是这场活动的费用，以此类推，对该项目进行整体费用测算。

需要注意的是，可能项目有支持总额，这是就需要在项目活动中进行调整和筛选，选择投入成效高的活动。

七、人员安排

对主要项目成员进行分工，明确责任到人。

八、项目实施及评价

按照确定项目策略和计划安排进行落实，内容包括制订项目启动会、科学健身骨干培训、科学健身宣传、基于社区、工厂的科学健身健康教育讲座、建立 6 个以村为单位和 10 个以企业为单位的科学健身健康教育科普基地、提交项目实施总结等。

在进行项目验收时，对照项目实施方案要求的各项内容制定评分表，针对各项内容的完成时间、数量和质量进行评分。评分发现，6 个村和 10 个企业均能按照要求完成项目工作，并结合各自特点进行了拓展。

（魏晓敏）

参考文献

［1］余金明，姜庆五. 现代健康教育学［M］. 上海：复旦大学出版社，2019.

［2］傅华，施榕，张竞超. 健康教育学［M］. 3 版. 北京：人民卫生出版社，2017.

［3］顾沈兵. 健康教育评价实用技术［M］. 上海：第二军医大学出版社，2014.

［4］顾沈兵. 健康促进项目：从理论到实践［M］. 上海：第二军医大学出版社，2015.

［5］田向阳，程玉兰. 健康教育专业人员系列培训教材·健康教育与健康促进基本理论与实践［M］. 北京：人民卫生出版社，2016：46-57.

［6］郑频频，史慧静. 健康促进理论与实践［M］. 2 版. 上海：复旦大学出版社，2011.

［7］Irving Rootman. 健康促进评价：原则与展望［M］. 李英华，程玉兰，译. 北京：中国协和医科大学出版社，2013.

第十章

健康传播的设计及实践方法

第一节　设计活动计划

与健康教育项目一样,操作一项健康传播活动也应从计划入手:活动计划就如同路线图,指导健康传播活动的具体执行。一份设计良好的活动计划应该清晰、切实且可执行。虽然根据不同的要求与情况,活动计划会有所区别,但计划中应包含的基本元素有:活动目标、受众定位、媒介渠道、传播策略、时间/人员/经费安排等。

一、活动目标

这是活动计划最核心也是最先需要确定的部分。活动目标是个人或组织对该健康传播活动想要达成的结果的清晰陈述。设定活动目标可以遵循如下步骤。

(1) 问题确定:健康传播活动并不是随意为之,需要有一定的针对性,因此在设计活动之前应先对目前所面临的问题有清晰的认知,如"公众目前对某疾病的了解不足""某个特定群体频繁出现某种健康高危行为"等,并且通过调研尽量了解该问题的原因、发展、人群、影响等。

(2) 总目标设定:针对上述已确定的问题,设定活动的总体目标(goal),也即该问题的积极表述,如"提升公众对某疾病的了解""提升某特定群体对健康高危行为的了解"等。总目标除了应针对具体问题之外,也应该与组织或其他整体目标保持一致。因为总目标是对活动预期结果进行提纲挈领的概括与指引,所以其表述应该清晰且简洁,并不需要过于关注细节,建议以一到两句话为宜。

(3) 分目标设定:由于总目标较为宽泛和模糊,可以通过各种不同的方式来实现它,因此有必要拆解总目标、设定分目标,最终达成总目标的实现。分目标(objective)又称作绩效目标,是帮助总目标得以成功实现的重要组成部分,与总目标不同,分目标则需要具体、细致、可执行。一个总目标可以由多个分目标来具体实现,理论上,如果实现了所有分目标,你就会实现你的总目标。分目标的制订可以有多种角度,如:从时限来看,可以分为长期目标和短期目标;从目标的内容来看,可以包括信息目标、法规目标、财务目标等;从目标的达成来看,可以分成过程目标、结果目标、产出目标等。在设定分目标时,要尽可能详细且覆盖多个角度。人们较常使用 SMART 原则作为分目标的设定标准。

(4) 目标回顾:在设定好总目标和分目标后,需要对所有目标进行回顾。在这一步可以参考的问题有:总目标是否能够帮助解决目前已知的问题? 分目标是否围绕总目标展开并有助于总目标最终实现？分目标的设定是否符合 SMART 原则？如果有多个分目标，是否可以按照重要性或时间顺序对其进行排序，以更好地推进项目？等等。在回顾完所有目标后，再进入下一步活动计划。

二、受众定位

定位目标受众是健康传播活动成功实施的重要方面。因为人们的背景、动机、条件等千差万别，所以几乎没有传播活动能够影响所有人，而定位目标受众可以使得传播策略更精准有效，节约人力和预算。因此，在制订活动计划时，应考虑本活动所面对的具体受众群体，再根据细分受众制订有针对性的传播策略。

另一方面，虽然每个人都有不同的背景和需求，但是我们依然可以区分不同的目标受众群体，使得群体内的个体差别较小。目标受众群体应具备可辨识、同质化、对组织（或活动）重要、可触达等特征。定位目标受众时，应考虑多方面的因素，可能的有：地理因素，如国界、地界等；人口学因素，如年龄、性别等；心理因素，如心理特征、生活风格等；角色/位置因素，如人们在此情境中的位置或角色等；沟通风格，如使用媒介的类型等。

受众分析可以帮助深入了解目标受众，以制定相关且有效的信息、策略、活动和政策。受众分析的目标是对受众进行画像，了解某一细分受众群体个体的内在需求、动机、生活方式、行为方式等，这需要收集、解释和应用有关目标受众的人口统计、行为和心理信息。通常，定量和定性方法都可以应用于受众分析目的，一般而言，定量方法（如问卷法、实验法、内容分析法等）可以获得适用性较广的受众数据，尤其适用于对受众人群特征进行描摹，而定性方法（如一对一访谈法、焦点小组访谈法、观察法等）则可以获得较为深入的数据，适用于前期探索性研究和回答"为什么""如何做"等较为细致、深入的问题。

三、媒介渠道

在明确健康传播活动的细分受众群体后，就可以考虑如何使信息触达这些人群，也即如何选择媒介渠道的问题。媒介渠道的选择要根据受众群体的喜好和自身的预算和目标共同确定：请考虑您的目标受众最常使用的媒体，以及不同媒体渠道如何与传播活动的目标和预算保持一致。具体而言，也即如下三个因素。

覆盖面：包括受众规模（健康信息能够触达的人群规模）、乘数效应（健康信息与其他活动元素互动以增加触达人群的可能性）和特殊性（精准触达某细分群体的能力）。

成本：需要考虑媒介渠道推广的成本（如 KOL/KOC 的曝光费用、广告位费用等）、材料开发的成本（每个媒介渠道需要的内容和形式不同，比如文字、短视频、H5 互动小程序等，制作成本有所区别）等。

沟通目标：大众传媒对于不需要反馈的简单信息最为有效，而人际交流非常适合受众需要互动、反馈和塑造交流的机会的情况。通常而言，新媒体渠道，尤其是微博、微信、小红书、抖音等社交媒体平台，比较适合即时发布信息、与受众互动、树立亲和形象等，但受算法推荐和海量信息等影响，单一渠道受众较为窄化，适合触达细分群体；而传统媒体渠道，如电视、报纸等，则比较适合权威信息发布、触达较为广泛的群体，尤其是老年人、偏远地区人群等，但其精确性、针对性和互动性较新媒体渠道低。尤其值得一提的是，在地域性较强的健康传播活动中,人际传播,如大喇叭、地推、社区医院宣传等方式,仍然扮演着非常重要的角色,与真人互动的信任感和强针对性仍起到了大众媒体无法达到的效果。比如,在推广新冠疫苗接种时,上海市很多社区都有临时接种点,社区工作人员在街道和接种点进行宣传和服务,这种线下推广方式尤其适合针对老年群体的健康传播。

四、传播策略

在明确了活动目标、受众群体和媒介渠道以后,传播策略的制订就有规可依:活动目标决定了传播的核心信息,受众群体和媒介渠道决定了传播的内容、元素和方法。如果希望信息与目标受众产生共鸣,那么就要制作能够满足他们的需求、兴趣和经验的信息,值得一提的是,传播策略的立足点应该是受众,也即:传播策略能够有影响力和说服力的关键在于说明信息和行为等如何使受众受益。

在制订传播策略前,了解相关的传播学理论能够使得制订过程事半功倍。受传者作为传播的对象,传播活动应主要考虑受传者的认知、背景、能力、偏好等因素(比如个体层面的健康信念模型、扩展平行过程模型等),而传播的效果又受到外部环境的影响,比如文化因素(如群体层面的创新扩散理论等)、群体特征(如人际层面的社会网络概念、社会支持理论、强关系和弱关系理论等)和传播渠道(如技术接受模型、整合型技术接受模型等)。传播者在制订策略时,如果能充分考虑上述因素,并掌握一定的传播技巧(如传播框架、媒体的议程设置等),应可以达成更好的传播效果(具体见本书第二篇传播理论部分)。

在实践中,传播策略首先要考虑信息内容。健康信息应包含的三个关键要素分别是:是什么(what)、为什么(why)和怎么办(how)。

(1) 是什么:确定要传达的关键信息,该信息可能包含事实信息、行为信息、方案信息、态度信息等等。

(2) 为什么:需要说明上述关键信息与受众相关的原因或好处,也即受众为什么要遵循或注意这一信息。

(3) 怎么办:说明理想的行为措施,也即清晰、细致地告知受众应该采取什么措施。

然而,在一个活动中,要传达的信息往往千头万绪,因此需要构建一套整体信息来有效传达。在管理学和公共关系学中,构建信息内容结构的一个常见工具是信息屋(message house)(如图10-1):信息屋形象地表达了一个传播活动中所有信息内容的元素和结构,最顶端的屋顶是活动想要传达的整体声明和主题,支撑屋顶的柱子是若干关键信息和事实,而房屋的地基则是支持整体声明("屋顶")和关键信息("柱子")的证据和相关信息。但与建造真正的房子不同,构建信息屋应首先建造"屋顶",即先定义要传达的核心主题,然后从上到下工作,即跟进支持关键信息("柱子")和证据信息("地基")。

(1) 整体声明和主题(umbrella statement):针对所有公众的顶层信息/观念(theme/idea),应简洁、明确、概括,比如戒烟的活动主题是"吸烟有害健康"。

(2) 关键信息和事实(core message):是整体声明和主题的分解内容,具体说明主题的若干方面,也可以是针对不同公众/媒介渠道所发布的不同信息,需要切合主题、有针对性、有说服力,比如在"吸烟有害健康"这一主题下,关键信息可以包含:"吸烟是导致肺癌的关键杀手""二手烟有害儿童健康""吸烟加速衰老"等。

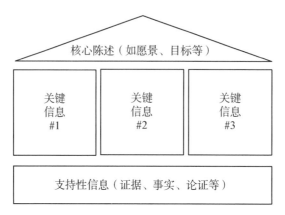

图 10 - 1　信息屋工具模型

（3）证据和相关信息（evidence，proof points，support）：这是支持上述主题和关键信息的重要证据，需要证据全面、逻辑清楚、有效支持关键信息的传播。比如，为支持"吸烟是导致肺癌的关键杀手"这一关键信息，可以列举世界卫生组织或其他权威机构对吸烟导致的肺癌发病率的官方数据、权威论文中说明的吸烟导致肺癌的过程机制等。

此外，出于增强信息的传播性和说服力的目的，在制订传播策略时还需要考虑信息形式要素，包括但不限于以下几点。

（1）语气（tone）：语气会影响受众对信息的处理过程，因此在制订具体的信息和口号时，要考虑使用何种语气会使得公众更有兴趣和动力接受，也更契合传播活动的语境和目的，比如柔软/强硬、幽默/严肃、和缓/犀利等。

（2）信源（source）：消息来源会对内容的吸引力和说服力有很大影响，在选择信源时应尽量选择有权威机构或研究支持的内容，同时，在传播过程中应适时向公众透露信息来源。

（3）语言（language）：虽然有权威机构或研究支持的内容可以增加信息的说服力，但呈现信息的语言需要注意，过于学术化的语言可能使得普通受众难以理解，而过多日常语言的使用又可能减损信息的权威性和准确性，插图、动画、名人肖像等图像语言能够增加吸引力和可理解性，但也可能喧宾夺主，需要项目人员根据实际情况做出选择。

（4）诉诸情感（appeal）：情感对受众的信息处理也有不同的影响，因此，应该考虑是否将情绪化的内容呈现在信息中，以及应该呈现怎样的情感，比如在公众恐慌时考虑增加抚慰性的内容等。

（5）时机（timing）：人们的注意力是有限的，因此选择合适的时机进行传播是很重要的。比如，人们可能更有精力阅读节假日或傍晚的公众号推送，或者在某个社会事件出现的时候传播相关的健康信息会更有效果等。

社交媒体每天会给受众推送海量的信息，短暂的几秒钟已经决定了一则信息是否能吸引受众的注意力，因此，传播策略需要既有趣又简洁，不断适应新的传播环境。

五、时间/人员/预算安排

进行到这一步,我们已经几乎完成了整个计划的制订,但这最后一步也同样不可忽视。进行精细的时间和人员安排、设定切合实际的预算非常重要,它们能够保证整个活动的顺利进行。在时间和人员安排上,可以使用 Excel 或流程图软件(如 Visio 等)制定细致的时间表,写明每个活动节点的完成时点、目标、信息、受众、媒介渠道、负责人、评估方法、预案等,活动小组成员应该人手一份,并在活动执行的过程中随时查看和修改。

在制订预算时,需要考虑如下因素:

(1) 准备购买的产品或服务的价格。

(2) 了解这些产品或服务是否能达到你的目标。

(3) 如果可以,使用预算管理软件进行实时管理。

(4) 与乙方合作的各类情况。

(5) 留出一部分预算作为机动使用。

(6) 其他因不同情况需要考虑的问题。

(何琦隽)

第二节　传播材料的开发与制作

一、健康传播材料的类型选择

健康传播材料是健康信息的载体,作为健康传播活动中常用的辅助宣传手段,旨在配合活动的开展,向目标人群传递与传播活动主题相关的健康知识和技能,让目标人群对健康主题有较为全面的认识,提升目标人群应对和处理该健康问题的能力。不同类型传播材料各有优缺点,不同年龄、性别、职业、文化程度的人群,对健康传播材料的选择喜好明显不同。为了使传播效果最大化,在设计、制作健康传播材料时,应对目标人群进行深入分析与研究,使传播材料尽可能与目标人群的喜好相一致,有时常常综合使用多种传播材料。

常见的健康材料主要包括印刷材料、影音材料和实物材料等。

(一) 印刷材料

印刷材料包括宣传海报、传单、折页、宣传册、墙报、招贴画、画册、展板、挂图、报刊书籍等。印刷材料保留时间长,阅读方便;图文并茂,色彩生动。如面向个体阅读和观看的画册、折页、宣传册、招贴画等;用于组织传播的展板挂图;海报、墙报、传单、报纸、书籍则是面向大众传播时的必备材料。

1. 海报

海报是通过构图、文字、色彩、空白的搭配,形成令人印象深刻的视觉效果,目的是吸引人们的注意力、引起关注、营造宣传气氛。

海报的特点是有强烈的视觉效果,文字、构图极具吸引力和震撼力,信息简单明确。字数少、字号大,多张贴在公共场所。行人路过时,通过短暂的目光扫视,就能获得传播信息。海报配合小册子使用,传播效果更佳。

海报的优点是设计感强、视觉冲击力强、有吸引力、制作快捷、成本相对较低,缺点是对设计要求较高、信息量少。

2. 传单

健康传播传单是指印有健康信息的单页纸。一般情况下,一张单页传单只围绕一个主题展开叙述,信息比较简单。设计上,单页主要由文字和少量插图组成。

单页的优点是设计简单、制作快捷、成本低廉,缺点是不易保存、吸引力差。最适用于时间紧、任务急、大批量发放时使用,如发生突发公共卫生事件时。在日常工作中,可放在门诊或候诊大厅供辖区居民或就诊者取用,也可在开展义诊、举行大型健康讲座时集中发放。

3. 折页

折页是指正反面都印有健康信息的印刷材料,通常为彩色,常见的形式有二折页和三折页。

折页的特点是设计精美、图文并茂、有较强的吸引力、内容版块清晰、信息简洁明了、便于携带和保存,但设计要求和制作成本显著高于传单。在日常工作中,和传单一样,折页可放在门诊或候诊大厅供辖区居民或就诊者取用,也可在开展义诊、举行健康知识讲座时集中发放。

4. 宣传册(手册/小册子)

宣传册是介于折页与图书之间的一种健康科普读物。一般是就某一健康主题或疾病问题进行系统、全面的阐述,让目标人群对该健康主题或疾病问题有系统、全面的认识。

宣传册的优点是信息量大、内容系统完整,图文并茂,可读性强,便于携带,受众可以长时间、反复阅读,并具有保存价值,如《高血压防治手册》《居民健康素养读本》等;缺点是对目标人群的阅读理解能力有较高要求,内容编写、设计制作的成本较高。

(二) 影音材料

影音材料包括广播、录音、电影、电视、录像带、幻灯片和其他新媒体材料等。

音频传播材料的优点是传播速度快,覆盖面广,不受空间的限制;对目标人群的文化程度要求较低,可用目标人群熟悉语言进行录制,使群众感到亲切;节目制作简易、方便、迅速、花费少。音频传播材料的缺点是传播的内容转瞬即逝,听众稍不注意便会错过,无法寻找;只有声音、没有图像,不直观生动,听一遍不容易记住;单向传播、针对性差、无法与听众互动。

视频传播材料的优点是有画面、有声音,直观形象生动、信息丰富,对目标人群文化程度要求低,受群众欢迎、传播效果好,而且播放次数不限,可以单人看也可以多人看、比较灵活;缺点是设计制作要求高、成本高,播放时需要播放终端或设备、使用受到一定限制。

总的来说,影音材料,有声音、有画面,相对生动,适合人物性、故事性的传播,能够将复杂的事物或道理借助影音方式,给予形象的讲解,增强了健康知识的易懂性。录像、多媒体视频、承载健康传播知识和内容的电影与电视也可用于面对群体的健康传播活动。

（三）实物材料

实物材料包括人体模型、人体器官、标本、其他健康传播活动实物等。实物材料是在健康传播活动中为传播某一健康主题而使用的辅助说明材料，以提高健康传播活动的可视化程度，增强普通大众对自我身体的了解，提升大众学习健康知识的兴趣。实物类传播材料的优点是直观有趣、有一定的实用性、普遍受目标人群的欢迎和喜爱，缺点是成本较高、信息量少、需要讲解配合。如在组织专题讲座、讨论和健康教育培训时，如果使用了适当的实物材料，并和其他传播材料相配合，传播效果将更显著。

二、健康传播材料信息的生成原则

健康传播材料是关系到健康传播活动是否成功、能否取得预期传播效果的重要因素，核心内容信息的生成与传播尤为重要。为了推动健康科普工作科学、规范、有效地开展，2015年8月，国家卫生和计划生育委员会办公厅发布了《健康科普信息生成与传播技术指南（试行）》（下文称《指南》，全文可从国家卫生健康委员会网站获取，索引号 000013610/2015 - 00268)，对健康传播信息生成与传播原则、要求、流程、注意事项等进行了详细的规定，对健康传播材料的开发具有很强的指导意义。

结合《指南》，对健康传播信息生成和传播的原则可归纳为以下四点。

（一）科学性原则

要求材料所呈现的信息应当是准确的、完整的、科学的、全面的。任何不完整的、不准确的信息都将会导致公众认知偏差，偏离了健康传播的初衷。

（二）适应性原则

应当根据不同的传播群体制作不同的健康传播材料，不同的受众群体使用不同的材料。健康传播材料只有适应传播对象接受信息的特点，才能达到预期的传播目标。

（三）贴近性原则

用于健康传播活动的材料应当易于为传播对象所接受，材料所承载的健康讯息、表达方式应贴近人们的实际生活，切中受众关心的实际问题，有的放矢。如果传播材料过于专业化、理论性太强，不能被大众理解，就无法达到传播目的。

（四）预试验原则

为了保障传播材料的有效性，通常可在大批量制作传播材料前先将设计好的传播材料进行少量的制作，并投入相应的传播活动进行试验，检验已经制作好的材料是否适用于我们的传播对象，是否能够被他们理解和接受。检验传播材料可通过吸引性、易读性、个人相关性、可信性、可接受性、实用性和趣味性等维度来评测。

三、健康传播材料制作中信息的具体要求

健康传播材料主要用于健康传播的实践活动，因此传播者制作的健康传播材料必须符合基本的传播要求和被传播者的接受要求。首先，健康传播材料的形式应具有较强的吸引

力,如暖色调比冷色调更容易引人关注;对于印刷材料,有插图的更容易被人关注。其次,健康传播材料应契合受众的心理需求,如突出传播主题或讯息的异常性会更加激发受众的心理需求;以受众关心的问题为切入点也更容易接近受众的心理需求;具有幽默感、恐惧感和刺激性的讯息设计更容易被受众接受。最后,健康传播材料中包含的健康讯息应当通俗易懂,既简明扼要,又主题集中、明确,具有较强的指导性;传播材料的表达和制作形式应符合当地的文化习俗,以正面传播较好。

从信息的具体内容设计来看,可以注意以下七点。

(一) 信息不宜过多

研究表明,普通记忆力的人,一次可以清晰记忆 3～5 条独立信息,5 条为佳;记忆力较强的人,一次可以清晰记忆 7 条独立信息。因此,每个版块传播的核心信息以 3～5 条为宜。

(二) 信息简单明确

人对信息的理解、记忆及应用能力,与受教育水平密切相关。文化水平低的人群,在接受复杂信息时有困难。信息阅读与理解的难易程度建议与初中毕业生水平相适应(即接受过九年制义务教育)。因此,在编制健康传播信息时,应把复杂的信息进行分解,制作成简单、明确、通俗易懂的信息,方便目标人群更好地理解和接受。使用数字进行表达可以更加简单、易理解,如"感染率较高"不如直接明确表述为"感染率为 35%"或"大约每三个人中就有一人感染"。

(三) 使用一定的表达修辞技巧

在描述风险时,注意绝对风险、相对风险和具体数量等数值的取舍,建议使用相对风险代替绝对风险的描述,比如死亡率由"50%下降到 20%"比"死亡率下降 30%"更容易引人关注。此外,可考虑运用修辞手法、改编故事法、编写诗歌和歌谣等易记易懂、生动形象的形式进行传播。

(四) 有明确的行为建议

健康传播的最终目的是改变人们的健康危险行为,因此,仅仅进行健康知识的传播是不够的,必须有明确的行为建议。行为建议要具体、实用、可行,明确告诉目标人群应该做什么及怎么做。在进行具体行为建议时,善用损益原则,如对于不健康行为,强调损失的信息更容易让受众做出有益行为的决定,如"吸烟者患肺癌的风险比不吸烟者高 5～10 倍";对于已经具有健康行为者,强调获益性更有效,如"经常参加体育锻炼会使你的身材越来越好"。

(五) 插图具有关联性和自明性

插图能够帮助人们更好地理解和记忆信息,因此,在健康传播材料中常常配有插图。一幅好的插图必须具备两个特征:关联性和自明性。插图的关联性是指插图所表现的内容、信息等必须与文字内容相关,是为了更好地说明或展现文字内容,而不是可有可无或起美化修饰作用。插图的自明性是指插图可不依赖于正文而存在,能够独立传递或表现特定的内容、信息等。

(六) 适宜目标人群的社会文化

尊重不同地区、不同民族的文化差异和风俗习惯,吸收当地群众喜闻乐见的文化元素,

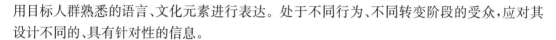

用目标人群熟悉的语言、文化元素进行表达。处于不同行为、不同转变阶段的受众,应对其设计不同的、具有针对性的信息。

(七) 严禁歧视

对社会弱势群体,某些疾病患者(如艾滋病、乙型肝炎等),有生理缺陷者(聋、哑、肢体残疾、智力低下等),不可以有歧视性语言或态度。

2022年5月,国家卫健委发布《关于建立健全全媒体健康科普知识发布和传播机制的指导意见》(国卫宣传发〔2022〕11号),文中对健康科普知识的内容质量也提出了具体要求。如要求各主体发布、传播的健康科普知识应当坚持正确政治方向、舆论导向、价值取向,符合伦理规范;内容准确,没有事实、表述和评判上的错误,有可靠的科学证据(遵循循证原则),符合现代医学进展与共识;主题契合公众关切的健康问题,语言与文字通俗易懂,表现形式易于被公众理解、接受、参与;基本要素齐备,有明确的来源、作者、发布时间、适用人群等;不得含有破坏国家宗教政策、宣扬封建迷信、煽动民族仇恨、民族歧视、淫秽、色情、暴力等违法信息。文件对进一步明确健康传播材料中的信息重点,增加全社会健康科普知识高质量供给具有很强的指导意义。

四、健康传播材料的设计制作

第一步,对目标人群的特点进行调查。了解目标人群的健康知识水平与传播项目目标之间的差异。

第二步,确定核心信息。围绕健康传播主题,结合目标人群的健康需求、文化水平和接受信息能力等,确定核心信息,包括信息的主要诉求、信息的复杂程度及信息量的多少。对于大多数不是医学专业的公众来说,很多医学知识和健康知识晦涩难懂,难于理解,因此,必须把医学或健康科学的专业知识转化为简单明了、通俗易懂、具有指导性和实用性的讯息,才能达到健康传播的目的。

第三步,制订材料制作计划。根据传播项目所要传递的健康讯息和目标人群的接受特点,由专业人员(医疗卫生专业人员、健康教育专业人员等)和设计人员(编辑、美编、摄影等)密切配合,根据核心信息所表达的内容,做出健康传播材料的制作计划,包括材料的呈现形式、配色方案、图形创意、文字编排等内容。其中宣传主题和核心信息要醒目、简洁,插图应与内容密切相关、直观易懂,有助于公众更好地理解宣传内容,保证设计初稿在信息准确性、艺术表现、传播效果三个方面具有较高质量。

第四步,预试验(pilot trial)。将设计初稿在目标人群中进行预试验。通过个人访谈或小组讨论,了解目标人群是否理解健康传播材料所传递的信息、是否喜欢健康传播材料的设计形式,收集评论意见和修改建议。

第五步,修改与定稿。根据预试验结果,对设计初稿进行修改。如果目标人群对初稿意见或建议较多、修改内容较多时,修改后样稿还需再次进行预试验,直至绝大多数目标人群能正确理解才能通过,最终形成定稿。

第三节　传播材料的预试验

　　预试验是健康传播材料制作过程中的一个重要步骤,在传播材料初稿完成后进行。通过预试验可以了解目标人群对传播材料的内容和形式是否理解、接受,材料能否受到目标人群的关注、喜爱、是否有吸引力,是否能对目标人群态度和行为产生影响,传播渠道和传播方式是否符合目标人群特点与偏好等,也可以搜集受众对传播材料的意见和建议等。预试验的次数需要根据初稿的质量、预试验对象的意见、修改稿的质量等情况来确定,一般来说需要反复进行 2～3 次。

一、预试验方法

　　预试验一般通过一对一深度访谈或焦点小组访谈进行,需要提前设计问题提纲。通过一对一的深度访谈有利于访谈对象自由发表意见,可以深入了解预试验对象的真实想法;焦点小组访谈则可以借助讨论丰富完善问题的细节和深度,集体头脑风暴也有助于启发被访者发现更多细节。

二、访谈对象的选择

　　主要考虑年龄和文化程度分层,这两个因素对阅读理解能力的影响最大。年龄一般分老、中、青三个年龄段;文化程度分为小学及以下、中学、职中/高中/中专、大专及以上四个受教育水平。每一种特征分类要找 6～8 人参加预实验。访谈对象一定要来自目标人群,如为农村居民设计的传播材料应选择农村居民为访谈对象;为城市居民设计的传播材料应选择城市居民为访谈对象;为城乡居民统一设计的传播材料,则访谈对象城市居民和农村居民都要兼顾。

三、访谈内容

　　针对不同类型的健康传播材料,在设计访谈内容时需要有不同的侧重点。如平面类材料要重点考察其文字可读性、图表简明性和整体的易理解程度等;影音类材料还要重点考虑材料呈现的视听效果,如访谈对象对画面、色彩、旁白/对话、音乐等方面的意见;此外,部分新媒体材料(如健康传播游戏等)在此基础上还需要重点关注其交互性、控制力、沉浸感等方面,而实物类材料则需考虑其直观性或实用性等因素。下文以平面材料为例展示其在预试验中访谈内容的要点。

　　一般情况下,平面宣传材料既有文字又有插图。预试验时,要对材料的文字部分和插图部分分别征求访谈对象的意见和建议。

　　对于纯文字材料,篇幅较短的应对全部内容进行预试验,篇幅较长的可选择全部内容或挑选重要内容进行预试验。将文字材料交给访谈对象自行阅读,重点了解访谈对象对内容的理解以及文字的通俗性、简明性和趣味性等方面的意见。

　　对于图文并茂的材料,要先征求访谈对象对插图的意见。把文字部分遮住,只允许访谈对象观看画面,了解访谈对象是否能够从画面上对要表达的信息有一定程度的理解。如果材料中有多个画面,逐一征求访谈对象的看法。待所有画面询问完成后,再将文字展示给访谈对象,针对每段文字提问,评估其对文字的理解情况。之后,将图文结合再次询问,了解访谈对象对整体材料中画面与文字的配合效果、画面是否有助于访谈对象对文字的理解和记忆等方面的想法,了解访谈对象对画面形象、色彩以及表现形式的意见和建议。最后,询问访谈对象的其他建议。

以《××预防手册》预试验为例,访谈内容可参考以下提纲。

- 文字内容您全部都能理解吗? 是否有哪些内容没有读懂?
- 您认为是否有可以改进之处? 如何改进?
- 这一页里有您喜欢的内容吗? 若有,是什么? 为什么?
- 这一页里有您觉得不舒服或不喜欢的内容吗? 若有,是什么? 为什么?
- 您能理解上面所有图片的意思吗?
- 是否有您不理解或觉得不太恰当的图片? 若有,是哪些? 为什么?
- 您认为怎样的图片会更容易帮助像您这样的读者(如您的同事、同伴或同学等)来理解手册内容?
- 您对图片还有什么建议吗? 如有改进之处,该如何改进?
- 读完过后,您觉得这份材料是希望您做什么?
- 读完过后,您觉得这份材料对像您这样的读者有意义吗? 为什么?
- 您觉得这份材料还有哪些地方值得改进? 您对此有何建议?

四、预试验记录

工作人员要详细记录访谈对象的意见和建议(以平面传播材料为例,预试验记录表如下表10-1),并在现场工作结束后对所有访谈对象的意见进行综合分析,提炼出有代表性的意见,作为修改材料的依据(汇总表参考表10-2)。

表 10-1 平面健康传播材料预试验记录表

材料名称:_____
时间:_____ 地点:_____
访谈者:_____ 记录者:_____

访谈对象编号	性别	年龄	职业	文化程度	文字		插图		版式设计	
					评价	修改建议	评价	修改建议	评价	修改建议
1										
2										
3										
4										
5										
6										
7										

(续表)

访谈对象编号	性别	年龄	职业	文化程度	文字		插图		版式设计	
					评价	修改建议	评价	修改建议	评价	修改建议
8										
……										

说明：

① 对文字的评价是指文字表达是否具备通俗性、简明性和趣味性，是否有歧义，专业名词是否晦涩难懂等。

② 对插图的评价主要是指插图是否能够独立传递信息，插图传递的信息是否与文字描述相符，插图的内容是否是关键知识点，插图是否符合当地的社会文化及目标人群审美习惯等。

③ 对版式设计的评价主要是指对健康教育材料整体设计的感受，如图文比例、字体大小、色彩搭配、艺术创意等。

表 10-2　健康教育平面传播材料预试验结果汇总表

评价内容	访谈人数	能正确理解		基本能理解		基本不能理解		修改建议
		人数	%	人数	%	人数	%	
插图 1								
插图 2								
插图 3								
……								
第一部分文字								
第二部分文字								
第三部分文字								
……								

五、修改与定稿

从预试验中获得访谈对象的修改意见后，工作人员和设计人员要共同研究这些修改意见。经专家组讨论后，根据预试验结果和专家的意见来修改初稿，并决定是否需要做第二轮预试验。

以图文类传播材料为例，是否需要做第二轮预试验的判定依据为：①80%以上的访谈对象能够独立地正确解释插图，则该插图在进行必要修改后可以终止预试验；②80%以上的访谈对象能够独立地正确解释文字内容，并理解信息所建议的每一项行动，则相应文字在进行必要修改后可以终止预试验。

否则，应做第二轮预试验。

六、注意事项

（1）最好采用个人访谈法。因为小组讨论不利于每一个访谈对象独立表达自己的观点和看法，容易出现意见的趋同性。如在人多的场合，性格内向的人不愿意主动表达自己的想法,会附和其他人的观点,从而有意、无意地掩藏了自己的观点和看法。

(2)访谈者要向访谈对象做好解释。预试验的目的是听取访谈对象的意见和建议,以便对材料进行修改,应保证其个人信息和观点数据仅用于材料改进使用,必要时可匿名或使用化名,避免让访谈对象产生不必要的顾虑或心理压力。

(3)避免诱导性提问。让访谈对象独立表达自己的意见和想法,访谈者主要是倾听和记录。可以就访谈对象讲话内容所暴露出的问题进一步深入询问,如"为什么会使您有这样的想法呢?""为什么您觉得这幅插图有歧视的意思呢?"等。

(4)鼓励访谈对象表达意见和想法。访谈者要随时对访谈对象的意见表示肯定,及时访谈对象误解插图所表达的意思,也要用一些词语如"很好""你说得很好",鼓励访谈对象继续发表看法。

(5)做预试验时要保持环境安静,避免围观。

(6)已参加过第一轮预试验的访谈对象不能再参加其后的预试验,必须保证访谈对象预先不了解材料内容。

第四节　传播效果的影响因素与评价

一、传播效果的影响因素

传播效果是指由传播主体开展的传播活动对传播对象所产生的有效作用。传播者发出信息经媒介传递给受众,引起受众思想观念、行为方式等变化。媒介传播效果从大的方面可以区分为:认知层面(即知识与概念)、态度层面(情感倾向),以及行为层面。具体到健康传播领域,即经典的"知信行"理论模式框架下的三个要素和环节,各个环节的传播效果均受到多种因素的综合影响。

(一)认知层面影响因素

知,即认知层面、知晓维度,指公众对疾病相关健康知识和信息的知晓程度。影响这一环节的主要因素可以从广度和深度两个方面来看。从广度上,媒介的覆盖面、能触及的受众规模、媒介渠道的适用性、传播能力等因素影响了健康传播活动能在多大范围内传递知识、告知信息。如某市疾控部门向本市居民定向群发的疫情防控信息就只能影响到该市居民。深度上,健康信息的有效性和针对性、信息的表现方式、传播的时长和重复率、受众个人媒介接触习惯和媒介素养等因素,均会影响受众对相关议题的了解程度、对健康信息的知晓深度。不同类型的健康传播活动有不同的目标诉求,有时候需要对影响效果的各种因素进行评估和取舍,如对于某突发传染病疫情事件,相关部门和媒体在最初阶段需更注重快速和大范围告知,在传播的广度上要求较高;而在改善慢性心血管疾病患者的健康生活方式上,则更需要对相关健康信息进行深度传播。

(二)态度层面影响因素

信,即态度层面,主要在于态度和信念维度,指公众对待传播内容的信念和态度,是比知晓层面更高层次的效果，也是促进行为改变的前奏。具体来看，比如公众对于某些健康理念的认可或反对、对某类健康行为的情感倾向和支持意愿等。影响态度转变的因素主要包括信源的权威性、健康诉求的紧迫性和适用性、行为效果的显著性等。如引用自某相关疾病领域一线专家的采访内容，往往会比不明来源的网传健康科普内容传播效果更好。

（三）行为层面影响因素

行，即行为形成或改变，指公众养成或采纳某种健康行为或行动（如主动接种疫苗），或是对原有的行为进行调整改变（如戒烟、戒酒）。这是健康传播的质变结果，也是效果的最终体现，可以是促进人们形成健康的行为或（和）放弃不利于健康的行为。影响这一环节的因素包括促使行为改变的基本条件、行为成本、地区经济水平和社会支持等环境因素，以及受教育程度等公众自身的一些人口学因素等。而健康传播活动的设计也可能对公众行为产生影响，如在健康信息传播中融入游戏化设计，可以寓教于乐、吸引公众，有助于促使行为改变的途径更有趣味性，将对相关健康行为的养成具有积极影响。

二、健康传播活动的效果评估

健康传播活动的效果评估是判断该活动是否达到目的并找到可改进之处，为此后类似活动的开展提供参考的重要依据。按照健康传播活动计划，对其进行效果评估时也建议参考 SMART 原则，通过可测量的指标，尽量采集量化数据，依次从活动目的、受众定位、媒介渠道、传播策略和时间/人员/预算安排等方面考察活动是否符合预期。

（一）评估内容

1. 活动目标

活动目标是否达成或多大程度上达成，是判断活动是否达到预期传播效果最为直接的要素。如"活动在多大程度上符合具体目标设定"，"各项关键指标达标率为多少"等，其中指标的达标率尤为重要，如核心信息知晓率、健康行为改变意愿、行为改变率等均是反映活动目标是否有效达成的关键所在。

2. 受众定位

活动的参与者与目标定位的匹配程度也影响着活动效果。基于此，可以评估"活动实际参与者是否符合目标受众定位""受众规模是否符合预期"等，由此积累经验，在下次活动时便于更精准地就不同受众群体制定有针对性的传播策略。

3. 媒介渠道

从活动前的通知预热，到活动时核心健康信息的传递，再到活动结束后的媒体报道等，合适的媒介渠道宣发有助于信息及时、高效地触达目标受众，使活动能从"知信行"多个层面对目标群体起到积极影响。基于此，对媒介渠道的评估可考察如"媒介渠道是否与目标受众媒介使用习惯相匹配""媒介渠道覆盖面是否达标""媒介渠道成本是否有效控制在预算内"等。

4. 传播策略

传播策略的评估包含对目标受众、媒介渠道、传播材料和分发技巧等多方面的综合考量，如传"播材料的呈现形式是否受欢迎""是否有效传递核心信息""内容是否具备说服力"

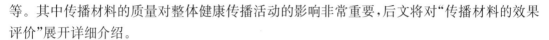

等。其中传播材料的质量对整体健康传播活动的影响非常重要,后文将对"传播材料的效果评价"展开详细介绍。

5. 其他

除以上内容外,还可以针对如下内容展开效果评估,如"时间/人员/预算安排是否合理高效""参与者对活动的总体满意程度如何"等。

(二) 评估方法及数据来源

活动效果评估可综合采用定量与定性相结合的方法。如借助问卷调查采集参与者的人口学等基本信息数据,也可获取活动趣味性、受欢迎程度、相关健康知识的知晓率和行为转化率等数据。也可以通过一对一问询或焦点小组等访谈方法,就活动中某些具体细节向健康活动相关领域专家、活动参与人群等对象进行更为深入、细致的访谈,进一步了解受众的需求。此外,效果评估可以结合定量的方法,例如通过媒介渠道后台获取客观数据,这些数据包括材料分发量、文章点击量、影音播放量、视频完播率或评论数据等。

三、传播材料的效果评价

健康传播活动的有效开展离不开优质的健康传播材料。效果评价是健康传播材料质量控制的重要手段,应贯穿于传播材料计划、设计、制作和使用的全过程。

(一) 评价内容

1. 形成评价

健康传播信息的形成评价是在健康传播信息开发之前进行,主要是明确目标人群的主要健康问题,发现信息生成和传播的有利条件和障碍。

健康传播材料的形成评价是在健康传播材料设计之前进行,主要是明确目标人群的受教育水平、社会文化、风俗习惯、喜欢的文化元素及表达形式等。

2. 过程评价

主要考虑以下两个方面:

(1) 传播材料的实用性:健康教育工作者、医护人员、教师等在咨询、培训、演示等工作中如何使用传播材料;了解目标人群对健康传播材料的内容、形式、设计是否满意,对健康传播材料所传递的信息是否正确理解、有哪些偏差、是否有必要做出更正。

(2) 传播材料的发放:通过查阅下发和接收单位的档案资料和工作记录进行评价,观察各种材料张贴、发放、播放等场合是否符合目标需求,了解下发渠道、发放范围和数量等。

3. 效果评价

传播材料的接受情况方面,考察目标人群对传播材料的认可程度、喜爱程度、可记忆程度、可理解程度、适合阅读程度和行为指导性等。

传播材料的使用效果方面主要考虑以下四点:

(1) 健康传播材料是否能够满足目标人群对信息的需求,常用指标有传播内容满意度、传播方式满意度等。

(2) 健康传播材料是否能够提高目标人群的健康知识水平,常用指标有核心信息知晓率、健康知识知晓率等。

（3）健康传播材料是否能够对目标人群的态度和行为产生影响,常用指标有信念持有率、行为流行率、行为改变率等。

（4）健康传播材料对事件的处置或政策、舆论、生活质量是否起到促进作用,常用指标有环境、服务、条件的改变,舆论的改变,发病率、患病率、死亡率等。

（二）评价方法

1. 专家咨询

对健康传播材料的专业性、适用人群、传播方式、传播目标等可进行专业领域的专家咨询。

2. 定量调查

问卷调查快速灵活,且封闭式的问题有利于结果分析,可用于健康传播材料生成、传播以及效果的评价。

3. 定性调查

可采用专题小组访谈和个人访谈等方式,深入了解目标人群对健康传播材料的理解程度、接受程度、语言表达方式接受程度等内容。

4. 舆情监测

主要是通过网络信息监测方式,了解公众对健康传播信息或现实生活中某些热点、焦点问题的态度、情绪、意见和建议。

第五节　健康传播设计与实践案例

烟草的广泛流行已经成为一个对公众健康具有严重威胁的全球性问题。为了促进全球控烟工作,推进世界卫生组织《烟草控制框架公约》(FCTC)顺利履行,纽约市长迈克·卢本斯·布隆伯格捐款 1.25 亿美元,启动了旨在降低烟草使用的全球倡议行动,为在低中收入国家开发和实施有重大影响力的烟草控制政策/计划的项目提供基金支持。中国疾病预防控制中心-北京协和医学院-约翰霍普金斯大学彭博公共卫生学院共同合作的控烟项目——"迈向无烟中国"项目是彭博全球控烟行动的一个部分。项目旨在通过一系列具体策略的实施,促进出台和实施公共场所禁止吸烟的相关政策,创建无烟环境,建立国家控烟网络,提高中国控烟能力,最终在中国减少被动吸烟的暴露。

健康教育、传播和社会动员是"迈向无烟中国"项目干预的第二个策略,旨在将被动吸烟的危害以及项目的关键信息——"公共场所不吸烟,当着他人的面不吸烟,社会交往不敬烟"——进行广泛传播。国家项目组策划了国家层面的宣传和动员活动,并以国家级系列活动为龙头,带动 20 个项目省(直辖市/自治区)的 40 个项目市、县(区/旗)一起联动。

本节以"迈向无烟中国"项目中,国家项目办对健康传播策略项目的总体策划实施为例,介绍大型健康传播项目的设计;并以某街道控烟传播活动为例,介绍健康传播基层实践方案。

一、"迈向无烟中国"项目中的健康传播

(一) 活动背景

根据前期研究发现,地方和基层进行健康传播设计和实施操作的能力都有待提高,而且比较分散,不能显示整体效应,更不能产生轰动效应。而在大多数健康传播项目中,产生轰动效应、引起社会关注十分重要。因此,需要中央项目媒体专家组统一开发传播材料,在全国和基层统一使用,实现上下联动,提高传播效果和质量。

同时,改变二手烟暴露行为实质是改变社会风尚和习俗,传播学中的创新扩散理论(diffusion of innovation)适用于此类促进人们接受新观念和改变行为的活动,需要大众传播和人际传播共同配合使用。运用社会动员、媒体倡导和多部门协作等手段,通过媒体宣传、文娱活动以及各种事件契机,动员群众自觉行动,提倡社会新风尚,改变二手烟暴露情况。

国内既往的控烟宣传活动很大程度上是围绕"5·31世界无烟日"开展的,取得了相当的成绩和宝贵经验,但由于其短暂性特征,也使得活动本身缺乏持久性和连续性,因此需要各方面统筹,整体策划实施本项目传播。

(二) 活动时间

2007 年 11 月—2008 年 12 月。

(三) 活动目标

通过传播活动的设计,传播材料的发展,把地方项目点有价值的策略活动进行传播放大等方式,形成整体效应,倡导"公共场所不吸烟,社会交往不敬烟,当着他人的面不抽烟"的良好社会风尚和行为,促使人们了解吸烟和被动吸烟的危害。

(四) 项目策略

- 设计与制作项目徽标、"三不"图标、宣传材料,在全国地方和基层统一使用。
- 联系国家级媒体对项目工作的开展情况进行报道。
- 组织全国烟草包装和海报设计大赛。
- 以国家级系列活动为龙头,带动 20 个项目省(直辖市、自治区)的 40 个项目市、县(区、旗)联动,支持项目点活动,指导开展当地的宣传和动员。

(五) 整体活动设计

- 项目徽标设计和应用。
- 项目核心信息的设计。
- 根据项目核心信息,设计项目传播材料。
- 地方采用国家提供的传播材料,进行一系列的媒体传播和社会动员活动。
- 地方自行设计具有当地特色的媒体传播和社会动员活动。
- 国家组织中央级媒体对地方媒体传播和社会动员的成功案例进行报道和推广。
- 春节期间,组织"送烟就是送危害"主题传播。
- 在 5·31 世界无烟日期间,组织警示烟标上烟盒系列媒体传播和社会动员活动。

（六）人员/预算安排

略。

二、A街道控烟宣传实施案例

A街道隶属H市H区,面积2.87平方千米,辖18个居民委员会,辖区总人口7.91万人,城镇化率100%,是一个以居民小区为主、商务楼宇为辅的地区。居民小区以高层商品房和多层公房为主,大多含沿街商铺;商务楼宇以写字楼和购物中心为主。辖区内有中小学校9所,社区文化活动中心、社区生活服务中心、社区卫生服务中心、社区事务受理服务中心等公共服务设施齐全。

（一）活动目标

1. 问题确定

根据《"健康中国2030"规划纲要》,到2030年,15岁以上人群吸烟率降低到20%。需要深入开展控烟宣传教育,推进无烟环境建设。

2. 总目标

通过一系列控烟宣传活动,使辖区居民接触并了解吸烟对健康的影响,主动戒烟、支持禁烟。

3. 分目标

实现辖区内15岁及以上成人吸烟率较上年下降X个百分点;禁烟场所的违规吸烟发生率下降Y个百分点;居民对控烟相关知识的知晓率达到80%以上,对传播内容和方式的满意度达90%以上。

（二）受众定位及媒介选择

本次活动面对的人群以街道辖区的社区居民、企事业单位员工、学校师生等有组织关系的群体为主,还有相当一部分受众为商业场所经营者或公共场所聚集的无组织人群。如青少年处在吸烟行为的易感期,目前吸烟仍是我国青少年的主要健康行为问题之一,而学校是青少年的主要生活场所,学校环境对青少年吸烟观念和行为有重要影响。辖区内有9所中小学校,因此师生群体应当是本次活动中的重点受众群体之一。不同的受众群体可有所侧重地选取主要媒介渠道进行传播。

（1）辖区社区居民:海报、折页等平面媒体;住宅楼电梯媒体;发放扇子、水杯等实物载体。

（2）辖区中小学校师生:海报、宣传册等平面媒体;校园电视等视频媒体;科普讲座上发放实物宣传品等。

（3）重点商圈、楼宇、人流密集型场所人员:海报、传单等平面媒体,公共广播或楼宇电视等视听媒体,发放控烟纪念品等。

（三）传播策略与活动

1. 一般性的健康传播活动和材料

（1）活动主题:无烟A街道,市民健康新风尚。

（2）关键信息和事实：公共场所不吸烟，社会交往不敬烟，当着他人的面不抽烟。

（3）证据和相关信息：配合具体受众、场所和活动类型开发，此处略。

2．专题传播活动

（1）宣传培训：对控烟志愿者进行宣传培训，熟悉控烟相关健康知识的传播技巧，了解传播渠道的特点和应用场景，掌握控烟宣传沟通技巧等。

（2）将学校作为重点，进入学校开展专题活动：开展控烟专题科普讲座、举行控烟文艺作品征集活动、发放特色宣传品等。

（3）开展社区宣传：在各类社区和企事业单位投放控烟公益海报、折页等宣传品；对重点场所如公园、健身步道、地铁口、学校、幼儿园门口等区域开展主题宣传。

3．媒体宣传报道

（1）地方媒体广播电视新闻节目报道。

（2）新媒体宣传：在微博、微信或有影响力的社交媒体上推送相关的宣传内容，提高公众对吸烟（包括电子烟）及二手烟危害的认识，警示烟草带来的健康风险，倡导无烟健康生活方式。

（3）控烟手机短信群发：结合节日、节气或其他事件等契机，向辖区内常住居民发送控烟宣传信息。

（4）户外媒体宣传：在合作媒体以及各类机关、医疗机构、学校、企事业单位的视频投放渠道和地标建筑、户外大屏幕上广泛投播控烟宣传内容；住宅区电梯内智慧屏等设备投放控烟宣传内容。

（四）项目评估

对传播效果的评估主要体现在是否能寓教于乐、形式多样地集中对大量人群进行传播，在改变认知方面有一定效果。

（1）评价内容：居民对传播内容接触率、满意度，控烟知识知晓率。

（2）评价方法：问卷调查、个别访谈。

（五）人员分工

对项目主要负责人、具体活动负责人和各环节实施人员等进行分工，明确责任到人。如疾控部门工作人员、社区管理者、学校负责人或居委会工作人员等。

（六）预算安排

根据项目内容进行测算。如涉及多个子活动，需要单独测算。

以宣传培训为例，涉及活动场地租金 5 000 元、会场布置 5 000 元、材料印制 20 元/份×50 份＝1 000 元、其他费用（略）。

（七）时间安排

对项目启动、实施和收尾总结的各个关键节点进行规划。视活动规模大小，以周或天为单位明确活动进度。对重点活动落实到具体日期。

（八）活动实施及效果评价

活动实施总结略。

通过问卷调查显示，本街道居民对本次活动中传播渠道的接触率均为 75％以上，传播覆盖面较佳；对传播内容和方式的满意度均达到 95％以上，较好地满足了居民信息需求。健康知识传播效果方面，居民对吸烟或二手烟会导致肺部疾病的知晓率最高达到了 97.36％和 95.82％；对于吸烟导致卒中、心肌梗死或性功能障碍的知晓率分别达到 80.35％、83.12％和 81.76％，说明被调查居民对本次主题传播活动的接受情况较佳。

（王理）

参考文献

［1］聂静虹.健康传播学［M］.广州：中山大学出版社，2019：83－90.
［2］田向阳.健康传播理论与实用方法［M］.北京：人民卫生出版社，2017：27－36.
［3］张自力.健康传播资源与策略［M］.北京：中国协和医科大学出版社，2014：7－10.
［4］周军编.健康传播概论［M］.杭州：浙江大学出版社，2019：119－123.
［5］孙昕霙.健康传播学教程［M］.北京：北京大学医学出版社，2020：131－149.

第十一章

研究调查与资料收集方法

第一节　定量调查方法

调查作为一种信息收集的研究方法,可用来描述、比较或解释个人或社会的知识、感受、价值、偏好、行为以及健康状态,调查所收集的资料经分析后被广泛应用于健康、教育、管理、商业、社会福利等许多领域,对于了解现况、探寻原因、评价效果、预测未来、科学规划等工作都具有十分重要的指导意义。

根据调查目的、样本大小、数据收集和分析方法的不同,可将调查方法分为定量调查(quantitative research)和定性调查(qualitative research)两大类,在实际使用中,定量调查的使用更为广泛,此外,也有部分研究会将两者结合起来。

一、定量调查的设计

定量调查指的是使用统计、数学或计算技术等方法对自然科学和社会科学领域的各种现象进行系统性的调查,一般通过调查问卷或量表对被调查者进行数据收集,再对所收集的调查数据进行计算机的录入、整理和分析,并撰写调查报告,其结果以数字资料为主,强调统计分析的正确性、数据的准确性和客观性。该方法的优点是结果可以量化且精度高,受研究者的主观影响小;缺点包括样本要求较大、费用相对较高,对调查主题的深入挖掘和细节描述方面限制较多,对设计和统计工作的要求更高,质量控制工作的难度较大等。

(一) 定量调查的步骤

定量调查的步骤通常包括调查的设计、准备、收集资料、整理资料、分析资料、撰写调查报告等环节。

调查的设计既是定量调查的首个环节,也是最关键的环节,在该步骤中需明确调查目的、意义、内容和预期结果,确定调查现场和抽样方案,正确估计样本含量,编制调查计划和质量控制方案,设计调查问卷,选定资料收集方法和工具,合理规划研究进度等,如果需要分组,还需要选择合适的分组方法。

在准备阶段,需选拔和培训工作人员和调查员,联系和落实调查现场,编制和细化调查方案,落实人员职责,做好经费和后勤保障,完成预调查和优化调查方案。

在收集资料阶段,应根据调查目的,尽可能认真、完整地收集调查对象的原始资料,资料的来源主要包括专题调查、统计报表、日常记录等。

在资料整理阶段,应对所收集的原始资料进行仔细的核查,尽可能修正和补充错误和遗失的数据信息,还可通过数据差补、变量类型转化、计算新变量等工作,使资料进一步系统化、条理化,为紧随其后的分析资料做好准备。

在分析资料阶段,应合理使用各种统计分析方法,对各类资料进行科学的统计描述和统计推断,得到真实可信的分析结果,并给予合理的解释。

撰写调查报告是完成调查的最后一步工作,应紧扣调查所得到的重要分析结果,结合相关文献和专业理论对相关结果产生的原因、可能导致的后果、对干预工作的建议、对未来研究的启示,以及本次调查的局限性、收获和经验等进行深入浅出的讨论和总结。

(二) 常用的定量调查方法

在公共卫生领域,常用的定量调查方法主要为问卷法和实验法,根据研究目的和调查对象的不同则可分为现况调查、病例对照研究和队列研究等。

现况调查也称横断面调查(cross-sectional study),是通过对特定时点或较短时期内,某特定范围人群的疾病或健康状况、有关因素的分布状况进行资料收集和描述,为进一步的研究提供线索。现况调查具有在设计时不设置对照组、调查的时间范围较短、在确定因果关联时受到限制、无法计算发病率等特点。

病例对照研究(case-control study)也称回顾性研究(retrospective study),是指选择患特定疾病的人群作为病例组,未患该病的人群作为对照组,调查两组人群过去暴露于某种或某些因素的情况及程度,以判断暴露因素与疾病有无关联及关联强度大小的一种观察性研究方法。病例对照研究具有观察方向由"果"及"因"、在设计时需按有无疾病设置对照组、以暴露率为分析指标、难以验证因果关联等特点。

队列研究(cohort study)是指选定暴露和未暴露于某种因素的两组人群,追踪其各自的发病结局,比较两者发病结局的差异,从而判断暴露因素与发病有无因果关联及关联强度大小的一种观察性研究方法。队列研究具有观察方向由"因"及"果"、在设计时需按有无暴露因素设置对照组、以发病率或死亡率为分析指标、可直接估计相对危险度(relative risk,RR)、具有验证因果关联的能力等特点。

(三) 常用的定量调查设计类型

常用的定量调查设计类型包括完全随机设计、配对设计、随机区组设计以及重复测量设计等。

1. 完全随机设计

完全随机设计(completely random design)也称为成组设计,是指各组的调查对象都分别来自其所在目标人群中的一个独立的随机样本的设计,其优点是设计简单、操作方便、统计方便,存在缺失数据时,不影响统计分析;缺点是在相同样本含量和同等条件下抽样误差相对较大,若包含两组或多组资料,组间的均衡性相对较差。

2. 配对设计

配对设计(matched-pairs design)包括三种常见的情况:第一,将调查对象按被匹配因素的水平相同或相似的原则配成对;第二,使用不同调查方法对同一批对象进行调查;第三,使用同一种调查方法在两个不同时间点对同一批对象进行调查。其优点是被匹配的两组资料均衡可比,有利于排除非研究因素的干扰,同时可提高研究效率;缺点是设计和实施较复杂,且易导致匹配过头,反而降低研究效率。

3. 随机区组设计

随机区组设计(randomized blocks design)也称为随机配伍组设计,是指将调查对象按被匹配因素的水平相同或相似的原则分成若干区组(配伍组),再将每个区组的调查对象随机地分配到多个组别中的设计,组别数≥3。随机区组设计实质上是配对设计的扩展,其优缺点也与配对设计相似。

4. 重复测量设计

重复测量设计(repeated measurement design)是指调查者在多个不同时间点上重复测量并获得同一调查对象某指标的观察值的设计,有助于了解该指标观察值随时间变化的趋势,以及具有不同研究因素特征的被调查者该指标观察值随时间变化的趋势有无差异,其优点是除了可以分析时间和研究因素对某指标的各自效应之外,还可分析时间与研究因素之间的交互效应。

二、定量调查常用的统计分析方法

在定量调查资料分析的过程中,应根据分析的目的、资料的类型、资料的分布形态等因素选择恰当的统计分析方法。分析的目的常包括统计描述、参数估计、平均数的比较、率或构成比的比较、等级变量的比较、变异度的比较、相关和回归分析、生存分析、多因素分析等;对资料类型的划分可依据变量值的属性将其分为数值变量、无序分类变量和等级变量三大类,也可根据调查设计类型的不同,将资料分为完全随机设计资料、配对设计资料、随机区组设计资料以及重复测量设计资料等类型;资料的分布形态可依据同一组别内的分布形态分为正态分布资料、对数正态分布资料、偏态分布资料等,根据不同组别之间资料的变异度是否有差异,又可分为方差齐性资料和方差不齐的资料等。

常用于数值变量的统计分析方法有集中趋势和离散趋势指标的计算、总体均数置信区间的估计、t 检验、方差分析、秩和检验、线性相关分析、秩相关分析、回归分析等;常用于分类变量的统计分析方法有相对数的计算、率的标准化法、卡方检验等;常用于等级变量的统计分析方法有秩和检验、秩相关分析等;常用于多因素分析的统计分析方法有多元线性回归分析、多元 Logistic 回归分析等。此外也可根据分析的目的和资料的类型,选择恰当的统计图表来呈现统计分析的重要结果。

三、调查问卷及量表的设计

(一) 调查问卷的设计

调查问卷(questionnaire),也称调查表或询问表,是为各类人群的调查研究所设计,并以设定问题的方式表述严格设计的测量问题或条目的表单。设计调查问卷时未必需要具有特定的理论依据,有时问卷调查的初衷只是客观地去描述被调查者的某些状态和可能的影响因素,而不是对其所具有的某种特征进行评价。

在设计问卷时,应遵循一定的原则和程序,并运用恰当的技巧,才能将问题正确地传达给被调查者,并使被调查者乐于回答。

1. 调查问卷的基本结构

调查问卷的基本结构通常包括标题、卷首语或填写说明、被调查者基本情况、调查主要内容、编码以及作业证明的记载等部分。

标题应简单明了地说明调查对象和主题,例如"某社区常年居民心血管疾病及相关因素调查问卷""某高校大学生预防艾滋病相关知识、态度和行为调查问卷"等;卷首语或填写说明是在问卷封面或开头设置简短的文字,用于说明调查的目的、意义、填写方式、对隐私的保护措施、调查机构等,目的是尽可能使被调查者消除顾虑,提高对调查过程的配合程度和认真程度,提供相对完整和真实的信息;被调查者基本情况主要包括其年龄、性别、民族、职业、婚姻状况、受教育程度、社会经济地位、居住地区等人口学信息,这些信息有助于在资料分析时进行分组分析或人口学因素的控制;调查主要内容是整张问卷中最重要的部分,其涵盖的内容需根据研究目的,并结合与之有关的既往研究或参考文献加以确定,通常包括所调查的结果性数据、研究因素、可能与研究因素或结果有关的各种环境、遗传、个体等暴露信息或干预措施等信息;编码包括调查问卷的编号、调查问题(项目或条目)的编号、每个回答选项的赋值等,各种编码的设置规则一般应符合广为接受的习惯或处于便于记录和录入的目的;作业证明的记载一般包括调查员的签名、调查日期等,有时也可根据需要对被调查者的姓名、联系方式、接受调查的地点等进行记录,这有助于对被调查者进行进一步的追踪调查或补充缺失信息,也有助于提高调查员的工作责任心。

2. 编制调查问卷的步骤

编制调查问卷的步骤通常包括设立研究工作组、提出调查项目并形成项目池、对问题进行筛选、确定每个问题的提问形式和类型、确定每个问题的回答选项和编码、进行预调查和初步考评、修改完善形成正式调查问卷等。

(1)设立研究工作组是编制调查问卷的第一步工作,研究工作组的成员一般包括与调查主题相关的临床医学、预防医学、社会学、心理学以及统计学领域的专家、学者或经验丰富的专业技术人员,有时还包括对被调查地区或目标人群的文化、生理、心理以及行为特征比较熟悉的基层工作者、志愿者等。

(2)在形成工作组之后,各成员应结合调查目的、基于对既往工作和研究背景的了解,从自身的专业角度提出建议调查的项目,并汇总形成备选问题的项目池。

(3)接着通过专题小组讨论或专家咨询等方法对项目池中的备选项目进行筛选、合并、调整和优化,以在满足调查目的的同时,尽可能精简问卷的篇幅,提高调查效率和应答率。

(4)在完成项目的筛选后,讨论确定每个问题的提问形式和类型。常用的提问形式有开放性问题和封闭性问题两种。

开放性问题不为被调查者提供任何可供选择的答案,而是让被调查者自由作答,它有助于鼓励被调查者思考问题并按自己的想法或实际情况反馈更加深入和丰富的信息,很可能得到研究者事先未考虑到的额外信息。但是这类问题通常较难进行整理分析,问题的回答质量也会受到被调查者的表达能力和对问题的重视程度的影响,此外还会耗费相对更多的时间,因此,在实际的问卷调查中,这类问题通常只占很少的比例,只在研究者在调查前无法预知各种可能的答案时使用,例如征求社区居民对某项健康促进政策的优化建议等。

封闭性问题是研究者在设计问卷时已在所提出的问题后为被调查者提供了所有可能的答案、可填写的数值范围、可排列的次序范围等,被调查者只需在其中选择一个或多个选项、填写数值、排好次序即可,这类问题通常在问卷中占较大的比例,它不仅回答方便,应答率和调查效率高,也对整理和分析资料非常有利,但是它很难控制被调查者误答、漏答、随意选答、猜答以及调查员代答等情况的发生,有时需在问卷设计时对容易发生上述情况的重要问题通过事先设计几个相关的问题加以识别和控制。

在实际调查过程中,亦可将开放性问题和封闭性问题结合起来使用,例如在封闭性问题"你在近六个月内是否服用过抗生素?"后设置"①是""②否""③不确定"三个备选答案的基础上,再加上一个开放性问题"若是,服用的抗生素有哪些?＿＿＿＿＿＿＿"。

（5）对于绝大部分封闭性问题,还需确定每个问题所有可能的备选回答选项,并按一定顺序进行编码。如果备选答案是二项分类变量,习惯上会将阳性结果选项置于前,阴性结果选项置于后,例如对于问题"近 12 个月以来,您是否接受过预防高血压的健康教育?"备选答案只有是和否两种可能,则一般将备选项及其编码设置为"①是,②否",有时也会根据约定俗成的习惯将性别的选项及其编码设置为"①男,②女";如果备选答案是多项分类变量,可按习惯(如 ABO 血型分类的选项按"①A 型,②B 型,③O 型,④AB 型"的顺序排列)或预期各选项的占比顺序由大到小排列(如关于健康传播媒介的选项按"①网络,②电视,③广播,④其他"的顺序排列);如果备选答案是等级变量,则按其等级顺序进行排列。

（6）在完成问卷的初步设计后,应进行预调查,并对问卷质量作初步考评。预调查是指在正式的调查研究工作开始前,从被调查的目标人群中抽取一小部分的被调查者按初步确定的调查方案进行预先测试的过程,目的是及早发现在正式调查中可能出现的问题和困难,以便通过修改完善调查方案加以控制,此外还可为估计正式调查时所需的样本量提供依据。通过预调查有助于发现初步设计的问卷可能存在的在提问方式、问题排列、编码设置、语言表达、篇幅长短等方面的问题,了解被调查者对问卷的应答率、依从性、完成时长等重要信息,为合理优化问卷质量和制定合理的调查计划做好准备。

（7）根据预调查的结果,修改完善形成正式调查问卷是问卷设计过程中的最后一步工作,当然,正式调查问卷在实际使用过程中也可能会发现新的问题和需要修改的地方,必要时仍可进一步完善。

3. 设计调查问卷应注意的问题

设计调查问卷应注意的问题包括:

（1）卷首语或填写说明应简单明了,打动人心。

（2）避免不确切的表达,例如关于频率的调查,尽量不要用"经常""有时""偶尔"等用语,而应尽可能以"每周几次"或"每月几天"等形式使之定量化或半定量化。

（3）避免直接提断定性问题,例如不能一上来就问"您平均每天吸多少支烟",在这个问题前面,应设置一个筛选性的问题,例如"近半年内,您吸烟吗?"对于回答"是"的对象再询问关于吸烟量的问题,对于不吸烟者,则跳过关于吸烟量的问题。

（4）避免引导性提问,例如类似于"许多青少年更愿意接受来自同伴的健康教育,您也同意吗"这样的问题,可能会使被调查者在不知不觉中接受引导而给出调查者期望的回答,而并非基于被调查者的真实想法。

（5）尽量减少令被访者难堪和禁忌的敏感问题，例如与性行为、吸毒等相关的问题，无法避免时，可将这类问题放在问卷内容中相对靠后的部分，或结合使用随机应答技术等敏感问题调查方法作为补充。

（6）避免提笼统或抽象的问题，例如类似"您对本医院是否满意？"这样的问题，被调查者并不清楚应回答是否对医院的治疗效果满意，还是对就诊环境、服务态度、护理过程等方面满意与否。

（7）避免提一问多答的问题，例如类似于"您的父母是否接受过高等教育"这样的问题，如果父母中有一人接受过，另一人没有接受过，则会使被调查者无法回答。

（8）问题的排列应有条理性，并注意提问的顺序，习惯上将反映被调查者基本情况的问题放在调查主要内容之前，在调查主要内容中将反映不同方面的问题归类，与研究主题关系更密切、更重要、更易回答的问题放在问卷内容中相对靠前的部分。

（9）当具体数值较容易调查获得时，优先询问具体数值，而当其较难调查时，可对其进行半定量化，例如绝大部分被调查者知道自己的生日，则通过让其直接填写出生日期的方式计算出的实际年龄既准确又方便，但是人们很难回忆出上个月的具体支出数目，只知道大体上在某一区间，这时备选答案可设置为代表不同支出金额区间的等级变量。

（二）量表的设计

量表（scale）是由反映某抽象概念的所有测量指标及其所反映的方向、程度的分值所构成的一种测量工具，常用于测量被调查者在该抽象概念方面的主观态度、感受、意向、能力等状态。与调查问卷不同，编制量表需要以一定的理论构想或特质为基础，量表中所有的条目都是为了获得对某一事物或该事物不同方面的评价，因此量表中不同条目间的内容通常是具有一定相关性的。

量表通常由多个标准化的条目组成，通过一定的评分规则，最终形成一个测量分值，并依据该分值的大小，定量地反映出调查对象在该抽象概念方面的状态。量表的设计步骤与问卷较为相似，这里不再赘述。

量表常用于评价一些很难用直接方法进行测量的特征或状态，包括：①疼痛、疲乏、生存质量等无法用仪器设备测量的指标，例如视觉模拟评分法（visual analogue scale，VAS）可用于疼痛的评估，生活质量评价量表（short form 36 questionnaire，SF - 36）可用于评价患者的生存质量；②幸福感、满意度等态度性指标，例如生活满意度量表（satisfaction with life scale，SWLS）可用于评价被调查者对生活的满意度；③抑郁、焦虑等心理健康指标，例如症状自评量表（symptom checklist 90，SCL - 90）可从十个方面来评价自身的心理健康状态；④认知状态、智力水平等能力指标，例如简易精神状态检查量表（mini mental status examination，MMSE）可用作筛查老年人认知和智能功能方面有无衰退的工具；⑤反映较复杂的行为指标，例如儿童行为量表（child behavior checklist，CBCL）可用于评定儿童的行为、情绪和社会能力。

根据条目备选答案的结构不同，可将常见的量表可分为二分量表（dichotomous scale）、李克特量表（Likert scale）和哥特曼量表（Guttman scale）等。二分量表只提供两个相斥的回答选项，例如"是"和"否"、"同意"和"不同意"等；李克特量表作为最常用的量表，多用于对态度、重要性、满意度、症状等方面的条目进行程度测量，一般采用五级评分制，例如对某一条目持"非常同意""同意""不一定""不同意""非常不同意"看法的选择分别记 5、4、3、2、1 分，同一量表中的部分条目也可能会使用反向评分，少数情况下，该量表还可能会采用七级评分制、九级评分制或四级评分制；哥特曼量表虽然每个条目也只提供两个相斥的回答选项（分别记 1 分和 0 分），但是其条目的结构存在着由弱到强或由强到弱的顺序，根据被调查者对每个条目的回答，对所有条目的评分累加后形成量表总得分用以反映总的程度。

需要注意的是量表在推广应用之前，一定要经过比较全面和严谨的信效度评估，而调查内容较零散、结构非标准化、调查目的并非测量某抽象状态的问卷则未必需要进行或难以进行信效度评估。在问卷中，也可根据调查需要，选择一些已广泛使用的量表作为其中的一部分内容。

四、调查问卷及量表的信效度分析

调查问卷及量表的质量高低对调查结果的真实性、可靠性、适用性等方面起决定性的影响，为保证其具有较高的质量，在形成正式问卷之前，应当使用初步设计的问卷进行预调查，并对预调查结果进行信度和效度分析，根据分析结果筛选问卷问题或量表条目，调整问卷或量表结构，从而提高其效度（validity）和信度（reliability）。

（一）效度

效度也称为准确度（accuracy），是指问卷或量表在多大程度上真正测定了它打算测定的变量，反映问卷或量表的有效性和正确性。效度评价主要包括对内容效度（content validity）、结构效度（construct validity）、效标效度（criterion validity）等方面的评价。

1. 内容效度

内容效度也称为内在效度或逻辑效度，是指问卷或量表的内容与研究所要调查的内容之间的吻合程度，它反映其内容的贴切性和代表性，一般考虑以下三方面内容：①问题所测量的是否确实属于应测量的领域，例如若想了解与调查对象罹患慢性病相关的行为生活方式，则他的吸烟、饮酒、饮食、睡眠和运动等均属于应测量的领域，而他患病后的求医行为就不属于应测量的领域；②问题是否覆盖了应测量的各方面内容；③反映不同方面内容的问题构成比例是否恰当。

对内容效度进行定量评价可使用专家咨询法，可请若干名相关领域的专家对初步拟定的问卷题目或量表条目予以评分，并计算内容效度指数（content validity index，CVI）等指标，以反映其与所要调查的内容之间的吻合程度。内容效度指数可分为条目水平的内容效度指数（item-level CVI，I-CVI）和量表水平的内容效度指数（scale-level CVI，S-CVI），分别对各个条目和整个量表的内容效度作出评价。

在对内容效度进行评价时，专家会被要求就每一题目或条目与相应内容维度间的关联性给予等级评分，由低到高分别是不相关（1 分），弱相关（2 分），较强相关（3 分）和非常相关（4 分）。

I-CVI 是专家对每一问题或条目给予的等级评分为 3 分和 4 分的专家人数之和占参评专家总人数的比例，当参评专家人数不少于 6 人时，一般要求不低于 0.78；S-CVI 又可分为全体一致 S-CVI 和平均 S-CVI 两类,全体一致 S-CVI 是被所有专家的等级评分均为 3 或 4 分的问题或条目总数占全部问题或条目总数的百分比,平均 S-CVI 为所有问题或条目 I-CVI 的均数,一般要求不低于 0.90。

2. 结构效度

结构效度也称为构思效度或特征效度,是指问卷或量表的结构对某一理论构想或特质的符合程度,即是否真正测量了设计问卷或量表时所提出的某种理论构思,对结构效度的评价往往是效度评价中最重要的方面,其评价方法较为复杂,可使用因子分析法进行评价。

使用该方法可从全部问题或条目中提取出若干个公因子,每个公因子分别与某些特定的问题或条目高度关联,这些公因子在一定程度上反映了问卷或量表的基本结构,如果与预先假定的理论构想或特质大体上吻合,则说明结构效度良好。用于评价结构效度的指标主要有公因子累积贡献率、公因子方差比和因子负荷等,公因子累积贡献率反映了所有公因子对问卷或量表的累积有效程度,通常应达到 80%～85%;公因子方差比是在提取公因子后,各问题或条目变量值的方差中被公因子决定的比例,取值介于 0～1,其值越大,意味着该问题或条目中的信息被公因子提取出的程度越高;因子负荷是每个问题或条目的变量值与其对应的公因子值之间的相关系数,不仅可用于反映不同问题或条目在其对应的公因子中的相对重要性,还可以帮助研究者发现该公因子的实际含义,并有利于公因子的命名。

3. 效标效度

效标效度也称为标准关联效度或经验效度,是根据已经确定的某种理论,选择某种较权威的测量工具或客观指标的测量结果作为效标或外部准则,分析问卷或量表所测得的结果与该效标间的关联程度,常用两者间的相关系数表示。在实际的效度分析过程中,有时选择一个合适的效标并不容易,因此该方法的应用会受到一定程度的限制。

(二) 信度

信度也称为精确度(precision),是指由于观测误差而导致的问卷或量表测量结果的变异程度,反映问卷或量表的一致性、稳定性及可靠性。信度评价主要包括对重测信度(test-retest reliability)、复本信度(alternate form reliability)、分半信度(split-half reliability)、内部一致性信度(internal consistent reliability)等方面的评价。

1. 重测信度

重测信度是指用同一问卷或量表在较短时间内重复两次或以上对同一批被调查者进行调查,所得到的不同次测量结果之间的一致性,一般通过两次测量结果的相关分析并计算相关系数(例如线性相关系数 r,秩相关系数 r_s 等)来反映结果的稳定性,在进行重测信度评价时,应注意重复调查的时间间隔应适当,以避免由于被调查者对前次调查的记忆而高估重测信度,以及由于被调查特征的变化而低估重测信度。

2. 复本信度

复本信度是根据相同的调查目的和设计方法,分别独立编制两套在长度、难度、编排以及内容上尽可能相似的问卷或量表,同时或间隔较短时间分别对同一批被调查者进行调查,通过对两套问卷或量表测量结果间的相关分析并计算相关系数,即复本信度系数或等值系数来反映结果的稳定性。相对于重测信度而言,复本信度虽然较少地受到时间因素的影响,

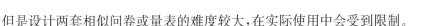

但是设计两套相似问卷或量表的难度较大,在实际使用中会受到限制。

3. 分半信度

分半信度也称为折半信度,是将调查问题或条目平均或接近平均地一分为二,分别计算两个部分的测量结果,通过对分出来的两个部分的测量结果间的相关分析并计算相关系数(r_h)来反映仅包含一半问题或条目时的信度,再使用斯皮尔曼-布朗(Spearman-Brown)公式(见公式 11 - 1)计算分半信度系数(r_{xx})后对整个问卷或量表的信度进行评价。

$$r_{xx} = \frac{2r_h}{1 + r_h}$$ 　　　　　　(公式 11 - 1)

4. 内部一致性信度

内部一致性信度是问卷或量表中各问题或条目间的联系程度,反映它们是否测量了相同的内容或特质,常用克朗巴赫 α(Cronbach's α)系数进行评价,该系数的取值介于 0~1,其值越高,代表内部一致性信度越好,通常情况下在达到 0.85 以上时,可认为信度较满意,而在达到 0.7 以上时则信度良好。克朗巴赫 α 系数对两级评分和多级评分的问卷或量表均适用,是社会科学领域应用最广泛的信度评价指标之一。

（三）效度与信度的关系

效度和信度分别用于评价调查问卷或量表的准确性和精确性,都非常重要,两者之间也存在着一定的联系。两者均可用各种相关系数来反映优劣,取值范围多在 0~1,一般情况下,其值在 0.9 以上可认为优秀,在 0.7 以上可认为良好,在 0.4~0.7 可认为尚可接受,在 0.4 以下可认为较差,不过具体如何评价,还要结合实际情况加以判断。两者间的不同主要在于信度是效度的必要非充分条件,信度好,效度未必好;而效度是信度的充分非必要条件,效度好,信度必然好,因此问卷或量表的效度会被信度所制约,测量理论研究发现效度的最大值总是小于或等于信度的平方根。

（四）有助于改善效度和信度的措施

如需改善问卷或量表的效度,应在明确研究目的,并采用正确、恰当的理论构想的基础上,进一步确定和细化需要收集的信息,再根据需要收集的信息,设计与之相关的问题或条目,删去所有与调查目的无关的内容,在保证依从性和可行性的前提下,可适当增加问卷的长度。此外,在调查时,应注意操作规范以及样本量适当。

如要改善问卷或量表的信度,应尽量注意难度适中,各部分内部的调查内容尽量同质,给予充分的调查时间和统一的调查程序等。

五、抽样方法的选择

在开展与健康教育与健康传播相关内容的调查研究时,常需要根据研究目的和实际情况,采用抽样调查的方法,抽取部分研究对象进行研究,根据抽样方法的不同,可将常用的抽样方法分为随机抽样和非随机抽样两大类。

（一）随机抽样方法

为保证研究中所抽取的调查对象具有良好的代表性,一般要求使用随机抽样方法选择

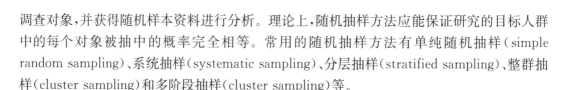

调查对象，并获得随机样本资料进行分析。理论上，随机抽样方法应能保证研究的目标人群中的每个对象被抽中的概率完全相等。常用的随机抽样方法有单纯随机抽样（simple random sampling）、系统抽样（systematic sampling）、分层抽样（stratified sampling）、整群抽样（cluster sampling）和多阶段抽样（cluster sampling）等。

1. 单纯随机抽样

单纯随机抽样也称简单随机抽样，是最简单、最基本的抽样方法，即从目标人群的 N 个对象中，利用抽签或其他随机方法（如随机数字）抽取 n 个对象构成样本。由于事先需按某项特征的顺序将目标人群中的每个对象进行编号而导致工作量大增，同时抽出的对象分布较分散，往往在涉及较大区域或范围的人群中抽样过程难以实现，因此多用于较小区域或范围内的人群抽样。例如，若需用单纯随机抽样方法在某社区 2 036 个居民中抽取 200 人，可先按身份证号码由小到大从 1 编至 2 036 号，再为每个编号赋予一个由三位或四位数字组成的随机数字，可事先指定将随机数字最小的 200 个号码对应的居民选作研究对象。

2. 系统抽样

系统抽样也称机械抽样，即按照一定顺序，机械地每间隔相同单位抽取一个对象的抽样方法。具体抽样方法为根据目标人群总的观察单位数 N 和需调查的样本观察单位数 n，计算抽样比（n/N）和抽样间隔为 K（N/n），每 K 个观察单位为一组。与单纯随机抽样类似的是，首先也需要先按某项特征的顺序将目标人群中的每个对象进行编号，按编号由小到大的顺序每间隔 K 个对象分为一组，再在第一组中用单纯随机抽样方法抽出其中一个对象作为首个入选对象（如第 i 号对象），接下来，再依次将编号为 K+i、2K+i、3K+i、…、（n−1）K+i 的对象纳入研究。

系统抽样的优点包括：①事先无须知道总体的确切观察值数，只需粗略数目即可估计抽样间隔；②在社区等现场环境中易实施，例如可按门牌号码；③样本在总体内部的各部分中分布较均匀，代表性较好。缺点是若总体中某变量观察值的分布存在周期性趋势，而抽样间隔恰好与之吻合或是其倍数，则可能使样本产生明显的选择偏倚。

例如，若需用系统抽样方法在某社区 2 036 个居民中抽取 200 人为研究对象，可计算出抽样间隔为 10（2 036/200≈10），按身份证号码由小到大从 1 编至 2 036 号，其中 1 号至 10 号对象在第一组中，按单纯随机抽样方法抽出 6 号为起始编号，则 6 号、16 号、26 号、…、1 996 号共 200 个编号对应的对象纳入研究。

3. 分层抽样

分层抽样先按某种特征或某些特征（通常最多选择两至三个特征）将目标人群分为若干层，再在每一层内进行单纯随机抽样，抽取研究对象组成样本。通过将内部变异很大的总体分成一些内部变异较小的层，可提高总体指标估计值的精确度，而且还可估计各层内的情况。分层因素应对研究结局变量有影响，且每层内个体间的变异越小越好，不同层间的变异则越大越好。分层抽样又可分为按比例分层抽样（各层样本量与各层占总体比例一致）和最优分配分层抽样（变异度小的层少抽，反之多抽）两种，相较而言，按比例分层抽样较为常用。

例如，若需用按比例分层抽样方法在某社区 2 036 个 40 岁以上的成年居民中抽取 200 人为研究对象进行高血压患病率及相关因素的调查研究，根据专业知识得知年龄对高血压患病率有较大影响，说明不同年龄阶段高血压患病率的变异较大，且年龄也是相对较容易通过当地居民健康档案、户籍或居住信息系统获得的人口学资料,因此可以年龄为分层因素,如以 10 岁为组距,依次将居民划分为 40 岁～、50 岁～、60 岁～、70 岁～、80 岁及以上(若 80 岁及以上的老年人数较少,可将其合并在同一个年龄组中)共 5 个年龄组,若各年龄组老年人所占比例分别为 25%(P_1)、23%(P_2)、20%(P_3)、17%(P_4)、15%(P_5),则在上述各年龄组的老年人中再分别使用单纯随机抽样方法分别抽取 50 人、46 人、40 人、34 人和 30 人纳入研究。

4. 整群抽样

将总体分成若干群组,抽取其中部分群组作为观察单位组成样本,这种抽样方法称为整群抽样。若被抽中群组中的全部个体均作为调查对象,称为单纯整群抽样,若仅调查部分个体,则称为二阶段抽样。它具有易于组织、实施方便、可节约人力物力等优点,但相对而言,抽样误差较大,故样本量应较其他抽样方法增加 1/2 左右。

例如,若需用整群抽样方法在某社区 2 036 个居民中抽取 300 人为研究对象,可先根据居民住宅楼栋将全体居民划分成若干群组,假定该社区共有 40 个楼栋,每个楼栋平均约 51 人,则以楼栋为抽样单位,按单纯随机抽样方法抽取 6 个楼栋,被抽中楼栋的全部居民被纳入研究,如果各楼栋居民人数相差不大,则实际抽中的样本量大致在 300 人左右。

5. 多阶段抽样

在某些跨区域的调查研究中,常结合使用上述两种及以上抽样方法,把抽样过程分为不同阶段,即先从总体中抽取范围较大的单元,称为一级抽样单位,再从每个被抽中的一级单元中抽取范围较小的二级单元,依次类推,最后抽取其中范围更小的单元作为调查单位。多阶段抽样需要在抽样前掌握各级调查单位的人口资料和特点。

例如,若需用多阶段抽样方法调查我国老年人 2 型糖尿病的患病率,首先可按地理位置将我国划分成东北、华北、华东、中南、华南、西南、西北等若干个较大的区域,再在各区域内按地区分层抽样部分地区作为研究现场,接下来在被抽中的地区内按社区类型、年龄段、性别等分层,最后在各层内使用单纯随机抽样方法或系统抽样方法抽取样本。

(二)非随机抽样方法

随机抽样方法理论上能保证总体中的每个观察值都有相同的机会被选中,因此入选研究对象的代表性通常很好,然而如果遇到调查对象的总体边界不清、调查对象不确定、调查目的仅是为探寻初步线索、目标人群的各观察单位间变异程度较小、目标人群较难接近时,却很难使用并严格实施随机抽样方法。这时,考虑到调查实施的可行性,有时会选择非随机抽样方法进行抽样。非随机抽样方法不考虑等概率原则,主要根据研究者的意愿、工作便利程度、经验等抽取调查对象。常用的非随机抽样方法有便利抽样(convenient sampling)、立意抽样(purposive sampling)、滚雪球抽样(snowball sampling)、配额抽样(quota sampling)等。

1. 便利抽样

便利抽样也称为偶遇抽样或方便抽样,指研究者以自己最方便或容易取得的一组观察单位的观察值作为样本。该方法以便利为原则,因此具有很大的偶然性和随意性,但是它有助于在较短时间内获得研究者需要的信息,且省时省力,往往成为非正式的探索性研究的良好数据源。常见的街头路人调查、柜台访客调查均属于这类抽样。

2. 立意抽样

立意抽样也称为判断抽样或目的抽样,指基于研究者的主观意愿、经验知识,或根据对目标人群总体特征的了解,刻意寻找具备某种特质的观察单位构成研究对象。例如某调查目的是探讨高血压患者血压控制不好的原因,而有意选择那些血压控制情况不好的高血压患者作为研究对象。该抽样方法常会受到研究者主观偏见和陈旧经验的影响,导致所选择的对象不具有代表性。

3. 滚雪球抽样

滚雪球抽样指的是在无法进行大规模社会调查,或难以找到对象总体成员时,先选择一部分被调查者,再依次通过他们逐层推荐符合研究目标总体特征的其他人纳入研究,以使样本量如同滚雪球般地不断变大,由此获得的总体样本之间具有一定的关联性。在涉及某些敏感人群的调查抽样时,常使用这种抽样方法。

4. 配额抽样

配额抽样也称为定额抽样,是指调查者首先将目标人群中的所有观察单位按一定的属性或特征分成若干组,然后再在各组内采用便利抽样或立意抽样的方式抽取观察单位的一种方法。配额抽样可保证让入选研究对象中包含研究者所感兴趣的具有各种属性或特征的观察单位。

六、样本量的估计

在开展抽样调查,特别是随机抽样调查的过程中,还应对研究所需的样本含量进行科学的估计。抽样调查中若样本量过大不仅会造成人力、物力、财力的浪费,甚至往往降低研究质量,而样本量过小,又会由于抽样误差较大而严重影响调查精度,难以发现本质差异,增加犯第二类错误(type Ⅱ error,即错误地接受了零假设)的概率,因此确定合理的样本量尤为必要。

以现况调查为例,影响样本含量大小的因素包括:①预期现患率(P),现患率越小,所需的样本含量愈大,反之,则愈小;②调查单位间的变异程度,主要由标准差和变异系数等反映;③精确度,主要由容许误差(δ)反映;④研究需要达到的显著性水平(α)及检验把握度($1-\beta$)。

(一) 估计总体比例时的样本含量

当研究者期望通过调查研究获得样本比例(或样本率),以对未知的总体比例(或总体率)进行估计时,若患病率近似服从正态分布,即 np 和 $n(1-p)$ 均 $\geqslant 5$ 时,若要求相对容许误差(δ)不超过 $0.1P$ 时,通过查阅文献或预调查获得 P 后,在 α 取 0.05 时,可粗略用公式11-2估计样本量:

$$n = 400 \times \frac{1-P}{p}$$

(公式 11-2)

例 12-1:已知某地老年居民高血压预期患病率为 30%,要求 δ 不超过 $0.1P$,问至少需要调查多少社区老年居民?

$$n = 400 \times \frac{1 - 0.3}{0.3} = 933(人)$$

因此,至少需要调查社区老年居民 933 人,实际工作中,应根据预计的无应答率或拒访率适当增加一定的样本数。

(二) 估计总体均数时的样本含量

需事先通过查阅文献或预调查获得调查资料的预期标准差(S),以及根据专业知识和可行性确定允许误差(δ),在 α 取 0.05 时,可代入公式 11-3 计算样本量:

$$n = \frac{4S^2}{\delta^2} \qquad (公式\ 11\text{-}3)$$

例 12-2:研究者欲估计冠心病患者的血清胆固醇平均含量,已知类似人群的血清胆固醇含量的标准差约为 0.94 mmol/L,要求估计的均数 $\overline{X}$ 与未知的总体均数 μ 间的差别大于 0.2 mmol/L 的概率为 0.05,问应该至少调查多少人?

$$n = \frac{4 \times 0.94^2}{0.2^2} = 88(人)$$

因此,至少需要调查冠心病患者 88 人,实际工作中,同样需要结合实际适当增加一定的调查数量。

第二节 定性调查方法

定性调查也是研究社会现象的一种广泛采用的方法,它常采用非概率抽样方法,通过收集小样本的声音、文字、图像等资料,并加以整理、利用和分析,以获得关于调查主题的答案,它还有助于深入解释定量调查的结果。常用的定性调查方法有访谈法、内容分析法、观察法、案例分析法、地图法等。

一、访谈法

访谈法(interview survey)是由调查者向被调查者提出一系列问题或通过交谈收集资料的一种调查方法,常用于了解被调查者对某人、某事或某机构的态度、信念、意见和建议等,可分为个别访谈和小组访谈两种类型。

(一) 个别访谈

个别访谈是一个访谈者通过与一个受访者进行交谈的形式收集资料的调查方法,受访者常是与调查主题相关的重要知情人或体验者,可包括非正式访谈、主题访谈、半结构化访谈以及结构化访谈等形式。非正式访谈通过交谈双方间不拘形式的谈话传递信息,访谈者通常预先会准备一些特定话题，但并不设定具体的问题，其内容涉及面可较广，还可发现一些之前未预想到的状况，但是会花费较多时间，访谈内容易跑题，不同受访者反馈的信息很难比较。主题访谈是访谈者通过预先根据调查主题准备好采访提纲和问题，并熟悉问题的表达方式，再通过访谈收集受访者的信息。该方法由于对每个受访者使用了统一的采访提纲和问题，使不同受访者回答的信息更容易收集和对比。半结构化访谈相对于主题访谈，预先准备的采访提纲更加详细具体，类似于较粗略的问卷，只是所列出的问题一般是开放式的，而且提问顺序和问题措辞可灵活更改，该方法对访谈者的提问技巧和熟练度要求不高，访谈效率更高，针对性更强，也便于对不同受访者回答的信息进行对比。结构化访谈，也称正式访谈，是访谈者预先为受访者准备好问题，并形成结构化访谈提纲，对每个受访者以相同的问题、措辞和提问顺序进行访谈，该方法与问卷调查所不同的是用结构化访谈提纲而非问卷收集信息。

（二）小组访谈

小组访谈是访谈者通过与一小组人进行交谈的形式收集资料的调查方法，是一种快速收集资料和现场评价的调查方法，多用于调查与健康、疾病、预防和治疗等相关的态度、动机、观点、行为和经历，包括专题组访谈和非专题组访谈两种形式。专题组访谈，也称为焦点组访谈，是根据调查目的围绕调查主题制定讨论提纲，由一名主持人带领一小组受访者（通常为 6～10 人），围绕提纲进行充分的讨论，主持人应尽可能营造轻松、活跃和互相信任的氛围，给予每名受访者畅所欲言、阐述观点的机会，一般情况下用时 1.5～2 个小时。例如，为征集居民对新发放的健康教育材料内容和形式方面的意见，为设计居民饮食行为与健康状况的定量研究设计调查表征集专家的意见，均可使用该方法。非专题组访谈常采用半格式化的调查访谈技巧，邀请一小组受访者进行小组访谈，例如组织健康教育志愿者围绕已设计好的健康教育方案开展讨论。

二、内容分析法

（一）概述

内容分析法（content analysis）是 20 世纪开始兴起的一种新的文献研究方法，它通过考察人们所写的文章、著作、日记、信件，所拍的电影、电视及照片，所创作的歌曲、图画等，来了解人们的行为、态度和特征，进而了解和说明社会结构及文化变迁。在健康传播领域中，内容分析法与问卷调查、实验法、个案法等均是较为常用的研究方法。

有不少学者对内容分析法进行过定义，如美国学者罗伯特·默顿（Robert Merton）指出"内容分析是一种考察社会现实的方法，研究者通过对文献的显性内容特征的系统分析，得到与之相关的潜在内容的特征的推论。"不过，在诸多定义中，美国学者伯纳德·贝雷尔森（Bernard Berelson）于 1952 年所作出的定义最为人熟知，他认为，内容分析法是"一种对传播呈现出的内容进行客观、系统和定量描述的研究方法"，是用系统、客观和量化的方式在特定的理论框架下对文本数据进行编码、归类和统计，并根据这些统计结果做出叙述性的解释。可以看出，内容分析法遵循演绎的研究逻辑，对文本数据进行分析和处理，适用于在有明确理论框架或分类依据的基础上对传播内容进行归类和分析。

传统媒体的内容分析法主要指使用书面文献或音像资料进行研究，不需要接触和影响研究对象,仅需对信息内容进行分析。具体的做法是将文本简化为数字,即计算文本中某些元素(词、句子、情境等)出现的次数。随着网络技术的普遍应用,网络既是承载信息传播的介质,也是用以研究信息的工具。以网络文本、符号为研究对象的研究正应用在学界,日益影响研究方法的扩展和对理论的贡献。

(二) 内容分析法的价值

内容分析法的主要价值,不仅仅在于客观、系统、定量地研究传播内容,对此加以归类统计,然后由这些统计数据进行描述性解说,而在于它是一种完整的研究方法。它所关注的焦点不仅是分析整个传播过程中传播内容的信息部分,也包括整个传播过程。

如贝雷尔森曾列出内容分析的三个假设:①内容分析假定对内容和意图(或者内容和效果)关系的推断是有效的,或者这种关系是确定的。有些东西是看不到的,不在显在的内容里,内容分析很多时候就是推断这一部分不在内容里的东西。②内容分析假定分析显现的内容是有意义的。如在大数据时代,很多研究开始对文本挖掘的数据进行情感分析(sentiment analysis),探究网民情感,这也是一种对显在情感进行的分析。③内容分析假定对传播内容的量化描述是有意义的。

可以看出,内容分析法的假定前提是,在某些传播资料中发现的行为模式、价值观念和态度,反映出并影响着创造和接受这些材料的人们的行为、态度和价值观。因此,除了信息本身的内容外,内容分析还用来反观信息发出者的动机,并以此推断信息传播的效果或影响。对后者而言,要结合受众研究才得以展开。

(三) 内容分析法的优缺点

1. 优势

内容分析作为一种非介入性的研究方法,广泛运用于新闻传播学、社会学、政治学等学科,但它又与大多数的社会科学研究方法(如实验法、问卷调查、访谈等)有所不同。

(1) 采用非介入性方式进行。大多数研究方法由于采取介入式的考察方式,因此对研究对象的意识和行为有所干扰,而这种干扰会随着调查的深入愈加严重,进而导致研究结果出现偏差。因为研究对象在被观察过程中可能会产生被观察或测试的知觉意识,这会影响其内心观点的真实表达。部分研究对象甚至会特意回应研究者的角色期待和社会期待,从而对研究的效度造成负面影响。而内容分析法采取的是非介入性的考察方式,避免了考察行为对数据资料产生的干扰,也不需要研究对象对特定问题进行回应,研究分析完全基于客观的文本内容进行。因此,非介入性也被认为是内容分析法的第一大优势。

(2) 可以分析非结构性的资料。与问卷调查和结构性访谈不同,内容分析法可以处理因不同目的而生成的各种形式的文本,这极大地保留了数据的原始语境以及概念构想。

(3) 是所有传统社会科学研究方法中唯一一个不受时空限制的方法,研究者可以在其便利的时间和地点对传播内容进行分析和研究。因此,可以观察有一定时间跨度的趋势,这些观察和分析可以用来衡量社会变迁。例如,可以针对报纸社论及读者来信进行纵贯、严谨的研究,探讨健康议题的民意变化;也可以从不同时间内健康类书籍排行榜中,得知公众最为关注的健康话题。而在处理文本资料的过程中,即便内容分析类目建构不适当,或者编码员编码出现错误,都可以在损失最小的范围内弥补过失。

此外,内容分析法的优势还包括它的经济性:它不要求大量的研究人员,也不要求特殊的设备,只要研究者能够获取资料并加以编码就能够进行内容分析。

2. 不足

内容分析法的不足在于:

(1)只限于研究有记录的信息,无论这种信息以何种载体承载,因而缺乏与研究主题直接相关的资料。

(2)内容分析的信度和效度取决于类目建构系统和分析单位的定义,它也直接关系到研究结论。

(3)内容分析不能作为推断传播效果的唯一基本资料,还需要对受众进行其他研究才能下定论。

(4)编码员的编码工作比较枯燥,需要花费大量的时间检视资料,比较费时。

此外,当使用内容分析研究媒介效果时,可能面临一个问题:即编码员所认知的内容与受众认知的内容不一定一致。

(四)内容分析法的操作步骤

与其他量化研究方法类似,进行内容分析需要遵循一定的研究步骤和程序,如有学者将其概括为七个经典步骤(Kaid,1989):①制定亟待解决的研究问题;②选择要分析的样本;③定义要应用的类别;④设计编码过程、进行编码训练;⑤进行实际编码;⑥确定信度和效度;⑦分析结果。

结合健康传播研究和实践,本书将其归纳为以下六个具体步骤。

1. 确定研究问题或研究假设,明确研究目标和范围

即研究者希望通过搜集分析传播内容来解决什么具体问题。研究者要通过确定研究问题或研究假设,将内容分析的目的清楚地表达出来。研究问题或假设不仅要有分析的可行性,也要考虑获取数据的价值性。

如在健康传播领域,可以将传播者作为对象进行研究,讨论传播主体的特征对受众接受健康相关信息的影响;也可以重点关注传播媒介,研究不同传播渠道对健康信息传播效果的影响;还可以研究具体的健康信息内容,探讨信息表达或修辞策略对公众健康风险认知、态度和行为的影响等。

2. 选定研究媒介,确定研究总体和抽样方式

即选择具体的研究媒介,并在此基础上确定研究对象总体,进而确定抽样方式。这一阶段,要详细说明想要研究的内容,对所研究的总体(分析内容的全体)做明确的操作性定义。这里需要做两个工作:一是界定主题领域,二是规定时间间隔。

在确定研究范围时,应考虑两个方面的问题:主题范围和涵盖时间。主题范围应该与研究问题保持逻辑的一致性并与研究目的有关;涵盖的时间应该足够长,以确定能充分产生所要研究的对象。研究者需要清楚地说明研究主题范围和涵盖时间。

在确定研究对象后,需要选定适当的抽样方式。内容分析法的抽样方法运用较多的有随机抽样、系统抽样、分层抽样等。

大多数内容分析都采用多级分层抽样的方法。多级分层抽样中一般采用三级抽样:第

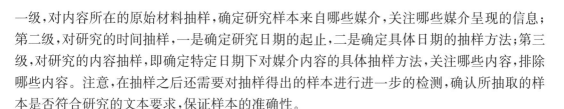

一级,对内容所在的原始材料抽样,确定研究样本来自哪些媒介,关注哪些媒介呈现的信息;第二级,对研究的时间抽样,一是确定研究日期的起止,二是确定具体日期的抽样方法;第三级,对研究的内容抽样,即确定特定日期下对媒介内容的具体抽样方法,关注哪些内容,排除哪些内容。注意,在抽样之后还需要对抽样得出的样本进行进一步的检测,确认所抽取的样本是否符合研究的文本要求,保证样本的准确性。

3. 确定分析单位,建构类目,制作编码表

内容分析的本质是一种编码,即将原始的传播材料转换成标准化形式的材料。因此,在开始编码前,应首先依据理论或前人的研究发现制作的编码表,再以此为依据,确定用以划分传播材料的类别数量,最后针对划分好的类别进行概念化和操作化定义。具体来看,包括以下三步程序。

第一步,确定分析单位(unit of analysis)。确定分析单位就是要确定实际计算的对象,即内容分析中最小和最重要的元素。以文字为研究对象的内容分析中,分析单位可以是文本中的行、段、字、符号、句子、整篇文章或作者等;在以视频为研究对象的内容分析中,分析单位可能是角色、某种行为或整个节目。比如,对报纸上健康专栏的传播内容进行分析,其分析单位可以根据需要确定为篇、自然段、句、医学专有名词等。编码单位和分析单位可能相同,也可能不同。在确定分析单位时,要明确定义及操作规则,确保编码员对其理解一致,避免出现判断偏误。

第二步,建构类目。建构类目是内容分析中最主要的工作,在划分类目时需要使该系统具备穷尽性(exhaustiveness)、互斥性(exclusiveness)和可靠性(reliable)。穷尽性和互斥性指每个分析单元能够且只能被归于某一个类别。如在社会支持对健康行为影响研究中,社会支持类型可被划分为五种类型:情感性支持(emotional support)、网络性支持(network support)、尊重性支持(esteem support)、有形性支持(tangible support)和信息性支持(informational support)。如果研究者发现某些分析单位可以同时属于两个类别,或者某个分析单位无法属于事先定义的类目,就要修改或重新定义类目系统。类目的可靠性指它的可依赖程度,即不同的编码员对分析单位所属类目的判断应当一致,这种一致性即为编码员之间的信度(intercoder reliability)。

第三步,制作编码表。在内容分析法中,编码表是对文献材料中的编码信息进行记录的工具,它的结构和形式依赖于对分析单位的选择和变量测量的层次。因此,需要细致、全面地考虑到分析内容的各个方面,包括所有变量、变量的测量、变量的分类等。变量测量层次较多使用定类、定序、定距和定比层次,其中又以定类测量最为常用。如在一项对报纸上自杀相关报道的研究中,议题内容作为变量之一,采用定类测量编码分为:①个案报道;②预防和救治工作;③自杀相关研究和知识的报道;④社会活动;⑤民众对自杀及自杀未遂者的态度;⑥其他。

4. 训练编码员、试编码,完成信度检验

将分析单位安置于编码表对应类别中的工作即编码(coding),这是内容分析中最为核心也最耗费时间的环节。

负责实施编码的研究人员称为编码员,一般2~3人,需要具备足够的文本阅读理解能力,能够按照所给定的分类定义做出合理归类判断。编码员一般可以从大学生、研究生或文

化程度较高的成年人中招募。进行编码前,研究者需要为编码员提供详细的编码培训手册,进行适当的编码培训和练习,使之掌握严格的操作性定义和分类系统。

编码员间需要具有良好的信度。信度检验是对编码的一致性、分类的准确性以及方法的稳定性进行检验,这是保证内容分析结果具有可靠性、客观性的重要指标。在信度高的研究中,任何一个编码员,只要按照同样的方法对同样的内容进行编码,其产生的结果都应该是基本一致的,即研究是可重复的。如果信度没有达到要求,说明可能存在某些系统误差:可能是编码员的原因,也可能是分类系统、分析单位或编码表歧义的原因。

因此,在编码员熟练掌握所有资料和编码程序后,需要进行试编码并完成信度检验。具体来说,是由两个或两个以上的编码者根据制定好的编码表和操作手册,按照相同的分析维度,对同一材料进行独立编码。编码完成后,编码者会对其各自编码结果进行信度系数的测试,并对其中出现不一致的编码进行处理和解释,以避免正式编码时出现歧义。在这一过程中,研究者通常会抽取整体分析材料的 10% 以上作为信度检验的样本,通过 Cohen's kappa 和 Krippendorff's alpha 等常用的验证指数对材料进行验证,系数的取值通常落在 0~1,其值越高,代表编码信度越好,一般来讲,达到 0.8 以上证明一致性非常高。

5. 正式编码与统计分析

在确定编码者之间具有良好信度后,剩余的分析材料则可以分配给各位编码员以完成余下的编码工作。编码结束后,需要对编码后的数据进行统计,最常用的统计分析方法是描述性的统计方法,包括计算频率、百分比、平均数、众数、中位数等,以此基于样本对总体情况进行推断。根据数据的不同性质,所采用的方法会有所不同。如采用交互分析和卡方检验、工检验、方差分析;还可能用到较复杂的统计方法,如因子分析、判别分析、聚类分析和结构方程式模型等。

6. 检验效度并撰写结果报告

内容分析法除了需要检验信度外,其结果也需要具有效度。抽样设计有瑕疵,类目有重叠(没有做到互斥),分析使用的定义不恰当,或者信度太低等,都会导致内容分析低效度。这一部分效度与方法的设计有关,传统上被称为"表面效度"。评估效度的目的是检验测量工具能否有效地测量研究内容,类目是否严谨并符合要求,分析程序是否适当地进行。多数描述性的内容分析都依赖表面效度。

此外,在得出统计数据,确认效度良好后,需要报告分析的结果,并做出适当的解释。在报告内容分析的结果时,要对数字的含义及其重要性做出适当的解释,或对变量间关系的假设检验做出解释,因为内容分析描述的仅仅是文本本身,它并不能解释创作这些文本的人的内在意图,也无法展现接收文本信息的人所受到的影响。

(五)健康传播研究中内容分析法应用案例——父母在社交媒体上的疫苗接种讨论:对家长博客评论的内容分析

尽管疫苗可以有效降低许多疾病的发病率和死亡率,但由于不良后果的发生,公众反疫苗接种的情绪也普遍存在,有些家长选择为子女推迟或拒绝接种疫苗。在避免可预防疾病的传播方面,疫苗立场是一个需要解决的重要话题。许多家长对疫苗的态度处于犹豫状态,WHO 曾于 2019 年将"疫苗犹豫"定义为"尽管有疫苗,但不愿意或拒绝接种疫苗",并将其列为 2019 年最大的健康威胁之一。由于家长对待疫苗的态度犹豫不决,即他们对待疫苗的观点与态度是保持开放的,因此,家长是解决疫苗接种不足问题的关键干预目标。

现实中,许多家长更倾向于在网络社区寻求对于这类话题的健康建议,而不是请教医学专家。目前很少有文献关注到家长是如何对网上的疫苗讨论产生贡献的。

1. 研究目的

本研究的目的是分析家长在网上表达的疫苗接种意见,探讨父母在流行的育儿博客上对疫苗进行在线交流的参与情况和情绪。

2. 研究方法

本研究采用内容分析,对流行的、关于疫苗接种的育儿博文的在线评论样本进行评估。其中博文是指博客网站的一个页面,通常是由一个作者撰写的社论式的散文。育儿博文是指在各种博客网站中,该博文的标题或描述中有明确的育儿相关表述。

抽样:样本来源于在谷歌搜索引擎中输入关键词"顶级育儿博客疫苗接种博文"(top parenting blog vaccination posts),并在搜索结果的前 4 页中人工检查每项结果是否符合本研究纳入标准。纳入标准包括:结果是否为某单篇博文的链接;该博文内容与疫苗接种有关;出自育儿博客;由家长撰写;允许评论且至少有 3 条评论。根据每篇符合搜索标准的博文,详细记录博客名称、发表时间、评论总数以及博文对小儿疫苗接种的立场。根据博客网站提供的"热门评论""时间排序"等功能,选取符合纳入标准的每篇博文前 30 条评论进行分析,目标样本量为 200~300 条。

编码:分析单位为每条评论。编码表改编自之前一项关于专注于疫苗接种的网络社区中知识的社会共建的研究(hara 和 sanfilippo, 2016),通过试编码进一步确定最终的分析类目,包括疫苗接种的立场、参与者角色、论点修辞、与官方建议的矛盾、攻击性评论和疫苗类型等类别。每个类别又根据实际情况分为多个子类别,如将疫苗接种立场分为支持、中性、反对和不清楚(编码表示例见表 11-1)。

表 11-1　编码表示例

类别	子范畴	定义	博文示例
对疫苗接种的立场	支持	为赞成接种疫苗或反对"反疫苗"提供证据	非常令人鼓舞的是,看到越来越多的父母站在支持接种疫苗的立场上,为阻止各种有悖科学的误导或虚假信息传播而发声
	中性	明确提到或暗示他们既不是反疫苗也不是赞成疫苗;或同时提供了反对和支持疫苗的论点	这是每个家庭的个人决定。谢谢你列出你使用过的书,而非仅仅"乱咬"。重要的是让人们知道,不管作出各种决定,这都是他们的权利
	反对	为反对疫苗接种提供明确证据,或对 CDC 疫苗接种建议的某些方面表示不赞成	我认为我们给孩子接种疫苗过度了,现在过敏、哮喘和其他疾病出现了毁灭性增长。我将在不到 6 周后生下我的第一个孩子,已经决定在他出生时不接种疫苗,等待 2 个月过后再安排有限的疫苗接种。事实上,根本没有人确切知道疫苗的真正副作用

（续表）

类别	子范畴	定义	博文示例
	不清楚	内容与疫苗无关或不符合其他立场类别的标准	谢谢[姓名]，我已经通过了申请发表的每一条评论。你能重新发送一次吗？抱歉可能是系统出问题了，谢谢你的输入

编码员信度：由受过内容分析培训的外部研究人员对 20 条子样本进行了试编码。此过程分为两轮进行，每轮 10 条，由一名主要研究人员和一名辅助研究人员分别单独编码，每轮结束后进行讨论和修订。根据第二轮试编码计算编码员间信度，Cohen's Kappa 为 0.62，一致百分比为 83.5%，信度良好。

分析方法：描述性统计。

3. 研究结果

最终 9 篇博文符合纳入标准，日期在 2008 年 6 月至 2015 年 4 月，其中共有 244 条评论被用于分析，占所有样本博文评论的 27%。

对疫苗接种的立场：样本中的大多数博客都采取了支持接种疫苗的立场（67%），22% 采取了反对接种疫苗的立场，11% 是中立的。在 244 条评论中，44.2% 的评论是支持接种疫苗的，34% 是反对接种疫苗的，6.6% 是中立的。其余的评论被归类为不清楚（15.2%）。

参与者角色：最常见的参与者角色类别是给予者（32%，$n=78$）和判断者（29.1%，$n=71$），而最不常见的是干扰者（3.28%，$n=8$）和寻求者（7%，$n=17$）。

争论性修辞：在所有评论中，最常见的论据修辞是提供、要求或评估来源的可信度，占 27.5%（$n=67$），这种修辞在支持（34%）和反对（36%）的评论中都是最常见的。在支持疫苗接种的评论中，第二常见的论据修辞是基于事实的（32%），其次是基于情感的（26%），而这种模式在反疫苗接种的评论中则相反（分别为 22% 和 33%）。

与 CDC 建议的矛盾：在所有评论中，有 25% 被认为是与 CDC 疫苗接种指南相矛盾的。这一类的评论中，绝大部分是反疫苗接种的（90%），其余 7% 被编码为对疫苗接种持中立态度，3% 被编码为支持疫苗接种；具体而言，就是对疫苗接种持犹豫态度。

攻击性评论：在所有的评论中，27% 属于攻击类，其中超过一半（60%）采取支持疫苗接种的立场。

青少年疫苗与儿科疫苗的提法：虽然大多数对疫苗的提及都没有具体的疫苗类型，但研究发现，青少年专用疫苗的提及率明显低于儿童疫苗，仅占所有具体疫苗提及率的 7.3%（$n=123$）。

4. 研究讨论

主要发现 1：在反疫苗和支持疫苗的评论中，最常见的论证修辞类型是基于可信度的。这个数据表明，反疫苗的人群也正在努力寻找有效的来源，公共卫生宣传可能需要评估反疫苗接种论点，而不是轻易否定它们，以便进行有效说服。

主要发现 2：最常见的参与者角色是给予者和评判者。人们使用这种平台来传达自己的观点、分享知识和评价他人的意见，而不是进行互利和建设性的交流或寻求知识。这些发现表明，对于寻求疫苗接种决策建议的父母来说，育儿博客可能不是一个有益的平台，无法获得信息量大且有用的建议。

主要发现3：支持疫苗接种的评论比其他立场更容易出现攻击属性。原本作者在研究设计时认为反疫苗的评论更有可能归入这一类别，但事实相反。这一发现表明，支持接种疫苗的情绪并不总是积极和建设性的，有时可能是对反对论点的指责和居高临下的态度。作者建议放弃适得其反的争论，并将支持疫苗接种的宣传重点放在建设性的对话和反对意见的交流上。尤其是临床医生以及其他提倡接种疫苗者面对犹豫不决的人，如果采取更加尊重和开放的方式进行疫苗沟通（尤其是在网络社区），可能会更成功。

第三节　资料收集方法

在确定了抽样方案和合适的样本量之后，就需要确定调查资料的具体收集方法，根据所需收集的不同资料的特点以及客观实际情况，选择合适的资料收集方法。

一、问卷调查法

问卷调查法大多数情况下是以集体分发或个体分发的形式由被调查对象在调查现场回答问卷中的问题，也可通过线上或邮寄回收的方式完成问卷资料的收集工作。

相较于访谈调查，问卷调查更易于控制，调查过程也更易做到标准化和规范化，所收集的资料也更详细、完整和便于整理分析，此外调查的效率更高，成本也更低。在收集被调查者的一般人口学特征、家族史、既往病史、过敏史、行为生活方式、受教育经历、个性特征、心理状况、生活质量、对疾病的认知和态度等方面的信息时，常使用该方法。

问卷调查的具体方法包括面访调查、电话访问调查、自填问卷调查等。

面访调查是指调查员依照问卷或调查提纲以口头询问的方式面对面地实时收集并记录根据研究目的所设定的调查信息的方法，以"一对一"面访调查方式为主，即一个调查员在一段时间内只访问一个被调查者，多适合用于较长篇幅、较复杂或较全面的问卷调查，以及中等以下文化程度或相对年长的人群。随着互联网技术的日益发展，使通过远程视频方式开展面访调查也变得越来越方便。面访调查的优点主要包括：①被调查者可以看到问题，并能与调查员面对面地交谈，因此更有助于调查员向被调查者解释一些他们难以理解的问题和专业名词，以及向被调查者展示与调查目的有关的图形、实物，使被调查者正确地理解相关调查内容；②便于调查员与被调查者直接沟通，被调查者的依从性和回答问题的认真程度通常较好；③有助于调查员核实被调查者的身份，观察被调查者的健康状态，必要时可顺便对被调查者进行体格检查和查询相关健康信息；④由调查员记录调查信息，有利于保证所回收的调查问卷填写较规范和完整。面访调查的缺点主要包括：①需要培训较多的调查员，耗费的人力、物力、财力较多；②对涉及个人隐私等敏感问题的保护能力较弱，难以消除被调查者的心理戒备而导致发生报告偏倚；③被调查者的回答易受调查员主观意愿的影响。

电话访问调查是指调查员依照问卷或调查提纲，通过拨通被调查者的电话，以电话询问的方式实时收集并记录根据研究目的所设定的调查信息的方法，通常使用"一对一"电话调查方式，多用于较简单和简短的问卷调查。电话调查的优点主要包括：①当被调查者居住于较分散的区域时,极大节约用于交通的时间和支出;②通过电话交谈同样有助于调查员向被调查者解释一些他们难以理解的问题和专业名词。电话调查的缺点主要包括:①难以控制被调查者拒接电话、调查中途挂断电话等影响依从性的问题;②被调查者难以在较短时间内充分信任调查员,所反馈信息的真实性和完整性易受影响;③调查对象中不包括没有电话或无法使用电话的人群,有时会导致选择偏倚。

自填问卷调查是指被调查者直接阅读问卷或调查提纲,并按照要求回答反馈根据研究目的所设定的调查信息的方法。传统的自填问卷多以纸张为载体,近年来随着互联网以及智能手机、平板电脑等移动触摸设备的普及,许多自填问卷调查已借助这些新兴的媒介分发和收集问卷,使远距离、实时、高效地完成调查和同步录入数据成为可能。多适用于篇幅适中、内容较易理解的问卷调查,以及中等以上文化程度或在校学生、职业人群等有组织人群的集中调查。自填问卷调查的优点主要包括:①可同时集中发放大批问卷,并在较短时间内完成调查,节约人力、物力和财力,效率较高;②如果采用匿名自填方式,可在一定程度上保护被调查对象的隐私,有利于减少报告偏倚,提高应答率。自填问卷调查的缺点主要包括:①不适合内容较难理解、填写方式较复杂、调查耗时较长的问卷调查;②难以及时发现和控制被调查者由于对调查内容不感兴趣或未正确理解调查内容而导致的错填、误填、漏填等问题。

二、访谈调查法

访谈调查法是由调查员向被调查者或应答者提出一系列问题,从中了解调查对象的信念、信仰,以及对某人(如健康教育者等)、某事(如某健康教育活动)或某机构(如提供健康教育或健康传播的机构)的看法等,包括个别访谈和小组访谈两大类。在需要了解被调查者对与调查主题相关问题的具体态度、满意度、意见和建议等信息时,常使用该方法。

三、各类检查测量方法

在收集被调查者的身高、体重、胸围、腰围、臀围、血压、脉搏、肺活量等身体指标时,常需要通过使用必要的医疗器材或设备进行各种体格检查,此外,根据需要,有时也会使用各种影像学、病理学、生化、免疫学等手段对被调查者或被调查者的生物标本进行检查或检验。

四、查询记录

在收集被调查者既往健康检查记录、病史记录、疫苗接种史、职业暴露史、工作或生活环境的气象和环境监测记录等信息时,可通过查询相关数据库现有记录的方式来获得,这样可以极大地节约调查研究的时间和成本,但是所查询记录的资料质量必须经过评估,确认具有足够的准确性和完整性。

(徐刚　王理)

参考文献

[1] 阿琳芬克. 调查研究实操指导:细节与示例[M]. 齐心,译. 重庆:重庆大学出版社,2016.

［2］史静珺,莫显昆,孙振球. 量表编制中内容效度指数的应用［J］. 中南大学学报(医学版),2012,37(2): 49－52.

［3］李立明. 流行病学［M］.8 版. 北京:人民卫生出版社,2017.

［4］李晓松. 卫生统计学［M］.8 版. 北京:人民卫生出版社,2017.

［5］陈梁. 健康传播:理论、方法与实证研究［M］. 北京:知识产权出版社,2020:74－96.

［6］柯惠新,王锡苓,王宁. 传播研究方法［M］. 北京:中国传媒大学出版社,2010:164－187.

［7］王锡苓,刘昊. 新媒体研究方法［M］. 北京:中国人民大学出版社,2022:99－112.

［8］谢梅,王理. 大众传播学理论及方法教程［M］. 电子科技大学出版社,2020:312－315.

［9］Cutrona CE, Suhr JA. Controllability of stressful events and satisfaction with spouse support behaviors ［J］. Commun Res, 1992,19(2):154－174.

［10］Jenkins MC, Moreno MA. Vaccination discussion among parents on social media: a content analysis of comments on parenting blogs ［J］. J Health Commun, 2020,25(3):232－242.

健康教育与健康传播案例

第十二章

疾病的健康教育与传播实践

第一节 癌症的健康教育与健康传播

一、癌症生存者的社会心理需求概况

随着治疗技术的不断发展,对于许多病人而言,癌症已成为一种慢性疾病,癌症生存者(cancer survivors,CSs)面临显著的心理社会负担,但经常得不到正规的支持性服务。癌症及其治疗会对 CSs 带来长期影响,往往使 CSs 感到生活充满不确定性,对复发充满恐惧,同时还需要调整和改变自我以及与他人的关系。CSs 对癌症相关信息的需求与治疗、预后、康复、未来健康监测、癌症应对、人际关系、社会保障、身体形象和性别等因素有关,这些信息需求会随着时间的推移而改变。在治疗期间,CSs 更关注他们的诊断和治疗,如治疗副作用、癌症管理方法等信息。一旦治疗结束,CSs 则需要更多关于癌症康复的信息,以及健康促进活动相关的信息。

《Global Cancer Statistics 2020》指出,2020 年全球范围内将会有 1 930 万癌症新发病例和近 1 000 万癌症死亡病例,预计到 2040 年,全球癌症负担将达到 2 840 万例,比 2020 年增加 47%。

随着医学的进步,越来越多的 CSs 能够接受有效的治疗,并在康复状态下生存多年。癌症越来越符合慢性病的定义——永久性的,会留下由不可逆转的病理改变引起的失能,需要患者进行特殊的康复训练,或可能需要对其进行长期的监督、观察或护理。许多癌症也会给患者造成失能、残疾或不可逆的病理改变,并且需要长时间的监督、观察或护理。不同癌症的护理流程因癌症类型、所处的阶段和其他因素的不同而不同(见图 12 - 1)。

除了应对诊断带来的忧虑和压力外,CSs 及其家属还必须应对疾病治疗过程中的压力,包括治疗对身体的苛刻要求(常常是危及生命的身体状况),以及可能造成的永久性健康损害和残疾、疲劳和疼痛的状况等,而这些压力即使在疾病没有症状时也仍然需要应对。这些影响压力造成了 CSs 的情绪困扰和心理健康问题,同时还可能导致大量的社会问题,如 CSs 无法继续工作导致收入减少。如果他们在癌症发病前就感知到负面的心理和社会压力因素,如低收入、没有医疗保险、缺失社会支持,那么这些因素的影响可能在患癌后被放大。事实上,生理、心理和社会压力因素往往是相互交织的,它们既是彼此的结果,也是彼此的原因。

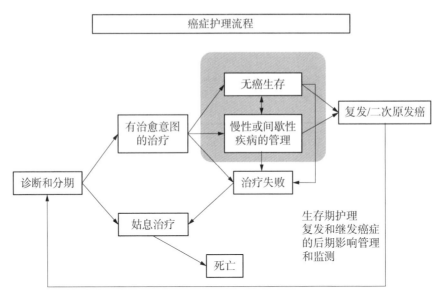

图 12-1　癌症护理流程

改编自 Hewwit M, Greenfield S, Stovall E. From cancer patient to cancer survivor: Lost in transition [M]. Washington, DC: The National Academies Press, 2006。

二、癌症生存者的社会心理康复内容与方法

(一) 个体护理模式

1. 支持性心理治疗

CSs 及其家属的支持性心理治疗是心理肿瘤学家最重要的治疗手段。支持性心理治疗是一种间歇性或持续使用的治疗性干预,旨在帮助患者处理痛苦的情绪,增强原有的优势,并促进患者对疾病的适应性应对。

2. 认知行为治疗

认知行为治疗(CBT)是了解一个人的认知扭曲和随之产生的非理性思维对他们最佳应对压力性生活事件的能力产生了哪些不利影响,然后帮助他们识别到自己扭曲的信念和消极的自动思维(NATs),并对此进行纠正,纠正后通常会有助于情绪的改善和抑郁症状的减轻。未经治疗的焦虑和抑郁,会对癌症患者应对疾病的能力及其治疗效果产生显著的负面影响。CBT 为癌症患者提供了一种灵活而结构化的心理治疗方法。它允许治疗重点根据患者的需要在认知和行为模式之间转换,包括完成与活动日记相关的思想和感觉评定量表。CBT 对癌症患者的特定健康问题的有效性已经逐渐明确,包括:焦虑、疲劳管理、急性和慢性疼痛、性行为和亲密关系,以及长期生存问题。

3. 正念减压疗法

正念减压疗法(MBSR)也是一种用于帮助 CSs 应对上述许多常见治疗后问题的方法。正念本身源于东方冥想练习,讲究关注当下自己的意识、思想或想法,承认它们并且非判断地接受它们。癌症带来的不确定性给 CSs 的生活带来了巨大的挑战,这对先前存在的对个人未来和对个人身体的自我控制有巨大挑战。自我效能、不确定性和心理困扰与癌症的心

理社会调整密切相关,MBSR可以通过多种方式改善这些因素,采用接受的态度和行为,放弃必须认同及作出反应或回应的想法,避免患者做无效努力。面对并接受一个人的状态,包括损失和限制,为展现个人选择和控制提供了真实的基础,可以提高有意义的、有实际经历基础的自我效能,如自我照顾及与他人相处的能力。

4. 动机强化疗法

动机式访谈(MI)被定义为"一种以患者为中心,通过探索和解决矛盾来增强内在动机的指导性方法"。MI是一种沟通方法,应用于以患者为中心的人际关系变化理论中的关键概念和方法。动机可以定义为外在的和自我决定的连续统一体。一方面是来自外部来源(如执法、家庭)的外在动机,另一方面是来自自我决定的动机,其中,内在动机来自根深蒂固的价值观、兴趣和目标。

5. 叙事心理疗法

叙事治疗是指以叙事理论为基础,对个体、夫妻、家庭、团体和组织进行的一系列心理社会干预形式,重点在于这些叙述、观点和词汇及其对患者本身以及与他们生活在一起的人产生了什么样的影响,从而导致边缘化、贬低或不满。叙事治疗作为一种后结构主义的干预形式,脱离了许多传统的治疗形式,不能立即与其他干预形式相结合。叙事治疗特别关注叙事如何塑造身份:我是谁? 当某些关于我的叙事(例如现在患有癌症)优先于其他关于我的叙事(例如,作为一个有爱心的父亲或一个强壮的建筑工人)时,我又会是谁? 如果将病人依赖药物治疗、无力无助等叙述凌驾于患者健康、强壮、快乐或活跃的偏好叙述之上,那么癌症患者的身份会发生什么变化,从而使患者在社会和癌症社区中感到被边缘化。

6. 尊严疗法

尊严疗法是一种对病人给予肯定的心理治疗干预,旨在解决那些只剩下短暂生命的人的生存和心理困扰,通过鼓励临终病人回忆重要或难忘的生活事件来改善他们的生活质量。尊严治疗师帮助病人回忆他们生活中的事件,以及重要的思想、情感、价值观和他们的生活成就。病人被邀请分享他们对亲人的希望和梦想,传递对他们生命中重要人物的建议或指导,以及他们希望被记住的方式。尊严疗法有多重好处:对于临终病人本身,它可以促进精神和心理健康,减轻痛苦;在某些情况下,它可以帮助人们为死亡做好准备,或者在剩下的时间里给他们提供安慰;对于CSs的家属来说,尊严疗法可以帮助他们减轻丧亲之痛,让他们有机会表达对逝去亲人的感受和想法。

7. 放松和图像疗法

Herbert Benson认为各种形式的冥想需要把注意力集中在一个重复的词语、声音、短语或图像上,并在分心时被动地回到这个焦点上,这些步骤会导致中枢神经系统内外出现可预测的生理变化,促进平静感,Benson称之为"放松反应"。放松疗法包括学习不同的方法,以减少身体的压力反应,从而诱导"放松反应",这是一种身心放松的感觉,它可以被看作是一种自然的人类反应,是一种综合的心理生物学现象,与心率降低、外周血管扩张、膈肌呼吸增加和肌肉张力降低有关。

最常用的放松技术之一是渐进式肌肉放松(PMR),由Edmund Jacobson在20世纪20年代开发。因为肌肉紧张伴随着焦虑,他假设减少这种紧张可以减少焦虑。这项技术包括所有主要肌肉群(如胳膊、腿、脸、腹部和胸部)的紧张和放松。与放松一样,想象也能影响心率、血压、呼吸频率、耗氧量、脑电波、体温和荷尔蒙平衡。在临床实践中一般区分了两种图像：引导图像和可视化图像。

8. 艺术和音乐疗法

艺术治疗起源于艺术和精神分析，它基于想象力，是心理功能的重要组成部分，个人可以将其内部世界投射到视觉图像中。精神分析帮助艺术治疗朝着艺术-心理治疗的方向发展：它能促进创造力和自我表达，同时也促进对患者内心世界的洞察和改变。音乐治疗是一种成熟的治疗方式，它在肿瘤学中被认为是一种非药物治疗方式，能够有效解决被诊断为癌症的患者及其家属的一系列需求和问题，提供舒缓和益处。由经过认证的音乐治疗师提供策略，以促进癌症患者及其家属的生理、社会心理和精神发生有意义的变化。音乐治疗已被广泛纳入保健和医疗服务，是一个可以提高生活质量的治疗。

9. 接受与承诺疗法

接受与承诺疗法（ACT），是认知行为疗法（CBT）的一个较新的发展。总体而言，该疗法又称为"第三波"或"下一代"CBT。ACT 在情境行为科学的基础上，形成跨诊断的干预方法，因此它不要求治疗方案针对特定的诊断或问题。基于 ACT 的干预措施，它的目标不是改变或适应那些有问题的或令人痛苦的想法，而是在个人层面上改变它们的功能。ACT 给予理解和治疗心理健康问题的模式开展并进行推广，这种治疗模式在某种程度上超出了传统的医疗模式。

（二）团体护理模式

1. 支持性-表达性团体心理疗法

支持性-表达性团体心理疗法（supportive-expressive group psychotherapy，SEGT）是一种以情感为中心的团体心理疗法，强调群体支持和情感表达，主要通过促进情感表达、增强社会支持、增强应对实际问题的能力、减少直面死亡的焦虑、调整生活事件的优先顺序和一些团体心理治疗起效的共性因素来缓解患者的痛苦。它起源于对转移性乳腺癌女性患者的治疗，并已迅速扩展到对原发性乳腺癌和其他癌症患者的治疗。SEGT 通常每周一次，解决癌症患者面临的基本生存、情感和人际问题，其目标包括加强相互支持、更加开放的情感表达、改善社会和家庭支持、整合自我改变和身体形象、提高应对能力、改善医患关系、削弱死亡和濒死的想法、重新排序生活的优先完成事项。虽然每个目标对单个患者的重要性取决于患者的独特需求，但一般来说，所有目标对所有群体成员都有一定的相关性。

2. 结构化团体心理干预

CSs 通常会感到沮丧、焦虑，无法有效地运用他们正常的应对方式，进行短期、结构化的干预往往效果显著，结构化干预包括健康教育和行为训练，涵盖压力管理和问题解决的应对技能的增强，以及群体心理社会支持等，其优点是易于执行和重复，能够提高应对疾病有关的技能、解决问题的技能、增加决策的参与性和应对的积极性。此外，在癌症诊断和治疗过程的早期提供心理教育干预，并将其作为整体治疗的一个组成部分，更容易被患者和工作人员接受。

3. 以意义为中心的心理治疗法

以意义为中心的心理治疗（MCP）产生于应对晚期癌症患者的绝望和加速死亡渴望的需

要,这些患者实际上遭受的并不是临床抑郁症的折磨,而是失去意义、价值和目的的生存危机。有研究人员设计了主要用于晚期癌症患者的 MCP,目的是通过维持或增强一种意义感来减少绝望、士气低落和对加速死亡的渴望,此外还包括对生存概念的关注以及对寻找、连接和创造意义的关注。

此外还有一些其他类型的治疗方法,如夫妻疗法、性健康干预、丧亲的意义重构等。

三、上海市癌症康复俱乐部的康复学校活动案例

(一) 项目背景

CSs 长期面临身体、情感、精神、家庭关系、社会关系、职业和经济等各方面的挑战,因此需要更加关注其在癌症诊断、治疗及随访的整个疾病过程中的健康和生命质量,对 CSs 进行全过程、全方位的长期管理。要真正实现对 CSs 的长期管理难度很大,需要有多学科医务人员团队提供专业支持,需要心理咨询师、营养师和社工的参与,需要家庭、朋友的支持和参与,还需要为其提供适当参与社会活动或志愿活动的资源和机会等。在此背景下,癌症病友俱乐部等形式的民间群体抗癌组织应运而生,并发挥着其独特优势和积极作用。癌症病友俱乐部等组织中的成员均是癌症患者,经历相似,患者们在组织中通过彼此交流、相互鼓励、共同参加活动,能有效改善其身心健康。许多癌症康复组织往往也与社区、社会团体、专业的医疗机构和医务人员等相合作,为癌症患者提供资源、技术等各种社会支持,有效保障了患者的康复效果。

上海市癌症康复俱乐部是一个以"群体抗癌,超越生命"为宗旨、针对癌症患者开展各种有效的康复活动的抗癌组织。俱乐部形成了系统的、专业的为癌症患者康复服务的模式,被媒体和大众称之为群体抗癌的"上海模式"。该俱乐部现有团体会员单位 18 个(各区、县癌症康复俱乐部、康复协会),下设 182 个康复活动块站,形成了市、区、街道乡镇的三级管理网络。1993 年,经闸北区教育局批准,俱乐部成立了上海市癌症康复学校,同年 11 月 8 日第一批 50 名学员入校,至今已经举办百余期,6 000 多名学员从康复学校学习毕业。康复学校针对癌症患者连续开展 3 周的住宿学习康复活动(康复训练营),活动包括支持小组、意象导引、音乐疗法、认知行为治疗、放松训练、郭林气功、文艺培训、健康教育等,内容丰富且方法科学。

(二) 康复活动的内容与实施

1. 对象与方法

(1) 研究对象:

将报名参加上海癌症俱乐部康复训练营 91 期和 92 期的 129 人作为干预组,将新加入上海市癌症康复俱乐部的 259 人作为对照组。

以上对象同时满足以下条件:

① 被二级以上县市级医院诊断为癌症。

② 完成常规临床治疗 3 个月以上。

③ 年龄在 18～70 岁,且预期生存期在 1 年以上的中国大陆常住居民。

④ 具有基本中文阅读理解能力,能够完成调查内容。

⑤ 能够自行参加俱乐部活动,无精神疾病或智力障碍。

(2) 干预方法:

确认参加癌症康复训练营的 129 名患者需在上海癌症康复学校完成为期 3 周的住宿式康复活动。

① 支持小组。

在训练营开始时,按照同病种或相近病种分成小组,并进行团队构建,设计团队的名称和口号。团队构建可帮助学员彼此熟悉,同组的成员在培训活动和生活中互相帮助,在帮助他人的同时也提升了自信心。同病种的患者构成小组的方式也有利于小组成员间病情的交流。另外,在培训期间定期安排同病种交流活动,培训班的老师作为主持参与其中。在上海市癌症康复学校中的工作人员均为 CSs,他们对于癌症疾病、治疗及患病后生活和心理的调适都有一定的认识,能够在生活上和心理上给予学员很多支持。在培训期间,工作人员作为培训班的老师,定期组织并主持同病种交流活动,还可以让学员们亲身感受到 CSs 是能够走出癌症的阴影并积极向上生活的状态,为学员树立了正面的榜样作用,从而让他们对往后的人生更有信心。

② 意向导引。

训练营每日晨练后会安排半小时的晨间冥想,播放舒缓的音乐和引导想象草原、流水等使人放松的情景的录音,帮助学员调整气息,驱除内心的杂念,回归平静的状态。除了通过晨间冥想调整状态,训练营还开设了郭林气功的课程,每天 2.5 小时,一周 12.5 小时,通过意念导引、呼吸导引、势子导引、吐音导引、按摩导引,通过意、气、形三方面的锻炼,调整身体机能。

③ 音乐疗法。

训练营采用鼓圈音乐活动的形式开展集体音乐治疗,在治疗师的指导下,患者以小组为单位围成一个圆圈,并在引导下演奏打击乐器,课程持续 2 小时。跟随节奏击鼓有助于发泄情绪、缓解压力,使精神得到放松,有益于身心健康。以小组为单位进行鼓圈音乐活动还能促进沟通,让学员能更好地融入集体。此外,训练营还教学员唱歌,例如《康复学校之歌》《让爱动起来》等,还有手语歌《感恩的心》,让学员从鼓舞人心的歌词中获得信心,从充满爱意的歌词中获得温暖。此外还有每周一小时的交谊舞课程,教授交谊舞等。跳舞不仅能够起到一定的锻炼作用,还能够加强人与人之间的沟通交流,改善癌症患者的社交能力。

④ 认知行为治疗。

在训练营内,有 13.5 小时的认知行为治疗,通过抗癌明星报告会、第三人生讲座等,由CSs 讲述他们抗癌的经验和心理调适方法,向学员传递不惧癌、不放弃、活出自己的精彩的理念。此外,还有题为"我的希望"演讲,意在改变癌症患者对生活绝望的心态,重拾希望,从而积极面对生活。

家庭作为一个自然支持系统,扮演着促进和保护个人健康的重要角色。因此,改善家庭关系具有积极的意义。训练营开设了赞美大师课,教导学员感恩、感激和赞美,鼓励他们向家人朋友表达心中的爱,也让他们感受来自家人朋友的关怀和支持。心怀爱和感恩,并通过语言和行为直接表达赞美、感恩和爱,能够改善癌症患者的家庭社会关系,积极地与家人亲友交往。和谐的家庭社会关系反过来也有利于癌症患者的康复和生存质量的提高。

⑤ 放松训练。

整肤疗法是癌症康复学校从日本引进的,针对病痛局部的全层皮肤,通过抓、捏、捏抖、压及压推等手法加以刺激的一种治疗方法,不同于按摩推拿。研究表明,对于慢性痛症患者,整肤有助于改善患病区微循环,加速致痛物质重吸收,使痛阈上升。针对中枢的痛抑制有利于降低交感神经的紧张性,从而缓解患者的紧张情绪。训练营还开设了笑疗课,持续两个半小时。笑疗适用于疾病康复治疗,能够使全身的肌肉放松,消除紧张、抑郁等不良情绪,还可改善呼吸、循环系统功能,让患者全身心放松。在课程之余,还安排了一定的集体游戏,锻炼团队合作能力的同时,发挥了调节情绪、发泄压力的作用。

⑥ 健康教育。

对癌症疾病的无知造成了癌症患者的不安和恐惧。在接受了化疗、放疗或手术等治疗之后,缺乏后续的医疗指导,使许多患者感到困惑和无助。因此,通过健康传播及行为干预等对患者进行健康教育是十分必要的。训练营向学员播放著名肿瘤外科专家汤钊猷教授讲座视频,定期进行健康讲座,讲述癌症病因、复发转移、疾病治疗等内容,加深学员对疾病的理解,消除无知带来的不安和恐慌,建立正确的面对癌症的态度。还提供了癌症康复营养干预指导,通过饮食指导提高免疫力和改善精神状况,对患者病情起到积极的作用。研究表明,癌症患者的进食能力、食欲和感受与生命质量相关,中国作为饮食文化深厚的大国,食物和营养在中国癌症患者对抗疾病和促进健康方面有着不可忽视的作用。在信息繁杂的时代,癌症患者需要合适的饮食指导,包括食物的选择、促进食欲的方法等。

2. 测量工具

采用自制调查问卷对患者进行调查,其内容包括一般人口社会学特征、癌症诊断及治疗情况、健康状态及个人生活方式。

项目中使用的生命质量调查表如下:

(1) EORTC QLQ‐C30 量表(V3.0)中文版。

EORTC QLQ‐C30 是癌症特异性量表,可用于评价不同种类癌症患者的生命质量。在取得欧洲癌症研究与治疗组织(EORTC)的批准后,本研究采用官方 EORTCQLQ‐C30 (V3.0)中文版量表,分为 5 个功能维度(躯体、角色、认知、情绪和社会功能)、3 个症状维度(疲劳、疼痛和恶心呕吐)、1 个总体健康状况/生命质量维度(QoL)和 6 个单一条目维度(呼吸困难、食欲丧失、失眠、腹泻、便秘和癌症经济影响),共 30 个条目。

(2) FACT‐G 量表(第四版)中文版。

FACT‐G 是癌症特异性量表,可评价各类癌症患者生命质量的共性部分。在取得慢性病治疗功能评价系统(FACIT)的许可后,本研究采用官方 FACT‐G 量表(第四版)中文版,包括 27 个条目,分布于生理状况(PWB)、社会状况(SWB)、情感状况(EWB)和功能状况(FWB)共 4 个维度。

3. 数据收集

干预组患者在基线、干预 4 周后及 6 个月后分别进行测量一次,而对照组患者在基线和干预 6 个月后各测量一次,基线测量内容包括一般人口社会学特征、肿瘤诊断及治疗情况、个人健康状态和生活方式(包括运动情况)及生命质量,干预 4 周后及 6 个月后的调查内容还包括患者参加运动情况及生命质量。

(三) 效果评价

1. 两组患者在随访 6 个月后行为、生活方式改变情况比较

经过干预,干预组参加锻炼的比例达 96.5%,高于对照组,差异有统计学意义($\chi^2 = 13.667, P < 0.001$)。结果见表 12-1。

表 12-1　两组患者参加体育锻炼或活动比例比较

组别	基线			随访 6 个月后		
	参加人数	总人数	%	参加人数	总人数	%
干预组	100	125	80.0	109	113	96.5
对照组	162	252	65.5	198	241	86.7

6 个月后,干预组患者每周参加体育锻炼或活动≥5 次的人的比例为 81.3%,高于对照组的 57.4%,差异有统计学意义($\chi^2 = 17.520, P < 0.001$)。结果见表 12-2。

表 12-2　两组患者每周参加体育锻炼或活动频率在干预前后比较

锻炼频率	基线		随访 6 个月后	
	干预组	对照组	干预组	对照组
<5 次/周	36(39.1)	61(40.9)	20(18.7)	83(42.6)
≥5 次/周	56(60.9)	88(59.1)	87(81.3)	112(57.4)

2. 干预前后生命质量评分变化幅度比较

对两组患者在基线和随访 6 个月后生命质量量表各个维度评分变化幅度(随访-基线)进行比较,从表 12-3 可知,在 FACT-G 量表中,干预组患者 PWB 和 EWB 分值的变化幅度显著高于对照组($P < 0.001$)。

表 12-3　两组患者干预前后 FACT-G 量表各维度评分变化幅度比较

项目	21 天干预组		对照组		Z 值	P 值
	$\bar{x} \pm s$	中位数($X_{min} \sim X_{max}$)	$\bar{x} \pm s$	中位数($X_{min} \sim X_{max}$)		
PWB	2.3±6.3	1.0(-15.2~24.0)	-0.6±3.4	0.0(-16.0~8.0)	-4.124	0.0004
SWB	-1.3±5.6	-0.8(-20.2~15.0)	0.2±6.5	0.0(-18.0~24.5)	-1.691	0.0911
EWB	1.4±4.1	1.0(-12.0~13.0)	-0.1±3.8	0.0(-12.0~18.0)	-3.567	0.0007
FWB	-0.5±5.9	-1.0(-20.5~17.0)	0.4±6.2	0.1(-28.0~19.0)	-1.697	0.0907
合计	2.0±14.8	1.0(-61.7~36.3)	-0.1±13.5	0.0(-42.0~45.3)	-1.150	0.2500

从表12-4可知,在EORTC QLQ-C 30量表功能领域中,除社会功能(SF)外,躯体功能(PF)、角色功能(RF)、情绪功能(EF)、认知功能(CF)的评分变化幅度,干预组显著提高,对照组均降低,两组间差异有统计学意义($P<0.05$);在症状领域,疲乏、疼痛、呼吸困难、失眠和经济困难等症状干预组患者的改善程度均显著优于对照组,两组间差异有统计学意义($P<0.05$)。

表12-4　两组患者干预前后EORTC QLQ-C 30量表各维度评分变化幅度比较

项目	21天干预组		对照组		Z 值	P 值
	$\overline{x}\pm s$	中位数($X_{min}\sim X_{max}$)	$\overline{x}\pm s$	中位数($X_{min}\sim X_{max}$)		
PF	1.9 ± 13.3	$0.0(-26.7\sim40.0)$	-3.1 ± 14.6	$0.0(-73.0\sim26.7)$	-2.672	0.008
RF	5.9 ± 25.8	$0.0(-100.0\sim100.0)$	-1.6 ± 21.7	$0.0(-100.0\sim66.7)$	-2.728	0.006
EF	6.6 ± 19.8	$0.0(-50.0\sim91.7)$	-3.3 ± 14.3	$0.0(-66.7\sim41.7)$	-4.819	0.000
CF	5.2 ± 16.1	$0.0(-50.0\sim83.3)$	-3.2 ± 15.2	$0.0(-50.0\sim33.3)$	-4.583	0.000
SF	3.5 ± 23.7	$0.0(-66.7\sim66.7)$	-2.6 ± 23.1	$0.0(-100.0\sim66.7)$	-1.877	0.061
疲劳	-2.1 ± 19.6	$0.0(-66.7\sim55.6)$	3.2 ± 17.4	$0.0(-66.7\sim66.7)$	-2.539	0.011
恶心呕吐	-2.3 ± 16.8	$0.0(-100.0\sim33.3)$	-0.8 ± 10.9	$0.0(-33.3\sim100.0)$	-0.428	0.669
疼痛	-7.4 ± 22.9	$0.0(-100.0\sim33.3)$	2.8 ± 15.9	$0.0(-33.3\sim50.0)$	-3.651	0.000
呼吸困难	-5.8 ± 23.5	$0.0(-100.0\sim66.7)$	1.1 ± 19.6	$0.0(-66.7\sim66.7)$	-2.895	0.004
失眠	-2.1 ± 22.7	$0.0(-100.0\sim66.7)$	4.5 ± 23.2	$0.0(-66.7\sim100.0)$	-2.568	0.010
食欲丢失	-3.6 ± 22.3	$0.0(-100.0\sim33.3)$	-2.5 ± 21.1	$0.0(-100.0\sim100.0)$	-0.068	0.946
便秘	-1.2 ± 17.0	$0.0(-100.0\sim33.3)$	0.3 ± 20.1	$0.0(-100.0\sim100.0)$	-0.457	0.648
腹泻	-1.9 ± 19.9	$0.0(-66.7\sim66.7)$	0.0 ± 17.3	$0.0(-66.7\sim100.0)$	-0.771	0.441
经济困难	-3.4 ± 28.1	$0.0(-66.7\sim66.7)$	6.2 ± 26.5	$0.0(-66.7\sim100.0)$	-2.885	0.004
生命质量	8.2 ± 23.6	$0.0(-75.0\sim66.7)$	2.1 ± 23.4	$0.0(-75.0\sim66.7)$	-2.873	0.004

3. 对照组患者在基线和随访6个月后生命质量评分变化比较

从表12-5可知,在FACT-G量表中,对照组患者在随访时PWB较基线水平显著下降,有统计学意义($P<0.05$)。

从表12-6可知,在EORTC QLQ-C 30量表中,对照组患者在随访时PF、EF、CF较基线水平显著下降,疼痛、疲乏、失眠等症状在随访时均较基线水平显著升高,有统计学意义($P<0.05$)。

表 12-5　对照组患者基线和随访 6 个月后 FACT-G 量表各维度评分前后比较

项目	基线		随访 6 个月后		Z 值	P 值
	$\overline{x}\pm s$	中位数（$X_{min}\sim X_{max}$）	$\overline{x}\pm s$	中位数（$X_{min}\sim X_{max}$）		
PWB	23.3±4.0	24.0(7.0~28.0)	22.8±4.4	24.0(5.0~28.0)	−2.110	0.035
SWB	20.2±7.3	21.0(0.0~30.3)	20.5±6.6	22.0(2.0~30.3)	−0.134	0.893
EWB	18.6±4.2	20.0(3.0~24.0)	18.5±4.6	20.0(0.0~24.0)	−0.139	0.890
FWB	15.0±7.2	14.0(0.0~28.0)	15.6±6.7	16.0(0.0~28.0)	−1.515	0.130
合计	77.1±17.4	77.4(27.3~109.2)	77.5±17.4	79.0(21.3~109.2)	−0.008	0.994

表 12-6　对照组患者基线和随访 6 个月 EORTC QLQ 量表各维度评分前后比较

项目	基线		随访 6 个月后		Z 值	P 值
	$\overline{x}\pm s$	中位数（$X_{min}\sim X_{max}$）	$\overline{x}\pm s$	中位数（$X_{min}\sim X_{max}$）		
PF	82.7±12.8	86.0(40.0~100.0)	80.1±15.4	80.0(0.0~100.0)	−2.756	0.006
RF	90.5±17.4	100.0(0.0~100.0)	89.6±19.6	100.0(0.0~100.0)	−0.744	0.457
EF	84.9±17.1	91.7(0.0~100.0)	82.2±19.2	91.7(0.0~100.0)	−3.346	0.001
CF	84.4±16.2	83.3(0.0~100.0)	81.5±16.1	83.3(16.7~100.0)	−3.107	0.002
SF	78.7±19.7	83.3(0.0~100.0)	76.3±23.6	83.3(0.0~100.0)	−1.543	0.123
疲劳	29.4±17.8	33.3(0.0~88.9)	32.1±18.8	33.3(0.0~100.0)	−2.885	0.004
恶心呕吐	4.1±11.1	0.0(0.0~100.0)	2.9±10.3	0.0(0.0~100.0)	−1.651	0.099
疼痛	12.9±15.7	16.7(0.0~66.7)	15.2±17.8	16.7(0.0~66.7)	−2.705	0.007
呼吸困难	15.9±20.5	0.0(0.0~100.0)	16.7±19.2	0.0(0.0~100.0)	−0.880	0.379
失眠	19.6±24.1	0.0(0.0~100.0)	24.6±26.3	33.3(0.0~100.0)	−2.882	0.004
食欲丢失	11.2±19.9	0.0(0.0~100.0)	8.6±18.4	0.0(0.0~100.0)	−1.871	0.061
便秘	12.5±22.9	0.0(0.0~100.0)	12.5±21.1	0.0(0.0~100.0)	−0.217	0.828
腹泻	7.0±15.4	0.0(0.0~66.7)	6.7±15.0	0.0(0.0~100.0)	−0.127	0.899
经济困难	26.7±24.3	33.3(0.0~100.0)	32.8±28.5	33.3(0.0~100.0)	−3.433	0.001
生命质量	61.1±22.7	62.5(0.0~100.0)	63.3±23.2	66.7(0.0~100.0)	−1.364	0.172

4. 干预组 109 例患者在基线、干预 4 周后及随访 6 个月后生命质量评分比较

109 名干预组患者 FACT-G 量表各维度在基线、干预 4 周后及随访 6 月后前后三次测量值经混合线性模型方差分析，PWB、EWB 在干预 4 周后、随访 6 月后均较基线水平显著提高（$t_{PWB}=-5.10$，$P<0.0001$，$t_{PWB}=-3.42$，$P=0.0009$；$t_{EWB}=-3.80$，$P=0.0002$，$t_{EWB}=-3.55$，$P=0.0006$），而 FWB 和 FACT-G 总分的三次测量值之间无统计学差异。结果见表 12-7。

109 名干预组患者 EORTC QLQ-C 30 量表各维度在基线、干预 4 周后及随访 6 月后前后三次经混合线性模型方差分析发现（表 12-8），功能维度中的 PF 在干预 4 周后较基线

表 12-7　109 例干预组患者在干预前后 3 次测量 FACT-G 量表各维度评分比较

项目	基线	干预 4 周后	随访 6 个月后
PWB	20.4±6.0	23.4±3.9[a]	22.7±4.6[a]
SWB	21.2±6.5	19.8±6.7	19.7±6.0
EWB	17.3±4.5	18.8±3.8[a]	18.7±4.2[a]
FWB	16.7±6.0	15.5±6.2	16.3±5.3
合计	75.7±17.5	77.9±15.3	77.7±15.7

[a] 与基线水平相比,差异有统计学意义($P<0.05$)。

表 12-8　干预组患者在干预前后 3 次测量 EORTC QLQ-C 30 量表各维度评分比较

项目	基线	干预 4 周后	随访 6 个月后
PF	78.9±15.0	82.3±12.7[a]	80.9±13.1
RF	82.8±23.7	90.0±17.6[a]	87.9±18.7[a]
EF	77.1±22.8	85.4±16.5[a]	83.6±16.3[a]
CF	74.2±19.4	78.2±18.6[a]	79.7±18.7[a]
SF	68.1±22.6	72.8±22.6	72.2±24.7
疲劳	35.5±21.2	30.7±18.3[a]	33.3±19.8
恶心呕吐	4.7±14.7	1.7±7.0	2.5±9.2
疼痛	19.9±22.4	14.1±19.0[a]	12.4±14.6[a]
呼吸困难	22.7±24.0	13.7±18.0[a]	16.0±19.0[a]
失眠	26.3±29.7	25.0±29.6	22.4±28.7
食欲丢失	9.6±21.3	5.1±13.5	5.9±13.5
便秘	10.9±21.3	7.3±15.7	9.6±18.2
腹泻	11.5±21.9	4.9±12.6[a]	9.6±18.2
经济困难	40.3±33.2	36.3±32.2	37.8±34.1
生命质量	58.2±22.8	69.6±18.2[a]	67.0±20.0[a]

[a] 与基线水平相比,差异有统计学意义($P<0.05$)。

水平显著提高($t=-2.06$,$P=0.0417$),RF、EF 和 QoL 在干预 4 周后、随访 6 月后均较基线水平显著提高($P<0.05$);症状领域的疲乏、腹泻在干预 4 周后较基线水平显著降低($P<0.05$),疼痛、呼吸困难在干预 4 周后、随访 6 月后均较基线水平显著降低($P<0.05$)。社会功能、恶心呕吐、失眠、食欲不振、便秘、经济困难的三次测量值之间无统计学差异。

(四) 康复训练营经验总结

1. 需求导向

所谓需求导向,就是训练活动以改善会员健康和生命质量为出发点,通过对影响会员健康和生命质量的因素进行分析,调整和改进康复训练活动,以动态地满足会员的需求。通过这种需求导向的活动设定和实施,才能有效满足会员的健康需求,提高会员参与性、依从性,使有效的资源利用率更高,避免了浪费。

2. 自我管理

2006 年世界卫生组织已经建议癌症是一种可调控的慢性疾病,部分癌症患者在急性治疗期后逐渐转入疾病慢性长期照护阶段。在学员应对癌症的过程中,训练营逐步引导其养成管理自身症状、心理和社会适应变化的能力,以及改变生活方式的能力。自我管理并非放任学员于不顾,而是在学员整个康复过程中提供指导、支持和帮助,以提高自我效能和自我管理技巧,通过放松、深呼吸,对愤怒、焦虑和悲伤的管理,健身运动,郭林气功,营养,药物治疗,决策和抑郁管理,交流与团队合作和计划制订等自我管理培训,提高学员的解决自身健康问题的能力、知情决策能力、获取和利用资源的能力、与医疗服务提供者形成良好合作关系的能力、行动计划能力、自我调试能力等六大技能。

3. 群组干预

相比较于个体干预,群组干预在患者分享经验、促进相互学习等方面具有优势,团体的持续性活动也有助于维持干预效果。此外,在资源有限的情况下,群组干预有助于惠及更多人员。在康复学校持续 3 周的训练营干预过程中,针对学员开展倾诉与疏导、身心思维自我分析、开心行动、理想生活投资计划、均衡生活、放松训练、角色扮演、文体活动等多方面的群组干预,增强干预效果,同时提升了凝聚力。当然,除群组干预活动外,针对有需要的病友,志愿者还会进行家访、探视、个别支持等。

4. 专业康复

癌症康复俱乐部既是一个由癌症病友所建立的自立自强、互帮互助的癌症康复组织,同时,其自身也在不断地进行专业学习以及允许外界专业康复机构的介入。因此,俱乐部康复学校的训练营活动无论从内容还是方法都是科学的、规范的、专业的。例如,干预活动采用了多种专业的社会心理康复方法,包括认知行为疗法、交流技巧训练、教育/心理教育、家庭治疗/咨询、引导性想象、音乐疗法、心理治疗、压力管理训练、支持性小组干预等。目前,癌症康复俱乐部康复学校训练营活动已经形成了自助与介入相结合、民间与专业相合作的活动模式,取得的效果也越来越显著。

(王继伟　余金明)

第二节　心脑血管疾病的健康教育与健康传播

一、心脑血管疾病概述

(一) 心脑血管疾病的流行趋势

心脑血管疾病(CVD)是心血管和脑血管疾病的统称,泛指由于高脂血症、血液黏稠、动脉粥样硬化、高血压等所导致的心脏、大脑及全身组织发生的缺血性或出血性疾病。目前，心脑血管疾病已成为世界范围内最重要的死因，其发病率和病死率居疾病谱首位，且患病率处于持续上升阶段。相关研究显示，2022 年推算我国心脑血管疾病现患人数 3.3 亿，其中卒中 1300 万，冠心病 1139 万。2020 年农村心脑血管疾病死亡率为 336.13/10 万，其中心脏病死亡率为 171.36/10 万，脑血管病死亡率为 164.77/10 万；城市心脑血管疾病死亡率为 291.04/10 万，其中心脏病死亡率为 155.86/10 万，脑血管病死亡率为 135.18/10 万。2020 年农村、城市心脑血管疾病分别占死因的 48.00％和 45.86％。

我国心脑血管疾病的主要特征为发病率高、病死率高、致残率高，同时知晓率低、治愈率低、达标率低。近年来，心脑血管病发病趋于年轻化、患者负担加重，已成为我国公共卫生领域亟待解决的问题。

目前，心脑血管疾病尚缺乏彻底治愈的方法，病人需长期服药，多伴有不同程度负性情绪，对生活质量和治疗依从性均会造成影响。健康教育是重要的心脑血管疾病一级预防策略，大量研究表明，有效的健康教育对降低心脑血管疾病的发生率、致残率及提高有效救治率和患者生活质量有着不可忽视的作用。

（二）心脑血管疾病的影响因素

心脑血管疾病的主要危险因素包括疾病因素、不良行为生活方式因素和心理因素等，其中，不良行为生活方式是近年来其发病率持续增高的重要原因。因此，开展早期综合干预是防控心脑血管疾病的有效手段。

1. 疾病因素

（1）高血压：高血压是心脑血管疾病的独立危险因素，血压水平与心脑血管疾病关联密切。长期高血压可使动脉血管壁增厚或变硬，管腔变细，进而影响心脏和脑部供血。高血压可使心脏负荷加重，易发生左心室肥大，进一步导致高血压性心脏病、心力衰竭。以目前的患病率测算，我国高血压患病人数已达 2.7 亿，由高血压带来的直接经济负担估算超 2 014 亿元。

（2）血脂异常：随着社会经济的发展，人们的膳食结构也在发生较大的转变，容易出现体内脂类代谢紊乱，导致血液中的胆固醇、磷脂、甘油三酯等增加，会在血管内形成粥样硬化斑块，降低血管弹性，导致血压增高，从而诱发心脑血管等疾病，因此血脂水平和心脑血管疾病密切相关。

（3）糖尿病：糖尿病是心脏病或缺血性卒中的独立危险因素，随着糖尿病病情进展，会逐渐出现各类心脑血管并发症，如冠状动脉粥样硬化、脑梗死、下肢动脉粥样硬化斑块的形成等。据统计，我国有 50％左右的糖尿病患者合并高血压、心脑血管等疾病，并出现糖代谢紊乱、血脂异常、尿酸代谢异常的现象。2019 年《中国心血管病风险评估和管理指南》指出，对糖尿病患者开展血糖监测、健康教育，使其掌握自我管理技能，对于心脑血管病预防十分重要。

（4）超重与肥胖：肥胖往往是由遗传、少动、能量摄入过多以及代谢紊乱等共同导致的结果，是糖尿病、心脑血管疾病及其他代谢性疾病的潜在危险因素。

2. 生活方式

（1）饮食行为：大量的科学研究已证实，不健康的饮食行为是心脑血管病的重要危险因素,不定量、不定时、高脂、高盐、高热量、食物单一、蔬菜水果摄入不足等,都可能直接或间接导致心脑血管疾病发生。其中,高钠饮食与高血压呈正相关,而高血压又是引起心血管疾病的主要原因。《健康中国行动(2019—2030)》中,建议人均每天食盐摄入量低于5g,这有利于降低心血管病发病和死亡风险。

(2) 缺乏身体活动:大量研究证明,久坐、缺乏身体活动是多种慢性病的危险因素,并已成为心脑血管患病和死亡的危险因素之一,是全球范围内造成死亡的第4位主要危险因素(占全球死亡归因的6%)。久坐不动会形成下肢血栓,栓子脱落后可造成肺栓塞,危及生命。

(3) 吸烟:吸烟是导致心脑血管疾病的主要危险因素之一。吸烟年限、吸烟剂量、吸烟起始年龄与心脑血管疾病的发生发展呈正相关。对于有心脑血管疾病危险的吸烟者来说,没有一个安全的吸烟水平,这类人群应该以戒烟为目标,而不仅仅是减少吸烟量。被动吸烟同样会增加心脑血管病的发病及死亡风险。

(4) 酗酒:饮酒有害健康。酒精是仅次于烟草的人类健康的第二号杀手。已有研究显示,酒精摄入量与脑出血有直接的剂量相关性,过量饮酒也会显著增加血压水平以及脑卒中的发生风险和死亡风险。

3. 心理因素

由于工作压力或者心脑血管疾病长期难以治愈导致的经济及身体负担,会带来极大的心理压力,由此导致的抑郁、焦虑等心理问题都可能增加心血管代谢疾病风险。工作负荷重、心理压力大、性情急躁、烦躁易怒者会因体内激素代谢紊乱,造成心脑血管痉挛、血管硬化,从而导致高血压、冠心病、脑卒中等心脑血管疾病的发生。

4. 其他

如胰岛素抵抗、年龄增长、性别(男性发病高于女性)、种族、遗传等都是与心脑血管疾病相关的危险因素。

二、心脑血管疾病健康教育与健康促进的内容与方法

(一) 心脑血管疾病的干预策略

心脑血管疾病是多种因素共同作用的结果。作为生活方式相关性疾病,该类疾病的药物治疗及手术治疗价值有限,而通过在心脑血管疾病的预防、保健、治疗、康复全过程中推行健康教育和健康促进,发挥其引导干预作用,具有现实意义。以健康教育为手段,政策和环境改良为措施,以健康行为形成为目标,促进人们主动参与,改变不良生活行为,加强自身约束,是心脑血管疾病的健康促进策略。

(二) 心脑血管疾病的常见健康教育模式

健康教育的核心主要是行为教育和行为干预,即通过信息传播和行为干预,达到行为改变的目的。国内外的实践证明,对心脑血管疾病患者及易感者进行改变不良行为和生活方式的健康教育,能有效防治心脑血管疾病,降低其发病率及病死率。

目前,知信行模式、健康信念模式、信息-知识-信念-行为模式、阶段理论模式、全程健康教育模式及多学科合作MDT健康教育等健康教育理论模式,都已应用于心脑血管疾病健康教育领域,其中,又以知信行模式、信息-知识-信念-行为模式、健康信念模式、全程健康教

育模式应用最为广泛,且一直是心脑血管疾病健康教育领域研究的热点。

1. 知信行模式

该理论模式是国内外众多健康教育行为改变理论中较为经典的模式,用来解释个体知识和信念如何影响健康行为改变,该模式已广泛应用于改变患者的治疗方式和提高治疗效果。该模式将行为的改变分为获取知识、产生信念及形成行为三个连续的过程,即知识-态度-行为,通过加强宣传干预、增加医患沟通等方式能够转变患者的观念,进而改变不良行为。

2. 信息-知识-信念-行为模式

"信息-知识-信念-行为"(information-knowledge-attitude-practice)简称 IKAP 模式,是以病人为中心、以信念为动力、以知识为基础、以行为的改变为目标的一体化、个性化健康教育模式,在心理干预和健康管理领域应用尤为广泛。IKAP 模式包括四部分,其中信息(information,I)是指患者的个人信息,包括社会人口学资料和疾病相关资料,是实行 IKAP 的基本要素;知识(knowledge,K)是指患者对疾病相关知识的了解程度,是转变态度的重要基础;态度(attitude,A)是指患者在已有疾病相关知识基础上的健康信念和态度,是促成行为转变的重要动力;行为(practice,P)是指患者所采取的健康行动,行为反映知识和态度,采取健康行为是干预的整体目标。

在我国,IKAP 被应用于多个慢病领域,如心脑血管疾病、癌症、代谢性疾病、慢性呼吸系统疾病等,探讨其对慢病患者自我效能、疾病管理、心理情况、生活质量等方面的影响。多项研究证实,基于 IKAP 模式的健康指导或护理计划可以提高慢病患者疾病认知、增强其自我效能、促进其遵医行为、缓解其心理状态、改善其生活质量。

3. 健康信念模型

健康信念模式是通过健康教育达到行为改变的经典理论之一,在预防心脑血管疾病及各种慢性病中已经开展了许多实践。该模型强调健康有关行为的发生取决于同时发生的三种因素:即有足够的动力或对健康的关心,感受到对健康的威胁,有针对性的改进健康的建议。通过制定切实可行的行动计划、强化管理和社会支持系统帮助患者建立健康信念,这种将健康教育与健康信念模式相结合的方式已经取得了较好效果。

4. 全程健康教育模式

全程健康教育模式是目前我国应用较广的一种模式,尤其被广泛应用于糖尿病等多种慢性病的过程中,教育模式流程如下:首先由不同级别的医师及相关专业的医护人员组成健康教育中心,成员分配各自的任务;然后根据患者的不同情况制定相应的健康教育路径,以患者首次入院为起始时间,多次有计划地进行院内、院外健康教育。教育内容及教育方式有多种形式,以满足患者对健康教育的需求。这种健康护理促使医护人员的工作核心转移至病房中,能够帮助医护人员更好地树立为患者服务的理念,全方位掌握健康教育的关键性;同时有更多的时间来给患者提供服务,与患者间进行沟通,掌握其身心状态,依据患者具体的情况来制订出健康教育规划,及时发现问题,并采取有效措施,保证患者安全。

(三) 健康教育干预形式及效果评价

1. 小组教育

小组教育是指小群体成员之间相互沟通、共享信息的一种教育方式,在课程安排、组织形式上更为灵活方便,针对性更强。

由于小组教育具有传递信息和行为干预等功能,再加上形式和效果的独特优势,已成为心脑血管疾病健康促进实践中经常使用的形式。小组教育可以按知识接受程度、疾病分类等将存在同类教育问题的人群分成不同的小组分别进行教育活动,由卫生服务人员对其实施健康教育和个体诊疗,形式多样,包括操作示范、经验分享、互动讨论等,以促进护患之间、患者之间的互动、交流、讨论,使患者充分感受到团体氛围,通过体验他人、分享自己成功经验,可以很好提升患者自我支持及相互扶持的能力。

2. 同伴教育

同伴教育一般是指具有相同性别、相似年龄、相同背景、共同经历、相似生理状况的人或由于某些原因导致的具有共同语言的人,在一起分享信息、观念或行为技能,相互影响,以实现教育目标的一种形式。往往由其中的一人或数人(有时经过培训)向同伴们讲述自己的经历和体会,以唤起共鸣,并达到教育的目的。目前,在慢性病防治领域,使用同伴教育模式让患者分享个人疾病管理的成功经验,能够使患者更好地长期坚持自我管理。

3. 个体教育

作为集体教育与小组教育的补充,个体教育针对性最强,可以针对个体具体情况进行有的放矢的教育。个体教育常见的有床旁教育、门诊一对一教育、电话随访、短信联系、家访等。个体教育虽然比较耗时间,但可以让老年人、知识掌握差、治疗不配合的患者接收到更直接、更耐心的循环教育。随着通信技术发展,短信、电话、微信等也用于心脑血管疾病的个体教育中,利用经济、便捷的方式,很好地将医院教育延伸至个人或家庭,扩大了患者接受教育的信息来源。

4. 社区教育

社区健康教育是以社区为基本单位,以患者及家属为对象,以社区人群为教育对象,以促进居民健康为目标,有计划、有组织、有目的、有评价的系统社会活动和教育活动。通过对患者及社区居民进行健康教育,使患者了解、学习健康知识,改变其不良方式和生活行为,提高生活质量。目前社区教育的方式主要有知识讲座、社区患者俱乐部、单个教育指导、电话随访、家庭访视等。社区医院通常都有自己的医疗辐射区,社区医务人员能够经常接触社区患者及家属并深入患者家庭,所以社区教育也体现出其可及性、综合性和连续性。社区教育作为医院教育的延伸,能对心脑血管疾病的预防起到积极促进作用。

三、案例实践

下面案例将运用"信息-知识-信念-行为"(IKAP)模式对老年高血压人群进行干预。

(一)项目背景

据统计,我国"十二五"期间居民健康状况抽样调查显示约有2.5亿高血压患者,患病率呈上升趋势,且随着年龄的增高而逐年上升。高血压及并发症已经成为老年患者死亡的主要因素之一。老年患者不合理的饮食结构和不良生活习惯短期内难以改变,加之对高血压及并发症的危害性缺乏足够认知,单纯依靠说教式和填鸭式的健康教育很难起到效果。近年来,IKAP模式已经被引入临床疾病服务体系中,其基本路径是医护人员在掌握患者相关信息后,"一人一策",为患者开展健康教育并参与疾病管理,从而改变其行为和不良的生活方式,这种模式在老年高血压患者中已经广泛运用。

(二) 理论基础与框架

IKAP 模式是以病人为中心,围绕病情和心理变化,通过倡导性宣教、交流互动、心理干预等方式,强化疾病认知,促进观念转变与健康行为的养成,从而增强自我管理能力。在 IKAP 模式理论框架指导下,共设置 4 个环节,并针对各个环节设计一系列干预手段。

在干预前,首先要组建由主治医生和护士组成的 IKAP 模式管理小组,小组成员应与患者及其家属建立信任和良好的沟通关系。管理小组成员明确职责分工,分别有专人负责向患者及其家属传授相关知识或提供治疗相关信息。

1. 掌握基本信息(I)

目标:了解患者的基本信息和疾病情况,与患者及其家属建立信任和良好的沟通关系。

设计思路:了解干预对象高血压知识的知晓情况,同时尽可能全方面了解患者信息,在此基础上形成针对性的诊疗方案和健康干预方案并开展干预。

设计内容:收集整理患者生理、病历、心理、社会等各方面信息,包括患者一般资料信息、心理状态、疾病认知、自我管理能力等,通过分析初步掌握患者的心理状况和对疾病的认知情况。

干预形式:可以通过观察、交流、询问、体检、查阅病历、填写信息需求表等途径收集患者信息。

建立健康档案:记录患者的病情及进展、患者用药和心理疏导前后的生理指标变化及对高血压疾病的认知情况。

2. 讲授相关知识(K)

目标:根据收集的患者信息及需求,为患者及其家属提供、讲授高血压及其并发症的预防知识,使患者掌握科学的自我管理方法。

设计思路:高血压患者对高血压的相关知识了解得越多,自我管理的意识就越强。因此,针对高血压防治知识设计健康传播材料,不断提高干预对象高血压知识的知晓率。

设计内容:根据干预对象特点、喜好、文化水平等,针对高血压防治的各个知识点,包括发病原因、防治知识、用药管理、自我管理的方法及重要性和健康生活方式等知识形成通俗易懂、科学有效的健康传播讯息,设计宣传海报、宣传折页、讲座视频、动漫等多种形式的健康传播材料。在宣教过程中,鼓励家属参加,增强健康教育效果。

干预形式:根据干预场所、人群的不同,采取多种干预形式,包括发放宣传折页、开展健康大讲堂、患者交流会、利用微信公众号或网络平台(医院网站和便民 APP)定期发布健康知识、视频讲座和动漫宣传片等。

3. 转变思想观念(A)

目标:通过对患者及其家属进行健康教育,关注患者心理健康的变化,纠正错误观点,帮助干预对象提升健康信念。

设计思路:随着病情的变化,慢性病患者的心理也会产生一定的转变,医务人员需要根据患者不同时期、不同的健康问题,与患者进行沟通,了解其心理变化和存在问题,通过心理疏导帮助其建立健康信念,减少负面情绪,增强自信心和治疗的积极性。

设计内容:围绕高血压患者在治疗过程中可能存在的主要问题和困难、家人对高血压自我管理的看法及支持情况等,通过电话随访、家庭访视、心理咨询、同伴交流、邀请病人及其家属参与讨论治疗方案制订等方式与患者及其家属进行深入交流,转变患者在用药、饮食及生活习惯方面如"高血压是小病""高血压不用服药"等的错误观念,帮助患者分析高血压及其并发症的影响因素及危害。

干预形式:通过小组讨论、心理咨询等多种形式,与患者共同分析存在的各种心理问题及影响血压的不良因素,制订对策,调动患者积极性,帮助患者在认知的基础上转变观念、增强自信心,提升健康信念,改变不健康的行为。开展健康教育,强化病人对自身健康状况、并发症的认识,提高疾病治疗信心。根据患者的不同情况采取不同的心理干预措施,由专业人员分别采取一对一访谈或者针对组员存在的共性问题进行沟通和疏导。

4. 产生实际行动(P)

目标:通过加强医患互动,建立家庭支持,促进病人变被动健康行为为主动健康行为。

设计思路:高血压防治知识的普及和就医观念的改变可以促使患者养成自我管理行为,改变不良行为。在此基础上,根据患者实际情况制定针对性的治疗计划和自我管理计划,同时增加家庭的支持与鼓励,不断促进患者的健康行为转变。

设计内容:将高血压自我管理的益处、仪器使用、监测频率、用药管理、膳食管理等内容,结合患者实际情况制订诊疗方案,使患者积极参与高血压及其并发症的防治,养成良好的生活方式和行为习惯,保持良好心态。其中,要求患者家属做好监督陪伴,督促患者养成良好的生活习惯。

干预形式:定期通过门诊、微信、电话或上门等形式督促病人开展自我健康管理,提高遵医行为,主动配合治疗。比如在饮食方面,医务人员每天指导患者进行正确的饮食,针对发现的问题进行合理干预,从而养成健康行为。

(三) 内容与实施

1. 干预人群

将老年高血压患者作为研究对象。按照随机抽样的原则,将所有研究对象中男性标记为奇数,女性标记为偶数,按年龄大小依次编号,分别列为 IKAP 组和对照组,每组 67 例。所有参与者为严格按照中华医学会心血管病学分会发布的《中国高血压防治指南 2010》诊疗规程确诊的高血压患者,他们语言表达清晰,沟通能力良好,能够配合项目开展。

2. 干预时间

干预时间从老年高血压患者入院之日起开始计算,患者入院就诊和出院随访共计 6 个月。

3. 成立干预小组

干预研究组成员由慢性病主治医师、高年资护士、主管护师组成,均具有 3 年以上相关工作经验。研究开始前,由主任、护士长对实施研究的所有成员进行高血压病相关知识的系统培训,以保证干预实施的质量。小组定期召开会议,总结、讨论、优化干预实施过程中的问题。

4. 实施针对性干预

（1）掌握干预对象基本信息：

基于 IKAP 模型理论设计基线调查问卷，调查项目包括患者一般情况（性别、年龄、职业、户籍居住地、诊疗费用来源、家庭人均月收入、文化程度、血压、病程、病史、有无并发症）、对高血压相关知识了解程度、饮食习惯、运动方式、自我检测等。

要求患者在入院前填写问卷，调查老年患者对高血压疾病相关知识、信念和行为的信息等，了解患者的需要。根据获取信息对患者进行健康评估，确定健康管理目标，制订具体干预计划，建立健康档案并进行详细记录。

（2）传授相关知识：

开展健康干预，提高干预对象及其家属高血压防治知识水平。包括：充分利用医院健康教育宣传栏、电子屏、网络平台（医院网站和便民 APP）、电话咨询等渠道，为每位干预对象发放一份高血压防治知识手册；每个月开展一次高血压专题讲座，开展健康教育和保健技能培训，听取患者反馈并给予科学指导；利用微信公众号每周发布一条健康宣传信息，每月播放一次专家讲座视频，每季度发布一个动漫宣传片。定期举行患者交流会，提高患者的学习兴趣，帮助患者及其家属了解和掌握高血压的病因、预防和治疗等相关知识。

针对记忆力衰退、认知能力弱的老年患者，遵循由浅入深、化繁为简的原则，用药指导时要耐心、细致地反复讲解和示范，并要求患者复述以强化记忆，帮助其逐渐掌握用药方法；为避免患者遗忘服药，提醒患者制作一个提醒系统。

此外，还鼓励家属参加干预学习，增强健康教育效果。

（3）转变思想观念：

通过同伴经验交流、心理咨询等，使干预对象充分增强对自身健康状况及并发症的了解，帮助其克服高血压防治方面的心理障碍，提高疾病治疗信心。包括：护理人员采取面对面交谈的方式，与患者共同分析存在的各种心理问题及影响血压的不良因素，制订对策，调动患者积极性，帮助患者在认知的基础上转变观念增强自信心，建立健康信念，改变不健康的行为。帮助患者提高自控能力，培养豁达乐观的生活态度，消除因疾病产生的悲观情绪，保持心情愉快，帮助患者建立积极向上的健康信念，增强战胜疾病的信心。

同伴经验交流：每半个月一次。邀请患者及其家属参加，一起讨论血压控制的益处、存在的困难和障碍，分析导致这些障碍的原因，并讨论应对方案。

心理咨询：每个月一次。根据不同性格的患者，采取不同的心理干预方式。对于脾气较为暴躁的患者，干预人员在对其进行心理辅助治疗时，采用平和的态度同患者进行沟通，避免同患者进行语言冲突，以达到将心脑血管疾病的相关知识真正告知患者，打破患者内心的防御、使其配合医务人员治疗的目的。

组织活动：为了让患者保持良好的心情，结合患者的兴趣爱好，组织下棋、广场舞、读书等娱乐活动或者播放相关电视节目，缓解患者压力，引起患者的注意力，消除消极态度。

连续 12 个月实施干预，每月 2 次对患者进行科学、实用、全面系统的护理和自我保健行为指导，并结合患者不同时期、不同情况的健康问题，调整干预内容，修改、实施干预计划；干预频次采取规律与弹性相结合的原则，帮助患者及家属系统掌握自我保健的知识、方法，充分发挥社会、家庭的支持作用和患者的自我保健作用,帮助患者建立健康信念、改变不健康行为,平稳控制血压,减少并发症的发生或控制其发展,全面有效地控制疾病,提高患者生存质量。

(4)产生实际行动:

根据患者的实际情况,制定个性化诊疗方案,强化认知观念。

具体干预措施:每周一次电话/微信随访,询问患者近期病情状况、知识掌握程度及执行情况;判断患者的自我管理行为,根据患者住院期间评估及每次随访反馈情况,对患者自我管理薄弱环节进行针对性强化干预;解答患者疑问并给予相应的指导与建议,帮助患者预约门诊或者家庭访视时间。

在第1、第3月开展家庭访视,包括:根据患者自我管理行为记录本和打卡记录,评估患者自我管理能力;强化健康生活方式,开展疾病管理指导,包括遵医用药、合理饮食、充足睡眠、坚持锻炼、愉悦心情等;强调照顾者在患者疾病管理过程中的角色作用,鼓励其长期督促患者;填写相关问卷;预约门诊和家庭访视时间。

5. 评价与效果

由经培训的调查员对高血压患者进行一对一面试访谈。调查前履行知情同意程序,并承诺匿名。

(1)血压控制情况:本研究中,根据住院期间监测和出院随访情况进行综合评估,分为:血压控制较好(指血压降低幅度较大或在正常范围内且无大幅度的波动,尤其是收缩压波动幅度不大)、血压控制一般(指血压有一定幅度的降低,但不稳定)和血压控制较差(指血压未降低,且波动较大)。

(2)健康知识掌握情况:依据每月一次的调查问卷表填写情况评分,内容包括服药情况、饮食、运动、高血压危险因素、高血压并发症及其预防等。总分100分,得分超过90分(含90分)为优秀,75~89分为良好,60~74分为一般,59分及以下为差。

(3)健康实施效果评价:由管床医护人员根据患者在医护人员的指导下的饮食控制和运动情况进行评价。总分100分,得分超过90分(含90分)为优秀,75~89分为良好,60~74分为一般,59分及以下为差。

(4)社会人口学特征:性别、年龄、职业、户籍居住地、诊疗费用来源、家庭人均月收入、文化程度、血压、病程、病史、有无并发症、饮食习惯、运动方式、自我检测等方面。

IKAP模式将患者及其家属一同纳入疾病管理体系中,通过知识宣教、心理干预等使患者从思想意识到行为习惯全方位参与疾病管理,提高对高血压疾病的认知,强化老年患者的健康认知,促进其观念转变和健康行为的养成,从而进一步优化诊疗方案。另外,该模式帮助患者调节心态,不仅建立了良好的医患互动关系,也增强了患者及其家属对医护人员的信任度,尤其是有医护人员参与老年患者的心理疏导,消除因心理障碍对患者健康造成的影响,促进患者建立健康信念,对老年高血压患者实现自我管理起到积极推动作用。

(方越)

第三节　艾滋病的健康教育与健康传播

一、概述

(一) 艾滋病流行趋势

据国家卫健委发布的《2020 年全国法定传染病疫情概况》显示,2020 年我国因艾滋病(acquired immune deficiency syndrome,AIDS)死亡的人数为 18 819 例,在报告的法定传染病死亡人数中排名第一。截至 2020 年 10 月底,全国报告的现存人类免疫缺陷病毒(human immunodeficiency virus,HIV)感染者/AIDS 患者 104.5 万例,当年新增 HIV 感染者 11.2 万例。目前还没有针对艾滋病的治愈药物和有效疫苗,但可以通过健康教育普及艾滋病相关知识信息、提高艾滋病预防意识、减少高危行为等进行有效预防。

(二) 艾滋病主要传播途径

在 HIV 流行初期,我国艾滋病的传播方式主要是血液传播,所占比例可达 70.8%,现在逐步转变为性传播方式。2019 年报告新增的 151 250 例 HIV 感染者中,性传播占 97.1%,其中异性性传播占 73.8%,同性性传播占 23.3%。不安全性行为(包括没有保护的男男性行为、非固定性伴性行为、有偿性行为等)是导致性传播的主要原因。

(三) 艾滋病分布特点

近年来新增 HIV 感染者年龄呈现出"两头翘"的趋势,即青年和老年人群体感染例数增加,其中青年比例从 2010 年的 8.5% 增加到 2019 年的 21.7%,老年群体从 2010 年的 4 751 例上升到 2019 年的 28 763 例,年龄构成比从 7.4% 上升到 19.0%。老年人群中,60.0% 通过商业性性行为感染,30.0% 通过非商业性性行为感染。同时,我国 HIV 感染者和 AIDS 患者中男性病例数高于女性病例数,2019 年报告的病例中,男女性别比达 33∶1;新确诊 AIDS 病例中 80.3% 为男性。

二、内容与方法

(一) 干预策略

艾滋病是一种严重危害人类生命健康和社会经济发展的重大传染性疾病。当前,最行之有效并且切实可行的预防和控制措施是通过教育改变个人行为,纠正错误观念,提高对艾滋病的警惕性,避免与艾滋病毒感染有关的高危行为发生,从而避免受到感染,控制传播。

(二) 艾滋病干预及健康教育常用理论模式

研究表明,行为干预可以有效提高受试者自我保护行为并降低 HIV 的感染率。知信行模式、健康信念模式、社会思考理论、恐惧驱动模型、跨理论行为模型、理性行动理论、信息-动机-行为技巧模式、计划行为理论、同伴动力理论及认知一致理论等健康教育理论模式,都已应用于艾滋病健康教育领域,其中,又以知信行模式、健康信念模式、信息-动机-行为技巧模式、跨理论行为模型最为广泛且一直是艾滋病健康教育领域研究的热点。

(三) 健康教育干预形式及效果评价

1. 专业人员教育

专业人员开展的教育是指由疾控人员和医务工作者等专业人员开展的艾滋病防控相关知识传播活动,进行健康教育、心理辅导和主动提供 HIV 检测等。医疗卫生机构是接触艾滋病患者的重要机构,专业人员开展的健康教育使得宣传更具有权威性,一方面能为患者提供咨询和治疗,另一方面可提高高危人群检测的覆盖率。

2. 同伴教育

同伴之间相互有信任感,更容易沟通和理解,尤其是涉及敏感问题时,榜样的示范带头和杠杆作用会对同伴产生潜移默化的影响。同伴教育经济实惠、操作简单方便、形式多样,因此也被广泛应用到艾滋病防治的健康教育管理工作中。研究表明同伴教育可有效提高艾滋病自我保护意识、避免艾滋病高危行为。

3. 社区/组织教育

男男性接触者、吸毒人群、性工作者等高危人群具有隐蔽性和流动性,政府和疾控中心等相关部门很难接触他们。而非政府组织和社区可以在高危人群中开展艾滋病相关知识宣传,提供服务和社会支持。社区/组织更容易取得目标人群的信任,工作效率高,在艾滋病干预活动中有独特优势,能够提升高危人群 HIV 检测率,改变其高危行为。

三、案例实践

(一) 案例一:运用健康教育模型提高艾滋病患者抗病毒用药依从性

1. 项目背景(概况)

目前,艾滋病唯一有效的治疗方法是终身定时定量服用抗逆转录病毒药物,用药期间需要患者严格遵守服药时间、剂量以及药物种类等,由于艾滋病抗病毒治疗是终身治疗措施,病人必须保持较好的服药依从性(≥95%)。国内研究发现,艾滋病患者的抗病毒用药依从性仅为 65.5%,用药管理存在困难,而健康教育干预有助于提高艾滋病患者服药依从性,进而提高患者的生活质量。

2. 理论基础与框架

(1) 信息-动机-行为技巧模型(information-motivation-behavioral skills model,IMB):该模型主要强调在患者的行为改变中,需要同步注重疾病相关信息获取、干预目的以及行为改变技巧三个方面,基于 IMB 模型的抗病毒用药干预方案包括信息干预、动机干预和行为技巧干预三个方面。

信息干预:采用讲座的方式向艾滋病患者传授艾滋病相关知识,包括发病机制、治疗方式、用药重要性以及不定时定量服药造成的不良反应等,并在讲座后进行考核并及时解释,考核内容包括艾滋病相关知识,抗病毒用药的基本知识如用药类别、每天服用次数、时间、数量及服药相关的不良反应等。

动机干预:告诉患者抗逆转录病毒治疗对于控制 HIV 的重要作用以及不定期服药的副

作用。就抗病毒药物使用、按时按量用药的重要性等主题定期组织开展病友座谈会,通过同伴教育、成功案例分享等措施让患者增强服药能够治疗疾病的信心。积极支持患者家属通过鼓励、督促患者的方式参与到治疗用药中。

行为技巧干预:设计人性化的适合患者的用药方案,使用闹铃、电子药盒、家人提醒等技巧来提醒患者按时用药。招募社区志愿者开展一对一帮助、提醒用药、宣教等工作。

(2) 跨理论模型(the transtheoretical model,TTM):

该模型被认为是一个有效的行为改变模型,即根据行为改变者的需求提供有针对性的行为支持技术,从而有效帮助患者改变或建立健康行为。患者行为改变阶段包括前意向阶段、意向阶段、准备阶段、行动阶段和维持阶段。开展三次干预促进患者行为改变。

第一次干预:建立良好的护患关系,访谈者通过运用个体化的沟通技巧和方法与患者互动,建立互相信任的关系。

第二次干预:关注观察患者服药依从行为,积极引导患者选择问题解决的最佳办法。

第三次干预:探讨良好的服药行为给患者带来的生活改变和益处,提高患者坚持长期服药的决心,最终使患者从行动阶段发展到维持阶段。

3. 内容与实施

将进行抗病毒治疗的艾滋病患者作为研究对象,患者按就诊顺序编号分组,奇数为对照组,偶数为干预组。

纳入标准:符合《中国艾滋病诊疗指南(2018 版)》诊断标准;年龄≥18 岁;正在接受抗反逆转录病毒药物治疗;思维正常、表达清晰、听力正常;知情同意并自愿参与本研究。

排除标准:严重机会性感染;合并其他慢性疾病;诊断为癌症;有家族精神类疾病遗传史;正在服用治疗艾滋病之外的其他药物;听力、表达能力方面有欠缺;因文化程度过低或视力问题而无法独自完成问卷;无法全程参与本研究。

成立干预小组:干预研究组成员由感染科主治医师、高年资护士、感染科主管护师、疾病预防控制中心艾滋病防治人员组成。研究开始前,由感染科主任、护士长对研究组成员进行艾滋病相关知识、抗病毒用药、干预方式等的系统培训,以保证干预实施的质量。小组定期召开会议,总结、讨论、优化干预实施过程中的问题。

护士对研究对象每周电话随访 1 次,就患者的用药情况给予指导,共 3 个月。干预组在此基础上实施基于健康教育模型的抗病毒用药干预方案。每例患者干预 6 周,研究者每 2 周与患者约定合适的时间来院进行面对面的交流,每周统计患者的干预次数,对于无法当天来院接受干预的患者与其再次预约时间,以确保所有患者均能顺利完成研究干预。

4. 评价与效果

由经培训的研究组成员对艾滋病患者进行一对一面试访谈。研究前应使研究对象知情同意,并承诺匿名。

(1) 服药依从性:计算患者过去 3 天、7 天内每天早晚服药的实际剂量与医嘱应服剂量的比值,即为该患者的服药依从性水平(%)。公式表达为:服药剂量依从性＝(实际服药剂量/医嘱应服药剂量)×100%,本研究将≥95%判定为依从性好,<95%的判定为依从性差。

(2) CD4$^+$T 淋巴细胞计数:CD4$^+$T 淋巴细胞计数是提供艾滋病病毒感染者或艾滋病病人免疫损害状况最明确的指标,其计数值越低预后越差。

（3）社会人口学特征：包括性别、年龄、文化程度、婚姻状况、性取向、居住地、职业、家庭人均月收入和是否吸烟、饮酒情况。疾病相关信息包括感染 HIV 途径、确诊至开始治疗时间、已接受治疗时间等。

（4）艾滋病基本知识问卷：采用《中国艾滋病防治督导与评估框架使用手册（试用）》中的艾滋病基本知识问卷，内容包括国家明确规定公众应掌握的 8 条艾滋病基本知识。

根据信息-动机-行为技巧模型，研究组成员对患者进行艾滋病发病机制、治疗方法、抗病毒用药重要性以及服药依从性差可能带来的不良反应等知识宣教，使艾滋病患者对抗病毒用药有了系统、全面的认识，使患者认识到正确用药的重要性，并完成艾滋病抗病毒用药行为的转变；根据跨理论模型，观察艾滋病患者服药行为变化情况，分阶段进行并不断增强患者行为改变的动机，促进其行为改变向更高阶段发展，最终使患者服药依从性保持在良好的水平，抗病毒治疗的有效性得到更好发挥，从而达到有效用药、控制病毒增长、提高患者生活质量的目的。

（二）案例二：运用知信行模式理论在企业开展艾滋病同伴教育

1. 项目背景（概况）

艾滋病已经成为威胁人类健康的重大公共卫生问题之一。根据中国疾病预防控制中心公共卫生科学数据统计，2011—2018 年我国新发现的艾滋病病毒感染者主要是 15～50 岁青壮年人群，占当年新发感染人群的 62.4%～78.9%（图 12-2）。某大型外资企业，在中国北京、上海、广东、福建、山东、江苏等地设有 6 家合资和 5 家独资公司，中国员工近 4 000 人，主要是中青年。企业将遏制艾滋病作为其社会责任活动的一部分，对其企业员工进行艾滋病的危害、艾滋病的高危行为、艾滋病的传播途径、预防行为和反对歧视的艾滋病预防工作场所健康教育培训。

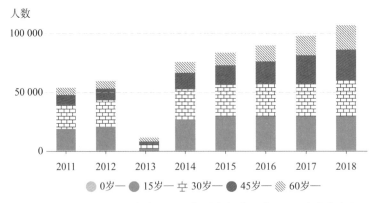

图 12-2　2011—2018 年中国不同年龄段新发现的 HIV 感染者人数

2. 理论基础与框架

知信行理论模式已成为国内外众多健康教育行为改变理论中较为经典的模式，该模式将行为的改变分为获取知识、产生信念及形成行为三个连续的过程，即知识-态度-行为。在艾滋病健康教育干预实践中，健康教育者可以通过多种方法和途径把艾滋病的危害、艾滋病的高危行为、艾滋病的传播途径与预防方法等知识传授给研究对象，研究对象通过学习思考,强化保护自己和他人健康的责任意识和信念,并在信念支配下,逐步建立起预防艾滋病的健康行为模式(图 12 - 3)。

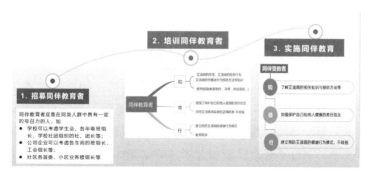

图 12 - 3　基于"知信行"模式理论开展艾滋病同伴教育步骤

艾滋病是一个较敏感的话题,通常情况下,群体之间很少会进行此类信息的交流。但同伴教育可以通过培训同伴教育者,使其掌握教育的技巧与相关知识,再影响和帮助其身边的同伴和家人,在没有戒备、感同身受的情境中,将艾滋病的相关知识及预防的方法介绍给周围群体,使周围人群在愉悦、轻松的交流环境中获取艾滋病的相关知识,从而提高人群对艾滋病患者的认知度,减少歧视,使患者感受到社会温暖,从而促进社会和谐。

3. 内容与实施

(1) 招募有号召力及影响力的同伴教育者:以分公司为单位分批进行,由分公司人事部推选部分管理员工(主要是车间的班组长、工会组长)作为同伴教育者。

(2) 培训同伴教育者:传授艾滋病的危害、艾滋病的高危行为、艾滋病的传播途径与预防方法等知识及相关教育技能,同伴教育者经过培训,增强了保护自己和他人健康的责任,形成帮助同伴及周围人逐步建立起预防艾滋病的健康行为和不歧视艾滋病患者的良好社会氛围信念。内容见表 12 - 9。

表 12 - 9　培训内容

时间	内　　容
第 1 天	艾滋病相关知识及预防方法(基本知识) (1) 艾滋病流行形势 (2) 什么是艾滋病/艾滋病病毒 (3) 艾滋病是如何传播的? (4) 艾滋病感染与行为方式 (5) 给予关爱,反对歧视,遏制艾滋病 (6) 案例讨论与分享
第 2 天	如何教育同伴(教育技能) (1) 教育和分享艾滋病相关知识的场景及方法 (2) 教学游戏的操练 (3) 教学 PPT、视频材料、教案使用讲解
	讨论与分享开展同伴教育的计划(行动方案)

（3）实施同伴教育：同伴教育者通过所掌握的艾滋病相关知识及教育技巧，采用同类人所能接受的方式及语言将其表达出来，拉近目标人群与同伴教育者的心理距离，将艾滋病的相关知识及预防的方法介绍给周围群体，使周围人群在愉悦、轻松的交流环境中获取艾滋病的相关知识，同时改变周围人群对艾滋病患者的错误态度，减少歧视，使患者感受到社会温暖，从而促进社会和谐。

4. 评价与效果

（1）同伴教育者培训效果评价：同伴教育者对艾滋病的认知度显著提升（培训前后填写认知度调查问卷），消除了对艾滋病的恐惧和认识误区，明白了艾滋病可防可治及对艾滋病病毒感染者应给予关爱、不歧视；为遏制艾滋病，应该形成预防艾滋病的健康生活方式，并帮助身边的家人和伙伴。制订了在自己班组开展预防艾滋病健康同伴教育的计划。

（2）公司评估：各车间班组设有艾滋病宣传专员，并在年度考核时统计各车间开展同伴教育的次数及受教育人次数，对表现更好的班组及个人给予一定的奖励。

（莫筱卫　张舒娴）

第四节　伤害的健康教育与健康传播

一、概述

1. 伤害的概念及流行状况

伤害是运动、热量、化学、电或放射线等带来的能量交换超过机体组织的耐受水平而造成的组织损伤和由于窒息而引起的缺氧，以及由此引起的心理损伤等。伤害可分为非故意伤害和故意伤害。非故意伤害，是无目的性、无意识的意外事故，可导致损伤、伤害或死亡，常见的有道路交通伤害、溺水、跌落、中毒和烧伤。故意伤害，是有目的、有意识地加害于自己或他人所造成的伤害，包括人际伤害和自我伤害。

作为威胁全球人群健康的重要公共卫生问题，伤害是人类的主要死亡原因之一。2019年全球监测数据显示，全球每天有 11 000 人死于伤害，伤害死亡约占全球总死亡人数的 8%。在我国，每年有约 70 万人死于伤害，平均 45 秒就有一人死于伤害，伤害死亡率是发达国家的两倍。此外，伤害的高致残率会使大部分幸存者遭受暂时或永久性残疾，消耗大量的卫生资源，给国家、社会、家庭和个人带来沉重的经济负担。因此，伤害与传染性疾病、慢性非传染性疾病一起构成危害人类身心健康的三大疾病负担。

2. 伤害预防干预的重要性

尽管伤害的模式、病因学和产生的结果在不同的人群和国家存在不同，但通过有效的干预措施，可以对伤害进行预防控制。许多国家的实践证明：积极地领导和努力创建广泛、跨地区的、安全的自然和社会环境可以持续减少伤害造成的死亡和残疾。以韩国为例，国民自杀死亡率曾一直居高不下，2012 年国家出台禁令，通过禁止销售农药百草枯，促使全国自杀死亡率在 2011—2013 年期间降低了超过 50%。又比如，在全球道路交通伤害死亡者中，行人、自行车手和摩托车手占了一半以上,通过立法强制干预主要的道路交通伤害危险行为,使全球道路交通伤害粗死亡率在过去 20 年下降了近 13%,但是在低收入国家,道路交通伤害粗死亡率反而升高了 3%,这与低收入国家的道路交通系统设计和安全策略没有将行人、自行车手和摩托车手等考虑在内有关。

我国从 20 世纪 80 年代开展伤害监测以及伤害预防与控制实践,使得全国伤害死亡率从 1995 年的 60.89/10 万降到 2012 年的 50.16/10 万,伤害死亡占全部死亡的比例由 1991 年的 11.70% 降至 2000 年的 9.60%。2018 年,全国伤害死亡占全部死亡的 6.88%,死亡人数约 64.26 万。我国的伤害模式逐渐趋近于全球伤害模式,伤害死亡居全死因顺位第五位,道路交通伤害是造成居民伤害死亡的主要原因,其次是跌倒、自杀和溺水。

自新冠疫情发生以来,世界各国为预防、控制新型冠状病毒流行,在促进健康方面做了很多努力。但相对于健康相关的可持续发展 2030 目标,在预防和控制伤害方面还需要更加有效且强有力的行动,包括通过更有效、更有针对性的多部门干预措施以解决潜在的危险因素,如心理健康问题、道路安全设施、获取有害农药的机会等,以及促进地区之间、人群之间健康公平的社会决定因素。

二、内容与方法

1. 伤害的预防干预策略

伤害发生大多数与行为有关,甚至有些行为是导致伤害发生的直接原因。因此,预防伤害最行之有效且切实可行的措施是健康教育。通过教育与干预,促使形成全社会共同参与、建立健康行为的社会氛围,树立正确的观念,提高每个人的自我防护意识和技能,从而达到预防伤害的目的。

2. 伤害预防的常见健康教育模式

为达到通过健康教育转变人们行为的目的,必须对人们的健康相关行为进行诊断、分析与干预。通过诊断分析,能够明确与所关注健康问题相关的行为与环境因素,以及对该健康问题影响最大或最直接的、容易改变或难以改变的行为与环境因素,从而为制定有效的干预措施提供科学依据,因此,对导致各种伤害发生的相关行为因素了解得越多,就越有可能制定有效的干预措施来改变伤害的结果。常用于伤害预防的健康教育模式有:健康信念模式、社会认知理论、理性行为理论和计划行为理论以及创新扩散理论、保护动机理论、社区组织理论等行为理论和行为改变理论。不同的行为改变理论模型,是从不同角度或使用不同方法促进人们在行为上发生改变。在实际操作中,很少使用单一的理论模型,针对不同的目标行为,往往会采用综合考虑所有模型的思路进行干预。

（1）健康信念模式（health belief model,HBM）:

健康信念模式基于心理动力学理论,被广泛应用于控烟、安全带使用、性病（艾滋病）、锻炼等健康相关行为干预和改变的健康教育与健康促进项目和活动之中。比如,在预防电动自行车道路交通伤害中,基于 HBM 让骑行者骑行时佩戴头盔,可通过让骑行者认识到骑行电动自行车发生道路交通伤害的易感性和严重性,并让其坚信佩戴头盔得到的益处大于障碍,从而有信心、有能力通过长期的努力去改变危险行为,形成佩戴头盔骑行电动自行车的健康行为。

（2）社会认知理论（social cognitive theory）：

社会认知理论解释人们如何养成并维持一定的行为习惯，认为环境为行为提供模板。该理论可以用于分析解释未成年人暴力犯罪的原因、发生机制，从而提出预防未成年人形成暴力伤害行为的干预策略，如干预网络环境，管控暴力传播，以减少甚至杜绝未成年人接触或获取暴力信息的机会；干预未成年人的成长环境，将其模仿暴力行为的机会降至最低。周昊关于家庭暴力对青少年犯罪的影响研究中，基于社会认知理论提出通过干预青少年父母处理家庭矛盾的方式，营造良好家庭氛围，从而为青少年健康成长提供有力支撑，减少其模仿暴力行为的可能性。

（3）理性与计划行为理论（TRA&TPB）：

理性与计划行为理论认为人们的一切行为都是在综合考虑自身价值判断、别人的看法和社会规范后，并经过理性思考所形成的。如驾驶机动车时，驾驶人会综合考虑违反《道路交通安全法》的后果、发生道路交通事故可能对自己造成的伤害以及别人对自己未使用安全带行为的看法等，并在理性思考后使用了安全带。

（4）创新扩散理论（diffusion of innovation theory）：

创新扩散理论是开展健康教育与健康传播活动的重要理论模式，包含创新发展、传播、采纳、实施和维持五个关键元素，即通过一定的传播渠道将一项新事物（新理论、新方法、新技术等）在社区或某人群内扩散，逐渐被社区成员或该人群成员了解、采纳，并在实践中持续不断地应用或实施。由于许多有效的或新的伤害预防与干预措施需要被大众认可、采纳、实施才有可能产生效果，因此，该理论在伤害预防与干预领域被广泛应用。例如儿童安全座椅可以有效预防和减少儿童道路交通伤害，为提高儿童安全座椅的使用率，通过各种传播方式进行推广，促使儿童家长了解、接受、使用儿童安全座椅。又如，通过在高层建筑通向天台的门的上方和下方安装一个人无法同时开启的双锁，可有效防止高层建筑顶层意外坠落和自杀行为，为推广该双锁技术，利用各种传播方式进行宣传，并被建筑、家居等领域采纳、应用的过程。

（5）保护动机理论（protection motivation theory，PMT）：

保护动机理论从动机因素角度探讨健康行为，是行为改变的主要理论之一。目前被广泛应用于健康行为的解释、预测和干预。例如在一项将保护动机理论应用于驾驶员限速行驶的研究显示，限速信息能增加驾驶员限速的意图和行为，而严重性和易感性是制定限速信息最有效的部分。在防止幼儿从楼梯上跌倒方面的研究显示，楼梯安全门的使用与安全门的位置、父母易感性、反应效能和采纳安全行为的益处有关，从个人认知和社会因素方面解决家庭楼梯存在的不安全因素问题，从而防止幼儿跌倒的发生。

（6）社区组织理论（community organizing theory）：

社区组织理论强调社区组织对识别、评估和解决人群健康问题的作用，动员区域内资源共同实现目标，包括区域发展、社会计划和社会行动三部分，在实际应用中三部分交叉结合。该理论的核心在于授权，通过授权激发个人及群体的管理意识及能力，体现授权的关键是忧患意识的树立。人们采取良好行为或放弃有害行为的可能性往往取决于三方面认知，即对危险处境的预期、对行为改变减少威胁的预期以及对采取积极行动或抑制危险习惯的预期。社区组织理论以此为出发点，利用忧患意识、参与意识、集体意识及有效的社会网络，鼓励个人和组织在复杂的社会背景下,围绕需要和问题,通过个体努力及组织有效联合,提升各方能力,改善现有条件,合理利用资源,最终实现共同目标。社区组织理论在公共卫生、行为干预、疾病预防等领域应用广泛,利用其实施的健康行为干预取得良好成效。例如,通过建立广泛的联盟为残疾儿童提供服务和帮助,降低残疾儿童受虐待的风险,并运用社区组织理论有效干预了虐待儿童的行为。

3. 健康教育干预形式及效果评价

国际上常用的伤害干预策略有"5E"策略、"三级预防"策略、Haddon 伤害预防十大策略及公共卫生伤害预防四步骤等。其中,伤害干预的"5E"策略最为常用,分别为:

(1) 教育策略(education):

教育是培养健康行为最合理的方法。教育策略,即通过健康教育促使目标人群形成健康、正确的态度、信念和行为。开展伤害预防与干预教育的目的有三层:最底层是提供有关伤害发生的危险和如何避免这些伤害危险的信息;第二层改变人们对待危险和安全的态度;第三层是改变行为。伤害预防的教育策略在以下四个方面优势较突出:一是教育培养儿童和青少年基本的安全行为和技能;二是对其他干预策略可能不适合的伤害类型和年龄段人群;三是改变公众对于伤害风险和可接受风险的认知情况,改变社会规范和公众态度;四是促进政策制定和完善,教育消费者购买更安全的产品。

(2) 环境策略(environmental):

环境对人的行为有重要影响。环境策略,就是通过减少环境危险因素来降低个人受伤害的可能性。改善道路交通环境,比如隔离机动车和非机动车道,增加红绿灯、人行横道或过街天桥等交通基础设施,有助于人们建立安全的交通行为,从而减少道路交通伤害的发生。

(3) 强化执法策略(enforcement):

强化执法,即通过立法和执法部门的措施确保在人群中维持某些行为和规范。要改变人们不健康的固有态度和行为,可以通过立法强制实施某些干预措施。如通过《道路交通安全法》强制性措施禁止酒后驾驶、未按规定戴安全头盔驾驶摩托车等危险行为,从而减少道路交通伤害。

(4) 工程策略(engineering):

工程策略,即制造更安全的产品,形成与安全产品相关的健康行为,实现伤害风险减少或无风险。例如安装伤害报警装置、设计儿童不易开启的包装、更改产品使用行为习惯、选择使用安全产品等。

(5) 评估策略(evaluation):

评估策略,即判断哪些干预措施、项目和政策对预防伤害最有效,为研究者和政策制定者提供方法建议。评估贯穿伤害预防控制工作的始终。干预前评估,以了解目标人群的行为危险因素,行为改变需求,明确可利用资源,制订优先领域,为选择行为改变理论提供依据。过程评估,可以有效监督和保障计划的顺利实施,及时发现干预措施实施中的问题,及时纠正偏差,确保干预目标的成功实现。效果评估,可以评估干预计划的成功之处与不足,从而发现更深层次的问题,总结经验教训,为今后的计划制订提供依据。

三、案例实践

案例:运用创新扩散理论干预儿童家长接受、安装并使用儿童安全座椅,以减少儿童道路交通伤害。

1. 项目背景

我国公安部 2018 年调查数据显示,道路交通伤害导致的创伤性颅脑损伤儿童中,54% 为机动车内乘客。儿童作为机动车内乘客时,受伤害或死亡的主要危险因素是缺乏或没有使用合适的约束装置。WHO《2018 年道路安全全球现状报告》显示,正确使用儿童约束装置可以使儿童乘员的死亡人数至少减少 60%。《世界预防儿童伤害报告》指出,当发生道路交通事故时,正确安装使用儿童安全座椅可使婴儿伤害死亡率降低约 70%,1～4 岁儿童的死亡率降低 54%,4～7 岁儿童的住院伤害降低 59%。2018 年美国 IIHS 公布的数据显示,普及儿童安全座椅后,2018 年乘用车 13 岁以下的乘员死亡人数相比 1975 年降低了 54%,3 岁以下乘员死亡率下降了 70%。《中国儿童道路交通安全蓝皮书 2017》也显示,在有儿童参与的交通事故中,没有安装儿童安全座椅的儿童乘员的死亡率,是安装了儿童安全座椅的 8 倍。毫无疑问,使用包括儿童安全座椅在内的儿童约束装置,是目前各个国家公认的保护儿童乘车安全的最有效手段。

2011 年 8 月,在对长宁区某社区卫生服务中心计划免疫门诊和儿童保健门诊的 0～3 岁孩子的家长进行儿童乘车安全方面的小样本调查时发现,儿童家长乘车安全知识的知晓率仅 27.2%,私家车儿童安全座椅使用率仅 27.7%,且使用不符合安全要求的座椅现象普遍。在小样本调查的基础上,对儿童乘车使用安全座椅行为进行诊断,了解儿童家长关于儿童乘车安全相关的知识、态度、行为和需求等方面,为制订有效的干预措施提供科学依据。

2. 理论基础与框架

创新扩散理论是通过一定的传播渠道在社区或某个人群内扩散一项新事物,促使社区成员或某人群成员了解并纳该新事物的过程。围绕创新发展、传播、采纳、实施和维持 5 个关键元素,采用“5E”策略,促使儿童家长提高使用儿童安全座椅的相关知识和信念,从而接受、安装和使用儿童安全座椅,并能向其他家长宣传倡导儿童安全座椅。

教育策略:设计制作儿童安全乘车和儿童安全座椅相关折页、海报、展板、科教片、公益广告等健康传播资料,通过多种途径开展健康教育,传播儿童乘车安全及儿童安全座椅相关知识和技能,提高儿童家长的儿童乘车安全意识和儿童安全座椅相关知识知晓率,以建立促进儿童安全乘车的行为。

(1)通过人际传播的方式:人际传播包括个人与个人之间和个人与多人之间的交流。基于社区卫生服务中心,通过健康教育咨询点、计划免疫门诊和儿保门诊、健康教育资料架、宣传橱窗、电子屏等途径持续发放折页、海报等健康传播材料,循环播放科教片、公益广告,定期展示展板。通过经专业培训的工作人员,每季度至少开展 1 次常规健康教育宣传活动,为居民提供现场安全座椅知识咨询,同时现场发放资料、展示展板等。

(2)通过群体传播的方式:群体传播是群体成员之间进行的直接的信息交流活动。通过群体信息交流的过程,形成群体意识和群体规范。良好的群体沟通是积极的强化因素,通过语言鼓励、行为示范、群体压力以及群体凝聚力,为促进个人改变不良行为习惯,采纳和保持新行为,提供良好的社会心理环境。基于社区和幼儿园,每季度组织开展 1 次沙龙活动,通过安全座椅的乘坐体验、安装使用演示、有奖知识竞猜、经验交流等互动方式,促使建立儿童安全乘车的信念,采纳安装并使用儿童安全座椅的行为。

(3) 通过大众传播的方式:大众传播是以社会大众为对象进行的大规模的信息生产和传播活动。通过大众传播的方式,可以鼓励人们接受新行为、拒绝潜意识行为、修正当前行为、摒弃旧行为,还可以通过改善行为来解决某些社会问题。通过广播、电视、报纸、网站、微信公众号、微博等媒体,不定期地推送儿童乘车安全相关科普文章,传播儿童乘车安全及儿童安全座椅相关知识;每年至少举办 1 场大型儿童乘车安全主题活动,通过大众媒体宣传、社交媒体拓展应用等传播策略,开展了启动"宝贝安乘计划"、宣传 WHO 确保儿童道路安全十大策略、发出儿童道路安全倡议、发布儿童乘车安全状况数据和健康教育材料、赠送儿童乘车安全知识产品、儿童安全座椅等,向广大人民群众大力普及儿童乘车安全知识,提高儿童安全座椅使用率,促进儿童家长正确使用安全座椅,纠正不安全乘车行为。

(4) 通过组织传播的方式:组织传播是以组织为主体进行的有一定规模的信息传播活动。健康类公益广告旨在宣传健康理念,唤起公众意识,倡导健康行为,是健康倡导的一种方式。《安全伴我快乐出行》《儿童乘车安全儿歌》《儿童安全座椅的"选""用"小贴士》等科教片在全区内定期不定期地展播,并通过疾病预防控制中心平台和微博传播。

工程策略:儿童家长能否正确使用儿童安全座椅,与儿童安全座椅的设计和使用引导有很大关系。2015 年 5 月 25 日,国家质量监督检验检疫总局发布《中国儿童安全座椅易用性评价规程》,对儿童安全座椅的标识、说明书、儿童保护及安装四个方面进行易用性评价。标识易用性是指标识信息表述的完整性、准确性和易理解性。说明书易用性是指说明书信息表述的完整性、准确性和易理解性。儿童保护易用性是指在儿童安全座椅上固定儿童的易操作性。儿童安全座椅安装易用性是指在车辆座椅上固定儿童安全座椅的易用安全性和易操作性。

强制执法策略:2012 年 7 月 1 日开始实施的《儿童安全座椅等相关产品的国家强制性标准》(GB27887 - 2011),要求所有在售车辆强制安装 ISOFIX 锚固系统装置,并对安全座椅本身提出技术要求。2017 年 3 月 1 日起正式实施的《上海市道路交通管理条例》中新增安全座椅立法,明确指出 4 岁以内儿童乘坐家庭乘用车出行时应配备并正确使用安全座椅。

3. 内容与实施

2012 年 6～8 月间,上海市长宁区对前往社区卫生服务中心计划免疫门诊注射疫苗和儿童保健门诊接受体检的 0～3 儿童的家长开展随机调查。

利用自行设计的调查问卷《儿童乘车安全调查问卷》,了解被调查对象包括儿童的人口学特征、调查对象人口学特征、带孩子出行的主要交通方式及儿童乘车安全的知识、态度、行为和防制服务需求等内容。调查由经统一培训的社区医生进行,并当场进行质控,当场修改补充不合逻辑项和缺漏项,再由区疾病预防控制中心抽取 5% 进行电话回访核实信息真实性。

建立一支专业的儿童乘车安全社区干预队伍,根据计划实施干预策略。

4. 评价与效果

(1) 干预 0～3 岁儿童家庭使用儿童安全座椅以减少儿童道路交通伤害的效果评价

指标。

儿童安全座椅拥有率:指有效回答拥有问题的调查对象中,回答拥有儿童安全座椅的比例。拥有率＝拥有问题回答"有"者/(总调查对象－拥有问题回答缺失者)×100％。

儿童安全座椅使用率:指有效回答使用频率问题的调查对象中,回答"总是""经常""有时"的比例。使用率＝(使用频率问题回答"总是"＋"经常"＋"有时"使用者)/(总调查对象-使用频率问题回答缺失者)×100％。

(2) 干预前后效果评价:

干预前:2012年6～8月间,对长宁区1009名0～3岁儿童家长有关儿童乘车安全相关知识和行为进行调查。结果显示,0～3岁儿童家庭的儿童安全座椅拥有率和使用率分别为53.2％和27.7％。

干预过程中:2014年3～6月间,对长宁区1910名0～3岁儿童乘车安全相关行为及家长认知情况进行调查。结果显示,0～3岁儿童家庭的儿童安全座椅使用率为49.8％。

干预后:2018年5～6月间,通过多阶段分层抽样方法对上海市中心地区的1303名0～3岁儿童家长进行儿童安全座椅使用状况调查。结果显示,0～3岁儿童家庭的儿童安全座椅拥有率为81.58％(95％CI＝79.37～83.65),使用率为42.90％(95％CI＝40.19～45.64)。

(周静锋)

参考文献

[1] 李配瑶.中国40岁以上人群主要心脑血管病死亡及影响因素分析[D].中国疾病预防控制中心,2018.

[2] 荆璇.基于IKAP模式的护理干预在COPD患者自我管理中的应用研究[D].山西医科大学,2021.

[3] 李玉华,张云,周鹏,等.上海市长宁区心脑血管疾病流行特征分析[J].健康教育与健康促进,2016,11(3):207-210.

[4] 秦奎.我国心脑血管疾病监测现状与发展[J].应用预防医学,2020,26(3):265-268.

[5] 季静,蔡玉芬."信息-知识-信念-行为"模式对老年心脑血管疾病病人自我管理及治疗依从性的影响[J].安徽医药,2022,26(1):140-142.

[6] 刘娜,彭龙,杜慧娇,等.国内外心脑血管疾病健康教育的基础理论与实践研究[J].全科护理,2017,15(23):2846-2848.

[7] 马娟娟.心脑血管疾病主要危险因素及综合防控的研究[J].医学信息,2020,33(11):49-51.

[8] Hackshaw A, Morris JK, Boniface S, et al. Low cigarette consumption and risk of coronary heart disease and stroke: meta-analysis of 141 cohort studies in 55 study reports [J]. BMJ, 2018,360:j5855.

[9] 中华医学会神经病学分会,中华医学会神经病学分会脑血管学组.中国脑血管病一级预防指南2019[J].中华神经科杂志,2019,52(9):684-709.

[10] 杨庆华.健康教育在防治心脑血管疾病中的作用初探[J].健康教育与健康促进,2015,10(6):474-476.

[11] 饶正轩,丁智勇,鲁鸿燕.IKAP管理模式下老年糖尿病合并抑郁症患者自我效能评价[J].公共卫生与预防医学,2019,30(6):138-141.

[12] 詹晓英,王亚霞,刘亚新,等.行为转变理论促进实习护生手卫生的效果研究[J].中华护理杂志,2008,

43(7):593－596.

[13] 肖洁,刘艳.知信行模式在全子宫切除病人中的应用[J].安徽医药,2019,23(8):1654－1656.

[14] 敬泽慧,刘冀,杨发满.2型糖尿病慢病管理中各种健康教育模式的应用[J].世界最新医学信息文摘,
2019,19(99):78－79.

[15] 周晓丽,刘曼玲,焦艳会.多种慢性病管理模式在社区老年高血压患者中的综合应用与评价[J].中华全
科医学,2020,18(3):449－453.

[16] 中青在线.2017中国心脏大会:我国约有2.5亿高血压患者[EB/OL].(2017－08－11).http://news.
cyol.com/yuanchuang/2017-08/11/content_16385328.htm.

[17] 吴惠,符秀梅,王德仙,等.IKAP管理模式在老年高血压患者中的应用[J].中国老年学杂志,2019,39
(6):1458－1460.

[18] Sung H, Ferlay J, Siegel RL, et al. Global cancer statistics 2020: GLOBOCAN estimates of incidence
and mortality worldwide for 36 cancers in 185 countries [J]. CA Cancer J Clin, 2021,71(3):209－249.

[19] Bruscia KE. Defining music therapy [M]. 2nd ed. New Braunfels: Barcelona Publishers, 1998.

[20] Butler AC, Chapman JE, Forman EM, et al. The empirical status of cognitive-behavioral therapy: a
review of meta-analyses.[J]. Clin Psychol Rev, 2006,26(1):17－31.

[21] Harada K. Effects of seifu on blood pressure, pain and edema [J]. Journal of Japanese Balneo
Climatological Association, 2010,73:167－176.

[22] Lize N, Raijmakers N, Lieshout RV, et al. Psychosocial consequences of a reduced ability to eat for
patients with cancer and their informal caregivers: a qualitative study [J]. Eur J Oncol Nurs, 2020,49:
101838.

[23] Fayers PM, Aaronson NK, Bjordal K. EORTC QLQ－C30 Scoring Manual. Brussels: European
Organisation for Research and Treatment of Cancer, 2001.

[24] Brucker PS, Yost K, Cashy J. General population and cancer patient norms for the Functional
Assessment of Cancer Therapy-General (FACT－G) [J]. Eval Health Prof, 2005,28(2):192－211.

[25] 徐九云.以跨理论模型为指导的动机性访谈对艾滋病病人服药依从性的影响[J].护理研究:下旬版,
2015,29(4):1447－1450.

[26] 李祥青,黄金萍,黎彦君,等.信息-动机-行为技巧模型在艾滋病患者抗病毒用药中的应用[J].上海护
理,2021,21(6):4.

[27] 马迎华.中国青少年学生艾滋病防控的关键要素[J].中国学校卫生,2020,41(12):1761－1763.

[28] 张谦,杨治国,杨延音,等.重庆市高职院校学生艾滋病健康教育模式探讨[J].重庆医学,2015,44(21):
3013－3015.

[29] 张先庚,林琴,王红艳,等.青少年学生艾滋病同伴教育干预研究进展[J].护理研究 2018,32(20):
3168－3170.

[30] 中华人民共和国国家卫生和计划生育委员会,中国国家标准化管理委员会.GB/T 31180—2014 儿童
青少年伤害监测方法[S].2014.

[31] 梁晓峰.推进我国伤害预防策略研究与应用[J].中华流行病学杂志,2015,36(1):1－2.

[32] World Health Statistics Report. Geneva: World Health Organization, 2008.

[33] World Health Statistics Report. Geneva: World Health Organization, 2017.

[34] World Health Statistics Report. Geneva: World Health Organization, 2021.

[35] Peden M, Oyegbite K, Ozanne-Smith J.世界预防儿童伤害报告[M].段蕾蕾,安媛,邓晓,等译.北京:
人民军医出版社,2012.

[36] Global Status Report On Road Safety. Geneva: World Health Organization, 2018.

［37］王声涛.中国伤害的流行特征与研究进展［J］.中华流行病学杂志,2011,32(7):637－642.

［38］中国疾病预防控制中心,慢性非传染性疾病预防控制中心.全国疾病监测系统死因监测数据集［M］.北京:科学普及出版社,2012.

［39］秦秋兰.我国伤害死亡流行及疾病负担研究进展［J］.应用预防医学,2016,22(1):84－85.

［40］周昊.家庭暴力对青少年犯罪的影响研究——基于社会学习理论［J］.山东青年,2020(12):350－351,353.

［41］钱湘云,何炜,耿桂灵,等.保护动机理论及其应用的研究进展［J］.中华现代护理杂志,2012,18(4):377－379.

［42］王芸,肖霞,郑频频,等.保护动机理论在个体行为改变中的应用和发展［J］.中国健康教育,2009,25(11):853－855.

［43］金燕飞,金昌德.保护动机理论及其在不同人群中的应用进展［J］.护理研究,2015,29(10):3585－3587.

［44］张持晨.基于社区组织理论的空巢老人"SMG"健康管理模式研究［J］.中国老年学杂志,2017,10(37):5191－5193.

［45］田向阳,程玉兰.健康教育与健康促进基本理论与实践［M］.北京:人民卫生出版社,2016.

［46］刘克军.儿童乘车安全隐患［J］.汽车与安全,2018(2):110.

［47］Fertman CI, Allensworth DD.健康促进项目——从理论到实践［M］.顾沈兵,译.上海:第二军医大学出版社,2015.

［48］姜玉,夏庆华,周鹏,等.0～3岁儿童的父母有关儿童乘车安全相关知识和行为调查［J］.中华疾病控制杂志,2015,19(1):31－34.

［49］邓晓,金叶,段蕾蕾,等.中国3城市9484例儿童安全座椅使用及认知状况［J］.中国妇幼健康研究,2016,27(5):551－555.

［50］周鹏,姜玉,孙源樵,等.上海市长宁区0～6岁儿童乘车安全相关行为及家长认知情况［J］.上海预防医学,2017,29(4):314－318.

［51］喻彦,邓晓,金叶,等.上海市中心地区0～3岁儿童安全座椅使用状况分析［J］.中国公共卫生,2021,37(4):668－673.

第十三章

生活方式的健康教育与传播实践

第一节 饮食行为

一、概述

（一）饮食行为的概念

在人类生命周期中，保持健康饮食行为，除了可以帮助人们获取每日所需的营养成分，促进儿童、青少年的生长发育和科学延长健康寿命之外，还有助于预防各类疾病的发生。一项发表在《柳叶刀》上的研究显示，全球 71.3% 的死亡是由饮食和生活方式选择引起的，健康饮食行为有助于降低包括心血管疾病、2 型糖尿病、慢性呼吸道疾病、肥胖和癌症在内的慢性非传染性疾病的患病风险。与此同时，通过健康饮食行为获取的营养成分还是人们抵御传染性疾病的第一道防线，充足的营养可以形成对病原微生物的免疫防御，多种维生素（A、B_6、B_{12}、B_9、C、D 和 E）和微量元素（锌、铜、硒、铁）在支持人体免疫系统和降低感染风险方面具有关键作用。即使在面对影响全球健康的突发公共卫生事件时，通过健康饮食行为构建起强大的免疫系统也被公认为是最重要的应对措施。

广义"饮食行为"的范围涉及很广，涵盖了"饮食""营养""膳食摄入""饮食习惯"和"食物选择"等相关术语的概念，涉及与饮食行为相关的所有方面，从单一营养素的摄入到整个饮食的模式，从无序饮食到饮食习惯，从食物偏好到食物准备。一般可以将饮食行为分为三个类别。

第一类：对食物的选择行为，涉及食物被摄入之前行为及其影响因素，例如食物偏好（对味道、气味、颜色或质量以及健康相关问题的态度），购买频率，用于购买食物的支出占总收入比例，支付意愿（愿意在购买某种食物时支付的最大金额），食物种类，食物加工方式等。

第二类：规律性的饮食行为或习惯，包括了饮食习惯（一个人随着时间的推移形成的典型/习惯性饮食行为）、进餐时的场景（例如与家人聚餐的频率和时间；和他人一起就餐的份数或数量）、食物每份的大小和总量、节制饮食（为了减肥或保持一定体重）和异常饮食（例如厌食症和暴饮暴食）、其他（例如食物恐惧、挑食等）。

第三类：狭义的饮食行为，与实际摄入体内的营养直接相关，包括了膳食模式（即经常性摄入的多种食物的特定组合或被认为对健康有负面/正面影响的食物组合，例如地中海饮食）、饮食模式（即一天中摄入食物的频率、时间、间隔和选择性省略某一餐，以及能量和营养素在每餐中的分布等)、食物摄入总量(每天摄入食物的数量/份数)、食物成分(营养素、能量和非营养物质)。

(二) 来自膳食指南推荐的健康饮食行为

膳食指南是指满足必需营养素要求并防止相关慢性疾病发生的食物选择和膳食模式。有研究纳入了6大洲90个国家和地区的89份膳食指南,发现尽管不同国家由于自身的地理环境和传统文化(民族)导致推荐的膳食模式不同,但各国膳食指南中大多数营养要点是相似的,在膳食指南中出现最重要的饮食行为建议是:多吃蔬菜和水果,鼓励食物多样化,保持能量平衡,维持健康体重;选择营养素丰富的各类食品;控制盐、糖、油和酒精;足量饮水等。《中国居民膳食指南(2022)》的核心推荐中还加入了对食物加工、选择和与家人进餐的内容;新发布的《2020—2025年美国人膳食指南》则强调:没有一种单一的食谱能够满足所有居民的需求,为居民提供一个膳食模式框架,按食物组和亚组提供建议,而不是特定的食物和饮料,目的是帮助人们根据自己的需要和喜好选择健康食品、饮料、正餐和零食,从而"自己做主",享受健康膳食。两份指南在对具体的食物种类、摄入量和进餐环境的内容详见表13-1。

表 13-1　指南中具体饮食行为的核心推荐

《中国居民膳食指南(2022)》

- 种类:每天摄入12种以上食物,每周25种以上。

- 谷薯类食物:每天摄入谷类200～300 g,其中包含全谷物和杂豆类50～150 g;薯类50～100 g。膳食中碳水化合物提供的能量应占总能量的50%以上。

- 蔬菜、水果和含钙食品:餐餐有蔬菜,每天摄入300 g以上新鲜蔬菜,深色蔬菜应占1/2。天天吃水果,每天摄入200～350 g的新鲜水果,果汁不能代替鲜果。奶制品摄入量应达到每天液态奶300 ml。经常吃全谷物、大豆制品,适量吃坚果。

- 鱼、禽、蛋、瘦肉:适量,平均每天120～200 g,推荐每周最好吃鱼2次或300～500 g,蛋类300～350 g,畜禽肉300～500 g。吃鱼280～525 g,畜禽肉280～525 g,蛋类280～350 g,平均每天摄入鱼、禽、蛋和瘦肉总量120～200 g。应当少吃深加工肉制品。

- 盐、油、糖和酒:成人每天食盐不超过5 g,每天烹调油25～30 g;每天摄入糖不超过50 g,最好控制在25 g以下;足量饮水,成年人每天7～8杯(1500～1700 ml),提倡饮用白开水和茶水,不喝或少喝含糖饮料;儿童少年、孕妇、乳母不应饮酒,成人如饮酒,一天饮酒的酒精量男性不超过15克。

- 食物加工和选择:选择新鲜卫生的食物,不食用野生动物;学会阅读食品标签,合理选择食品;学习烹饪、传承传统饮食,享受食物天然美味。

《2020—2025年美国人膳食指南》

- 构成健康饮食模式的核心食物要素种类:各种类型的蔬菜(深绿色、红色和橙色蔬菜,大豆和杂豆在内的豆类、淀粉类蔬菜和其他蔬菜);水果(特别是全果,不建议用果汁代替);谷物(至少有一半为全谷物);乳制品(脱脂或低脂牛奶、酸奶、奶酪和/或无乳糖版本,强化的大豆饮料可作为替代品);富含蛋白质的食物(瘦肉、家禽和蛋类、海产品、豆类、坚果、种子和豆制品);油(植物油和食物中的油,比如海鲜和坚果)。

- 添加糖、饱和脂肪酸、钠摄入:添加糖能量占比应低于总能量的10%,2岁以下儿童避免食用添加糖;饱和脂肪酸只能用于2岁及以上人群,应少于每日总能量的10%;钠的摄入,1～3岁儿童摄入量不超过1200 mg/d;4～8岁儿童摄入量不超过1500 mg/d;9～13岁儿童摄入量不超过1800 mg/d;其他年龄段人群摄入量不超过2300 mg/d。

《2020—2025 年美国人膳食指南》
● 酒精：建议 21 岁及以上成年人限制饮酒，男性每天的摄入量应限制在 2 杯或更少，女性每天 1 杯或更少（1 杯酒精饮料当量定义为含有 14 g 酒精）；应避免暴饮（2 小时内，男性饮酒 5 杯及以上、女性饮酒 4 杯以上被视为暴饮）；对于不饮酒的人，不建议开始饮酒；怀孕或可能怀孕以及未到法定饮酒年龄的人不应饮酒。

（三）饮食行为的影响因素

调查饮食行为的影响因素能为循证干预提供信息和指导，以促进健康的饮食习惯，这在预防非传染性疾病方面发挥着重要作用，但现有研究的对象多以狭义饮食行为为主。

1. 成年人饮食行为影响因素

科学家们开发并应用了行为改变的模型和理论，以便对成人饮食行为的影响因素进行更系统和科学的研究，其中使用计划行为理论、社会认知理论和健康信念模型的研究证据较多，这些研究说明个人的饮食行为受以下因素的影响：信念和决心、对行为改变利弊进行的理性思考、预期和感知的社会影响、自我效能和控制力的评估。此外，针对饮食行为的生理影响因素的研究表明，饮食行为受饥饿感、饱腹感以及情感因素（如感官感知和食物适口性感知）的影响。也有少量研究使用（社会）生态行为模型开展，例如食物环境对饮食行为影响的研究，包括社会文化环境（即社会接受和支持的环境）和物质环境（即可用和可获得的环境），通过研究发现，政策环境、自我效能/感知、行为控制、自我规范、自动性行为（在没有意志和意识控制下的行为）、行为规范和久坐行为都对饮食行为产生影响。

2. 儿童、青少年饮食行为影响因素

关于青少年饮食行为影响因素的研究普遍使用了横截面设计，因此，目前还缺乏可以证明这些影响因素与饮食行为因果关系的直接证据。现有的证据多是来自对环境决定因素（主要是社会文化环境）和社会认知决定因素开展的研究。通过研究发现，儿童、青少年饮食行为明显受到社会文化环境的影响，例如家庭影响与青少年水果和蔬菜摄入量和零食消费量显著相关。父母作为家庭食物供应的守门人，可以通过使用特定的食物养育方式（即特定环境的育儿行为，包括鼓励食物多样性和控制孩子摄入不健康产品的间接影响）来影响儿童的饮食行为。其次，"执行意向"（是一种自我监管策略）有助于促成健康饮食行为的培养。其他一些因素如习惯强度与含糖饮料摄入、久坐行为与高能量食品的消费、屏幕使用时间与零食和含糖饮料的摄入量等都与不健康饮食行为相关联，其中屏幕时间与不健康饮食行为联系起来的一个重要机制是通过屏幕会接触到不健康食品和饮料的广告营销，这些广告中描述的食品和饮料主要是高脂肪、高盐和高糖的不健康食品。

二、饮食行为干预的理论基础和健康传播

（一）传播学用于饮食行为改变的理论基础

当政府或研究部门希望在全国范围内实现某种饮食行为的转变时，最好的选择就是使用大众媒体。但是，像任何一种干预策略一样，如果在没有仔细考虑相关理论和研究证据的情况下就贸然实施，可能会产生令人失望的结果。健康传播研究领域有许多理论基础，包括

行为改变理论(以心理学和社会学证据为依据)、信息理论(侧重于信息的构建)以及营销视角的要素。其中,行为改变理论被大部分行为干预研究所关注,包括了理性行为理论或计划行为理论,以及通常用于确定健康传播活动中哪些健康行为的决定因素需要重点改变的跨理论模型。信息理论已被应用于确定广告或传播材料中应使用哪些特征。营销框架提供了为确保宣传活动成功必须实施哪些战略的想法,它考虑了产品性质、分销机制和价格的变化。另一个重要基础是暴露理论,实现健康信息高度"曝光"的目标是确保目标受众听到或看到信息,并且随着时间的推移,信息经常被听到或看到。

(二) 数字媒体在饮食行为干预中的应用

数字媒体从最广泛的意义上讲,是可以通过互联网或计算机/手机网络传输的内容。数字环境的几个方面可以支持行为改变的努力,包括覆盖面、参与、研究、细分受众、可访问性以及建立信誉、信任、协作和宣传的潜力。上述优势使数字媒体有机会使用与传统健康促进计划类似的技术来影响在线行为,从而积极影响与健康相关的知识、技能和自我效能感。无论是通过搜索行为、全球定位系统跟踪,还是通过社交媒体资料捕获的人口统计数据和兴趣,关于人们数字行为的大量数据,都为有效定位相关健康信息提供了令人兴奋的机会。互联网和智能手机技术作为卫生干预措施还可以无缝地融入日常活动,为个性化干预提供了可能。用户在购物,烹饪或外出就餐时都可以访问干预内容或活动,信息技术还增加了向参与者发送提醒和通知的机会,以帮助遵守干预措施。

实际上,通过在人口水平上进行有效的在线行为干预来实现饮食改善已被证明可以减轻全球疾病负担。搜索健康信息仍然是互联网最广泛使用的用途之一,用互联网搜索饮食和营养信息普遍流行。来自美国、加拿大、挪威和澳大利亚的数据显示,互联网是成年人口中最受欢迎的饮食和营养信息来源。因此,搜索引擎优化和搜索营销(广告商购买关键搜索词)等数字通信非常重要。在主动传播方面,可以采用基于文本的、基于图像的、视频和动画的方法通过数字广告、微信、电子邮件营销和大量社交媒体平台来接触受众。尽管所有这些类型的数字内容的开发都会存在生产和人力资源成本,但它比传统的营销方法便宜,具有很好的成本效益。

(三) 行为改变理论在饮食行为干预中的应用

在行为科学中,已经开发了基于社会认知理论和行动阶段理论等多种理论模型的 92 项行为改变技术(behavior change technique,BCT),以更好地报告行为改变干预并支持其发展。基于理论的干预为干预设计提供一个框架,并且有助于帮助干预者理解驱使行为改变发生的潜在机制。目前一些比较流行的模型和框架为理解和改变行为提供了系统流程。例如 Fogg 开发了"Fogg 行为模型",该模型解释了一个人为什么会做他所做的事情,并定义了说服系统的功能三元组。Harjumaa 扩展了 Fogg 的研究,并创建了一个称为说服系统设计的概念框架,可以直接应用于有说服力的系统开发和评估。Michie 等人将 19 个框架结合起来,提出了一个称为行为改变轮的新框架,该框架包括一个分层结构,该结构通过 3 个组成部分(能力、动机和机会)解释行为,并将其与已知改变行为和相关策略的技术联系起来。实际上,许多行为改变理论都可以用于在线改变饮食行为,并能在数字环境中使用,包括数字广告、社交媒体、视频会议、使用移动应用程序和游戏等。

数字环境和行为改变技术的结合,为饮食行为干预带来了巨大的空间,同时也带来了巨大的挑战,例如数字通信不受控制,多路且共同创造,并且存在不平等、隐私、错误信息和缺乏评估等问题。在证据支持方面,虽然有早期证据表明应用程序受到用户的好评,但缺乏强有力的证据支持移动应用程序在改善健康行为或健康结局指标方面的有效性。根据现有的研究,移动应用程序可能被认为是可行和可接受的行为干预手段,但需要更多的研究和更严格的研究和评估来确定其实际效果。另外一个方面,缺乏对少数人群干预效果的研究,例如有系统评价证据显示,对一般青少年有效的行为干预措施(基于 BCT)可能对社会经济处境不利的少数民族青少年无效。

(四) 数字媒体和行为改变技术在饮食行为干预中的最新进展

技术创新为改善饮食行为评估和干预提供了机会,特别是在对特定目标群体或情况(例如,在食品购物期间)开展有针对性的饮食行为干预方面,最新的进展主要在以下四个方面。

1. 会话代理促进饮食行为改变

会话代理是指任何不仅进行自然语言处理而且使用人类语言自动响应的对话系统,代表了计算语言学的实际实现,例如互联网上的聊天机器人或便携式设备助手。在现有工具中实现基于人工智能的聊天机器人或具体化会话代理,对于实现饮食评估和促进饮食行为的改变非常有价值。集成基于人工智能的聊天机器人将能够检测和可视化饮食模式,包括图形和文本,提供实时个性化建议和目标设定,以促进饮食摄入和饮食行为的改变。例如在饮食行为方面,聊天机器人可以弹出与食欲和饥饿感相关的问题,这些问题可以转化为分量建议,或者启动计时器来激励用户吃得更慢。此外,具体化会话代理有助于刺激和维持健康行为改变。具体化会话代理是动画计算机角色(即虚拟人物),能够与用户建立并维持更私人的关系。研究表明,这种面对面、全天候的指导服务似乎能更有效地建立持久的行为改变。此外,虚拟人物还可以用来传达饥饿感和饱足感,例如,教孩子们何时停止和开始通过模仿进食,从很小的时候就建立健康的饮食行为。

2. 增加游戏元素改善饮食行为干预的效果

通过游戏或游戏元素(即游戏化)可以增加现有饮食行为改变工具的内在动机和参与度。通过利用游戏的趣味性,可以增加使用饮食相关工具的乐趣,从而培养用户的积极性和参与度。此外,数字工具可以变得更易于使用和更好理解。尽管关于有效性的研究仍处于起步阶段,但现有综述显示,游戏化干预在促进儿童和成人的健康行为,特别是促进健康饮食方面取得了很好的效果,主要是由于这类策略里包含了多种综合行为改变技术,能促进自我效能感和内在动机(例如目标设定、计划、自我监控、目标回顾和反馈),这也是儿童行为改变的关键介质。将游戏或游戏化工具与用户的需求和偏好相匹配,遵循以用户为中心的设计目标,是这一策略未来研究的重点。

3. 在食品购物期间进行有针对性的饮食干预

选择使用一款值得信赖的饮食相关应用程序,在食品购物时向用户提供实时饮食建议。例如,用户在网店购物时,或在实体店使用智能手机或手持扫描仪设备时,会收到个人饮食建议,例如特定的产品建议、食谱和清单,这些建议都是根据产品种类量身定制的。尽管营养健康应用程序(即旨在改善用户健康的应用程序)和营养信息应用程序(即旨在提供透明的食品营养信息的应用程序)有助于帮助人们更明智地购买食品,然而现有的饮食建议应用程序大多数是侧重于跟踪减肥或更长时间内的特定健康状况,很少关注到食品消费和购买时刻的特定背景,且很少包含个性化的饮食建议,而是基于一般营养指南,这值得关注。而基于应用程序的干预措施不仅要侧重于教育,同时还应该包括饮食技巧、食谱和清单(例如针对特定食品零售商)等,进行更具体的指导,可以更容易促进行为改变。一份实用且量身定制的购物清单有助于健康购物,例如利用智能手机应用程序,帮助用户根据饮食指南和预算选择更健康的食物,不仅可以为用户提供了符合膳食营养建议的实用杂货清单,还可以根据他们的体重目标(即体重减轻、增加或保持)计算热量需求,从而促进健康食品相关行为的改善,此外,还可以将以上内容集成到饮食评估应用程序中,进一步简化食物摄入量的报告。

4. 量身定制的饮食行为干预

个性化饮食建议提供了针对个人的建议,更符合个人需求,并被证明是促进饮食行为长期改变的有效方法。个性化建议需要考虑人们的个人特征及其相互作用,例如教育水平、社会和经济状况、当前营养状况(即营养不足和过剩)以及个人生活方式行为和偏好。提供个性化建议是量身定制的干预措施,能使人们获得与个人营养状况、生活方式和喜好相匹配的饮食行为建议,从而更好地遵守行为改变建议,例如,即时适应性干预(just-in-time, adaptive interventions, JITAI),能根据个人不断变化的状态和环境提供支持,旨在实现"在个人最需要、最有可能接受的时刻和环境中"提供支持。智能手机或可穿戴设备可以自动、持续地获取用户及其环境(例如环境暴露)的信息数据。基于这些数据,能够实现针对用户实际的状态和所处环境不断调整饮食建议的目的。此外,为了进行量身定制的饮食干预,还可以采用行为改变理论来识别和影响与行为改变相关的关键要素。目前,在已集成 BCT 的应用程序之间存在差异,但总体上,目标设定、自我监控和反馈三个理论的集成频率最高,而这些 BCT 已被证明在一般减肥干预中有效。研究证明,基于应用程序的饮食干预的有效性不取决于实施 BCT 的数量,而是取决于其质量,BCT 的设计和技术实现会影响应用程序的有效性。

三、案例实践

(一) 项目背景

水果和蔬菜(FV)的摄入是健康饮食行为的一部分,可以降低患心血管疾病、高血压和某些癌症等慢性病的风险。由于能量密度较低,FV 的摄入会降低总热量摄入,从而降低成年肥胖的风险。FV 摄入行为是在生命早期建立起来的,并倾向于延续到成年,因此在儿童时期建立这些行为非常重要。

(二) 理论基础与框架

1. 核心理论

基于行为阶段模型的执行意向理论是本案例的核心理论基础。实现一个人的目标需要建立特定的目标导向行为,但人们往往无法启动或维持这些行为,执行意向理论可以解决这一问题。执行意向以"如果/那么"的格式指定何时、何地以及如何对给定目标采取具体行为,即"当情况 X 出现时,我将执行响应 Y 行动"。与目标相比,这个"如果/那么"计划是一种为克服阻碍、实现目标而具体化的一系列行动。相对目标的设定,执行意向要更加具体和程序化,并试图将未来可能遇到的所有障碍和解决方法考虑在内。

本案例中,执行意向有两种类型:行动计划和应对计划。行动计划是指描述如何实现目标的一份高度详细的计划。而儿童在尝试增加 FV 摄入量时会遇到障碍,解决办法就是制定克服这些障碍的常用方法,即应对计划,旨在帮助儿童克服可能干扰 FV 摄入的常见障碍或问题,并引导儿童完成一个过程。

2. 干预方法设计理论

本案例通过游戏开展干预,游戏设计框架包括指导行为改变的多种理论模型:影响 FV 摄入的个人和环境因素的社会认知理论;进食更多 FV 动机的自我决定理论;抵抗不吃 FV 诱惑的行为免疫理论;长期行为改变的维持理论(即持续 FV 摄入);以及增强信息处理(例如吸引和保持注意力)的详尽可能性模型。设计框架指导了游戏中的行为和娱乐部分,包括行为程序、内容、人物外貌、个性和行为、故事情节和对话。

(三) 干预方法

以互联网推广的严肃游戏(为了非娱乐目的而设计的游戏)作为本案例促进儿童 FV 摄入的干预方法。严肃游戏通过将理论驱动的行为改变技术(例如目标设定、问题解决)整合到有趣且引人入胜的电子游戏中来改变行为,将行为改变的"严肃性"与娱乐型电子游戏的"趣味性"结合起来。以电子游戏形式提供行为改变干预的优势包括对干预设计和内容的高保真度、一致的交付(即以相同的方式交付给每个参与者)和高接受度。本案例中的游戏《拯救 Fivealot 王国》(SQ2)是一款 10 集的在线视频游戏,旨在鼓励 9~11 岁的儿童每天至少食用 5 份 FV。

(四) 内容与实施

1. 干预对象

①小学 4 年级或 5 年级的儿童;②英语流利;③可以使用具有高速互联网的计算机,以及愿意参加干预的、英语或西班牙语流利的父母(或法定监护人)。

2. 干预计划

在基线调查后,将儿童随机分为四组,分别是:目标设定组(对照组)、目标设定+行动计划组(行动组)、目标设定+应对计划组(应对组)和目标设定+行动+和应对计划组(双重计划组)。游戏对应不同分组儿童设计了四个版本,嵌入了适当的目标设定/执行意向内容,共 10 集,干预 3 个月,儿童在这 3 个月内玩游戏。除了基线数据采集外,再采集两次数据:第一次数据采集在 10 集结束后立即进行或在游戏开始后大约 3 个月进行,以先发生者为准;第二次数据采集在第二次数据采集后大约 3 个月。

3. 干预实施

在父母和儿童都完成了基线数据收集后,儿童在游戏中扮演 Fivealot 王国的骑士,任务是学习成为骑士所需的神圣知识和技能(即旨在增加 FV 摄入的知识和技能),以帮助国王和王后从入侵者(即蛇和鼹鼠)手中拯救王国,而入侵者的目的是摧毁 Fivealot 王国丰富的蔬菜、水果作物来推翻国王。这是一位专业作家所写的故事,其内容与干预主题相关,且兼具娱乐性,让孩子们沉浸其中。它将行为改变组件整合到故事中,以游戏方式开展干预。游戏中的角色(即主角)充当了榜样,学习游戏中的知识强化组件,模拟如何使用应对方式执行关键技能和行为,并向玩家提供绩效反馈。

在干预过程中,家长需要访问一个家长网站,网站会对应 10 集游戏更新 10 次信息,每当孩子被允许观看下一集视频游戏时,父母可以观看下一集的家长干预;家长会收到相应的时事通信,包括视频游戏每一集的课程内容,孩子可能不熟悉的单词的词汇表,以及如何帮助孩子实现 FV 目标的提示、如何克服家庭在尝试吃更多 FV 时经常遇到的障碍的建议。家长网站还提供了有关创造健康家庭环境方法的信息(例如购物提示、厨房备餐指南,以便更容易准备快速、健康且价格合理的饭菜)。所有的家长都接受相同干预,家长干预在各组间没有差异;而不考虑儿童组的分配。

(五) 评价与效果

(1) 蔬菜水果摄入存在显著的时间交互作用。分析第 1 次数据发现,所有组的 FV 摄入量均较基线明显增加。但是分析第 2 次数据发现,只有行动组保持了摄入量增加。

(2) 单独水果摄入量的时间主效应具有统计学意义。无论是哪一组,与基线相比(第 1 次数据收集),水果摄入量均增加。未观察到单独对蔬菜的显著时间交互作用或主要影响。

(3) 儿童参与率很高,91% 的儿童完成所有 10 集的电子游戏,各组的游戏率没有差异。但是家长的参与率各不相同:33% 的家长阅读了 1~3 份时事通信;35% 的家长阅读了 4~6 份时事通信;28% 的家长阅读了 6 份以上的时事通信。家长自我报告的网站访问率变化较大:55% 的家长报告访问 1~5 次;32% 家长报告访问 6~10 次;28% 家长为 11 次以上。大多数家长(94.8%)认为电子游戏帮助他们的孩子吃更多的食物。大多数家长对整个项目(电子游戏、时事通信、家长网站)评分的评分为 A 或 B(92.0%)。

行动计划可能是成功干预的一个重要组成部分,增加和维持了青春期前儿童的水果和蔬菜摄入量,同时促进健康饮食的电子游戏也是促进儿童行为改变的有效手段。

(张静)

第二节　久坐与身体活动

一、概述

(一) 相关概念

1. 久坐行为

"久坐行为"是指在清醒状态下能量消耗水平在小于 1.5 代谢当量(metabolic equivalent,MET)的任何坐着、靠着或躺着的低能量消耗行为。在英文文献中,"TV viewing""sitting"等概念也与其相关,在国内文献中有"静坐少动""静坐/静态行为""久坐不动""久坐"等不同译文。现有大量研究证据表明,久坐行为与各种健康结果都存在着关联,且这种关联独立于身体活动。因此,世界卫生组织(World Health Organization,WHO)在2020年11月26日发布的新版《身体活动与久坐行为指南》中加入了减少久坐行为的建议与要求。

2. 久坐行为模式

20年前,学术界普遍认为身体活动和久坐行为如同一枚硬币的两个面:即一个身体活动充足的人不可能同时被贴上"久坐"的标签。在以往的身体活动指南中,那些达到公共健康身体活动标准的人被认为是健康、活跃的,而那些未达到身体活动建议标准的人则被认为是不健康、少动的。但是随着研究的不断深入,大家逐渐意识到:即使满足每天或每周中等至高强度身体活动建议标准的人,仍然有可能伴随长时间的久坐行为。因为中高强度的身体活动只占据一天中较少的时间,剩下较长时间的久坐行为仍可能对人们的身体健康产生负面影响。同时,研究人员还发现长时间"久坐"且缺乏中等至高强度身体活动的人,实际上在一天中可以投入大量时间进行低强度的身体活动,因而很少会有持续性的久坐行为。

久坐行为模式根据久坐行为指标通常分为两类:持续久坐和久坐间断。拥有持续久坐行为模式特征的人倾向于长时间连续坐着,通常单次久坐持续时间超过20分钟。而存在久坐间断行为模式特征的人则会频繁打断久坐行为,也因此拥有更短的单次久坐持续时间(通常低于15分钟)。在久坐总时长相同的条件下,持续久坐模式可能带来更高的健康风险。

3. 身体活动

身体活动是指由骨骼肌收缩产生的、需要消耗能量的任何身体活动,包括工作、家务、交通、休闲时间的身体活动以及体育锻炼活动。

身体活动缺乏是指体力活动水平没有达到WHO对每个年龄段的建议,被认为是全球范围内第四大死亡原因,也是增加心血管疾病风险的主要原因。与其他年龄组相比,65岁以上老年人的体力活动水平最低,他们患心血管疾病的风险也最高。全球对缺乏身体活动的统计数据表明,2016年,27.5%的成年人和81%的青少年没有达到WHO的体力活动建议。

(二) 久坐行为的危害

相关研究表明,久坐行为与心血管疾病、2型糖尿病、超重及肥胖高度相关。由于久坐与身体活动不足等因素的影响,高血压、糖尿病、非酒精性脂肪肝、癌症等慢性病出现明显的年轻化趋势。在控制多种因素后(如性别、年龄、种族、教育水平、吸烟喝酒、体成分以及是否患有糖尿病、心血管病、癌症、卒中及骨关节病等),50岁以上、每天久坐时间超过7小时的人,其死亡率增高4倍以上。

久坐时间越长,慢性病发病率越高。慢性病已经给国家和个人造成了严重的负担。根据WHO报告,慢性病致死人数占全球所有死亡总数的63%,而在中国,慢性病死亡占到了所有死亡总数的85%。慢性病严重降低了人们的生命质量和幸福感,造成了严重的家庭负担和社会压力。

在久坐总时长相同的条件下,持续久坐模式相较久坐间断模式可能带来更高的疾病风险。而减少和定期打断久坐的时间对健康有明显的好处。据估计,如果全球人口都能按照WHO《体育锻炼和久坐行为指南》的要求提高自己的体力活动水平,每年可避免400万至500万人死亡。

在我国人口老龄化趋势严峻的背景下,体育与卫生领域如何进行战略调整,推动健康关口前移,将重点从被动的病后诊治,转移到少生病、晚生病、治未病的主动健康上来! 如何改变人们的不良生活方式,打破久坐,提高体力活动水平,提升我国国民体质和人口健康水平;这都是健康管理研究者应该认真思考的问题。

二、久坐行为干预的内容与方法

久坐和体力活动不足成为影响现代人健康的危险因素。虽然世界各国通过媒体宣传、公共卫生政策等方面开展了大量工作,但干预效果并不理想。整体上看,人们的生活行为方式改变程度很低,即使短期内改变了生活方式,也很难维持。尽管有研究发现通过干预能够减少成年人每天的久坐时间,但有效的干预方案却仍未统一。

(一) 学术界关于久坐行为干预的内容

1. 久坐干预效果与时长、环境和性别有关

当前,对久坐行为的干预可大致分为工作环境中的干预和改善身体活动水平的干预两大类。Martin 等人通过系统综述和荟萃分析对 51 项研究结果进行分析后发现,3 个月为久坐干预效果的最佳时长,在工作环境进行干预能够最大限度地减少成年人的久坐行为,干预效果具有性别差异(男性优于女性)。此外,一项关于工作环境中久坐行为干预措施的综述发现,安装坐站两用办公桌、软件提示、取得管理层支持和自我监控卡等措施是工作场所中常见的久坐干预方法,且使用这些干预方法后取得了工作日久坐总时间显著减少、久坐次数减少和久坐间断次数增多等良好效果。

2. 运动干预对减少久坐行为有积极影响

有学者将 120 名身体活动不足的老年人随机分为步行干预组和对照组,检验身体活动干预是否会对久坐行为产生影响。在对步行干预组开展为期 12 周的每日步行干预后发现:与对照组相比,步行干预组的久坐时间明显减少,且久坐时间减少是由中高强度身体活动的时间增加导致的。多项研究发现:在自由生活环境下,使用运动干预久坐行为的效果优于在工作场所进行的久坐行为干预。此外,一些探究有氧运动干预对老年人久坐行为改变的研究还发现,运动干预对减少久坐行为有积极影响。

此外,通过主观自我报告数据或客观加速度计设备测量数据发现,成年人和老年人在运动干预后的久坐行为变化极大。Burke 等人对 176 名社会经济地位为低至中等的老年人进行 6 个月的运动干预,干预组受试者的每周平均久坐总时间由干预前的 2 063 分钟降低至 1 708 分钟,平均每日久坐总时长减少了 50 分钟。另一项对身体健康但运动不足的超重成年人进行的随机对照试验研究发现,在为期 6 个月的身体活动干预和鼓励后,干预组受试者的身体活动水平得到显著提升,每周增加了 159 分钟的中等强度身体活动($P<0.01$),平均每日增加 1 663 步。该研究还发现在 6 个月的干预后,受试者通过国际身体活动短问卷报告的久坐总时长较干预前降低了 2 小时($P<0.01$)。

(二) 世界卫生组织的建议

WHO 对所有年龄段、所有人群的通用建议是:要进行有规律的体育活动(有氧运动、抗阻运动),限制久坐时间,特别是基于屏幕使用的久坐时间。

对于不同人群的建议如下。

1. 儿童和青少年(5～17 岁)

(1) 每天平均至少做 60 分钟的中高强度有氧运动。

(2) 每周至少安排 3 天进行增强肌肉和骨骼的运动。

(3) 限制久坐时间,特别是在屏幕前的久坐时间。

2. 成年人(18～64 岁)

(1) 每周进行 150～300 分钟的中等强度有氧运动,或 75～150 分钟的高强度有氧活动,或相当的中等强度和高强度运动结合。

(2) 每周至少有 2 天进行中等强度或更大强度的肌肉强化运动。

(3) 限制久坐时间,为了减少久坐行为对健康的有害影响,成年人制定的中高强度运动目标应高于推荐水平。

3. 老年人(65 岁及以上)

(1) 每周进行 150～300 分钟的中等强度有氧运动,或 75～150 分钟的高强度有氧运动,或相当的中等强度和高强度运动结合。

(2) 每周至少有 2 天进行中等强度或更高强度的肌肉强化运动。

(3) 老年人每周应至少有 3 天做的是多种类型的体育活动,重点放在功能平衡、中等或更大强度的力量训练上,以增强功能状态和防止跌倒。

(4) 限制久坐的时间,减少久坐行为对健康的有害影响,老年人制订的中高强度运动目标应高于推荐水平。

4. 所有无禁忌证的孕妇和产后妇女

(1) 每周至少进行 150 分钟中等强度的有氧运动,可加入各种有氧运动和增强肌肉的运动,柔和的拉伸也非常有益。

(2) 怀孕前习惯进行高强度有氧运动或锻炼活跃的女性,可以在怀孕期间和产后继续这些运动。

(3) 限制久坐的时间。

5. 有慢性病的成年人和老年人(≥18 岁)

(1) 每周进行 150～300 分钟的中等强度有氧运动,或 75～150 分钟的高强度有氧运动,或相当的中等强度和高强度运动结合。

(2) 每周至少有 2 天进行中等强度或更高强度的肌肉强化运动。

(3) 患有慢性病的老年人应每周至少有 3 天做的是多种类型的身体活动,重点放在功能平衡、中等或更大强度的力量训练上,以增强功能状态和防止跌倒。

(4) 限制久坐的时间,减少久坐行为对健康的有害影响。

6. 身患残疾的儿童和青少年(5～17 岁)

(1) 每天平均至少 60 分钟中等全较高强度的以有氧运动为主的身体活动,或者每周至少 3 天的较高强度有氧运动,以及增强肌肉和骨骼健康的力量训练。

(2) 限制久坐少动的时间。

7. 残疾成年人(≥18 岁)

每周进行 150～300 分钟中等强度的有氧运动,或者 75～150 分钟的高强度有氧运动,或者在一周中同时进行中等强度和高强度的运动。

三、实践案例

(一)案例概况

受到久坐、身体活动缺乏等不良生活方式的影响,慢性病有明显的年轻化趋势。国内某高校对8968位教职工进行教职员工体质与健康调研显示,总胆固醇超标人数达3894人,占总数的43.4%;超重肥胖人数为3639人,占总数的41.8%,高血压和甘油三酯超标人数在20%以上,其中,613名参与"身体活动情况"调研的教职工工作日坐、走和站所占总时间的比例分别为72%、12%和16%,达到久坐人群的标准。2019年6月,上海交通大学运动转化医学中心启动"久坐人群健康管理模式的构建与应用研究"项目,在预实验后开始进行针对久坐亚健康人群的运动干预研究。目前已招募四批受试者,入组并完成运动干预实验合计186人。

(二)研究方案

1. 研究目的

一是通过3个月的有氧运动干预,探讨高强度间歇训练(陆上划船运动)结合递增负荷训练(功率自行车运动)对久坐亚健康人群(糖尿病前期和肥胖)的血糖控制、科学减脂相关生理指标及身体健康状况的影响及其机制。

二是通过3个月的抗阻运动干预,探讨固定器械抗阻训练对久坐亚健康人群(少肌症)的科学增肌、激素调节相关生理指标及身体健康状况的影响及其机制,为制订更加科学、高效的运动干预方案提供依据,为打破久坐、构建和应用久坐人群健康管理模式确立实证基础。

2. 研究对象

学校教职员工及社区居民,研究对象的种族、国籍不限。在学校范围内通过现场宣讲、工会平台和线下宣传的方式进行;同时结合上海交通大学闵行校区校医院、附属医院的宣传和定向招募。

3. 受试者分组

(1)受试者入选标准:

① 年龄为25~65岁。

② 久坐的标准:每天坐姿总时长超过8小时;或连续90分钟没有起身活动;在清醒状态下,无论采取坐、躺、站姿,能量消耗不高于1.5代谢当量(METs)。

③ 受试者分为血糖偏高组、体脂过量组、肌肉缺乏组和对照组,其中:

血糖偏高组:通过糖耐量试验确定,空腹血糖介于5.6~6.9 mmol/L或餐后2小时血糖介于7.8~11.1 mmol/L。

脂肪过量组:通过体成分仪测定),同时结合BMI进行判定,男性体脂率≥25%,女性体脂率≥30%。

肌肉量缺乏组:有意向入组的受试者需要通过体成分仪和骨密度仪测试确定肌肉量。

对照组:受试者保持原有的生活习惯,除接受科学饮食和睡眠等健康宣教外,不做强制要求。

④ 无其他疾病。

⑤ 无规律锻炼史(每周参加有规律的运动少于 2 次,每次少于 30 分钟)。

⑥ 医生确认可以参加此实验。

⑦ 理解本研究目的,签署知情同意书。

(2) 受试者排除标准:

①BMI≥40 kg/m²;②严重的心血管疾病或骨骼肌疾病;③严重的糖尿病并发症;④被诊断患有 1 型和 2 型糖尿病;⑤心理问题;⑥其他运动禁忌证患者。

(3) 受试者分组:

经基线问卷和体成分测试后分组。

对血糖偏高组、体脂过量组和肌肉缺乏组受试者开展科学饮食和睡眠等健康宣教,并进行运动干预。对照组受试者保持原有的生活习惯,除接受科学饮食和睡眠等健康宣教外,保持原有的生活习惯。

所有的训练过程都包含热身—运动—整理拉伸三个环节,缺一不可。根据受试者个人有氧能力和肌肉力量素质的提升,课题组会进行训练方案的调整。

4. 运动干预方案

采用高强度间歇性训练和递增负荷有氧训练相结合的运动方案。运动干预组选用陆地划船器和功率自行车两种运动方式。对于少肌肉组受试者,运动干预采用固定器械抗阻训练方案。

陆地划船器训练:专业运动教练指导受试者采用 90% 最大负荷划船(持续 1 分钟)与 40% 最大负荷划船(持续 3 分钟)交替进行为一组,共进行 5 组,桨频为 26～28 次/分,每次干预时间为 20 分钟。

功率自行车训练:专业运动教练指导受试者采用 40%×MAX、50%×MAX、60%×MAX、65%×MAX、70%×MAX 递增负荷骑车(每个负荷持续 3 分钟),转速≥60 转/分,每次干预时间为 15 分钟(MAX:最大负荷)。

固定器械抗阻训练:专业运动教练指导受试者采用 50%×MAX、60%×MAX、70%×MAX、80%×MAX 递增负荷进行抗阻训练(每个负荷完成一组,每组重复 8～12 次,组间休息 2 分钟)(MAX:最大完成重量)。

所有运动训练时长为 3 个月,每周 3 次,并根据受试者个人有氧能力和肌肉力量素质的提升,进行训练方案的调整。

5. 实验效果测定

在干预前,干预中和干预后分别进行测试,并进行为期 18 个月的随访。

(1) 通过每 3 个月进行一次的体质与体能测试评价该运动处方对改善患者健康情况的有效性。

① 问卷调查:包括健康信息问卷、健康与生活方式调查问卷、心理调查问卷、睡眠状况问卷等,在测试人员指导下完成填写。

② 体质测试:采用全民体质测试标准测试身高、体重、胸围、腰围、臀围,约需 10 分钟。

③ 肌肉力量测试:测试右手握力、左肘关节屈肌群和左腿伸肌群最大自主收缩力量,测试过程中需鼓励受试者至少保证自己尽全力时间不低于 3 秒。

④ 身体运动能力评估(心肺功能):采用划船机最大呼吸指数评估受试者心肺功能。

⑤ 体成分评估:采用 Inbody 体成分测试仪测试。采用双能 X 射线法评估受试者整体、腿部、双臂和躯干的瘦体重以及脂肪含量,同时进一步分析受试者 android 和 ganoid 区域的瘦体重及脂肪含量。

(2) 在分别运动干预前、运动干预 1.5 和 3 个月后三个时间节点采血并进行血液分析,并将例行医疗体检数据作为评估血糖、血压等指标改善情况的参考。

血液生化指标如下。

① 空腹静脉血:血糖、总胆固醇、甘油三酯、高密度脂蛋白胆固醇、低密度脂蛋白胆固醇、糖化血红蛋白、胰岛素、血乳酸等 40 项指标。

② 糖耐量试验:取静脉血测空腹血糖和口服 75 g 无水葡萄糖后 1h 和 2h 血糖,测其血糖变化,观察受试者耐受葡萄糖的能力。

③ 血液代谢组学及蛋白质组学分析。

6. 技术方案

研究实施分为三个阶段。

第一阶段:

(1) 收集相关信息、制订初步运动干预方案。

(2) 由项目组教师探索运动方案执行计划的可行性。

(3) 培训运动干预指导和自我管理指导人员。

(4) 完善设计,检查使用的测试登记表格、日常身体活动信息的采集、标准化数据库的建立中的问题;对监测系统中存在的问题进行深入分析,明确影响关键技术点的因素。

第二阶段:

(1) 各干预组的运动干预是一个标准化的运动处方执行方案。

(2) 具体执行过程分为四个阶段:第一阶段通过问卷和测试进行个人体测数据解读;第二阶段通过干预前预备会活动对受试者进行教育和培训;第三阶段为运动干预阶段,要求受试者严格按照课题组安排进行训练;第四阶段为依从阶段,目的使运动成为受试者的日常生活常规。

(3) 测试方法及指标:

① 通过问卷调查了解受试者日常生活方式、行为与动机特征及病史等背景资料。

② 身高、体重及腰围等形态学指标测试,身高和体重用于计算身高体重指数(BMI)。

③ 体成分将采用 Inbody 体成分测试仪和双能 X 光骨密度测试仪(DXA)测试。

④ 身体运动能力评估(心肺功能)。

⑤ 每日身体活动水平通过加速度计监测。

⑥ 肌肉力量通过测试左右腿屈伸肌群的最大自主收缩力量和左右手最大握力。

第三阶段:

(1) 与已有研究成果进行比较,提出合理化建议。

(2) 在实验基础上,结合问卷调查和访谈,采用跨学科视角,构建久坐人群健康管理模式。

（3）对模式进行推广应用，贡献于国家大健康战略。

(三) 评价与结果

1. 社会影响

经过一年半的实施，项目取得积极的社会效果。教职工和社区居民在参与研究过程中学习到了科学锻炼和平衡膳食的知识，也改变了之前很多错误的观念；无论生理指标还是精神状态都积极向好，身体状况得到显著改善。

课题组在保证科研工作的基础上，积极开办健康生活方式与科学运动讲座、开展教职工体质和体能测试、推动校工会教工小家健身房科学运营，配合科普活动，该研究被赋予了公益服务的职能。

2. 项目结果

通过前期的久坐人群运动干预研究发现，运动干预对于受试者体质和体能水平的提升有显著效果。但对于受试者久坐时长、久坐连续性等久坐模式改变的影响不显著，超过30%的受试者在实验结束后恢复原有生活方式。

(四) 研究新进展

运用运动学、心理学、行为学、管理学的多学科交叉视角，从根本上打破持续性久坐、倡导久坐间断模式。

1. 研究对象

根据前期久坐运动干预实验，估算样本量为30人每组，共需要4组。确定每期所需样本量为120人。两期实验共需招募240人。

2. 纳入和排除标准

纳入标准：①年龄在25～65岁；②符合久坐标准：每天坐姿总时长超过8小时，或在清醒状态下，无论采取坐、靠、躺、站姿，能量消耗不高于1.5代谢当量（METs）；③血糖偏高：空腹血糖介于5.6～6.9 mmol/L或餐后2小时血糖介于7.8～11.1 mmol/L；或脂肪过量：体脂率男性>25%，女性>28%；④无其他疾病；⑤无规律锻炼史（每周参加有规律运动少于2次，每次少于30分钟）；⑥经医生批准确认可参加此实验；⑦理解本研究目的，签署知情同意书。

排除标准：同前。

3. 理论基础

田野实验方法就是通过随机化的方法，把研究对象分配到控制组与不同的对照组之间，并比较与评估各个组别的结果。相较于实验室实验，田野实验利用更接近于真实决策的环境，通过使用自然科学中的实验方法，来研究个体决策和周边环境等问题，具有独特的方法论优势。本研究将该研究方法应用到久坐干预研究的设计。

大量实验证明，以认同为基础而形成的团队可以提高成员间的相互合作程度。久坐行为模式的改变，乃至人们生活方式的进化，首先需要自我或环境的驱动与鞭策，需要社会心理学的科学介入。

社会生态模型采用整体方法来确定社会、文化和环境因素对健康行为的作用，揭示了多维、多层次、经常嵌套的上下文层次,已被证明是理解和指导基于人口的健康行为改变干预措施的有效框架。基于社会生态模型的研究如果同时关注具体行为和具体语境,可以提高社会生态模型的特异性和预测能力。因此,在久坐研究中,可以运用社会生态模型进行办公生态和社区家庭生态的设计。

4. 研究思路(图 13-1)

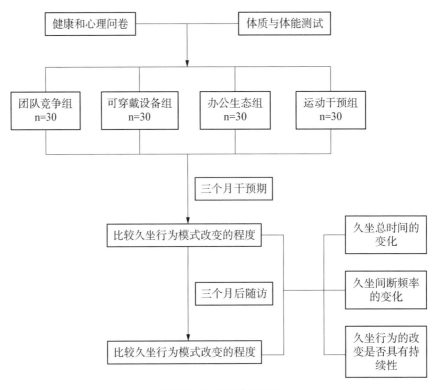

图 13-1   研究框架图

研究实验分两期进行,每期 120 人,每期干预时长为 12 周。实验前,将 120 名受试者随机分为 4 组:

(1) 团队竞争组(30 人):将 30 名受试者随机分成 3 组,10 人/组,通过举办线下素质拓展活动等形式增强 3 个小组各自的凝聚力。随后,要求受试者每 1 小时离开座位≥2 分钟,做简单的伸展运动,通过加速度计和受试者自我身体活动报告记录持续久坐时长和久坐间断频率,以 2 次/周的频率将各个小组的久坐行为记录发布到微信群里,并进行对比和排名。

(2) 可穿戴设备组(30 人):利用具有久坐提醒功能的智能手环,设置为每 1 小时震动提醒一次,并分发给可穿戴设备组受试者。要求受试者在感受到设备提醒后离开座位≥2 分钟,做简单的伸展运动,课题组每天定时提醒受试者填写电子版《久坐间断次数记录表》。

(3) 办公生态组(30 人)给办公生态组受试者配备办公升降台。要求受试者每 1 小时要站立工作≥2 分钟,课题组每天定时提醒受试者填写电子版《久坐间断次数记录表》。

(4) 运动干预组(30 人):根据受试者体测结果制订个性化运动方案。要求受试者到实验室进行锻炼,要求 3 次/周,隔日锻炼。课题组每天定时提醒受试者填写电子版《久坐间断次数记录表》。

通过对 240 名受试者一年的干预与随访,比较不同干预手段是否能有效改善研究对象的久坐行为模式和健康状况,评估社会性激励和工具性因素对久坐行为模式和受试者体质健康的影响。

（王秀强　曹靖国　李思敏　谢玉婷）

第三节　烟草控制的健康教育与健康传播

一、概述

(一) 烟草的危害

烟草烟雾中含有 7 000 多种化学成分,包括数百种有害物质,其中至少 70 种致癌物。吸烟不仅会对吸烟者自身带来健康危害,吸烟产生的二手烟和三手烟还会对非吸烟者的健康带来巨大危害。世界卫生组织的监测数据显示,吸烟每年使 800 多万人失去生命,其中 700 多万人是吸烟者,另有约 120 万人是接触烟草烟雾的非吸烟者。

1. 吸烟危害

烟草会对人体呼吸系统、循环系统、消化系统、内分泌系统等全身器官系统功能造成损害,使吸烟者平均减少 10 年寿命,吸烟相关死亡的 3 个主要病因是动脉粥样硬化性心血管疾病、肺癌和慢性阻塞性肺疾病。烟草对青少年儿童的呼吸系统、生殖系统、神经系统、心血管系统都存在健康危害,还与其成年后恶性肿瘤的发生关系密切,以及社会心理方面等的负面影响。

2. 二手烟危害

吸烟行为不仅严重影响吸烟者自身的健康,也大大增加被动吸烟者的健康风险。诸多研究证明,暴露于二手烟环境和一手烟一样,也会对全身几乎各个系统产生严重健康危害,特别是呼吸系统、心血管系统等慢性病的发生和死亡。

3. 三手烟危害

三手烟是指吸烟者在其衣服、头发、皮肤等表面以及吸烟场所的墙壁、地毯、家具等表面存在的烟草烟雾残留物。这些残留物存在的时间较长,还含有十几种高度致癌的化合物。三手烟有害物质通过呼吸道吸入、消化道吸入和皮肤接触等三种途径进入人体而影响健康。婴幼儿喜欢摸爬,经常与环境表面和灰尘密切接触,而且其呼吸频率比成年人快,体重相对较轻,即便进入体内的是低剂量的有害物质,也可产生长期的健康危害,增加对大脑等神经系统发育和认知功能的影响。

(二) 烟草的流行趋势与影响因素

烟草危害是当今世界最严重的公共卫生问题之一。烟草流行在全世界范围内较为普遍,主要受社会文化环境、烟草价格、法律对烟草的管制、同伴及其对烟草使用的态度等方面的影响。

1. 烟草的流行趋势

我国是世界上最大的烟草生产国和消费国,卷烟的产量和消费量约占全球的40%。目前我国吸烟人数超过3亿,另有7亿多非吸烟人群遭受二手烟危害。烟草流行趋势严峻,我国每年因吸烟而死亡的人数已超过100万,按目前的流行趋势,预计到2050年,每年死亡人数将超过300万。虽然青少年卷烟的使用率有下降趋势,但是电子烟使用率却有上升趋势,烟草包括电子烟对于青少年的危害必须引起重视。2018年,我国15岁及以上成人现在吸烟率为26.6%,其中男性为50.5%,女性为2.1%;农村居民为28.9%,城市居民为25.1%。电子烟使用率为5.0%,现在使用率为0.9%。非吸烟者的二手烟暴露率为68.1%。2021年中学生尝试吸卷烟的比例为16.7%,现在吸卷烟的比例为4.7%,听说过电子烟的比例为86.6%,现在电子烟使用率为3.6%。

2. 烟草流行的影响因素

社会文化和家庭环境因素对吸烟行为起着重要作用。敬烟或递烟作为一种社交文化在国内长期存在,常因难以拒绝而导致吸烟,形成烟草依赖、难以戒烟或复吸;研究表明,生活在父母吸烟家庭的孩子,长大后吸烟的可能性远高于不吸烟家庭的子女;对于青少年来说,同伴的吸烟行为、家长对吸烟的宽松态度是影响青少年吸烟的重要因素。其次,缺乏对烟草危害的正确认知也是烟草使用的重要影响因素,如错误地认为吸烟是时尚、有身份的象征,吸烟不会成瘾,"试试没关系",吸烟能放松身心,吸烟能减肥等。此外,通过提高烟草税提升卷烟消费价格,以及积极推进公共场所控烟立法和无烟环境建设能够有效地遏制烟草流行。

(三) 控烟策略与措施

世界卫生组织《烟草控制框架公约》(以下简称《公约》)是世界上第一部公共卫生国际法,旨在降低烟草对健康和经济的破坏性影响,为全世界各国的控烟政策制定与行动实施提供了统一的指导工具。2006年1月《公约》在中国正式生效。为帮助各国更好履约,WHO于2007年推出了六项有效减少烟草使用的控烟措施,简称"MPOWER",包括:监测烟草使用和预防政策(M),保护人们免受烟草烟雾危害(P),提供戒烟帮助(O),警示烟草危害(W),禁止烟草广告、促销和赞助(E),提高烟草税和烟草制品价格(R)。2023年《世界卫生组织全球烟草流行报告》显示有56亿人(占世界人口的71%)目前受到至少一项达到最佳做法水平的MPOWER控烟政策的保护。

二、内容与方法

(一) 烟草控制的社会干预策略

烟草是慢性呼吸系统疾病、癌症、心血管疾病、糖尿病等疾病发生和致死致残的重要的可改变危险因素,烟草控制是保护大众健康最有成本效益的行动之一。控烟不仅仅是政府部门,而是全社会一起共同参与的工作。只有凝聚社会各方力量,才能形成良好的控烟氛围。社会共治与社会动员对于提升烟草控制的实施效力,提高公众参与度具有重要作用。

1. 社会共治干预策略

社会共治即社会共同治理,包含政府主导及社会协同参与方面的共同治理,可以分为公众参与和政府监管两个部分,其核心理念是加强公众参与。将社会共治理论应用于烟草控制实践,发挥政府及其他社会主体的共同作用,在社会上形成良好的控烟氛围。公务员、医生、教师及社会公众人物等重点人群主动学习烟草危害知识,带头禁烟控烟,发挥表率作用;禁烟场所积极遵守控烟法规,媒体积极开展宣传教育,各类单位创建无烟场所等,才能使烟草控制达到事半功倍的效果,才能将远离烟草的健康理念真正转变为广大公众的自觉实际行动。

2. 社会动员干预策略

社会动员通常以发动和引导社会成员参与健康教育和健康促进活动,提高自身的健康水平为目的,具有激发决策者、领导层支持健康促进规划的意愿,促进众多社会部门和力量的有效合作、激发健康需求、调动社区和公众的主动参与等重要作用。社会动员从普及健康知识入手,以群众的行动参与为落脚点,改变公众的态度,形成良好的健康理念,明显提升戒烟干预的成效。

(二) 吸烟者戒烟的方法与技巧

研究表明,由于烟草依赖是一种慢性成瘾性疾病,且烟草中的尼古丁的成瘾性较强,往往"干戒"的成功率很低,仅约为3%,绝大多数吸烟者通常需要依靠外界的帮助与专业指导,才可戒烟成功。目前,公认有效的戒烟方法主要有简短戒烟干预、戒烟热线和戒烟门诊,且心理行为干预也往往贯穿于戒烟始终。

1. 简短戒烟干预

5A简短戒烟干预法是由美国国立癌症研究所制定,并经多年大量临床实践证明的一种行之有效的科学戒烟方法。5A即询问(Ask),了解吸烟者烟草使用情况和健康状况;建议(Advise),提供有针对性的戒烟建议;评估(Assess),评估吸烟者的戒烟意愿及烟草依赖程度;帮助(Assist),在吸烟者采取戒烟行动后,予以行为支持和帮助;随访(Arrange),在开始戒烟后安排随访。

个性化的简短戒烟干预方法则可以概括为AWARD模式,即:Ask,询问吸烟状况;Warn,警示吸烟害处;Advise,戒烟建议;Refer,转介到戒烟服务;Do-it-again,重复前述4步。此方法精要简短,特别适用于时间非常有限的情况,也适用于控烟志愿者等,无须长时间训练,简单高效。研究表明,非专业人员基于AWARD模式的简短个性化戒烟干预可使戒烟率提升23.6%,给予戒烟者个性化的简短戒烟干预措施,戒烟率和持续戒烟率均高于无任何措施的情况。

简短戒烟干预之前,应该与戒烟者建立一种良好的互信关系。在实施干预时,应注意言行举止,同时应了解社会文化因素对吸烟行为的影响,如在劝告时,要注视病人,语气严肃,利用宣传材料和手势强调吸烟的危害性,以加强警告力度,给对方材料时,应双手递送以示郑重;应充分利用所能获得的戒烟资源,与其他专业人员一起协作,共同为吸烟者提供戒烟指导和帮助;要尽量采取多次干预。研究显示,接受多次咨询的吸烟者戒烟率显著高于仅接受一次咨询的吸烟者。

2. 戒烟热线

戒烟热线既能为戒烟者提供门诊、药物等信息的咨询服务,也能直接开展戒烟干预服务。对于每一位来电者,热线将根据本人的个体情况,综合评估后给予一对一的个性化指导和帮助,热线也将根据来电者的意愿进行跟踪随访,直到成功戒烟。世界卫生组织指出,热线戒烟干预不仅有效,且与其他卫生保健服务提供的干预措施相比,成功率更高。据统计,通过戒烟热线提供建议和咨询,戒烟率可提高约 4%;如果咨询师在初次联系吸烟者后持续跟进随访,则更有可能帮助其戒烟。

3. 戒烟门诊

戒烟门诊能够为戒烟者提供科学的个性化专业指导。医生是帮助吸烟者戒烟的最佳人选,通过对吸烟者的吸烟情况、成瘾情况和戒烟意愿等评估,制定个性化戒烟治疗方案,包括给予处方戒烟药物、进行行为干预、提供戒烟咨询等。通过随访,了解其戒烟情况,帮助其解决戒烟过程中遇到的问题,最终帮助吸烟者戒烟。

4. 心理行为干预

戒烟者的戒烟意愿是戒烟是否成功的重要因素。戒烟作为一种行为改变过程,通常分为以下几个阶段:尚未准备戒烟期、考虑戒烟期、尚未设定戒烟日期、准备戒烟期、实施戒烟期、戒烟维持期、复吸期。在成功戒烟前,吸烟者可能在打算戒烟和采取戒烟行动两个阶段之间多次反复;而在戒烟维持初期,容易进入复吸期;并非所有吸烟者都有意愿戒烟,在帮助吸烟者戒烟之前,首先要了解吸烟者所处的戒烟阶段,才能有针对性地进行心理行为干预,提供干预措施。心理行为治疗的主要方法按治疗形式可分为个体治疗、集体治疗、家庭治疗、自助集体治疗等;按不同理论基础,又可被分为动机强化治疗、认知行为治疗、行为治疗、社区强化治疗等方法,这些方法可单独或联合用于不同的治疗形式与场所中,针对吸烟者不同阶段的个体情况,进行综合干预。

(三) 预防吸烟的方法与策略

健康促进的核心是帮助人们改善行为,养成科学健康的生活方式。社会认知理论作为研究健康行为的理论模型,可用于指导预防吸烟策略。

开始吸烟与对吸烟的认知期望及价值判断有关,因此应积极探索和开展多种形式的、全方位的烟草烟雾危害宣传活动,有效的大众传播如张贴海报、发放宣传资料、开展主题宣传活动、烟包图形警示、播放控烟公益广告、举办健康讲座、开发公众号和短视频等,有助于形成良好的社会控烟氛围,形成有效的社会控烟监督环境,使公众深刻认识并理解吸烟及二手烟对自己和他人的危害,形成牢固的认知,并促成远离烟草的行为。同时,以媒体为平台渠道的健康促进能够辐射更多公众,使不同需求的受众参与其中,尤其是能促使青少年认识到吸烟的危害,自觉抵制烟草,拒吸第一支烟。

政府职能部门通过建立健全相关法律法规,综合运用公共场所禁烟、税收、价格等措施强化控烟成效。如推进公共场所禁烟,实现室内公共场所、工作场所、公共交通内全面禁烟,并将禁烟范围逐步扩大到室外区域,包括人流多或聚集的公园、室外就餐区域、旅游景点、体育健身场所、游乐场及学校、幼托机构、医疗机构的室外区域等,在保护公众免受二手烟危害的同时,限制或减少烟民的吸烟行为,减少吸烟者的负面示范作用。同时加强控烟监督执法,对违法吸烟行为严惩不贷和典型案例宣传,能起到全社会警示。此外,提高烟草的税收和市场零售价格,能增加未吸烟者特别是青少年尝试吸烟的成本,从而降低其吸烟可能性。此外,禁止所有形式的烟草广告、促销和赞助,杜绝美化烟草的行为,减少广告对不吸烟人群,尤其是青少年的诱导作用,可以有效预防吸烟行为的发生。

创建支持性的社会环境,包括社会各界、公共场所支持、无烟场所建设、无烟家庭营造等,发挥领导干部、医务人员、教师等群体的社会示范作用,带头在公共场所禁烟,推进无烟党政机关、无烟医疗卫生机构、无烟学校建设,倡导无烟家庭理念,形成全社会良好的无烟环境氛围。此外,在禁烟区域不设置烟具,强化场所单位的控烟法定主体职责,通过控烟投诉举报机制和问题线索提供平台加强社会监督,强化无烟环境制度的落实和执行,减少吸烟行为,尤其是违规吸烟行为的发生。

综上,应结合社会认知理论综合制定预防吸烟的有效干预策略。

三、案例实践

(一) 案例一:基于社会认知理论的青少年吸烟行为影响因素及干预实践研究

1. 项目背景

学校是青少年主要的生活和学习场所,以学校为基础的控烟工作是预防和减少青少年吸烟行为的一项重要策略。社会认知理论涉及个人、行为与环境因素及其之间的相互作用,是一项较全面的行为改变理论,能够解释和预测人们的某些行为模式,也能用来指导干预策略。因此,该理论常被用于青少年控烟研究来指导预防吸烟和戒烟相关干预。例如,瑞士、明尼苏达等地均应用社会认知理论在青少年中开展预防吸烟和戒烟干预项目,不同程度地使青少年提高了抵抗吸烟的技能和自我效能,树立了正确的结果期望,降低了感知压力,从而减少了吸烟意愿和行为。本项目通过对青少年学生吸烟行为的个人、行为、环境不同层面影响因素的全面探索,制定针对性的干预策略并进行实践干预及效果评价,探寻切实可行的学生控烟策略,为降低青少年的吸烟率及未来学生的控烟工作提供参考。

2. 理论基础与框架

社会认知理论同时强调了个人、社会和环境对个人行为的影响,其核心结构包括自我效能(即对行为能力的信心)、结果期望(关于行为选择结果的可能性和预期价值的信念)、观察学习(即观察相似的个体或行为榜样,然后模仿他们的行为)、自我调节(通过自我监控、目标设定和自我奖励来控制自己)以及社会结构性因素等。本研究分为2个部分:第一部分为横断面研究,从社会认知理论的个人、环境、行为三个维度分析青少年烟草使用的影响因素(图13-2),构建影响因素模型;第二部分为控烟干预模式的实践研究,在第一部分研究基础上,

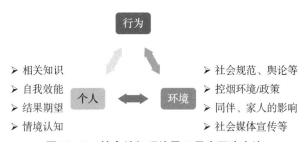

图 13-2　社会认知理论及三元交互决定论

结合社会认知理论各要素,通过同伴教育策略、信息传播策略、环境改善策略、支持强化策略,从学校、家庭和个人三个层面进行干预,从而改善学生控烟的环境要素、行为要素和个人认知要素(表13-2)。

表13-2　基于社会认知理论的青少年控烟干预具体措施

维度	要素	具 体 措 施
环境	环境	学校教育、学校环境改善、"无烟家庭"承诺书、社会支持
	社会影响	"世界无烟日"主题宣讲活动等,树立不吸烟、不吸二手烟、建设无烟环境的社会行为准则
个人	自我效能	通过心理健康教育、社会支持、技能培训等使青少年增强拒烟/戒烟的信心
	知识态度	通过科普讲座、科普手册发放、微信控烟信息推送等增强青少年对吸烟危害的认识,改变态度,体会不吸烟的益处
	结果期望	增强青少年对吸烟危害的认识,体会不吸烟的益处
行为	行为能力	通过志愿者开展班级主题活动,如知识竞赛、情景剧表演等,培养拒烟/戒烟/控烟的能力和技巧
	自我控制	让青少年制定不吸烟/无烟的目标,并在目标指引下采取行动
	观察学习	从同伴、家长、老师等人员及媒体中示范原型获取信息进行学习,提供有关控烟技巧的示范
	强化	组织干预学校进行无烟班级的建设和评比,鼓励每个学生签署"不吸烟、不递烟、主动拒烟"的承诺,并提供物质和精神奖励

3. 研究内容与方法

(1) 青少年烟草使用的影响因素分析:

采用分层整群随机抽样法在上海市调查了12 793名中学生;在WHO的"全球青少年烟草调查问卷"基础上以社会认知理论为指导修改和设计调查问卷,从个人认知、行为因素和环境三个方面收集内容;以尝试吸烟、现在吸烟、未来吸烟意向为结局指标进行影响因素分析并探讨其相互影响。根据社会认知理论的理论要素构成及探索性因子分析的结果,构建青少年烟草使用影响因素结构模型,见图13-3。

(2) 控烟干预模式的实践研究:

研究以青少年中吸烟率较高的职校学生为目标人群,在上海市抽取4所职校,按照类实验研究的设计方案,随机将学生分成干预组(1 003人)和对照组(1 096人),对干预组进行6个月的随访干预;干预前后对学生吸烟相关行为、认知、自我效能、心理及环境等因素进行调查以评价干预效果。对照组为按照学校常规教育活动进行。干预以社会认知理论为基础进行,综合运用各种干预方法和手段,分别从学校、家庭和个人三个层面改善干预组学生控烟的环境要素、行为要素和个人认知相关要素,干预策略如下。

① 同伴教育策略:结合青少年的特点,利用志愿者开展同伴教育活动,通过角色扮演、情景剧表演、小组讨论、现场游戏等参与性和互动性较强的方式发挥同伴的示范引领作用,

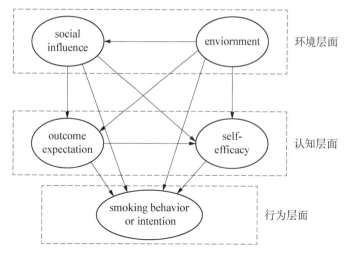

图 13－3　青少年烟草使用影响因素结构模型的概念图示

着重于态度相关的讨论和拒烟技能的培训,而不仅仅关注知识的传播。

② 信息传播策略:结合青少年学生的特点,使用传统的健康信息传播的方式,同时借助社交网络平台(微信),组建班级微信,定期推送烟草危害及健康生活的相关信息。

③ 环境改善策略:家庭和学校是青少年生活和学习的主要场所,环境中的不利因素如二手烟暴露、成人的示范作用、社会规范等不仅危害青少年的生理健康,还对青少年社会形象的认同、榜样示范及规则遵守等心理和态度的形成产生影响。研究从青少年生活的两个主要环境着手,改善学校和家庭相关环境,为学生提供有力的环境支持。

④ 支持强化策略:青少年接触的主要人群如家长、老师、同伴是其社会支持的主要来源,其中同伴是青少年时期重要的人际社会关系,是重要的行为影响因素,能为其提供重要的心理和情感支持。研究通过同伴互助、示范、集体行为、心理支持、家庭参与、老师示范及活动等各种方式为学生提供一定的物质、精神的鼓励和各种形式、途径的支持资源。

4. 研究结果与结论

(1) 青少年烟草使用的影响因素分析:

社会影响是对吸烟行为影响最大的维度,其直接效应为 0.404,间接效应(通过结果期望和自我效能)为 0.355;其次为自我效能,直接效应为 0.435;结果期望对吸烟行为的影响总效应为 0.401,其中直接效应为 0.216,通过自我效能影响吸烟行为的效应为 0.184;环境因素对吸烟行为无直接影响,但通过社会影响、结果期望、自我效能等间接途径对行为产生影响,总效应为 0.323。

对未来意向影响最大的维度为自我效能,直接效应为 0.755;其次为社会影响,其直接效应为 0.146,但间接效应(通过结果期望和自我效能)为 0.554;结果期望对未来意向的影响总效应为 0.392,其中直接效应为 0.075,通过自我效能影响吸烟行为的效应为 0.317;环境因素对未来意向仍无直接影响,但通过社会影响、结果期望、自我效能等间接途径产生的总效应为 0.320。

社会认知理论能综合全面分析青少年烟草使用的影响因素，并发现自我效能、烟草使用形象认同、烟草危害感知、好朋友吸烟、行为规范、父母吸烟、二手烟暴露等是青少年吸烟行为及未来吸烟意向共同的危险因素，对青少年吸烟行为的形成产生重要的影响。自我效能和社会影响是最主要的影响因素，而环境要素虽然对行为或意向无直接影响，但能通过社会影响、结果期望对行为或意向产生间接影响。社会认知理论认为行为受到环境和个人因素的影响，且因素间相互作用产生影响，这提示吸烟行为是动态的变化过程，其改变也是一个长期的过程，未来的干预措施要重视综合干预举措的研究，需要家长、学校、社会共同努力探索具有长效作用的控烟模式。

（2）青少年控烟干预的效果分析：

干预前，干预组和对照组的吸烟行为和未来意向比较均无差异（$P>0.05$），干预后，两组的尝试吸烟率无明显差异（$P<0.05$），但干预组的吸烟率从 3.89% 下降到 2.77%，而对照组上升（4.01% vs 5.35%）（$P<0.01$）；干预后，干预组未来 1 年吸烟意向降低，而对照组上升（$P<0.001$）（表 13-3）。

表 13-3　干预前后两组研究对象烟草使用情况比较[N(%)]

	干预前				干预后			
	干预组	对照组	χ^2	P	干预组	对照组	χ^2	P
尝试吸烟	139(13.86)	152(13.87)*	0.000	0.995	145(14.86)	191(17.62)	2.87	0.090
现在吸烟	39(3.89)	44(4.01)	0.02	0.882	27(2.77)	58(5.35)	8.67	0.003
未来 1 年吸烟意向	94(9.37)	116(10.58)**	0.86	0.355	83(8.50)	160(14.76)	19.32	0.000

注：对照组前后比较 $*P<0.05$，$**P<0.01$。

干预措施增加了干预组的拒烟自我效能，降低了其来自他人的递烟压力（行为压力），减少了家庭二手烟的暴露率，而对照组均无明显变化（$P<0.05$）；此外，干预组学生在过去的 3 个月内"和家人讨论"及"控烟信息媒体关注"率均上升，和干预前及对照组相比差异均有统计学意义（$P<0.05$）（表 13-4）。

表 13-4　干预前后研究对象自我效能、社会压力、家庭二手烟暴露及媒体关注情况比较[N(%)]

		干预前				干预后			
		干预组	对照组	χ^2	P	干预组	对照组	χ^2	P
自我效能	高	847(84.45)**	902(82.30)	1.74	0.187	868(88.93)	903(83.30)	13.51	0.000
	低	156(15.55)	194(17.70)			108(11.07)	181(16.70)		
社会压力	无	844(84.15)*	903(82.39)	1.16	0.282	855(87.60)	883(81.46)	14.71	0.000
	有	159(15.85)	193(17.61)			121(12.40)	201(18.54)		
家庭二手烟暴露	无	572(57.03)*	608(55.47)	0.51	0.473	630(64.55)	602(55.54)	17.36	0.000
	有	431(42.97)	488(44.53)			346(35.45)	482(44.46)		

（续表）

		干预前				干预后			
		干预组	对照组	χ^2	P	干预组	对照组	χ^2	P
媒体关注	不关注	283(28.22)*	345(31.48)	4.50	0.105	227(23.26)	344(31.73)	20.09	0.000
	一般	385(38.38)	428(39.05)			391(40.06)	411(37.92)		
	关注	335(33.40)	323(29.47)			358(36.68)	329(30.35)		

注:同组前后比较 * $P<0.05$, ** $P<0.01$。

研究结果表明,基于社会认知理论设计的青少年控烟干预方案,能有效改善职校学生的吸烟行为和降低未来吸烟意向,从个人、行为、环境不同层面的干预措施能有效提升学生关于烟草危害的知识,增加学生的自我效能,降低社会压力,减少家庭二手烟的暴露,并增加学生对控烟信息的媒体关注度;研究显示了良好的短期干预效果,但长期效果还需继续追踪观察。

(二) 案例二:基于社会动员与共治理论的"上海市公务人员戒烟大赛"戒烟干预实践

1. 项目背景

《2018 年中国成人烟草流行调查报告》显示,我国 15 岁及以上成人现在吸烟率为 26.6%,吸烟人数约为 3.5 亿,每年死于烟草相关疾病的人数超过 100 万人。吸烟是一种成瘾性行为,吸烟人群的戒烟意愿普遍较低,调查显示我国有 16.1% 的现在吸烟者打算在未来 12 个月内戒烟,计划在 1 个月内戒烟的比例仅为 5.6%。戒烟受多方面因素的影响,并非轻而易举。

社会动员与共治是以发动和引导社会成员参与健康教育和健康促进活动,目的是提高自身的健康水平,因此,充分发挥社会动员的优势,探索戒烟干预模式,对提高戒烟率尤为重要。戒烟大赛是一种综合的戒烟方法,具有极高的效益成本比,已在世界范围内被广泛应用。与其他戒烟方法相比,有其特有的优势。戒烟大赛能够产生巨大的社会倡导效应,动员众多的吸烟者在特定时期内共同参与戒烟行动,从而进一步提高全社会对吸烟有害健康的认识,鼓励更多的吸烟者戒烟;对于吸烟者个人而言,戒烟大赛对各个阶段的戒烟者都提供了个性化的帮助。由于公务人员是政府形象的外化和载体,对社会公众具有表率作用。因此选择在该重点群体中开展全市性的戒烟大赛,鼓励公务人员戒烟,以点带面,对推进无烟环境建设也有着十分重要的意义。

本案例运用社会动员与共治理论,开展公务人员"戒烟大赛",探索戒烟干预的模式,建立和不断完善可为公众提供科学、便捷、有效的戒烟服务综合网络,促进还没有戒烟意愿的吸烟者加速转变观念并付诸行动。同时,不断提升戒烟服务专业能力,最终形成本市完善的戒烟服务网络体系,从而帮助有戒烟意愿的吸烟者积极采取戒烟行为。

2. 理论基础与框架

社会共治是由政府、社会组织、公众等多元治理主体共同组成,以实现共同治理和共建共享的目标。社会动员是一种广泛激发各种社会力量参与,形成互相联系、互相补充的努力,以有效推进变革,实现既定目标的运动。从效果看,社会共治侧重从整体上助推和提供指导,而社会动员更侧重从具体实施方面,指导实践方案和框架的制订,两者的有机结合可以大大提高行动表现的效能(见图13-4)。本案例以"戒烟大赛"为载体,在社会共治理念的基础上,运用社会动员理论,分别从政治、政府、社会团体和公众层面,从普及健康知识着手,改变人们的态度,形成良好的健康理念,并以戒烟行动的参与为落脚点,深入探讨戒烟干预的实施模式,对其效果进行评价(见表13-5)。

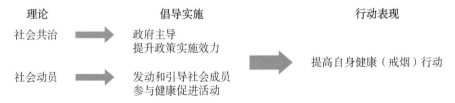

| 理论 | | 倡导实施 | | 行动表现 |

图13-4 社会共治与动员在戒烟干预中的有机结合

表13-5 基于社会动员理论的戒烟干预内容

动员方式	主 体	目 的
政治层面	政策决策者	制订戒烟干预政策、配置资源、做出承诺
政府层面	决策者所依靠的技术人员、行政人员以及服务部门的专业技术人员	提供戒烟干预决策信息、落实政策,建立政策支持系统
社会团体层面	包括社区组织、宗教、商业、企业、非政府组织等	支持戒烟干预计划的制订和充分实施
公众层面	每个家庭和个体	动员和鼓励大家积极采取戒烟行动,做出有利于健康的自主抉择

3. 内容与实施

(1)戒烟干预模式与策略:

运用系统的戒烟干预模式和策略,促成众多社会部门和力量的有效合作,激发健康需求、调动社区和公众的主动参与,提高戒烟服务网络资源的利用率。分别从政治层面、政府层面、社会团体层面以及公众四个方面展开。

① 政治层面:我国于2003年11月10日签署了《烟草控制框架公约》,并于2005年2月28日正式生效。《"健康中国2030"规划纲要》明确指出要全面推进控烟履约,加大控烟力度,积极推进无烟环境建设。早在2013年12月,中共中央办公厅、国务院办公厅印发《关于领导干部带头在公共场所禁烟有关事项的通知》就对机关控烟和公务人员的吸烟行为提出了要求,因此,在公务人员中开展控烟活动也是积极贯彻落实党中央和国务院的要求和行动。此外,《上海市公共场所控制吸烟条例》规定了在室内公共场所、工作场所和交通工具内禁止吸烟,全社会控烟的氛围已经形成,公众健康也从法律层面得到了有效保障。

② 政府层面:通过完善全市戒烟门诊、戒烟热线、社区支持、互联网戒烟技术等戒烟服务资源,整合多方资源,组建专家团队,开展戒烟服务能力建设,积极推进戒烟服务网络建设,建立一体化戒烟服务网络平台,提供便捷、科学、有效的综合戒烟服务,满足不同戒烟人

群的需求。例如,规范化建设戒烟门诊可为烟民制定个性化的戒烟方案;12320 戒烟热线可贯穿戒烟全程的电话和短信指导;无烟上海微信公众号可提供控烟戒烟的科普资讯和戒烟帮助等。

③ 社会团体层面:通过组织发动、多部门联动,使全社会相关组织、机构、团体的共同参与计划实施以获得预期效果。此次戒烟大赛由上海市 27 家临床医疗机构的戒烟门诊作为技术支持单位,并全程参与活动,经临床评估、需要配合使用戒烟药物的参赛者可予以减免部分戒烟药物费用。此外在 2016 年 5 月 31 日世界无烟日主题活动中,邀请上海市控烟形象大使、知名医院院长和学校校长等为戒烟大赛中表现突出的戒烟者和组织者颁奖,促进市民积极参与,大大提高了戒烟干预的影响力和效果。

④ 公众层面:通过活动宣传以及专业机构和专业团队的支持,提升参与者的戒烟积极性和主动性。活动注重专业技术支持、实际效果以及戒烟服务的多样化,采用戒烟门诊、戒烟热线、12320 短信平台、戒烟社群打卡等联合的综合干预手段;设置参与奖、戒烟英雄榜、戒烟成功之星、优秀组织奖、戒烟热线服务之星、戒烟门诊服务之星等奖项以丰富参与形式,大大提升了参与者的戒烟积极性。此外,还邀请穿着印有控烟警示图 T 恤的公务人员戒烟成功之星在活动现场走秀,向公众和社会展示戒烟风采,进一步树立公务人员群体在全社会控烟中的示范标杆作用。

(2) 戒烟干预实施与内容。

① 组织发动:充分应用社会动员和行政干预相结合的方式,协调社会有关部门的关系,并建立起多部门协作协同机制是成功实施活动的重要保证。为了增加公务员戒烟大赛活动的影响力度和范围,由上海市健康促进委员会、上海市卫生健康委员会与上海市机关事务管理局联合作为主办单位,并由市区两级健康促进委员会、卫健委和机关事务管理局共同组织、发动和宣传。

活动将参赛对象设定为本市在职公务人员、目前正在吸烟且烟龄在 1 年以上、有意愿戒烟者,并通过多种渠道征集参赛者,例如由市健促办、机管局或者各区健促办、机管局组织发动报名;通过在微信公众号"无烟上海"的"戒烟大赛"板块进行在线报名;通过拨打 12320 戒烟热线报名等。不同的组织宣传发动形式和报名参赛渠道,极大地便利了参赛者的加入。

② 部门联动:此次公务员戒烟大赛由上海市健康促进委员会、上海市卫生健康委员会与上海市机关事务管理局行政机关联合主办,由上海市健康促进中心和上海市控制吸烟协会承办,上海市医学会呼吸病学分会烟草病学组、全市各大医疗机构戒烟门诊、12320 戒烟热线作为专业技术支持,同时,各区健促办、疾控/健教中心、机管局也作为大赛协办单位积极参与,保证了活动的有序、有效实施和广覆盖。

③ 活动宣传:一场活动的前期宣传与造势影响着整个活动产生的社会效应。大赛开始前,在全市各政府机关单位放置市级统一制作的易拉宝、折页、海报等宣传材料,进行活动宣传和预热。同时,充分整合媒体资源,在活动的各个阶段运用传统媒体与新媒体(无烟上海和健康上海 12320 微信、微博等平台)进行活动信息发布、跟踪和优秀案例报道。相比较传统媒体,新媒体传播具有面向个体、可随时随地获取信息、受众主动性大大增强、广覆盖等特点,两者相结合的媒体宣传方式,可以扩大戒烟大赛的辐射效应,促进良好的全社会控烟氛围的形成。

此外,活动注重名人传播效应。作为上海市首位控烟形象大使,邀请东方卫视首席记者、知名主持人骆新在戒烟大赛启动仪式上讲述自己的戒烟经历和故事,在媒体上发表关于控烟戒烟的心得体会以鼓励参赛者克服困难成功戒烟,并参加大赛活动的总结表彰仪式等,通过自身的影响力增强活动的社会宣传效果。

④ 干预措施:此次大赛采取戒烟门诊＋戒烟热线、短信追踪随访等综合干预策略,包括:12320 戒烟热线提供全天 24 小时戒烟咨询及电话和短信干预服务;戒烟门诊提供个性化的干预指导和微信随访;在各机关单位内部张贴海报、放置易拉宝、发放折页等宣传材料;组织参赛人员参加戒烟讲座等线下主题活动,并开展同伴教育;各区建立戒烟大赛微信社群,进行每日打卡,每月组织一次戒烟沙龙交流分享戒烟经历和体会等。

4. 评价与效果

在 2015 年 9 月—2016 年 3 月活动期间,共有 1241 名公务人员报名参加戒烟大赛,第一次基线呼气 CO 测定人数 1078 人,第二次终末呼气 CO 测定人数 942 人,经戒烟门诊专家评定,最终成功戒烟人数为 444 人,大赛结束时的阶段性戒烟成功率为 47.13%。

(1) 参赛者对活动的反馈情况:

参赛期间,99.10% 的参赛者家人、朋友、同事等周围人表示支持;参加活动后,99.10% 的参赛者对吸烟危害方面知识了解程度增加,90.03% 的参赛者认为自己戒烟意愿增强,93.20% 的参赛者会主动劝阻他人吸烟,94.40% 的参赛者支持《上海市公共场所控制吸烟条例》修订和室内全面禁烟。

(2) 热线、短信随访情况:

在大赛期间,12320 戒烟热线向有戒烟意愿的公务人员提供咨询服务 1237 人次,其中经过电话确认,有 119 人进入热线戒烟干预服务(热线、热线＋短信),有 418 人进行短信戒烟干预服务,实际直接进入回访服务程序 78 人次。进入热线戒烟干预服务程序的 119 人中,完成 3 个月随访流程表示目前处于戒烟的 8 人、未完成 3 个月随访但是目前为戒烟状态的 33 人;接受短信戒烟干预服务的 419 人中,110 人回访处于戒烟状态、112 人反馈吸烟量减少。

(3) 1 年随访评估情况:

为跟踪戒烟成功者的戒烟状况,进一步评估戒烟大赛效果,了解戒烟成功或失败的深层次原因,在戒烟大赛结束 1 年后对戒烟干预成功的人员开展了随访调查和定性访谈,共调查 396 名戒烟大赛中戒烟成功者,并完成 40 名人员的定性访谈。在 396 名调查对象中,230 名(58.08%)调查对象认为戒烟大赛对自己戒烟帮助很大;有 358 名调查对象(90.40%)对戒烟大赛活动表示满意或非常满意;329 名(83.08%)表示会推荐周围其他人参与此活动;有 78 名报告已复吸,复吸率 19.70%,复吸的主要原因是来自吸烟朋友的压力和烟瘾发作。通过定性访谈发现:个人戒烟动机、大赛宣传、单位倡导是吸烟者参加戒烟大赛的主要原因,个人戒烟意愿与环境是影响戒烟成功与否的关键因素。上海市公共场所禁止吸烟的规定、戒烟大赛为吸烟者营造的支持戒烟的氛围、吸烟者一起参加大赛互相监督鼓励是参赛者戒烟成功的促成因素和强化因素。同时,受访者也提出增加随访干预的频次,增加参赛人员的互动交流,借助微信平台推广戒烟知识技能等意见建议。

戒烟大赛,是一种有效的社会宣传形式,促使戒烟行为的产生,也是戒烟服务网络体系和专业队伍建设的一种有益尝试和探索。

（陈德　朱静芬　孙源樵）

第四节　网络成瘾的健康教育与健康传播

一、概述

（一）网络成瘾的概念与流行趋势

网络成瘾（Internet addiction，IA）又称病理性网络使用（pathological Internet use，PIU），已逐渐成为全球主要的公共卫生问题之一。1995年，来自美国哥伦比亚大学的Goldberg教授将"网络成瘾症"（Internet addiction disorder，IAD）定义为由于过度使用网络导致机体功能受到影响的症状。美国学者Kimberly Young认为网络成瘾是个体无法控制其上网行为，从而造成其各方面生活受到影响的现象。随着网络成瘾行为越来越受到国际学者的认可，国内研究者也相继对网络成瘾的概念进行了界定。例如，周倩将网络成瘾定义为"由于重复的网络使用所致的一种慢性或周期性的着迷状态，并带来难以抗拒的再度使用欲望，同时产生想要增加使用时间的张力与耐受性、克制、退瘾等现象，会一直有对上网所带来快感的心理和生理上的依赖"。雷雳和李宏利将网络成瘾定义为"用户上网达到一定的时间量后反复使用互联网，其认知功能、情绪情感功能、行为活动，甚至生理活动等已偏离现实生活，受到严重伤害，但仍然不能减少或停止使用互联网。"

我国卫生健康委员会发布的《中国青少年健康教育核心信息及释义（2018版）》对网络成瘾及其诊断标准进行了明确界定，即网络成瘾是指在无成瘾物质作用下对互联网使用冲动的失控行为，表现为过度使用互联网后导致明显的学业、职业和社会功能损伤。其中，持续时间是诊断网络成瘾障碍的重要标准，一般情况下，相关行为需至少持续12个月才能确诊。专家认为，网络成瘾不应被简单定义为一种疾病，过度使用网络往往伴随着其他问题。网络成瘾的症状通常包括：①耐受性，随着时间推移，上网时间需要增长才能达到同样的感受；②对自己的爱好或其他感兴趣的事物丧失兴趣；③对上网时长或行为控制力下降或完全丧失控制力；④通过欺骗亲朋好友来掩盖自己上网时长或行为；⑤通过上网逃避、回避负面情绪；⑥成绩下降、人际关系出现问题如失去朋友。

统计表明，网络成瘾的全球流行率约为7.02%（95%CI:6.09%~8.08%），该比例在亚洲国家普遍较高。受到各种心理因素和环境因素的影响，青少年尤其是大学生更容易成为网络成瘾的受害者。日本大学生中网络成瘾发生率为12.9%~38.2%，美国大学生中网络成瘾发生率为8%~16.8%，印度大学生中网络成瘾发生率为19.6%~25.3%。在我国人群研究中，一项涵盖了122454名大学生的Meta分析表明：大学生网络成瘾合并发生率约为11.3%，其中香港及澳门的大学生中网络成瘾者所占比例较低（1.9%），而江苏省大学生中网络成瘾的发生率较高（49.4%）。另一项涵盖38245人的Meta分析发现了相似的网络成瘾合并发生率(11%),且东部地区发生率(13%)高于中西部地区(9%)。目前,网络成瘾尚无特效药物,通过健康教育普及网络成瘾相关知识、提高预防意识、减少病态网络使用行为是最为有效的预防手段之一。

(二) 网络成瘾的危害

网络成瘾会严重影响青少年的生理、心理、学业、人际关系等层面的正常功能。在生理层面,网络成瘾可能导致作息和饮食不规律,引发入睡困难、睡眠质量下降、失眠等睡眠问题,视力下降、黄斑病等视神经系统问题,以及肌肉和关节紧张劳损、颈椎病、脊柱侧弯等疾病或症状。在心理层面,网络成瘾使得沉迷者沉浸于虚拟世界的时间多于现实世界,失去自我控制力,后又对自己的行为产生自责,引起焦虑、抑郁等负性情绪。在学业层面,网络成瘾可使得青少年将本该用于正常学习和生活的时间用来沉浸于网络,引起旷课、逃课等现象发生,导致学习成绩下降,甚至无法完成学业,造成辍学、休学等。在人际关系层面,网络成瘾可使得沉迷者忽略现实生活中的人际交往,导致强烈的孤独感和失落感,严重时甚至导致自伤和自杀行为的发生。

(三) 网络成瘾的影响因素

研究表明,网络成瘾的影响因素包括个体因素和环境因素两大类。个体特征因素包括人格特质、低自尊、不良应对方式、孤独、抑郁、焦虑等。环境因素包括网络特性、学校、家庭、社会相关制度和法律的缺失等。由于网络具有便捷性、社交性、虚拟性、内容丰富性等特点,因此,与较为简单的学校生活相比,虚拟网络世界可以给予青少年更丰富的内容、答案、新信息、亲朋好友的动态或联系往往点几下鼠标即可获取。

当个体遭遇外界刺激后,若不能及时应对和调整刺激导致的负面情绪,容易到网络虚拟世界寻找慰藉,久而久之产生依赖等症状。许多研究发现,抑郁和焦虑水平与网络成瘾往往呈双向联系。家庭和学校是青少年成长中最重要的两个环境。家庭关系如父母教养方式、凝聚力、适应性等可以通过影响子女的心理水平而间接影响其上网行为。在父母教养方式不当、家庭凝聚力低的家庭,子女可能会通过在虚拟网络中寻找感情慰藉的方式来应对消极情绪。学校因素如同学间关系、教师与学生关系以及学校氛围等可以通过影响青少年的情绪、学习成绩等间接影响青少年的上网行为。

二、内容与方法

(一) 网络成瘾的预防和干预策略

由于互联网是现代社会人类生活和工作的重要组成部分,完全戒除网络使用是比较困难或不符合情理的。因此,预防和干预网络成瘾的主要原则是早发现、早治疗,策略主要是围绕帮助成瘾患者改变其病态的网络使用方式,形成健康、可控以及平衡合理的网络使用模式。

(二) 网络成瘾的常见干预模式

网络成瘾的常见干预模式包括认知行为疗法和团体干预模式。

1. 认知行为疗法

认知行为疗法(cognitive behavior therapy, CBT)起源于20世纪60年代,美国精神病

学家贝克(Beck)在抑郁症患者治疗研究中提出的认知疗法,主要是帮助他们识别和矫正患者自身、他人、社会,甚至是未来的不合理认知,进而缓解患者内心的痛苦。之后,认知疗法与其他行为治疗技术相结合,发展成为新的理论和实践体系-认知行为疗法。

认知行为疗法的理论基础是认知理论和学习理论。认知理论认为人的情绪、行为以及对刺激的反应与其认知有关,认知是心理和行为的决定因素,反之,情绪和行为也可以影响、改变以往的认知。认知理论认为,引起情绪反应的事件(A)通过不合理的信念、想法或评价(B)产生与事件有关的不恰当的情绪与行为反应(C)。因此,可以通过帮助患者对不合理信念(B)进行辩论(D,debate),矫正其不合理性,强化正确认知,达到改善其心理障碍和消极情绪的效果(E,effect)。学习理论则认为,人的一切行为,包括适应性行为和习惯,都可以通过学习而获得,消极反应及不合理的行为也可以通过学习得到矫正。因此,通过奖励合理行为,惩罚不合理行为等调控措施,可以达到消除不合理行为、建立合理行为的最终目标。

认知行为疗法的基本内容包括:

(1) 矫正患者认知:以 ABC 理论为框架给患者讲解诱发情绪反应事件与其消极情绪反应和信念的关系,使患者认识到外部因素对其的影响;列举患者不合理的认知,帮助其提高认知水平;帮助患者进行假设检验,使其重新认识事实;鼓励患者对自己的消极思想提出新的积极的信念,如让患者以记日记的形式记录自己的想法,并且对这些想法进行分析,从而达到矫正不合理想法的目的。

(2) 矫正患者行为:给患者制订日常活动安排,在患者力所能及的范围内设计活动内容,根据患者的状态、情绪、能力的提高而逐渐增加活动内容的难度;鼓励患者将对日常活动内容的反馈记录下来,发现问题、分析并解决问题。可以给患者提供音乐放松训练,指导患者对比和体会紧张和放松的感受。

在以该疗法为理论框架的网络成瘾预防与干预研究中,患者常常需要察觉、监督和管理自己的思维、感受及网络使用行为,减弱、消除病态网络使用行为,防止病态行为反复发生,以及获得应对技能等,从而最终达到合理使用网络的目标。该疗法的治疗时长通常需要 3 个月(12 周)。治疗的早期阶段以行为矫正为重点内容,聚焦在最易导致患者冲动控制障碍的行为和情景。随着治疗的进展,治疗的重点内容逐渐转向患者已经形成的认知假设和认知误区,以及这些错误认知对行为的影响。

美国学者 Kimberly Young 认为网络成瘾的认知行为疗法应包括:①鼓励患者采用非常规上网方式;②制订具体上网时间,逐步缩短上网时间;③提高关机次数,督促患者养成上网有节制的习惯;④使用写有网络成瘾危害和减少上网时间的卡片提醒患者;⑤请患者叙述因为网络成瘾而忽视的活动和事物;⑥鼓励患者组成小组或团队进行互相帮助;⑦帮助患者找出深层次原因,并寻求解决办法。而美国学者 Davis 建立的"病态网络使用的认知行为模式"则是一种分为七个阶段治疗模式。第一阶段需要让患者了解网络成瘾的特点、类型以及产生原因;第二阶段需要患者针对网络成瘾的治疗原则展开讨论;第三阶段需要帮助患者建立戒除网络成瘾的目标和计划;第四阶段需要帮助患者评估其以往使用网络后的愉悦感受,使其认识到自己的情绪变化与网络使用的关系;第五阶段需要鼓励患者发挥自身的交际才能,与其他患者进行沟通、交流,甚至组成互助小组;第六阶段需要鼓励患者对网络世界和现实生活进行比较,使其认识到网络世界的虚拟性,鼓励其在真实世界中寻找自我;第七阶段可以和患者共同回顾治疗过程,评估自身治疗前后的变化,以及目标的实现程度。

2. 团体干预模式

由两个以上成员组成的,为达到共同目标而相互帮助、互动的结合体就可以称之为团体。心理学家墨勒(Mahler, 1971)根据团体规模、目标、内容、持续时间等,将以团体为单位的治疗模式分为团体辅导、团体咨询和团体治疗三种。团体辅导是面向普通人群开展的一种预防性、发展性的工作,通过运用团体情境,设计出活动、课程,用于预防个体在各发展阶段中会碰到的各类问题所引发的一般性困扰。团体咨询是针对有疾患的个体开展的具有补救性和解决问题性的工作,通过团体间互动,促使个体在交往中观察、学习、体验、认识自我、探讨自我、接纳自我,调整和改善与他人的关系,鼓励个体学习新的态度和行为方式,激发其潜能,增强其适应能力。团体治疗往往是提供给少数患有疾患且需长期治疗人员的一种临床服务,这种团体通常较为正式且具有保护性。

以团体为单位的治疗模式通常有以下四种功能。

(1)教育功能:通过团体成员间的互动,使个体观察、学习、认知、评估,最终达到自我发展和改善的目的。

(2)发展功能:与团体成员间互动可以使个体改变其不合理的认知、态度和行为,促进其心理和社会关系协调发展。

(3)预防功能:通过与团体成员间的互动、交流和学习,使个体对合理的信念、态度、行为有更进一步的认知,预防其对外界刺激的反应过激而导致的心理和生理失衡。

(4)治疗功能:对于网络成瘾患者,通过其与团体之间发生在现实世界中而非虚拟世界(网络)中的互动、交流和学习,帮助个体比较现实和虚拟世界,来实现个体认知、行为的改变,达到矫正治疗的目的。

以团体为单位的治疗过程通常可以分为以下四个阶段。

(1)开始阶段:此阶段的主要目标是促进成员相识互动、建立信任的关系,制定规范,鼓励成员积极互动,尽快形成团体合作互助的氛围。由于此阶段团体成员间彼此还未完全熟悉,因此,应尽量选取简单、易完成的自我介绍、互相认识等内容进行活动,通过分享彼此的信息培养成员间的信任。

(2)转化阶段:此阶段的主要目标是发展团体凝聚力,促进成员彼此信任,鼓励成员妥善处理冲突事件等。由于此阶段团体成员试图更好地融入团体,随着对彼此认识的提高,成员间可能会因为各种不同而产生矛盾,导致不信任,甚至产生厌恶、抗拒等负面情绪;因此,团体活动应尽量选取促进成员积极沟通、彼此接纳、相互信任等内容,由浅入深,逐渐培养成员互相信任、合作的氛围。

(3)工作阶段:此阶段是激发成员学习新资料,深入思考,讨论问题,寻找解决对策,交流分享自己目前存在的问题和不足之处,获取团体其他成员的支持、理解等,实现治疗目的。

(4)结束阶段:此阶段的主要目标是对治疗过程的回顾和总结,评估团体成员在治疗前后的变化,评估团体活动的效果等。团体活动通常采用总结会、联谊会、反省会等形式。

许多研究表明,网络成瘾患者长期脱离真实社会环境而缺乏人际交往能力,对网络使用的心理渴求感过高等,因此,增加患者与他人的交流和互动也许可以解决这些问题。团体治疗模式可以帮助网络成瘾患者团员深入了解和帮助自己,鼓励患者团员参与社交和社会活动、增进彼此间的交流、提高适应能力,进而降低或消除网络成瘾。荟萃分析表明,以团体为单位的治疗模式可有效改善网络成瘾患者的时间管理、强迫性网络使用、对病态网络使用的耐受性以及人际关系状况。

三、案例实践

(一) 案例一:运用认知行为疗法干预网络成瘾

1. 项目背景

网络成瘾患者往往在以下方面存在错误认知。①对网络功能及影响的认知:容易夸大网络的功能,对其非现实性认识不恰当、上网内容不选择。②对压力、挫折、困难的认知:总认为压力、困难是消极的,不懂得寻求身边的力量对付困难,习惯于以逃避的方式应对问题。③对孤独、失落、消沉等负性情绪的认知:认为情绪是不可控的,不认为情绪可以管理、转化、深化,不了解情绪对行为的驱动作用。④对自我成长的认知:认为成长是自然发生的,轻视挫折、压力的积极意义,对自我成长没有责任感,缺乏自我管理意识。因此,对网络成瘾患者的认知重构应该着重于解决患者潜在的负面核心信念和相应的补偿策略,如"再多几分钟不会有什么坏处",以有效管理患者的主要症状。

2. 理论基础与框架

干预第一阶段的主要内容是帮助网络成瘾患者管理其在线和离线的时间。由于网络成瘾患者沉迷于上网,导致其逐渐无法正常管理自己的生活,如错过工作中某些任务的重要截止日期,陪伴家人的时间减少,忽视与朋友、同事和社区的交往联系,失去正常的日常生活规律等。随着网络成瘾程度逐渐加深,成瘾者变得更喜欢生活在网络世界中,宁愿独自在网络上消磨时光,也不情愿解决现实生活中迫切需要解决的问题,或者与家人和朋友进行联络和互动。

干预第二阶段的主要内容是通过认知重构疗法解决网络成瘾患者为自身病态使用网络行为进行的辩护,帮助其重新评估认知的合理性,打破其认知偏差。一些网络成瘾患者对自身抱有十分消极的认知,认为自己在网络世界中能受到来自他人更好的对待,如"我在离线时毫无价值,但在在线世界中我是某人",或"网络世界是我唯一受尊重的地方"。这些消极的自我认知可以促使患者持续在网络世界中寻找积极的自我价值,更容易对其病态使用行为做出自我辩护,导致其网络成瘾的程度加深。

干预第三阶段的主要内容是使用减少伤害疗法维持合理使用网络的状态以及预防成瘾行为的复发。网络成瘾患者往往认为消除病态网络使用行为即是完全康复。然而,完全康复不仅是戒掉病态网络使用,还需要能够识别导致这种病态、强迫使用网络行为的潜在因素,并治疗和应对这些因素,以防止病态网络使用行为的复发。由于情境因素在网络成瘾的发生发展中起到了关键作用,减少伤害疗法可用于识别和治疗导致网络成瘾的情景因素。

3. 内容与实施

纳入标准:使用标准化网络成瘾诊断问卷评测符合成瘾标准的患者,患者需要签署知情同意并自愿参与本研究。

排除标准:存在严重心理疾病、有性虐待史或患有其他影响研究结论的疾病。

符合纳入标准的患者首先与研究人员进行一对一的会谈咨询,研究人员收集与患者有关的社会人口学资料、网络使用习惯等,用以判断其网络成瘾的程度、严重性等。在开展 12 个疗程后,研究人员在第 1 个月、3 个月和 6 个月时对患者进行随访,对其网络使用情况进行常规评估,同时对其治疗结果进行评估。

4. 评价与效果

评估患者治疗效果的指标可以包括:

(1) 患者每周上网总时长不超过治疗设定的时间。

(2) 患者上网的花费保持在治疗规定的预算范围内。

(3) 患者重新发现其过去的爱好。

(4) 患者花更多时间与现实生活中的人交流,与网上陌生人的交流变少。

(5) 患者上网时不情愿恢复以前的网络使用习惯。

(6) 患者比较其目前和过去的网络使用习惯时,看到了自己的变化。

(二) 案例二:网络成瘾的团体咨询干预疗法

1. 项目背景

研究人员应鼓励网络成瘾患者与有相同经历和困扰的伙伴组建团队,鼓励团队成员朝向共同的目标努力、相互分享经验、改善成瘾行为。当患者在团体中接触到与自己有同样经历和问题行为的同伴,可以减轻其感受到自身存在问题的特殊性,以较为平和的心态寻求行为改变;通过与团员在真实世界中互动、发展和建立友谊等可以获得支持感和安全感,使其自我价值在真实世界中得到提升,从而减少个体对网络世界的依赖;通过团队成员间持续的互相监督使得合理使用网络行为得到巩固和维持。

2. 理论基础与框架

团体咨询主要应用的理论是认知行为改变理论。在认知层面的干预中,研究人员应鼓励团队成员了解团体咨询的意义,围绕网络成瘾相关问题进行讨论和交流,使其认识到自身的病态行为,愿意与团队成员共同寻找和解决导致行为问题的因素,确定治疗目标,拟订评估策略,以及制订行动计划等。在实施过程中,研究人员应对每位患者的行为变化给予反馈、指正以及适当的奖惩。这些认知可以帮助患者团员澄清自身问题,明确自身在解决问题过程中发挥的重要作用,并且将外部支持、激励内化为自我指导、约束以及激励。

在行为层面的干预中,行为训练是鼓励患者将其认知的完善转化为外在表现的措施。由于认知的完善并不一定保证实际行为的落实,必须将实际行为与改善后的认知结合起来,使其用改善后的认知来规范实际行为,同时通过实际行为反馈,从而进一步矫正、强化、完善认知,使二者相辅相成,使网络成瘾患者真正实现合理使用网络的最终目标。

3. 内容与实施

纳入标准:使用标准化网络成瘾诊断问卷评测为符合成瘾标准的患者;患者需要签署知情同意书并自愿参与本研究。

排除标准:存在严重心理疾病、有性虐待史或患有其他影响研究结论的疾病。

邀请符合纳入标准的患者建立团体互助小组,每组不宜超过 10 人,每次活动是以整个团体为单位。制订活动时间,如每周 1 次,每次 1 小时,疗程共计 3 个月(12 次)。

确立干预的目标：如合理上网，健康生活。

明确干预内容：如认识网络，学习情感宣泄、内省、制订日常生活计划，讨论和交流网络对自己的影响、人际交往的训练、上网的自我控制实践等。确定团体活动的模式，如游戏、小组讨论、头脑风暴等。

开展临床评估和自我报告：如患者对治疗效果的自我报告，或对其团队成员行为改善的评估等。

4. 评价与效果

评估患者治疗效果的指标主要是比较网络成瘾患者治疗前后网络使用情况、心理状况、生活状况的变化。

（王倩）

参考文献

［1］GBD 2015 Risk Factors Collaborators. Global, regional, and national comparative risk assessment of 79 behavioural, environmental and occupational, and metabolic risks or clusters of risks, 1990 - 2015: a systematic analysis for the Global Burden of Disease Study 2015［J］. Lancet, 2016,388(10053):1659 - 1724.

［2］Birgisdottir BE. Nutrition is key to global pandemic resilience ［J］. BMJ Nutr Prev Health, 2020,3(2): 129 - 132.

［3］Calder PC. Nutrition, immunity and COVID - 19 ［J］. BMJ Nutr Prev Health, 2020,3(1):74 - 92.

［4］Stok FM, Renner B, Allan J, et al. Dietary behavior: an interdisciplinary conceptual analysis and taxonomy ［J］. Front Psychol, 2018,20(9):1689.

［5］Leech RM, Worsley A, Timperio A, et al. Understanding meal patterns: definitions, methodology and impact on nutrient intake and diet quality ［J］. Nutr Res Rev, 2015,28(1):1 - 21.

［6］中国营养学会.《中国居民膳食指南(2022)》平衡膳食八准则［EB/OL］.(2022 - 04 - 26). http://dg. cnsoc. org/article/04/J4-AsD_DR3OLQMnHG0-jZA. html.

［7］Phillips JA. Dietary Guidelines for Americans, 2020 - 2025 ［J］. Workplace Health Saf, 2021, 69 (8):395.

［8］Sleddens EFC, Kroeze W, Kohl LFM, et al. Determinants of dietary behavior among youth: an umbrella review ［J］. Int J Behav Nutr Phys Act, 2015,1(12):7.

［9］Young C, Campolonghi S, Ponsonby S, et al. Supporting engagement, adherence, and behavior change in online dietary interventions ［J］. J Nutr Educ Behav, 2019,51(6):719 - 739.

［10］Lucassen DA, Lasschuijt MP, Camps G, et al. Short and long-term innovations on dietary behavior assessment and coaching: present efforts and vision of the pride and prejudice consortium ［J］. Int J Environ Res Public Health, 2021,18(15):7877.

［11］Thompson D, Bhatt R, Vazquez I, et al. Creating action plans in a serious video game increases and maintains child fruit-vegetable intake: a randomized controlled trial ［J］. Int J Behav Nutr Phys Act, 2015,12:39.

［12］Tremblay MS, Aubert S, Barnes JD, et al. Sedentary Behavior Research Network (Sbrn)-Terminology Consensus Project Process and Outcome ［J］. Int J Behav Nutr Phys Act, 2017,14(1):75.

[13] Bull FC, Al-Ansari SS, Biddle S, et al. World Health Organization 2020 Guidelines on Physical Activity and Sedentary Behaviour [J]. Br J Sports Med, 2020,54(24):1451－1462.

[14] Gao Z, Liu W, Mcdonough DJ, et al. The dilemma of analyzing physical activity and sedentary behavior with wrist accelerometer data: challenges and opportunities [J]. J Clin Med, 2021, 10(24):5951.

[15] Sedentary Behaviour Research Network. Letter to the editor: standardized use of the terms "sedentary" and "sedentary behaviours" [J]. Appl Physiol Nutr Metab, 2012,37(3):540－542.

[16] Pate RR, O'neill JR, Lobelo F. The evolving definition of "sedentary" [J]. Exerc Sport Sci Rev, 2008,36(4):173－178.

[17] Owen N, Healy GN, Matthews CE, et al. Too much sitting: the population health science of sedentary behavior [J]. Exerc Sport Sci Rev, 2010,38(3):105－113.

[18] Dunstan DW, Healy GN, Sugiyama T, et al. 'Too much sitting' and metabolic risk-has modern technology caught up with us?[J]. European Endocrinology, 2010,6:19－23.

[19] Júdice PB, Silva AM, Berria J, et al. Sedentary patterns, physical activity and health-related physical fitness in youth: a cross-sectional study [J]. Int J Behav Nutr Phys Act, 2017,14(1):25.

[20] Broadney MM, Belcher BR, Berrigan DA, et al. Effects of interrupting sedentary behavior with short bouts of moderate physical activity on glucose tolerance in children with overweight and obesity: a randomized crossover trial [J]. Diabetes Care, 2018,41(10):2220－2228.

[21] Bull FC, Al-Ansari SS, Biddle S, et al. World Health Organization 2020 guidelines on physical activity and sedentary behaviour [J]. Br J Sports Med, 2020,54(24),1451－1462.

[22] 苟建军,赵菁,丁荣晶. 吸烟与控烟[M]. 郑州:河南科学技术出版社,2017:178－180.

[23] Yang G. Tobacco Control in China [M]. Springer, 2018.

[24] 中国疾病预防控制中心控烟办公室. 创建全面无烟环境指南[M]. 北京:军医科学出版社,2014.

[25] 李新华. 2018中国成人烟草调查报告[M]. 北京:人民卫生出版社,2020.

[26] 中国疾病预防控制中心. 2019年中国中学生烟草调查结果发布[EB/OL]. (2022－05－31). https://www.chinacdc.cn/jkzt/sthd_3844/slhd_12885/202005/t20200531_216942.html.

[27] Wang L, Fu K, Li X, et al. Exposure to third-hand smoke during pregnancy may increase the risk of postpartum depression in China [J]. Tob Induc Dis, 2018,16:17.

[28] 王宁,冯雅靖,包鹤龄,等. 2014年中国40岁及以上人群吸烟现状调查[J]. 中华流行病学杂志,2018,39(5):551－556.

[29] Hair EC, Romberg AR, Niaura R, et al. Longitudinal tobacco use transitions among adolescents and young adults: 2014－2016 [J]. Nicotine Tob Res, 2019,21(4):458－468.

[30] 中华人民共和国国家卫生和计划生育委员会. 中国临床戒烟指南(2015年版)[J]. 中华健康管理学杂志,2016,10(2):88－95.

[31] 姜垣,杨焱,王立立. 简短戒烟干预手册[M]. 北京:军事医学科学出版社,2013.

[32] 王文炳,李浩祥,邝祖盛,等. 基于AWARD模式的非常简短个性化戒烟干预:香港经验[C]//中国控制吸烟协会. 中国控制吸烟协会第19届全国控烟学术研讨会论文摘要,2018:50－51.

[33] World Health Organization. WHO report on the global tabacco epidemic, 2008: the MPOWER package. Geneva, World Health Organization:2008.

[34] 世界卫生组织. 2019年世卫组织全球烟草流行报告[EB/OL]. https://apps.who.int/iris/bitstream/handle/10665/325968/WHO-NMH-PND-2019.5-chi.pdf? ua=1.

[35] 王春婷. 社会共治:一个突破多元主体治理合法性窘境的新模式[J]. 中国行政管理,2017(6):30－35.

［36］李嘉慧,李娜,徐刚等.基于社会认知理论的中职学生控烟干预实践研究［J］.中国学校卫生,2020,41(7):994-997.

［37］陈德,续琨,龚正阳,等.上海市公务人员戒烟大赛一年期干预效果研究［J］.上海预防医学,2020,32(2):119-124.

［38］行倩.中国食品安全风险社会共治主体法律制度研究［D］.北京:华北电力大学,2019.

［39］World Health Organization. WHO report on the global tobacco epidemic, 2017:Monitoring tobacco use and prevention policies. Geneva: World Health Organization, 2017.

［40］蓝煜昕.社会共治的话语与理论脉络［J］.中国行政管理,2017(7):105-110.

［41］顾沈兵,魏晓敏,刘惠琳,等.社会动员策略在健康教育与健康促进中的应用［J］.上海预防医学,2015,27(8):442-444.

［42］杨焱,姜垣,杨小丽,等.影响戒烟成功因素的分析—中国2002年戒烟竞赛一年随访研究［J］.卫生研究,2004,7(33):478-480.

［43］李嘉慧,石芳慧,陈子玥,等.学校控烟干预常用行为改变理论及影响因素分析［J］.中国学校卫生,2020,41(8):1273-1277.

［44］Pan YC, Chiu YC, Lin YH. Systematic review and meta-analysis of epidemiology of internet addiction［J］. Neurosci Biobehav Rev, 2020,118:612-622.

［45］Li L, Xu DD, Chai JX, et al. Prevalence of Internet addiction disorder in Chinese university students: A comprehensive meta-analysis of observational studies［J］. J Behav Addict, 2018,7(3):610-623.

第十四章

场所的健康教育与传播实践

第一节　学校的健康教育与健康传播

一、概述

(一) 学校健康教育与传播的概念与基本状况

学校健康教育是通过健康信息传播、行为干预等手段,在学校范围采取多种形式,针对不同年龄阶段学生的求知特点和健康需求,进行有目的、有计划的健康知识和技能的健康传播和教育活动。

儿童青少年的健康是社会经济可持续发展的重要基石,事关我国未来人口的整体素质,关系到民族的复兴和国家的强盛。一方面,儿童青少年处于人生的起步阶段,中枢神经系统的可塑性强,接受能力较强,容易形成稳固的健康意识和健康行为习惯,是形成各种行为习惯的关键时期,也是开展健康干预的最佳时期;而且这个阶段的健康素养可以延续到成年期,并对成年期的健康行为具有重要影响。另一方面,学校是儿童青少年成长的摇篮,有完整和系统的教育体系,健康教育的课程和活动均可与之整合和融合,儿童青少年在学校接受系统健康教育所获得的健康知识与技能,能最大限度地向家庭和社会辐射,帮助其家庭及社区其他成员获得健康知识、养成健康行为习惯,因此学校健康教育与健康传播影响人的整个生命周期,是对儿童青少年实施健康教育的主阵地和最适宜场所。

提高学生健康素养是实现学生健康和可持续发展的基础,而学校健康教育和健康传播被公认为是一项增进儿童青少年健康,进而促进全社会健康的有效策略。通过课堂教学、健康教育和健康传播活动,使儿童青少年获得和掌握必要的健康知识,树立正确的健康观念,增强学生自我保健意识,养成科学、文明、健康的生活方式和行为习惯,从而达到预防疾病、增进健康、提高学生个体和群体健康水平的目的,逐步稳健推进学生身体健康工程,培养学生学习和发展的意识,促进身心发展,为终身健康和未来发展奠定基础。此外,在少年儿童时期施以良好的健康指导和培育,提高他们对健康的认识,形成良好的卫生习惯和健康的生活方式,能有效地促进少年儿童身心的健康发展,既有利于他们在学校期间健康成长,使之精力充沛地投入学习,也有利于为新一代公民的身心健康打下牢固的基础。

（二）学校健康教育与传播的主要工作任务

1. 建立健全学校健康教育和健康传播工作机制，探索行之有效学校健康宣教和干预模式

从政策上来看，国家层面对学校健康教育和健康传播工作提出了工作方向和要求。《关于加强健康促进与教育的指导意见》（国卫宣传发〔2016〕62号）中提出，以中小学为重点，建立学校健康教育推进机制，构建相关学科教学与教育活动相结合、课堂教育与课外实践相结合、经常性宣传教育与集中式宣传教育相结合的健康教育模式。《"健康中国2030"规划纲要》指出，将健康教育纳入国民教育体系，把健康教育作为所有教育阶段素质教育的重要内容，以中小学为重点，建立学校健康教育推进机制。因此，应充分发挥教育与卫生资源两方面的作用，形成优势互补、依责履职的合作工作机制，从而进一步实现中小学生健康促进的目标。

通过学校健康教育和传播，把各种有助于促进儿童青少年健康的内容、技能融入学校健康教育课堂，探索行之有效的宣传干预模式，结合时代主题创新方式方法，有效提升学生健康状况和身体素质，全面促进学生的健康发展，从而保证全民健康素养水平的提升。

2. 消除或减少影响学生健康的危险因素，并提高学生健康知识水平和自我保健能力

儿童青少年通过卫生知识学习及周围环境影响而逐步形成卫生观念并养成健康行为。尽管青少年时期的行为可变性较强，由于行为改变并固化较为困难，因此必须抓紧生命早期这一有利时期，开展学校健康教育，消除或减轻学校生活环境中影响健康的危险因素，从而减少威胁儿童青少年身心健康的近视、肥胖、意外伤害等公共卫生问题的发生。

在健康教育活动和课程体验中，逐步渗透健康意识、健康心理与公共卫生意识，使学生能掌握和运用卫生和健康相关科学知识，有意识、有能力地终身获取健康信息，养成有益于自身健康的学习生活方式和行为习惯，抑制不健康的行为，增强学生自主健康管理能力。

3. 降低儿童青少年常见病及传染病患病率，促进儿童青少年心理和精神健康发展

儿童青少年正处在生长发育时期，对外界环境的适应能力及对某些致病微生物的免疫能力较差，往往由于不良的学习生活条件及某些不利的因素影响，易患一些常见的疾病。对学龄儿童及时普及各类常见病的有关知识，大力开展学校健康教育和健康传播，使学生掌握有关预防知识和必要的技能，结合学校定期体检和矫正，降低常见病及传染病患病率。同时，结合儿童青少年身心发展的阶段性特征，积极开展形式活泼、内容丰富，集科学、教育、娱乐为一体的学生课外心理健康课堂活动，通过健康教育有目的、有计划、有组织地发展儿童青少年的智力和个性品质，有助于预防心理障碍，提高学生精神健康水平。

二、内容与方法

（一）内容

学校健康教育与健康传播主要围绕健康行为与生活方式、疾病预防、心理健康、生长发育与青春期保健、安全应急与避险五方面内容展开，具体如下。

（1）健康行为与生活方式：使学生能够正确认识个人行为与健康密切相连，形成合理膳食、积极锻炼等健康生活方式。

（2）疾病预防：帮助学生学习认识常见疾病，如传染性疾病的传播、学校生活环境中常见疾病的影响因素，提高身体保健能力。

（3）心理健康：了解心理健康的影响因素，保持积极情绪、发展良好自我认知、提高心理社会适应能力。

（4）生长发育与青春期保健：为学生提供正确的生长发育、生殖健康知识和保健技能，培养学生能够以一种负责态度、健康的方式维护个体及青春期健康。

（5）安全应急与避险：学习在不同环境下的安全知识，培养相关的技能和应对策略，保证自身和他人的安全。

根据儿童青少年年龄和发育水平，学校健康教育与健康传播在不同阶段各有侧重。小学阶段，学生可塑性强、求知欲高，易于接受健康教育知识和形成行为习惯，健康教育与健康传播重点以个人卫生习惯、合理营养与膳食、常见病预防、生长发育与心理健康等为主，健康教育传播内容需要浅显易懂。而在中学阶段，重点则以青春期生长发育知识与性知识、常见病预防、性相关疾病预防、心理健康等为主，所涉及的知识也更为深入。此外，学校健康教育和传播（健康科普）的实践，应立足五大内容基础，在健康知识与健康技能传授两者兼顾、健康意识培养与健康行为养成相统一的原则下，根据学生成长规律和健康发展新要求，结合学校特色研究制定适合学生身心健康和个性特长发展的校本课程与健康活动内容，增强课程内容的选择性、趣味性，培养学生对健康生活的兴趣和乐趣，实现"人人享有健康"的最终目标。

（二）实施方法

学校健康教育与健康传播的实施，主要分为直接传播和间接传播两种方法。直接传播方法是健康教育和健康传播最基本和最重要的途径之一，针对干预对象的特点，进行有针对性的知识、技能传授和教育，包括课堂教学、讲座、示教等传统教学方法，小组讨论、案例分析、同伴教育、角色扮演等参与式教育，以及主题班会、手抄报、家长会等传播活动等。间接传播是利用传统媒介和新媒体等传播媒介及技术，进行健康教育和健康传播，随着技术的发展和普及，间接传播方法在健康教育和健康传播中的使用也越来越广泛，并且衍生出一众学校健康教育和健康传播创新干预模式，如利用微信公众号平台、手机 APP、虚拟应用/增强现实智慧技术等。

三、案例实践

（一）校园传染病的科普传播实践——以上海长宁区疾病预防控制中心《健康防护林》为例

1. 项目背景

突发公共卫生事件是指突然发生、造成或者可能造成社会公众健康严重损害的重大传染病疫情、群体性不明原因疾病、重大食物和职业中毒以及其他严重影响公众健康的事件。主要包括传染病疫情、群体性不明原因疾病、食品安全、职业危害、动物疫情以及其他严重影响公众健康和生命安全的事件。

学校（校园）突发公共卫生事件是按发生场所（空间分布）分类的突发公共卫生事件类型之一。根据监测，我国有近 75％的突发公共卫生事件发生在学校（含托幼机构），其中又以传染病最为常见。其中经呼吸道传播的水痘、流行性感冒、流行性腮腺炎、风疹和经手-口途径传播的诸如病毒急性胃肠炎、手足口病等病种最为常见。

由于学校(含托幼机构)内的人员密集,幼儿和儿童青少年抵抗力较弱,卫生习惯尚未养成,因此,做好校园(含托幼机构)内传染病的防控是突发公共卫生事件防控工作的重点之一。

相关调查显示,由于年龄段、认知水平、家庭收入情况等差异,学生、学龄前儿童及家长的传染病健康素养参差不齐,可能会导致突发公共卫生事件没有得到有效控制的局面。由于校园传染病,尤其是急性传染病的自身特点与儿童青少年阶段的慢性病、生长发育问题差异较大,所以在实施该领域的健康教育与传播时,需要进行需求分析,在此过程中可以发现以下问题:

(1) 传染病事件的突发性与健康教育与传播资料准备的充分性之间存在矛盾。传染病发病急,发生往往具有突发性,如果临时准备资料,其精准性、可读性通常有所欠缺。

(2) 儿童青少年认知水平的阶段性差异与健康教育与传播资料的单一性之间存在矛盾。校园涉及年龄段较大,从幼儿园儿童到青春期青少年,认知水平差异巨大,不可能仅靠一套科普材料"包打天下"。

(3) 防控群体的多元化和科普对象的单一化之间存在矛盾。校园传染病事件一旦发生,涉及多个群体,比如学生、老师、学校工作人员、家长等,不同群体的诉求不同。在传统的疫情科普中,科普对象通常容易单一化,如告家长书,或是针对学生的科普,容易忽略老师、后勤人群等等群体。

因此,实施《健康防护林》健康教育与传播项目,通过全面提高相关人员,包括老师、学生、家长的健康素养,以期更好地开展校园传染病防控。

2. 理论基础与框架

知信行(KAP)模式:卫生保健知识和信息是建立积极正确的信念与态度、进而改变行为的基础,信念和态度是行为改变的动力。因此,首先从宣教对象的健康知识和改变健康信念入手,帮助其掌握正确的健康知识,进而增强其健康的信念,从而愿意主动采取积极的预防性措施,实现健康行为的养成和固化,达到防治疾病、促进健康的目的。通过提升相关人员的传染病知识,保持科学防控的态度,最终配合落实各项突发公共卫生事件防控的要求,并付诸行动。

PDCA循环:是将质量管理分为四个阶段,即计划(Plan)、执行(Do)、检查(Check)和处理(Act)。在质量管理活动中,要求把各项工作按照策划、实施、检查实施效果进行部署,然后将达到预期的纳入标准,没有达到预期目标的留待下一循环去解决,进而改进,在实践中不断进行优化。

健康教育与传播是一项长期行为,不可能一蹴而就,在整个过程中,还需通过不断完善、不断优化提升传播效果。

3. 内容与实施

(1) 建立校园传染病教育与传播专用平台:

为了解决传染病疫情发生的突然性问题,建立专用平台,打造微信公众号——"健康防护林"作为区域校园传染病的平台。

内容注重三个方面:一是内容遴选确认,所有内容以托幼机构、学校关心的问题为切入点,通过突发公共卫生事件、传染病、因病缺勤缺课、门急诊就诊情况等监测数据,结合个人访谈等,确定科普内容。二是内容权威可靠,所有的内容均以医学教科书、国内外疾病防治指南、公开发表学术文献等作为参考依据,严格执行循证医学的原则。三是遵循需求导向:

根据对象特点进行区分,并按照不同年龄特点,对同一主题制作有区分度和侧重点的内容。

（2）畅通家校一体式健康教育与传播路径：

对平台内容通过场景式应用,确保能够传递到科普对象,提高传播效率。

① 当校园内发生传染病个案时,由卫生保健老师在平台中搜索到相应的健康教育与传播素材,然后点对点分别转发至患儿家长、班级班主任及班级家长群。

② 当传染病流行高峰时期出现时,由卫生保健老师在平台中搜索到相应的健康教育与传播素材,然后通过班级班主任群传播,再由班主任传递到班级家长群。

③ 当某个班级内发生群体性事件（如水痘聚集性事件）时,则由卫生保健老师在平台中搜索到相应的健康教育与传播素材后点对点传递给班级班主任,由班主任传递到班级家长,要求配合防控措施,参与如晨检、主动监测、主动报告、应急接种疫苗等；对于个别不愿意配合防控措施的家长实施进一步干预指导,发送更丰富的素材,推进全面落实防控措施（如应急接种疫苗等）。

④ 在传染病流行高峰时期,一方面在线下对所有园长、校长培训,同时将培训资料上传至平台,由各校分头开展二级培训；另一方面还会在线上开展直播,直播前进行预告,由卫生老师、家长等自愿进行收听提高防控知识和技能。

（3）打造分龄段原创科普内容体系：

根据不同年龄段的认知特点,打造科普教具、卡通形象、科普动画片、科普故事、科普书籍等原创内容体系,从而使得各个年龄段的健康教育与传播对象获得有针对性的、喜闻乐见的健康教育与传播材料（见图 14 - 1）。其中用卡通形象将病原体进行具象化、卡通化、拟人化,通过一系列故事、短视频、海报等方式,通俗易懂地传递科普知识,在实践中获得了学生的广泛认可。

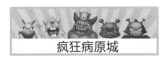

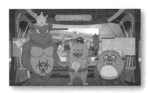 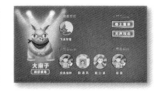

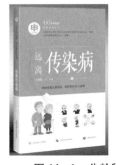 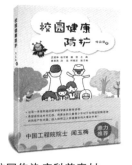

图 14 - 1　分龄段校园传染病科普素材

（4）线上线下强联动凸显科普效果：

线上以"健康防护林"微信服务号为主平台，建设健康教育与传播资源库、在线直播平台、在线互动平台等；线下则以传统的健康教育与传播讲座、培训答疑等为主。开发系列电子资料和实物资料，其中电子资料包括各种图文、图片、视频、音频、卡通形象等，实物资料包括健康教育与传播教具、衍生的健康产品等。值得一提的是，为了形成体系化，健康教育与传播教具、衍生的健康产品的 IP 设置切入点为拟人化、个性化的病原体，通过人类与病原体的斗智斗勇传递日常健康知识、技能及防控方法。

4. 评价与效果

经过几年的实践，该案例在区域内获得了良好的反响，在全国范围内的各种健康教育与传播竞赛中也屡获殊荣。更重要的是，对于基层来说，最为关键的服务对象"满意度"有了显著的改善。在"健康防护林"微信公众号平台上对不同对象进行的满意度调研结果显示：整体满意度较高，尤其在学校老师及家长中，满意度超过 90%；对使用了原创科普产品——校园传染病明星卡的对象进行的满意度调查结果显示：对卡通形象的满意度为 97.78%，对使用游戏形式的满意度为 96.67%。98.89% 的被调查者认为"用卡牌的形式来传播传染病知识，很有趣味性"，95.56% 的被调查者认为"一次可以学习多种传染病知识，内容很丰富"。

该案例通过识别需求（WHY），打造针对不同受众的原创健康教育与传播内容（WHAT），通过线上线下的方式（WHERE），在疫情发生时、日常宣教时（WHEN）进行有针对性的健康教育与传播，从而让学生、家长、老师（WHO）等相关群体能够提升传染病认知，知悉突发公共卫生事件的特点及应采取的防控技能，从而配合落实各项防疫措施（HOW），达到防控的目的。

（二）近视防控学校健康教育实践——以上海宝山区祁连中心校为例

1. 项目背景

视力不良已成为全球性的公共卫生问题。在我国，青少年视力不良检出率也持续上升，并出现低龄化倾向。上海市宝山区祁连中心校结合时下"双减政策"，通过学校、家长和社区共同努力，提供科学用眼护眼的知识经验和方法、营造健康舒适的学习和生活环境、开展丰富适宜的活动、动员家庭广泛参与、为社区提供合适的健康服务，共同推进学生近视不良率下降，助推受众采取健康生活方式。

宝山区祁连中心校于 2017 年被作为"上海市加强公共卫生体系建设三年行动计划青少年近视干预项目"试点学校开展干预。在干预前的基线调查发现，学生视力不良率高达 43.3%，且呈上升趋势。为此学校通过多方联合，运用学校健康教育与健康促进的策略，开展了一系列学生近视干预工作。

2. 理论基础与框架

（1）知信行（KAP）模式：

KAP 模式是改变人类健康相关行为的模式之一，将人类行为的改变分为获取知识、产生信念和形成行为三个连续过程。该模式提出了知识、信念和行为三者之间的关系，"知"是基础，"信"是动力，"行"是目标。应用知信行模式的重要任务之一是培养人们的集体健康行为。从"知"到"行"要经过许多不同的层次，社会文化、风俗、习惯、社会舆论、道德观念、法律法规等都对人的集体性行为有直接的影响。因此，儿童青少年近视防控这种群体健康行为的养成是一个既复杂又困难的过程，必须动员联合政府、相关部门、社区、家庭等多方面的力量，才可能完成群体健康行为的改变。

（2）同伴教育：

群体心理理论指出，当个体处于群体之中时，他们通常知晓外界如何评价他们，这些评价会使其情绪感受以及对事物的反应有所增强，从而对人们的行为造成一定的影响。因此我们可以通过一系列的社会策略，借助群体心理的认同意识、归属意识、整体意识和排外意识来促进家长、学校对儿童青少年近视的重视，鼓励学生成立近视防控社团或小组开展视力健康同伴教育，发挥同龄人群体的作用，正面影响，互相监督，借助群体心理理论，采用奖励机制，使有不良用眼行为习惯的儿童青少年有改变行为的意识，对近视不良习惯和近视的危害的认识增强，从群体影响个体，最终同化，实现群体行为的良性改变。

3. 内容与实施

（1）开展多种形式的教育，提高师生护眼知识、意识和能力：

校园内设立预防近视宣传角，并由学生自己设计制作护眼小报等宣传资料，定期进行更换；根据各年级学生特点，设计不同内容的护眼提醒，制成用眼桌贴，张贴在每一位学生桌面右上角，时刻提醒学生注意爱眼护眼；充分利用校园广播、板报、班会、宣传栏、国旗下讲话等多种形式，每月开展科学用眼、预防近视等护眼宣传活动；结合爱眼日，开展爱眼周宣传活动，如唱"爱眼歌"、做"爱眼操"、举办"爱眼 K 歌赛"、举行"呵护眼睛"创意绘画比赛等，在潜移默化的宣传活动中，提高学生护眼知识，培养护眼意识，养成正确的读写姿势和用眼卫生习惯。

此外，考虑到教师是学生健康教育和日常教育过程中最直接的角色，学校通过讲座向教师普及防治近视知识，使每位教师深刻认识到预防近视工作的重要性，把预防近视工作作为推进素质教育、促进学生身心健康的重要内容之一。在健康教育方式和方法方面，采取多学科渗透和主题研发的健康教育与传播策略，将培养学生良好的用眼卫生习惯贯穿于教学中，随时纠正学生的不良读写姿势，培养学生自主爱眼护眼的意识，养成良好的用眼习惯。同时在高年级班级将"守护'睛'彩"这一议题作为健康教育与传播课的主题，辐射到其他相关联的知识点，如科学膳食、体育锻炼等，帮助学生建立良好的用眼卫生习惯和行为。

学校还将近视干预项目与体育、各主题活动相结合，如艺术节、体育节、科技节、读书节、少先队活动、田径运动会等，积极倡导阳光体育运动，将体育运动与趣味小游戏相融合，将健身运动与学校体育发展项目相结合，通过这些丰富多彩的体育活动，养成学生良好的体育锻炼习惯，既培养了兴趣爱好，也熏陶了艺术修养。

同伴教育在学校健康教育与传播中起到重要作用。学校实行每天两次的眼保健操检查评比制度，并将检查结果纳入班级常规考核之中。每学期举行全校性的眼保健操比赛，评出先进班级予以表扬，以此激励提高学生眼保健操的质量。各班推选一名优秀学生轮流担任视力监督员，组建视力健康管理队，进行日常巡查，进一步规范学生做好眼保健操。

（2）家校联合，营造良好的用眼环境和护眼氛围：

家长也是近视防控健康教育与传播中的一分子。学校开展家校互动，充分利用家长会、微信群或告家长书等形式向家长宣传保护视力、预防近视的知识和方法，敦促家长关注家庭用眼护眼环境,控制并减少电子产品的屏前时间,科学膳食,均衡营养,形成家长学校共同防治近视的良好局面;开展"护眼方式大收集"摄影展示,以"我的护眼方式"等丰富多彩的活动,吸引学生拿起相机和家长走进大自然、走到阳光下,促进学生和家长关注眼健康。

(3) 社区联动,传播专业护眼知识和理念:

学校定期邀请社区卫生服务中心的医生开展"送医进校园"活动,为师生进行授课,开展爱眼日宣传活动,指导学校视力监测管理工作。学校还将活动作品在学校所在社区、互联网进行展示,将爱眼护眼的理念和知识传播到更广泛的环境中。

4. 评价与效果

通过学校、家长和社区共同努力,向学生们提供科学用眼护眼的知识经验和方法、出台相应的制度敦促学生养成科学的用眼习惯、营造健康舒适的学习和生活环境、开展丰富适宜的活动、动员家庭广泛参与、社区提供合适的健康服务等一些系列方法,将所有有利于促进学生用眼健康的因素进行有效的联合,并形成一系列制度、规范,使之长效可操作。

经过近几年的学生视力健康教育和管理,该学校的学生近视防控取得一定效果:学生视力不良率趋于稳定并持续下降,从 2017 年的 43.3% 下降到 2020 学年的 38.9%,一年之内没有进行过二次及以上眼科预防检查的从 5% 下降为 0%;学生视力保护相关行为也有所转变,每天使用电子设备超过 2 小时的比例从 12% 下降为 8%,每周锻炼 3 天以上的比例从76% 提升到 94%。

(满庭芳　庄建林)

第二节　医院的健康教育与健康传播

一、概述

医院健康教育泛指各级各类医疗、保健、预防机构和人员在临床实践和实际工作过程中伴随医疗、保健、预防活动而实施的健康教育。它以患者为中心,针对医疗机构对患者个体及其家属所实施的有目的、有计划、有系统的健康教育活动,其目的是防治疾病,促进身心康复。医院健康传播是各级各类医疗卫生机构运用各种传播媒介、渠道和方法,为维护和促进人类健康的目的而制作、传递、分散、交流、分享健康信息的过程,是医院健康教育的重要手段和策略。

医院健康教育与健康传播意义深远,主要包括:

(1) 医院健康教育是医院发展的品牌战略。医院健康教育是关爱患者的情感、尊重病人应有的权利、充分调动患者的健康潜能,积极配合并参与治疗的全过程。医院把"传播卫生知识、开展健康教育、参与健康促进"放在首要位置,这无疑从战略层面拓展了医院的品牌,其结果将促进医院提升服务质量、医务人员提高人文素质,促成患者满意、口碑良好。

(2) 医院健康教育与健康传播能很好地传递医学科普知识。医院作为医疗机构,有着丰富的医师资源,他们为患者、家属和社区居民授课,不仅传播了最新的医学科普知识,而且结合实际病例,教导老百姓在日常生活如何预防疾病,更有说服力,老百姓在听课过程中也较容易接受。

（3）医院健康教育可作为治疗手段。通过对患者进行健康教育,帮助其树立自我管理的自觉意识和技能,使其改变与疾病有关的不良行为和生活方式,从而真正消除致病的根本因素。此外,医院健康教育对于提高病人的遵医行为,缓解因病产生的心理焦虑、压力等一系列问题也都起到了至关重要的作用。

（4）医院健康教育是密切医患关系减少医疗纠纷的重要纽带。在缓解紧张的医患关系、体现医院"人性化"服务和人文关怀方面,医院健康教育可以发挥独特作用。医护人员在医疗过程中,根据患者的具体情况,适时开展健康教育与传播,既可以满足患者的需求,解除心理负担,同时又因为与患者接触机会增多,促进了相互之间的了解,拉近了医患之间的情感距离,提高了患者对医护人员的信任度和满意度。健康教育与传播营造的是一个充满人情味、有利于患者身心康复的治疗环境,从而降低医疗纠纷的发生率。

（5）医院健康教育与传播是降低医疗费用的有效途径。相关研究表明,1元的预防投入可以节省8.59元医药费,而健康教育在预防和减少疾病方面可以"大显身手",如减少慢性病的发作频率和延缓病情加重,实现不生病或少生病、看病难、看病贵带来的压力自然会减轻,从而释放紧缺的医疗资源,缓解医院压力,节约医院大量人财物的医疗花费。

二、内容与方法

（一）主要内容

医院健康教育和健康传播的对象不但包括患者及其家属,也包括社区居民、医院的职工等不同人群,其主要内容为以下几个方面。

（1）患者健康教育与传播是指以患者为中心,针对到医院接受医疗保健服务的患者及其家属所实施的健康教育活动。目的是针对患者个人的健康状况和疾病特点,通过健康教育实现三级预防,促进患者身心健康。患者健康教育主要分为门诊健康教育和住院健康教育,其中门诊健康教育包括候诊教育和随诊教育,住院健康教育包括入院教育、住院教育、出院教育和随访教育等四个方面。

（2）社区健康教育与传播是指以社区为单位,以社区人群为教育对象,以促进居民健康为目标的健康教育活动。它是根据医院所辖社区居民的健康需求,以医院医疗保健人员为主体,在当地健康教育机构的指导和合作下,以社区群众为对象所提供的健康服务,目的是发动和引导社区居民树立健康意识,关心自身、家庭、社区和社会的健康问题,积极参与健康教育规划的制定和实施,养成良好卫生行为和生活方式,以提高自我保健能力和群体健康水平。

（3）员工健康教育与传播是医院针对院内员工存在的主要健康问题有组织、有计划地实施健康教育干预与传播,促使包括医护人员在内的所有员工建立健康的生活方式,保持和促进自身的身心健康,并成为健康行为的楷模。与此同时,医护人员也是针对患者、家属以及公众开展健康教育活动的主体,医护人员如若缺乏健康教育与传播学科的正规教育,对医院健康教育和传播的内涵缺乏了解,就会影响他们有效开展健康教育与传播。

（二）医院健康教育与健康传播的方法

根据医院健康教育的内容和形式，结合健康传播技巧，归纳出五类传播方法。

1. 语言教育法

语言教育法又称口头教育法，是指通过语言的交流与沟通，讲解及宣传健康教育知识，增加受教育者对健康知识的理性认识。其特点在于简便易行，不需要特殊设备辅助即可开展，具有较大的灵活性。根据实际应用，可分为谈话法、小组讨论法、讲授法三类。

2. 文字教育法

文字教育法是指以文字或图片为工具，将疾病知识制作成各类传播材料，通过简明、形象、生动的文字描述使人们易于接受和掌握，从而达到健康教育目的的一种方法。常见的宣传标语/横幅/海报、宣传画、宣传单张/折页/小册子、健康教育处方等，均属于文字教育法的实际应用。其特点在于：不受时间和空间条件的限制，便于保存和查阅；可以大量印刷、广泛传播，扩大覆盖面；内容详尽、系统，作用时间持久等。根据适用群体，可分为面向个人和大众的两类传播材料。

3. 电化教育法

电化教育法是指在教育教学过程中，运用投影、幻灯、录音、录像、广播、电影、电视、计算机等现代教育技术传递信息，并对这一过程进行设计、研究和管理的一种教育形式。电化教育是健康教育工作的一种重要手段，其特点在于通过现代化教育媒体与传统教育媒体的结合，能有效补充语言教育法和文字教育法的不足，把抽象的、难懂的内容具体化、直观化，为患者或家属提供生动、逼真的感性认识，提高其对疾病防治知识的理解，达到事半功倍的效果。根据患者健康教育的实践经验，常用的主要有广播和视频两类。

4. 模拟训练法

模拟训练法是利用模拟技术创设出模拟人和模拟场景，代替真实人进行教学和实践的教学方法。模拟训练通过虚拟实践性训练，让学习者从模拟训练中获得心理体验，激发主动学习的兴趣，帮助巩固学习的知识和所需的操作技能，具有真实性高、实践性强、反馈及时、可重复操作等特点。母乳喂养方法、婴儿沐浴技巧、心肺复苏训练等均属于模拟训练法的应用实例。根据具体教学形式，模拟训练法可细分为多媒体视频模拟示教法、模型模拟演示训练法、虚拟场景模拟法、角色模拟法四类。

5. 新媒体教育法

新媒体教育法是相对于传统媒体而言的，是指运用新技术支撑体系下出现的媒体形态，如数字报纸、数字广播、手机短信、移动电视、网络、数字电视、触摸媒体等，开展健康教育的方法。新媒体具有覆盖面广、传播速度快、信息容量大、交流互动强、个体化明显等特点。从传播方式上看，新媒体涵盖了自我传播、人际传播、群体传播、大众传播等形式，弥补了传统媒体照顾不到的信息空位，传播速度和广度都得到了前所未有的提升，让医院健康教育的相关信息可以快速传播到社会的方方面面，真正实现点对点的传播模式。

三、案例实践——基于创新扩散理论推广孕产妇盆底康复训练的健康管理

1. 项目背景

盆底功能障碍性疾病（以下简称 PFD）的发病率占女性群体的 40% 左右，是女性的常见

病之一,包括盆腔器官脱垂(POP)、压力性尿失禁(SUI)以及性功能异常。国外自 20 世纪 90 年代起认为该病是影响人类健康的五大疾病之一,每年在其中投入了高昂的费用,仅美国在 2002 年用于此病的费用即高达 163 亿美元。随着我国人口老龄化及全面三孩政策的落实,PFD 的患病率也将迎来新的增长。关注女性 PFD、早期干预并积极预防 PFD 的发生成为当前刻不容缓的重要任务。

PFD 的发生不仅与年龄、高 BMI、高血压、吸烟、便秘等因素相关,而且与妊娠和分娩亦密切相关。有人认为,妊娠和分娩是 PFD 发生的独立危险因素。妊娠期雌孕激素水平变化导致盆底肌纤维变长、盆底组织变软、机体水钠潴留、体重指数增加,加重盆底肌负担,子宫、羊水及胎儿重量随孕周增加,重力作用导致盆底肌纤维受损;分娩尤其是经阴道分娩导致盆底神经完整性破坏、盆底肌纤维断裂,如合并产道损伤则进一步加剧盆底功能的异常,导致盆底肌肉收缩力下降、盆底肌松弛。由于妊娠和分娩引起的盆底创伤性改变导致产后极易出现盆腔器官脱垂、尿失禁、漏尿、腰酸、背痛等与盆底功能障碍相关的症状,如不及时有针对性地康复或纠治,随着女性年龄增长而生理功能日益减退,会导致 PFD 发生,并由此产生诸多并发症,对女性生理或心理造成严重影响。

目前国内外对女性产后出现的盆底功能障碍症状进行盆底康复的方法较多,但是对于妊娠期是否需要对盆底进行健康干预以达到预防盆底肌松弛的健康管理手段较少。国外研究证实在妊娠 20～36 周时进行盆底功能锻炼,有助于分娩时缩短产程,并加快产后盆底肌肌力恢复。美国妇产学院委员会也建议,在排除禁忌证的情况下,应鼓励孕妇参与盆底肌锻炼(PFMT)。

盆底肌功能锻炼较常见的凯格尔(Kegel)运动为最经典的非手术治疗方法,是盆底康复基础性内容,对尿失禁、子宫、膀胱等轻度脱垂,改善性生活质量,产后盆底的康复都有一定的疗效,它可加强盆底肌肉运动能力,改善尿道、肛门括约肌的功能。该法是有意识地对以肛提肌为主的盆底肌肉进行自主性收缩训练,在专业人员指导下训练能获得更理想的效果。一般要求孕产妇做收缩肛门阴道的动作,每次收紧不少于 3s 后放松,连续做 15～30 min,每日进行 2～3 次,或每日做 150～200 次,6～8 周为 1 个疗程,一般 4～6 周患者有改善。通过加强对盆底肌的训练,减少盆底肌松弛的发生,改善 PFD 的症状。凯格尔运动作为国际公认的治疗轻、中度 SUI 患者的一线治疗方案,需要至少坚持 3 个月以上方能有明显疗效。此外,孕期养成良好的健康生活行为方式,如采取孕期健康饮食、有效控制孕妇体重、避免巨大儿产生、禁烟、忌酒等可能导致 PFD 的其他危险因素防控措施,可预防产后盆底肌松弛,更好地防止 PFD 的发生。研究表明,孕期盆底训练可以降低初产妇产后 3 个月的盆底功能障碍发生率,产后康复治疗明显降低产后 6～12 个月盆底功能障碍性疾病的发生率。因此,在孕产妇群体中开展以盆底功能锻炼为主的妊娠期盆底康复训练的健康管理,能促进妊娠和分娩过程损伤的神经和肌肉得到恢复,从而改善远期盆底状况,降低因解剖结构改变和年龄增长发生的盆底功能障碍性疾病机会。但目前,由于各种原因,盆底肌功能锻炼这一简单可行的康复措施未在我国孕产妇康复管理过程中得到普及和实践应用。

正是基于以上各项因素,上海某区妇幼保健院针对其服务的本区孕产妇人群尝试通过运用社区水平的健康促进理论——创新扩散理论推广孕产妇盆底康复训练的健康管理模式,以强化孕妇预防 PFD 的信念和自我健康管理的能力,使孕妇积极配合开展预防盆底肌松弛的各项举措,养成良好健康生活方式并能坚持盆底肌锻炼,开展自我保健,以达到预防产后盆底肌松弛、减少 PFD 发生、促进女性生殖健康的目的。

2. 理论基础与框架

创新扩散理论是从群体层面分析和解释创新被传播和采纳过程的一种理论模式,是由美国学者埃弗雷特·罗杰斯(E. M. Rogers)于 20 世纪 60 年代提出的一个关于通过劝服人们接受新观念、新事物、新产品的理论。"创新决策过程"包括认知、劝说、决策、实施、确认五个不同阶段。图 14-2 阐述了创新扩散的过程。

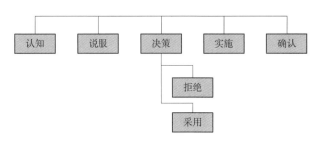

图 14-2 创新扩散过程的五个阶段

(1) 认知阶段——个人开始了解、知道某一创新,并且对其功能有一定的基本认识。

(2) 说服阶段——个人对某一创新发明形成赞同或不赞同的态度。

(3) 决策阶段——个人参与到其中,决定是选择采用还是拒绝这一创新发明。

(4) 实施阶段——个人将创新发明投入到实际运用中。

(5) 确认阶段——个人对创新运用结果的评估。

以上阶段并不是线性的,而是一个复杂的过程,设计诸多变量,如采纳者的个人特性、创新属性、传播渠道、沟通环境等。图 14-3 描绘了创新扩散发生的全过程,同时指出了各个环节的主要影响因素,即说明了创新决策的决定性因素。

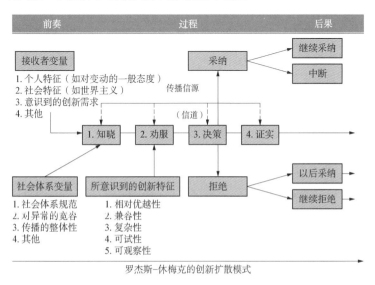

图 14-3 创新扩散过程的决定性因素

罗杰斯研究了创新决策中的控制变量,认为采纳者的个人特征、社会特征、是否意识到创新的需要等将制约采纳者对新事物的接受程度,而社会系统规范、对偏离的容忍度、传播完整度等也将影响新事物被采纳的程度。

另外大众传播和外地渠道在信息获知阶段相对来说更为重要,而人际渠道和本地渠道在劝服阶段更为得力;大众媒介与人际传播的结合是新观念传播和说服人们利用这些创新最有效的途径,大众传播可以较为有效地提供新信息,而人际传播对于改变人的态度与行为更为有力。无论是发达国家还是发展中国家,传播的过程通常呈现S形曲线,即在采用开始时很慢,当其扩大到总人数的一半时速度加快,而当其接近最大饱和点时又慢下来。图14-4很好地描述了接受者的类型以及接受创新与所需时间的关系。

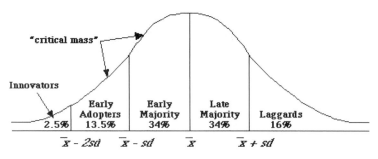

图14-4　接受创新与所需时间的关系

(1)创新者(innovators):他们是勇敢的先行者,自觉推动创新。创新者在创新交流过程中,发挥着非常重要的作用。

(2)早期采用者(early adopters):他们是受人尊敬的社会人士,是公众意见领袖,他们乐意引领时尚、尝试新鲜事物,但行为谨慎。

(3)早期采用人群(early majority):他们是有思想的一群人,也比较谨慎,但他们较之普通人群更愿意、更早地接受变革。

(4)后期采用人群(late majority):他们是持怀疑态度的一群人,只有当社会大众普遍接受了新鲜事物的时候,他们才会采用。

(5)落后者(laggards):保守传统的一群人,习惯于因循守旧,对新鲜事物吹毛求疵,只有当新的发展成为主流、成为传统时,他们才会被动接受。

除了采用者的特征以外,创新本身也有一些能决定其扩展程度或扩散速度的特性。罗杰斯的创新扩散理论认为创新的扩散速度取决于五个因素。

(1)相对优势。相对优势是一项创新比起它所取代的方法所具有的优势。相对优势除了用经济因素评价外,还可以用社会声望、便利性以及满意度来评价。如果一项创新有大量的客观的优点,那么它是否具有相对优势并不重要,重要的是个体是否认为该项创新具有优势。一项创新的相对优势越大,它被采用的速度越快。

(2)相容性。相容性是与现存价值观、潜在接受者过去的经历以及个体需要的符合程度。比起一个社会系统的价值观和标准相容的创新,不相容创新的采用速度则慢得多。一个不相容的创新要被采用,通常要求该系统在采用一套新的价值观以后才能实现,而这往往是一个很慢的过程。典型的不相容创新的例子是在一些伊斯兰教国家和天主教国家推行避孕方法,但这些国家的宗教不鼓励节育。

（3）复杂性。复杂性是一项创新被理解或被使用的难易程度。有些创新可以很容易就被一个社会系统的大部分成员理解,而另一些创新则复杂得多,不容易被采用。例如洛莫林德村民就不明白细菌理论,而这正是医生极力向他们解释的烧开水的理由。比起那些需要采纳者学习新技术和新知识的创新,简单易懂的创新扩散速度也快得多。

（4）可试性。可试性是在某些特定条件下一项创新能够被实验的可能性,能够分阶段采用的创新比起那些"一锤子买卖"的创新采用速度要快得多。瑞安和格罗斯发现,艾奥瓦州的农民要先实验才接受杂交种子玉米。如果没有测试新种子的简单试验,它的采用速度将慢得多。一项具有可试性的创新对考虑采用它的人来说具有更大的说服力,因为人们可以通过动手来学会它。

（5）可观察性。可观察性是指在多大程度上个体可以看到一项创新的结果。个体越容易观察到一项创新的结果,他们越容易采用它。这种可见度会激发同伴讨论该创新,如创新采用者的朋友或邻居经常会询问他对该创新的评价。

如果个体认为某些创新具有很大的相对优势、相容性好、可试性高且并不复杂,那么这些创新的采用速度比其他创新要快。以往的研究表明,在解释有关创新的采用速度问题时,这五点是创新最重要的特征。

目前,在国际上这一理论已在不同的学科得到广泛的应用。特别是该理论在健康教育与健康促进领域的应用也越来越被重视。由于医学科学知识的产生与普及应用之间存在着一道鸿沟。将创新向目标人群进行传播,即进行健康知识、技术和产品的转化和推广,是健康教育与健康促进的一项基本功能。从创新扩散的角度来分析、解释一种新的事物被采纳的过程和规律,可以指导我们将健康知识、技术、方法和行为模式向目标人群传播并使之被采纳。创新扩散理论已经被作为社区水平的健康促进理论在各个医疗卫生机构得到了逐步推广和应用。

3. 内容与实施

（1）分析孕产妇盆底康复训练健康管理项目的创新特征,确定具备扩散的可能性。

目标人群对创新的接受程度与创新本身的特征有关。如果一个创新被人们认为有很大的相对优势、相容性、经得住实验、结果可见性和较少的复杂性,就会较快地被人们所采用。经分析,该项目具有以下创新特征。

① 相对优势性。相对优越性是指技术革新同它要取代的旧观念或旧技术相比,所具有的优越性程度。当前,孕产期保健项目中较少有盆底康复的工作要求和相关内容,盆底康复的健康管理在各相关医疗卫生机构中尚未引起充分重视,特别是各种康复训练手段相对缺乏,导致盆底功能障碍性疾病在产后的患病风险上升。而孕产妇盆底康复训练健康管理项目在孕产妇群体中的传播与推广可以在一定程度上弥补这一缺憾,对提升孕产期保健质量,降低患病风险,获得健康保障均起到积极作用,因此,该项目具有明显的优越性。

② 相容性。相容性指的创新能否被受众所接受,是否与现有的价值观、信念等相一致。孕产妇盆底康复训练属于孕产期卫生保健项目,也是防治盆底功能障碍疾病首选的一线措施,这一观念已被业界认可。一直以来,人们对于涉及孕产期保健的各类疾病预防措施信赖

度高,所以,对孕产妇盆底康复训练也通常具有较高的相容性,有利于促进项目的推广和普及速度。

③ 复杂性。复杂性是指创新是否易于理解或被使用。孕产妇盆底康复训练是以凯格尔运动为主要内容的非手术治疗方法。除了作为必要评估的生物反馈外,可在专业人员使用手法的现场指导或通过观看录制视频的情况下实施,方法简单易行,坐立、行走、卧床时皆可进行,可随时随地进行锻炼,孕产妇能在较快的时间内学会正确训练方法。每次训练所花费的时间也不长,并且无须使用专用场地和设备。训练可与孕期其他的保健措施一同进行,易于被广大孕产妇理解和接受。由此可见,该项目具有较低的复杂性,能够有效促进采纳率的提升。

④ 可试性。可试性是指在作出决定之前,能否对项目创新性进行试验。该项目适合通过体验活动的方式,在不同社区分批招募孕产妇,小规模开展盆底康复训练,让受众在进行康复训练后感知身体状态的恢复。而她们对项目的感受度可通过"口口相传"影响到其他孕产妇。后期采纳者会产生一种"心理试验"的作用,进而提升后期开展训练的人员对盆底康复训练的接受程度。由此,该项目良好的可试性使其便于从小范围的体验尝试扩散到更大范围的区域推广。

⑤ 可观察性。可观察性是指创新成果是否易于观察或者测量。盆底康复训练本身所具备的简单易行和可获得健康益处的这些特征,使孕产妇非常容易观察到和体会到,也容易促使她们接受并采纳这种训练方法。同时,这种可观察性有利于成为她们与周围同伴共同讨论的话题,从而激发更多的孕产妇参与该项目的兴趣,以促进项目的快速扩散。

(2) 选择适合项目扩散的渠道。

采用大众传播与人际传播相结合的扩散方法能够将创新带给人们,并劝服他们利用此项创新。相对而言,大众传播渠道在创新扩散过程的认知阶段较为重要,人际传播渠道在说服人们改变态度进而采用创新的行为决策阶段较为重要。创新的较早采用者往往是那些容易从大众媒体中获取有关信息的人群,当新事物以符号形式被介绍过后,就会通过当地采用者的个人关系进一步向群体的其他人员传播,毫无疑问,采用者的示范作用对传播至关重要。因为,很多采纳创新的潜在群体对创新的评价往往来自身边创新采用者的主观评价。因此,项目采用了大众传播与人际传播相结合的扩散的方法。

该妇幼保健院通过提供大量盆底功能障碍性疾病防治知识的宣传海报、折页、口袋书等宣传资料以及可滚动播放的视频资料,投放于该区孕妇定期产检的各家产科专科医院、综合医院产科门诊候诊区及部分孕产妇群体较为集中的楼宇、社区;开设"PFD防治服务热线",方便孕产妇电话咨询防治知识;采用微信公众号定期发布盆底功能障碍性疾病防治知识的相关推文。采用多渠道方式广泛开展大众媒体的传播,使孕产妇认识到盆底功能障碍性疾病对健康的危害和开展康复训练的必要性。在积极开展大众传播的同时,也应充分发挥人际传播的优势。通过在医院和社区的招募,组建一些孕产妇康复训练体验活动小组,定期邀请小组成员参与康复训练的体验活动。活动期间,安排参与体验活动的孕产妇们进行座谈和交流,相互介绍经验,分享参与活动的愉悦心情;同时请盆底功能障碍性疾病患者谈切身体会和经验教训。孕妇间的交流最直接、最实际,说服力最强。她们对参与康复训练的感受度可通过"口口相传"影响到她们周围其他孕产妇。这对于潜在的活动参与者会产生一种

"心理试验"的作用,由此促进更多的目标人群对盆底康复训练的主动接受和采纳,使项目扩散起到事半功倍的效果。

（3）找准适合项目扩散的时间切点。

时间也是创新扩散理论的重要构成要素。2021 年 7 月 20 日《中共中央-国务院关于优化生育政策促进人口长期均衡发展的决定》正式发布,可能会导致生育需求特别是高龄孕产妇生育需求的释放,而高龄孕产妇往往是盆底功能障碍性疾病患病的高危人群,对相关疾病防治知识和参与健康管理的需求会更为迫切。因此,选择国家生育政策出台以后,作为康复训练项目创新扩散的时间节点,是项目快速推广的最佳时机。

（4）采用吸纳"创新代理人"协助推广的策略。

创新代理人是指那些按照创新机构意愿去影响客户创新决策的个体。他们的任务通常是保证某个新的观念不仅被知晓也被接受并实施。创新扩散理论指出,有很多着眼于"知晓度"的营销都是短线行为,它会形成创新应用的常态分布（创新的应用会爬升,达到一定数量后再滑落,让人想到常态分布图上的钟形）,而不是创新者所渴慕的 S 形分布（创新的应用曲折上升,在一定的高位形成稳定）。因此,在推广康复训练项目过程中,除了改变孕产妇对防治盆底功能障碍性疾病的认知外,更要关注如何说服她们采纳、实施参与康复训练健康管理的行为。为此,该妇保院尝试让孕产妇家庭的其他成员担当"创新代理人"的角色,特别是对孕期陪护发挥重要作用的配偶和母亲,配偶能起到宣传和督促执行的双重作用,而母亲对孕产妇有传授生育经验的作用,对她们是否采纳行为也有较强的影响力。通过吸引"创新代理人"参与项目活动而去影响孕产妇是一条理想的扩散途径。

（5）充分发挥意见领袖和创新推动者在项目推广中的关键作用。

创新扩散研究得出,为了使创新扩散更加有效,应注意发挥扩散网络中"社会示范"作用。抓住舆论导向者,让某个关键人物（意见领袖或变革推动者）掌握了健康信息要比四处撒网有效得多。因此,在推广孕产妇盆底康复训练的健康管理过程中,首先突破了在目标人群中较有影响力的典型人物（意见领袖）,如在项目先期的体验活动中有意识地关注了一些性格活跃,善于沟通的孕产妇个人,让她们担任意见领袖的角色,给予其一些激励措施。然后由她们去影响其他孕产妇,带动更多的孕产妇提高防病认知,转变态度,采纳创新并积极参与康复训练,从而达到让她们在项目推广中起关键作用的目的,使康复训练计划在目标群体中获得了快速扩散的效果。此外,妇幼保健院还采用多种措施,加强自身相关医护工作者的综合素质培养,不断提高他们的理论水平与实际工作能力,使他们能用丰富的知识、成功的经验、出色的人际沟通技巧和真挚热情的态度与孕产妇交流,了解其心理与身体状况,正确介绍有关疾病防治的知识和康复训练带来的健康收益,以此更好地服务好广大孕产妇受众群体,推进项目计划的顺利实施。

4. 评价与效果

某区妇幼保健院采用创新扩散理论推广孕产妇盆底康复训练的健康管理项目实施,结果显示,目标人群的盆底功能障碍性疾病防治知识知晓率由 50% 提高到了 93%;参与康复训练的孕产妇人数由初期的 53 人提高到如今的 367 人,活动参与率从全区的 5% 提高到了 27%;孕产妇完成全程训练计划的执行人数比例也从 33% 提高至 75%;参与训练活动的孕产妇对项目提供各项服务的满意度超过 95%。

该案例采用分析创新扩散理论模式的创新、传播途径、时间和社会系统四个构成要素的方法，确定创新扩散内容，制定贯穿认知、说服、决策、实施、确认五个阶段扩散过程的健康促进策略，找准扩散时间点，采用大众传播和人际传播相结合的扩散途径，向潜在采纳者进行传播，取得了较好的医院健康传播的成效。

（金伟）

第三节　企业的健康教育与健康传播

一、概述

职业人群是社会财富、经济文明的创造者，是社会发展的中坚力量，承担着生产劳动、家庭生活、社会活动等多方面的压力和负担，其健康水平直接关系到社会和经济的发展水平。随着我国社会经济发展，生活节奏加快及竞争加剧，职业人群职业压力大、工作负担重，健康状况令人担忧。企业为劳动者提供工作场所，承担维护和促进劳动者健康的重要责任，在企业中开展健康教育与健康传播，既有利于预防职业危害，也有助于营造企业健康文化，提升职工健康素养，从而促进其整体健康状况的改善，是保护和促进劳动者全面健康的根本策略，是健康城市建设和健康中国策略得以落地的微观基础。

（一）企业健康教育与健康传播的概念

在企业中开展健康教育与健康传播就是动员和协调各个部门，借助于各种传播途径，普及健康知识，提供健康服务，从而提高职工的健康意识和自我保健能力，自觉采纳有益于健康的行为和生活方式，促进其健康素养和健康水平的提升。

（二）企业健康教育与健康传播的意义

1. 改善员工健康水平

普及健康知识，营造企业的健康文化，有助于企业职工减轻紧张压力，改善精神面貌，增加职业满意度，促进健康素养和健康技能水平提升，从而促进其健康水平的改善。

2. 促进生产经济发展

企业职工作为社会物质财富和精神财富的创造主力军，他们的身心健康水平直接影响企业的生产效率和企业的生产发展，也会对社会经济发展产生巨大影响。保护职工的健康是企业义不容辞的责任，职工健康水平的提升也有助于降低职工的缺勤率和离职率，提高企业生产效率，减少医疗和保险支出，降低罚款或诉讼的风险。

3. 提升企业社会形象

开展企业健康教育与健康传播，营造健康安全的工作环境是企业道德和社会责任的重要体现，有助于企业树立积极和关爱的形象，提升职工对企业的认同感及凝聚力，是提升企业形象并保持持续发展动力的有效方式。

二、内容与方法

(一) 主要内容

企业职工作为社会群体,既面临与一般人群相同的公共卫生问题挑战,又面临诸如化学性、物理性、生物性职业危害因素以及职业性心理紧张等的问题。相应地,企业健康教育与健康传播也应包括与一般生活习惯有关的健康教育和与职业有关的健康教育。随着职业范围的扩展,传统企业概念已经发生了很大的变化,以服务行业为主体的第三产业越来越多,也占据着企业的重要部分,不同企业健康教育和健康传播的内容和重点也应结合企业特点和职工健康需求,有针对性地开展。

1. 健康生活方式

企业健康教育与健康传播的主要目的是引导职工树立健康意识,养成良好的健康行为。在企业职工中开展以基本卫生健康知识为主的普及教育,掌握常见疾病的基本知识,可以提高职工自我保健意识和自我保健技能,特别是处理常见病的能力,减少医药费用开支,主要包括:常见病、多发病、传染病、生育健康基本知识、吸烟饮酒与健康知识等。如开展以高血压、冠心病、糖尿病等慢性非传染病为主的健康教育,认识引起疾病的主要病因、早期症状及表现和家庭急救等知识,做到早发现、早诊断、早治疗以及改变日常生活中的不良行为,可以降低发病率、致死率和致残率。

2. 职业安全与卫生知识

职业安全健康教育不仅包括从业场所相关有害因素特点的教育和对健康危害的教育,还应该包括个人技能的教育、遵守职业安全制度和操作规程教育,以及改造环境、改善劳动条件的教育。开展职业健康防护教育是对职业从业人群自身健康的保护,学会个人防护方法,改善不良职业行为,对从业场所采取防护措施,让从业人员免受职业因素危害。此外,职业安全卫生法规教育也应作为职业健康教育的重要内容之一。

3. 心理健康教育

工作环境中除存在的生物性、化学性和物理性因素可致职业性损害外,还可能存在精神及心理方面的不良因素,构成职业性紧张。与工作环境有关的不良心理因素包括:工作超负荷、工作量不足、作业管理不善、职业缺乏保障、工作单调以及轮班制工作等。精神紧张不仅可引起神经症状或心因性精神病,同时也与其他慢性疾病有关。要定期开展职工心理健康教育、心理问题预防和疏导,缓解职工因工作、竞争、失业、家庭生活等带来的压力。对于精神或心理有异常表现者,应尽快进行心理咨询、诊断和治疗;对于已有其他病症者也应尽快进行诊治。

(二) 常用方法

1. 健康知识传播

广泛开展多种形式的健康知识传播,能够增加企业职工主观能动性,及时了解目前自身存在的健康问题,并主动采取健康的生活方式和工作方式,是企业健康教育与传播的重要内容。健康知识传播主要采取人际传播、大众传播、新媒体传播等多种方式进行,同时可以借助各种各样的传播材料进行。不同的传播媒介具有不同的适应人群、信息以及使用方式,应根据企业职工特点、区域环境、传播范围大小、信息量的多少以及时间要求等因素,选择合适的传播媒介和传播形式。

2. 健康技能培训

可以分为讲座式或者参与式。讲座式培训是培训者按照培训计划以讲座的形式系统地向听众传授知识的一种培训方式,往往单向进行,个体性差异考虑不够充分,但是效率较高,有利于听众快速、准确、系统掌握相关内容。参与式培训是培训者创设情境或给予材料充分唤起参与人员已有经验和理论,在平等、合作、交流中自主探索、共同分享并生成新的经验和理论的一种培训方式,此方法能形成双向互动,有利于受众的理论与实际结合,但成本高、难以短时间大量人员受益。

3. 开展健康教育活动

健康教育活动也是企业健康教育与健康传播的良好载体,有助于营造良好的健康氛围。健康教育活动要融入日常工作环节,立足于生活工作体验,选择适宜的教育内容,对职工进行健康教育。活动策划要针对职工特点进行,把握职工心理,抓住关注热点。策划包括主题、时间、地点、整体安排、宣传方式、经费预算以及注意事项等,通过推演形成详细、合理的策划文案,仔细推敲确定后方可实施。值得注意的是,在策划中活动主题要易于传播,朗朗上口;注意活动氛围营造的设想,以提升活动的感染力;充分考虑活动的独特性和创新性,提升员工的参与度。

三、案例实践

(一)案例一:"企明心——点亮企业心生活"在职人群心理健康教育

1. 项目背景

当代中青年在职人群作为社会中坚力量,承担着来自家庭、工作、社会等多重压力,职场人群的大部分时间都在工作场所中度过,消极的工作环境对于生理、心理都有消极影响。从企业的长远发展来看,关注员工的心理健康,从心理学的角度考虑他们在沟通、职业心理健康、人际冲突、情绪管理等方面存在的问题,为员工提供心理健康服务,有利于改善员工身心健康水平,提升员工在企业中的工作绩效和工作积极性。为了将精神卫生与心理健康知识普及到广大企业员工之中,某地区精神卫生中心与该市心理康复协会、区总工会合作,针对如今工作节奏快、任务重、压力大、倦怠感强等问题,借助与社会组织跨领域、跨专业的成功合作经验,启动了心理卫生服务项目,将心理健康服务送达在职人员,为职工们的心理健康点亮一个长久而持续的希望。

2. 理论基础与框架

(1)紧张和应对互动模式:紧张可以通过心理过程和适应不良的健康相关行为(如吸烟、饮酒、不良饮食习惯等)影响健康。紧张经历是人与环境的互动,行为者对外部的导致紧张的因素进行评估,并受其心理、社会和文化特征的调节。紧张和应对互动模式为解释个体应对紧张事件的过程提供了一个框架。

(2)组织传播:组织传播是组织成员之间、组织内部机构之间、组织与更大的社会环境之间的信息交流和沟通。组织传播既是保障组织内部正常运行的信息纽带,也是组织作为一个整体与外部环境保持互动的信息桥梁。

3. 内容与实施

（1）多部门合作，精准触达职业人群：

目前已有的心理健康服务模式似乎无法达到职场人群的需求，项目启动之初，在如何能够吸引企业中的职工来参加心理健康服务活动的问题上遇到瓶颈，因此，加强职场人士的心理健康服务、健全社会心理服务体系迫在眉睫。2017年6月，区总工会领导高度重视，召开项目研讨会，初步确定了项目实施方案，由区总工会联系有心理宣教需求的企业，由专业机构及专业人员提供心理卫生服务与指导。通过多部门合作，打破心理健康服务难覆盖职业人群的瓶颈：在区卫生健康部门、区总工会的支持下，成功将重点宣教群体扩大至企业在职人群。

（2）需求为导向，定制心理健康服务：

在区精联办和区总工会的支持下，开展辖区内企业职工心理健康讲座需求调查，结合调查结果拟定了企业员工心理健康宣教讲座内容，内容涉及职场压力与焦虑、情绪管理、睡眠与精神健康、家庭与亲子关系等方面，并设计成宣教菜单供辖区企业选择（图14-5）。同时，借助与社会组织跨领域、跨专业的合作，由区精神卫生中心牵头，建成一支区内外多元化心理健康宣传与教育队伍，由该区红十字心理健康志愿服务队和市心理康复协会专业人员组成讲师队，涵盖精神科医生、心理治疗师、社工、心理咨询师等多方力量，为企业职工送上心理健康咨询与服务。

主题	内容介绍
职场压力与情绪管理	对于如何认识压力、发现自己的压力所在，以及如何调整进行科普。
如何平衡工作与家庭	关注自身心理健康，平衡工作与家庭之间的关系。
面对职业倦怠	职业生涯进入一段时期之后，如何缓解、面对随之而来的疲惫和倦怠感。
关于睡眠那些事	工作压力大、经常熬夜、入睡困难、睡眠质量下降，关于睡眠的知识科普。
亲子沟通	与孩子的沟通技巧。
应对职场压力与焦虑	忙碌的工作往往让人忽略自己的内心与情绪变化，本次讲座将帮助你了解自身压力与焦虑情况并进行调整，从而更好地投入工作与生活。

图14-5　企明心心理健康宣教主题菜单

2017年7月，以"职场压力与情绪管理"为主题为某大型实业集团公司员工介绍了关于职场中的常见压力来源、如何缓解压力等知识，将许多平日里容易忽略、不易察觉的压力事件与个人情绪之间的相互关系进行了解释与说明，引发员工们的思考与领悟。2017年10月9日，降重举行"爱匠人·护匠心""世界精神卫生日"主题宣传活动，"企明心"与区广播电视台"健康有道"合作，现场由"健康有道"节目与来自市、区两级精神卫生专业机构的专家共同就经常困扰职场人群的"睡眠那些事"这一话题展开，主持人还结合自身和周边人群的睡眠问题，与两位精神科专家进行了问答（图14-6）。

（3）模式创新，提供多元化服务：

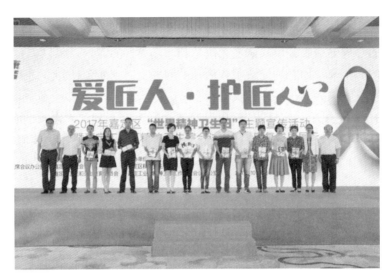

图 14-6　2017 年某区"世界精神卫生日"主题宣传活动现场

　　人的心理、日常工作以及社会文化的复杂性决定了在职人群心理状况的复杂多变。因此,心理教育也必然是多样化的。短暂的 60～90 分钟讲座所带来的心理疏导和思想震荡有限,所以项目组将教育模式多样化,以主题宣讲为主,多元体验为辅进行二元宣教,除传统课堂宣讲与折页宣传外,宣教融入园艺沙龙、情景剧与微课堂、名师讲堂等多种寓教于乐的形式。

　　2017 年 11 月,通过引入区精神卫生中心"心悦坊"资源,尝试将园艺治疗体验引入企业心理健康宣教(图 14-7)。首场园艺治疗讲座以公开招募的形式在微信公众号平台发布讲座信息,20 个名额一经发布便被一抢而空。现场通过清土、移盆、栽种、摆盘等过程,在实践中体验亲自栽种多肉的感受。本次尝试不仅丰富了心理健康和精神卫生知识的宣传形式,还发挥了园艺治疗的趣味性、参与性与互动性,帮助更多在职员工感受真实当下,提升自信。2018 年 3 月世界双相障碍日期间,"企明心"走进某汽车科技有限公司,举办《至爱梵高》观影沙龙,观影结束后专家与企业职工就工作与家庭、压力与创新以及心理健康等方面进行探讨,以寓教于乐的形式,吸引员工关注个人心理卫生,促进人际交流,排忧解惑,唤起对美好生活的向往(图 14-8)。

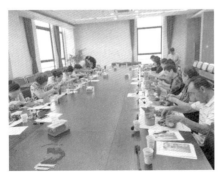

图 14-7　心悦坊园艺治疗体验

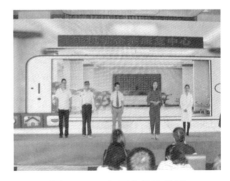

图 14-8　心理宣教情景剧

4．评价与效果

截至目前，"企明心"已经在该区 16 家企业开展 20 场在职人群心理健康宣教服务。主要成效表现如下。

（1）拓宽了"教育对象"范围：

"企明心"的诞生，将以往的心理健康教育对象由精神障碍患者及其家属、社区老年人、青少年扩展至企业员工。聚焦在职人群心理特点，根据可能产生的心理行为问题设计主题，通过主题教育，提高员工自我调节能力和自助助人的水平，有效推进了公司各项工作的开展。通过满意度测评显示，85％以上的员工认为"企明心"增加了自身的工作活力。

（2）丰富了"教育宣传"途径：

避免盲目以讲座形式开展项目，嵌入园艺沙龙、观影沙龙等体验活动，以多元化、多样化的宣教模式提高效率，帮助员工有效应对压力，调节情绪。超过 90％的员工反映"企明心"在自己的工作与生活中起到了积极作用。

（3）提升了"心理宣教"内涵：

精神卫生知识科普、心理健康宣传与教育是企业增强凝聚力、向心力不可或缺的工作方法。通过为拥有卓越心理资本的专业队伍提供专业支撑，引导员工更好地承担对企业和同事的互动责任，引导管理者用积极正向的方式处理人际关系。六成以上员工认为"企明心"拉近了上下级的距离。

（二）案例二：重点人群减重减脂健康教育项目

1．项目背景

随着生活水平及生活质量的提高，工业化进展和现代生活方式的改变，职业人群体力活动明显减少，超重、肥胖比例呈上升趋势，诱发各种慢性疾病和心血管病的风险大大升高。

为提高在职员工健康素养、倡导健康的生活方式、预防和控制慢性病发生，上海某知名企业对员工历年的体检数据进行了分析，发现肥胖和超重的员工比例逐年上升，并呈现年轻化趋势，脂肪肝、血脂异常比例也逐年上升。员工是公司发展的核心生产力，员工的健康是公司的宝贵财富，企业在职业人群中积极开展健康教育，对于提升全民健康素养和健康自我管理能力有重要的意义。由此，某公司于 2016 年 5 月启动了重点人群减重减脂健康教育活动，旨在普及健康知识，强化健康意识，提升自我管理能力，促进重点人群健康生活方式的养成。

2．理论基础与框架

（1）社会认知理论：社会认知理论认为，行为是由内外因素交互产生，因此在制订健康教育工作计划时，要从人、行为和环境三个方面进行综合考虑，了解个体的认知水平、存在哪些影响健康的行为，以及环境中的影响因素等，从而开展提高认知水平、强化个人技能和改善环境支持等多方面的措施。

（2）人际传播：人际传播是健康传播的主要途径之一。直接人际传播可以使传者与受者直接沟通，及时反馈信息、产生亲切感，从而增强传播的效果。间接人际传播可以通过电话、网络、新媒体平台等形式进行，它可以使传者与受者克服空间上的距离限制，从而提高传播的效率，如企业通过内部平台开展的员工之间的沟通。

3. 内容与实施

邀请健康教育领域专家对员工的体检数据进行了细致的分析,并实地走访,发现了许多值得关注的健康问题,如职工工作压力相对较大,轮班制导致生活不规律;工作多为坐式操作体位、活动不多;职工每日在食堂用两餐,食堂菜式偏荤、偏油、偏咸。心理压力大,会减缓新陈代谢,久坐少运动、饮食不规律又会导致热量堆积,高盐高油高脂饮食也易导致肥胖。结合体检结果,专家们以健康促进理论为指导,开出了具有较强针对性的干预处方:以减重为目标,将食堂作为公司内的重点干预场所,将超重肥胖员工和食堂厨师作为重点干预对象,将餐食减盐减油、科学搭配、降低热量摄入、增加运动作为主要干预内容,以一年为周期,通过营造低盐、低脂的工作生活环境,开展针对重点对象饮食和运动行为干预。

(1) 营造支持环境,开展饮食、运动干预。

对于集中供餐的企业而言,营造低盐、低脂的工作生活环境的关键点在于职工食堂的厨房,厨师则是重点干预对象之一。只有厨师知晓了高油、多盐的危害,提高了健康饮食的意识,才能从食物烹调的源头切入问题。为此,企业邀请了健康管理专家对厨师及食堂管理员进行控盐控油、合理营养、科学膳食的培训,以医学知识、实际案例等多方面的信息和大量的数据来提高厨师、食堂管理员的健康意识和责任意识,逐步改变了厨师们以前一味追求重辣重油或根据自身喜好进行烹调的习惯,在此基础上,使用葱、蒜等植物调味品代替盐和酱油,尽量为员工提供少油低盐、清淡美味的健康食品;减少食堂中油炸猪排、红烧肉、油焖茄子、重油炒面等多油食品的供给频率,增加蒸五谷杂粮、清蒸鱼、凉拌时蔬、蒸煮南瓜、牛肉拉面等少油、清淡的食物,受到了不少员工的欢迎。同时,联合市级技术机构向员工提供合理膳食和减盐减油的相关知识和技巧,在餐厅和员工休息处等醒目位置设置了健康教育宣传栏和资料架,张贴了健康宣传画和海报,向员工提供合理膳食和减盐减油的相关知识和技巧,并定期更换补充;在食堂专门设置了健康食品知识宣传牌,供员工在排队等候时了解相关知识,引导员工选择健康菜肴;建立了用盐用油的公示卡,每日公布食堂用盐用油的数量;在餐桌边设置"膳食金字塔"和指导合理膳食的卡片,配备体重秤,让员工随时了解自身体重的变化情况;以实物的形式将食堂的主食、菜肴展示在橱柜里,设置了能量换算提示牌,为每一款食物标注了固定单位内所含的热量、蛋白质、脂肪、碳水化合物等含量,如"食用一块猪大排,会摄入多少热量,需要运动多少步数才能抵消这些热量"等科学知识供员工参考。种种温馨、贴心的举措使许多员工逐渐改变了饮食习惯,减少了脂类的摄入,越来越多的人开始关注营养均衡问题。

此外,公司还建立了"保健站医师特别推荐健康食品"机制,由医生和厨师联合,根据员工的饮食特点,综合食品营养和搭配禁忌,每月为员工推荐健康美味且价格亲民的菜肴;建立了食堂"健康饮食"巡查制度,由经过营养和健康教育培训的厨师和取得健康管理师资格的员工共同组成的健康饮食巡查队,重点关注并随时提醒有肥胖、高血脂、脂肪肝等问题的员工注意健康饮食,大多数人能够根据取餐量快速估计食物热量,从而劝导员工减少食物摄入量。在对重点干预人群实施"管住嘴"措施的同时,公司还要求员工"迈开腿"。公司改建了一条长约 280 米的矩形健康步道,并在步道上的每一段标注了行走的距离和消耗的热量,提高了运动的趣味性。

（2）关注重点人群，全程支持指导：

为了让减重减脂活动运作更专业，管理更精准，服务更到位，项目组积极借助新技术开展减重项目：一是为每位重点干预对象配备运动手环，通过运动手环收集运动数据，每日记录运动步数，并通过手环报送个人腰围、体重、饮食等情况，以便对其进行监督并制定个性化运动方案，督促他们形成良好的运动习惯。由于重点干预对象分布在不同部门、不同生产流水线，员工作业时间又是三班二运转的模式，为收集齐全相关资料，确保对个人指导方案的准确性，公司健康部派出人员实施守候收集，较为准确地获得了重点干预对象的运动和饮食数据。二是建立了"员工健康宝"自我管理软件，在软件中设置了"健康生活日历""健康建议""员工园地交流""每日健康饮食推荐""健康管理数据导入""健走排名"等版块，员工可以通过软件上传相关的个人健康数据（包括体重变化、运动消耗、饮食摄入、睡眠质量等），并获得个性化的健康食谱等。每天晚上手机微信群提示音会定时响起，以提醒重点干预人群在手机 APP 软件中输入相关的信息，为日后的建档管理、评估分析积累数据。三是鉴于重点干预人群分布分散、难以集中的情况，建立减重干预对象互助微信群，在群内分期发布健康自我管理课程，让员工利用闲暇时间自行阅读学习。课程包括《选择适合你的健康管理》《认识食物，合理饮食》《学会控制体重的方法》《让运动成为你的习惯》《培养你的自控力》和《互动支持》等。通过微信群，还可以定期提示、督促员工加强自我学习。

此外，公司还积极开展同伴教育，帮助重点人群交流分享经验。"你今天走了多少步，体重减了多少""有什么健康食谱可以推荐"这些话题逐渐成为员工之间的常见问题，大家已习惯相互询问、相互讨论，交流分享健康管理后的感受和经验，在重点干预人群中形成一个相互激励、共同进步的良好氛围。对于实施计划遇到困难的员工，帮助他们调整工作状态和心态，指导他们每天给自己设定一个小目标，并努力完成，以获得成就感，同时及时与这些员工的家属取得联系，借助他们的力量一起督促，从每餐的食物搭配和摄入量，到每天的运动等级和运动量，家属们都积极地督促自己家人按照规定去"吃"、去"动"。

4. 评价与效果

在项目启动初期，公司根据体检结果，在体重、血脂超标的人群中筛选出前 100 人作为干预对象开展干预，后因离职等原因，有 12 人退出项目，共有 88 人全程参加了干预活动。

通过一年干预，50% 以上的重点人群健康状况有了明显改善，其中 39% 的人体重指数回到正常值范围内，过重者所占比例由干预前的 32% 下降至 28%，肥胖比例由干预前的 67% 下降至 33%；体重下降的 60 人共减重 272 kg，相当于 4 个成年男子的体重，人均下降 4.5 kg；腰围下降的 76 人共减少腰围 548 cm，人均下降 9.4 cm，相当于 4 个皮带扣子间的距离。同时，35.2% 的人的甘油三酯恢复到正常值范围。

除此之外，参与项目的人还有很多收获，如增长了健康知识，还提高了自我管理能力，逐步养成了良好的生活习惯，不但自己受益，还影响了周围的人。重点人群中，吸烟、过量饮酒、缺乏运动、蔬菜水果摄入不足等现象明显减少。干预活动及其成果得到了公司高层与主管单位的高度肯定，获得了员工们的一致称赞。

（刘惠琳）

第四节　社区的健康教育与健康传播

一、概述

(一) 社区的概念

社区是指聚居在一定地域范围内的人们所组成的社会生活共同体,按照经济结构、人口状况和生活方式,一般可将社区分为城市社区和农村社区。作为人们日常生活的基本环境,社区具有管理、制约和凝聚作用,可利用的资源种类较多,有利于组织实施健康教育活动。同时,社区的分布范围广、人群类型及其需求多样化、部分社区人员流动性较大,这也给健康教育带来了一定的难度和挑战。

(二) 社区健康教育与健康传播的任务

社区健康教育是指以社区为单位,以社区人群为对象,以促进社区健康为目标,有组织、有计划、有评价的健康教育活动。通过引导社区居民树立健康意识,关心自身、家庭和社区的健康问题,积极参与社区健康教育活动,养成健康生活方式和行为,降低或消除影响健康的危险因素,从而提高自我保健能力和群体的健康水平。社区健康传播是健康理念、知识、行为和技能等健康信息在社区人群中被认识和采纳的过程,健康传播是社区健康教育最基本的策略和方法。社区健康教育与健康传播的重点人群包括儿童青少年、妇女、慢性病患者、老年人、残疾人、服务行业从业人员等群体。

二、内容与方法

社区健康教育项目实施是指按照计划去实现设定的目标、从而获得预期效果的过程,应根据社区特点、目标人群特征制定具体的项目实施策略,包括以下重点内容。

(一) 以健康促进领域为主要内容的社区健康教育

1. 社区动员

社区健康教育项目要争取社区各级领导支持,协调有关部门,建立社区健康教育项目领导小组或社区健康教育与健康促进委员会,通过制定政策规章、发布支持性文件、借助行政管理手段等途径统筹项目的具体实施开展,推动社区健康教育工作。

动员社会力量。以健康教育专业机构和社区医疗机构为主体,动员社区内文化体育、教育民政、新闻传媒、生态环境、道路交通、绿化城管、群众团体等相关部门协同参加,健全社区健康教育组织网络;广泛动员社区人群积极参与到社区健康教育项目的计划、执行与评价中。

2. 利用社区资源

作为居民日常生活的环境,社区的设施配备齐全、服务功能完善、资源种类丰富。进行社区健康教育和健康传播时,应充分挖掘和利用社区内人力、物力、财力、信息、时间等资源,落实好健康教育项目实施所需要的专业技术和组织协调人员、健康宣传材料和设施设备、活动场地和信息传播平台、项目经费和后勤保障等要素。通过优化社区健康环境、营造健康氛围、完善相关配套保障、提供专业技术支持、加强人才队伍储备，为社区健康教育项目计划的设计、执行与评价的全过程提供有力支持，提高社区健康教育项目的实施质量。

3. 传播健康信息

在社区中进行健康信息传播时，主要采用大众传播和人际传播。常见的社区健康传播方式包括张贴标语海报、发放报刊传单、播放电视广播、开展现场讲座、提供健康咨询、组建学习小组、举办大型活动等。通过有针对性地开展健康传播活动，促使社区人群采纳相关健康知识、信念与行为。随着互联网技术和移动终端设备的飞速发展，健康信息传播效率得到了质的提升，微信公众号、微信群、微博、网络电台、短视频等新媒体平台已逐渐得到应用，达到了信息传播速度的指数级增长。

4. 加强健康服务

社区医疗机构是社区健康教育的重要主体。社区健康教育依托社区卫生服务中心、社区卫生服务站和卫生室为居民提供健康服务。通过建立社区居民健康档案，开展社区居民健康评估和筛查监测，确定社区内的一般人群、高危人群和患病人群，以便根据不同目标人群提供分众化、个性化的健康服务。社区医疗机构在提供健康服务时，应根据不同社区需求，注重加强慢性病管理、传染病防治、心理健康、妇幼健康、中医药适宜技术等服务，通过开展健康科普活动，普及健康知识和技能，提升居民健康素养，引导居民践行文明健康和绿色环保的生活方式。近年来社区中涌现出了一批基于移动互联网的健康服务项目，充分利用信息技术手段，实现动态连续的健康监测、管理、预警和干预，开拓了社区健康服务的新模式。

（二）不同类型社区的健康教育策略

1. 城市社区健康教育策略

随着我国城镇化进程加快，城市人口持续流入，住房紧张、交通繁忙、节奏快且压力大，形成了城市社区的特殊环境条件，对应着各种卫生和健康问题。在开展城市社区健康教育时，内容应侧重于城市常见疾病和健康危险行为的宣传教育、家庭健康教育、进城务工人员健康教育、环境卫生与保护知识教育、社会公德与卫生法规普及、创建健康城市宣传动员等。另一方面，城市社区人群的经济文化条件好，居民科学健康观素养相对较高，应充分利用各种传播渠道和宣传阵地普及健康知识和技能，例如宣传栏、电子屏、当地报社或电视、健康自检室、老年活动室、居民自我管理小组、家庭医生签约服务等；在社区卫生服务中加强健康教育；协同文化、体育、教育部门开展健康教育和全民健身活动；结合创建国家健康城市开展健康教育与健康促进。

鉴于城市社区居民对移动终端和互联网的接受程度较高，除了上述传统的线下模式，还可利用信息化手段实现对社区居民的健康教育与健康传播，提高干预效率。

2. 农村社区健康教育策略

农村社区的特点是地域广阔，方言、经济、文化和习俗各不相同，居民职业主要是农业生产，受自然生态环境的制约。与城市社区居民相比，农村社区居民的科学健康素养相对较低，不健康行为普遍存在且根深蒂固，而医疗卫生资源却相对薄弱，因此农村社区的健康教育更应深入开展。应加强以下方面的健康教育:常见慢性病、地方病、传染病与寄生虫病防治;留守儿童、优生优育、母婴健康;突发公共卫生事件宣传;农村生产相关疾病防治与安全防护;改水改厕;保护自然生态环境;改变不卫生行为习惯、戒除吸烟酗酒等健康危险行为;健康观念与卫生法制教育;宣传文明、科学、健康的生活方式,提升农村居民健康素养,改善农村健康环境,提倡移风易俗,改变卫生陋习,摒弃迷信封建活动。

除了常规的健康传播渠道和宣传阵地外,还应充分开发利用符合当地农村地区特色的健康传播渠道,将健康教育融入农村节庆活动和村民日常生活中,因地制宜地利用居民喜闻乐见的顺口溜、方言戏曲、农民画、讲故事、大喇叭、横幅标语、露天电影、健康下乡活动等形式开展健康教育。农村社区居民聚居程度不高,应积极发挥乡村医生的作用,结合日常医疗保健工作,深入开展健康教育;加强家庭保健员或健康促进志愿者队伍的建设,定期开展卫生科普入户活动。

三、案例实践

(一)案例一:城市社区慢性病健康教育实践——以基于同伴支持的社区糖尿病患者自我管理干预为例

1. 项目背景

我国糖尿病患病率近30年来快速上升,至2017年已达到11.2%,且未诊断的糖尿病比例和糖尿病前期状态的现患率均较高。治疗糖尿病是个漫长的过程,血糖控制不佳会导致严重的并发症如心脑血管疾病、肾衰、失明等,致死、致残率高。控制血糖、预防和延缓糖尿病并发症需要依赖长期复杂的自我管理,包括掌握糖尿病防治知识和技能、进行科学的饮食控制和运动治疗、学会正确使用降糖药或胰岛素、定期监测复查并遵医嘱调整治疗方案等。

近年来同伴支持在慢性病自我管理的应用中越来越得到重视。同伴支持是指具有相似背景和经历而产生共同语言的人们互相分享某些信息、观念和行为,能够为干预对象提供长期、协作式的自我管理支持。支持者按来源可分为:经过培训的社区卫生工作人员;与患者具有相似经历、接受过简单培训的同伴志愿者,或者是没有相关疾病经历的患者亲友等人员。世界卫生组织已确认同伴支持能有效改变人们的行为。

糖尿病同伴志愿者和其他糖尿病患者之间有共同的患病经历,面临同样的糖尿病防治挑战,能够给予实质性的帮助,并提供自我管理实践以及社会和情感层面的支持,有些患者摸索出的自我管理成功经验对其他患者而言非常珍贵。为了有效提高社区糖尿病患者的自我管理效果,下述案例采用了"社区-志愿者-患者一体化"的模式,依托社区卫生服务中心医务人员的专业力量开展相关干预,组建社区糖尿病自我管理小组,由同伴志愿者引领社区内其他糖尿病患者参与小组活动,提高干预对象的健康行为和健康结局。

2. 理论基础与框架

(1)社会认知理论:根据该理论,要促使社区糖尿病患者养成并维持科学的疾病自我管理行为,可从以下方面设计干预策略:①环境,为患者实施自我管理行为提供机会和支持性环境。②行为能力,通过开展各种形式的技能训练,帮助患者掌握实施自我管理行为的能力。③预期结果,促使患者对自我管理行为结果产生良好的心理预期,包括能有效控制血糖和糖尿病并发症。④自我控制,帮助患者制定糖尿病自我管理目标,督促其根据目标采取行动并评估完成情况。⑤观察学习,提供成功或错误控制血糖的示范,通过观察他人的成功或失败获取信息,学习合理的自我管理行为。⑥强化,对正确的自我管理行为给予赞赏和激励,促进行为的持续性。⑦自我效能,通过心理辅导、社会支持和能力培训使患者增加控制血糖的信心。⑧情感应对反应,提供策略和建议,帮助患者正确应对疾病本身和病情控制不佳带来的挫败、焦虑和抑郁情绪。

（2）社会网络与社会支持理论:加强社会网络和社会支持可以增加社区内糖尿病防治资源,强化专业指导并促进成员间的相互支持和帮助,提高患者疾病自我管理能力,具体可采取以下干预措施:①建立新的社会网络联系。将社区内原本素不相识的糖尿病患者聚集到一起,互相提供有效的自我管理支持,并安排社区医务人员加强专业指导。②利用志愿者提高网络的作用。选择合适人选担任志愿者,维护网络并协调成员之间的关系,以自己的糖尿病自我管理经验为其他成员提供支持。③增进现有网络成员之间的社会支持。培训社区相关医务人员和糖尿病患者,使其掌握有效沟通技巧和医患良好合作的技能。④通过问题解决的过程来增强网络的作用。鼓励成员共同参与社区糖尿病自我管理项目,发现并解决参与过程中遇到的问题,增强网络成员之间的联系和支持。

3. 内容与实施

在某城市两个区的各 6 个街道中招募 147 例社区登记管理的 2 型糖尿病患者,对上述人群实施 4 个月的基于同伴支持的自我管理小组干预,具体实施方法如下。

（1）组建自我管理小组:由社区医务人员从社区管理的 2 型糖尿病患者中挑选同伴志愿者,每个街道挑选 1 名。具体要求包括:血糖控制良好;高中及以上学历,有较好的人际交往和交流表达能力;能够践行健康生活方式,具备一定的健康自我管理能力;热心公益事业,愿意积极做好同伴支持的角色;能够接受自我管理课程培训且具备从事自我管理支持的时间。在每个社区组建 1 个自我管理小组,邀请招募的 147 位 2 型糖尿病患者加入小组,每个小组人数控制在 12~15 人。由 1 名负责慢性病管理的社区医务人员和 1 名同伴志愿者分别担任组长和副组长,对其进行结构化的糖尿病自我管理课程培训后,由其带领小组成员开展自我管理小组活动,活动频率为每周 1 次,每次 2 小时,连续 6 周。通过上述方式为社区糖尿病患者建立新的社会网络联系,解决现有的糖尿病社会网络成员数量较少或无法提供有效支持的问题,在社区医务人员的专业指导和同伴志愿者的支持下定期开展糖尿病自我管理小组活动,为成员实施自我管理行为提供机会和支持环境。

（2）课程设置及工具支持:以美国斯坦福大学的慢性病自我管理课程为基础,由项目组根据当地文化民情和糖尿病自我管理要素调整为本土化的糖尿病自我管理课程,具体内容包括自我管理目标设定、执行情况反馈、交流和解决问题、自我管理的内容和技能、合理饮食及有效运动、积极思维和应对不良情绪方法、有效沟通技巧、合理使用药物、自我监测内容和方法、与医务人员良好合作等。为同伴志愿者和所有干预对象提供《自我健康管理手册》,随手记录小组活动和各自的自我管理情况,包括饮食、运动、血糖监测、药物使用、目标执行情况等,发放与课程内容紧密结合的健康支持工具,例如控盐勺、控油壶、厨房秤、BMI 尺、握力器、膳食宝塔图等。上述课程内容和支持性工具旨在促进干预对象自我管理行为的形成和维系。

（3）小组活动流程与内容：社区医务人员重点进行糖尿病防治知识讲解和技能示范，包括糖尿病诊断和发生发展危险因素、能量计算、食物搭配、药物使用、疾病监测、科学运动等，帮助成员掌握实施自我管理行为的能力，认识到自我管理能够有效控制血糖，避免或延缓并发症，改善健康结局，促使其对行为结果产生良好的心理预期。同伴志愿者在活动中主要进行引领示范，包括提醒、协调、组织自我管理小组按要求定期举办活动；以自己的患病经历和经验为其他成员提供情感支持，帮助成员解决问题；带头参与小组活动的体验和互动环节，引导成员积极参与发言讨论，交流和评价各自行为的执行情况，使自我管理行为得到强化，并通过观察他人提取信息进行学习。在小组活动过程中鼓励参与发现和解决问题，增强成员之间的联系和支持。

4. 评价与效果

与基线调查相比较，干预后 4 个月干预对象的健康行为、技能和健康结局明显改善，卫生资源使用减少，具体包括：饮食控油人数比例从 58.5% 上升至 79.6%，症状管理、看病列清单分值显著提升；空腹血糖从 8.8 mmol/L 下降至 7.6 mmol/L，血糖控制率从 29.3% 上升至 44.2%；过去 4 个月门诊就诊和住院人数比例分别从 42.2% 和 10.2% 降低至 12.9% 和 4.1%。

本案例将人际水平的社会认知理论、社会网络与社会支持理论相结合，对城市社区中的糖尿病患者进行干预。通过建立和增强社会网络和社会支持，提供进行自我管理的环境、技能和行为改变的条件，促进个体、行为和环境三者间动态交互实现自我管理行为的形成，提高了糖尿病患者解决自身健康问题的能力，改善健康结局的同时，也缓解了日益紧张的医疗资源供需矛盾。

（二）案例二：社区健康理念与行为传播实践——以在社区中推广使用公筷公勺为例

1. 项目背景

讲人情味、喜欢团聚是我们的传统，不管是阖家欢庆还是好友相聚，大家都喜欢围桌合餐、共享食物，相互夹菜也被认为是关爱和尊敬的礼仪表达。然而传统的合餐制却很容易带来疾病传播，各种病菌包括幽门螺杆菌、甲肝病毒等可以通过共享的食物进入就餐者体内，增加感染的概率。我国幽门螺杆菌感染率高达 50% 左右，调查发现家庭合餐时使用公筷者感染幽门螺杆菌的风险降低，实验室数据也进一步证实了使用公筷公勺可以明显降低两人以上合餐带来的细菌交叉感染。由此可见，推进居民使用公筷公勺是一项有效且经济的预防相关疾病传播的措施。

考虑到我国居民的风俗习惯，在家庭用餐和聚餐的场合中，相较于更为彻底和复杂的分餐制，率先推广使用公筷公勺更容易被受众接受也更易于开展。即便如此，改变居民几千年来的传统用餐习惯也并非轻而易举，仍有许多居民排斥使用公筷公勺，调查发现其中的主要原因是认为"都是熟人没有必要用""别人都不用我也不好意思用"，且年龄越大者越容易因为别人没有使用公筷而不好意思用，他们受到传统观念的影响更大，觉得使用公筷是"矫情、生分和见外，容易得罪人"。与此同时，社区内及社区周边餐饮单位主动提供公筷的意识也不强，而影响居民养成使用公筷习惯的主要原因也包括了"没有提供公筷"。

2020 年开始，上海市卫生健康部门抓住防控突发公共卫生事件的特殊时机，引导民众反思各种习以为常的健康陋习,树立健康新风尚,其中就包括在社区中大规模推广使用公筷公勺,阻断病菌在餐桌上的传播,从而达到预防相关传染性疾病的目标。

2. 理论基础与框架——创新扩散理论

根据创新扩散理论要素,为确保公筷公勺于一定时间在全社区大范围有效扩散,逐渐被社区成员了解与采用,在制定干预策略时应注意以下关键内容。

(1) 创新发展:确保公筷公勺这一创新事物具有先进性并适合目标人群、当地情况和时代背景。包括是否容易被社区成员接受和理解(相容性和可扩散性)、是否易于开展(复杂性)、能否在短期投入较小努力的情况下产生效果等。

(2) 传播:分析目标人群,发现潜在的先驱者和早期接受者,选择能触达目标人群的最佳传播策略、渠道和方法,扩大传播影响力,最大限度提高受众对公筷公勺的认知。对于较晚接受者,传播还应着重帮助其克服使用公筷公勺的障碍。

(3) 采纳:通过传播使用公筷公勺能规避的疾病传染风险、带来的健康益处及其背后的社会责任,使目标人群转变态度,决定接受这一新理念和行为。

(4) 实施:提高目标人群的自我效能和技能,促进公筷公勺的实际应用。

(5) 维持:通过创造使用公筷公勺的支持性环境、将推进公筷公勺纳入相关工作要求或条例规范使其制度化,保障公筷公勺得以持续实际应用。

3. 内容与实施

(1) 创新发展:根据前期文献检索和调查结果,使用公筷公勺的健康效益较高而居民使用率却较低,故将使用公筷公勺这一具有相容性高、可扩散性高、复杂性低、所需时间短、风险和不确定性低、所要付出的努力少等特征的行为作为需要扩散的创新事物。项目开展过程中,争取领导支持,协调有关部委,动员社会力量,包括联合相关部门、相关行业协会、餐饮单位、新闻媒体等共同加入倡导使用公筷公勺的推广行动;在市政府新闻发布会中动员居民践行使用公筷公勺的健康生活习惯;将推广公筷公勺纳入"爱国卫生月""健康教育周""市民卫生健康公约""全民健康生活方式行动"等重点宣传活动,推动项目的实施开展。

(2) 传播:依托城市和农村社区的健康教育网络,充分利用社区资源,在居(村)民住宅区、农集贸市场、社区周边餐饮单位等场所派发、张贴公筷公勺宣传册及海报,重点覆盖负责采买的家庭主妇(夫)、外出就餐者、餐饮服务单位。通过民生类新闻节目播放倡导使用公筷公勺的滚动字幕,在电台节目中推广普及使用公筷公勺,覆盖更多中老年群体。在社区电梯屏等渠道播放公筷公勺的卡通动漫宣传短视频,吸引儿童青少年关注,通过"小手拉大手"促进家庭内的传播。借助卫健部门的官方微信公众号、微博、抖音等新媒体平台传播公筷公勺主题内容,覆盖关注健康的网络用户。利用社区健康自我管理小组、社区健康教育咨询点、健康家庭评选等平台开展使用公筷公勺的健康讲座、宣传活动,参加上述活动的人群往往更容易接受新的健康理念和行为。

(3) 采纳:通过多样化且针对不同人群特征的健康传播策略、渠道和方法,将使用公筷公勺的新理念、知识和技能触达社区居民,特别是家庭主妇(夫)、外出就餐者、儿童青少年和关注健康且愿意接纳新事物者,以及社区餐饮单位等有望成为先驱者和早期接受者的群体,使社区居民和餐饮单位感知到传统合餐制的疾病传播风险;使用公筷公勺,除了防止疾病传播,还能放心地将剩余食物打包;使用公筷公勺不是矫情而是文明卫生和社会责任,通过上述健康教育内容的灌输使目标人群转变态度,反思既往不健康的用餐理念和行为,并决定接受使用公筷公勺或为就餐者主动提供公筷公勺。

(4)实施:动员健康促进志愿者、健康家庭成员、健康自我管理小组成员、家庭医生等先驱者和早期接受者现身说法,在社区中开展经验交流分享,介绍使用公筷公勺的心得、技巧和感悟,例如通过不同材质、形状、尺寸、颜色等将公筷公勺与个人餐具显著区分,最好每道菜配备公筷或公勺,使用完后放回原处,防止将公筷公勺与个人餐具混淆;为常住居民发放实用健康工具"公叉勺"等,促进和强化健康用餐习惯,使目标人群感知到和自己情况相似的人很容易就养成了使用公筷公勺的习惯,坚持使用公筷公勺其实只需要迈出一小步,通过几个小技巧就能时刻记得使用公筷公勺,借助上述方式提高人群的自我效能和技能,促进社区居民在日常生活中实际使用公筷公勺。

(5)维持:创造使用公筷公勺的支持性环境,通过发起使用公筷公勺倡议行动,营造社区中健康文明用餐氛围,指导社区周边餐饮龙头企业率先启动公筷公勺推广,培训餐饮服务人员主动为就餐者提供公筷公勺并引导其使用,进而带动社区其他餐饮单位跟进落实。通过政策推进提供制度保障,包括将使用公筷公勺纳入"健康社区""健康家庭""健康餐厅""文明餐厅"等建设规范;出台《餐饮服务单位公筷公勺服务规范》地方标准,规范餐饮单位提供公筷公勺的具体服务要求;将公筷公勺使用纳入《上海市公共卫生应急管理条例》,为推广公筷公勺提供法治保障。

4. 评价与效果

通过社区动员、政策推进、媒体参与等多个环节,开展健康传播、提高人群自我效能和技能、创造支持性环境、提供制度保障等基于创新扩散理论的干预策略,在全市社区大规模推广使用公筷公勺,形成了热烈的社会反响。全市 16 个区 2.5 万余家餐厅表示要推广使用公筷公勺,92% 的市民赞成使用公筷公勺。公筷公勺使用的宣传推广使社区居民在家中合餐时经常使用公筷的比例由 10.9% 增长至 25.6%,在外合餐时经常使用公筷的比例由 25.9% 增长至 57.7%,项目干预取得了较好的成效。

(袁程)

参考文献

[1] 吕书红,刘志业,朱广荣,等.中国学校健康教育工作要求和内容的变化发展及建议[J].中国学校卫生,2018,39(9):1284-1286.

[2] 樊泽民,赵浩琦."十三五"期间学校卫生与健康教育工作进展[J].中国学校卫生,2021,42(6):801-804,809.

[3] 王登峰.新时代学校卫生与健康教育工作的价值与路径[J].中国学校卫生,2020,41(11):1606-1609,1613.

[4] 邱凤霞,孙国涛,杜光友,等.我国学校健康教育领域研究现状、热点与前沿趋势的可视化分析[J].中国健康教育,2020,36(6):561-564.

[5] 何晓定,张展,庄建林.区县疾病预防控制机构微信公众号健康科普的传播效果和运营策略分析[J].健康教育与健康促进,2020,15(3):257-259,273.

[6] 朱婧,丁丽萍,许振锻,等.同伴健康教育及其方法探讨[J].医院管理论坛,2018,35(2):76-77,80.

［7］傅华.健康教育学［M］.3 版.北京:人民卫生出版社,2017.

［8］郑频频,史慧静.健康促进理论与实践［M］.2 版.上海:复旦大学出版社,2011.

［9］张莉萍.基于创新扩散理论的健康教育在糖尿病前期人群自我管理的研究［D］.呼和浩特:内蒙古医科大学,2021.

［10］陈婉珍,方曙,赵正言.创新扩散理论在少年儿童健康教育实践中的应用［J］.中华护理杂志,2006,41(11):1033 - 1034.

［11］埃弗雷特·M·罗杰斯.创新的扩散［M］.辛欣,译.北京:中央编译出版社,2002.

［12］杨廷忠,米光明,蔡海榕.创新扩散:健康教育与健康促进的一个应用性理论模式［J］.中国健康教育,2003,19(6):450 - 451.

［13］张靖,李道苹.老年人健康教育中引入创新扩散理论的策略探讨［J］.护理学杂志,2009,24(17):78 - 80.

［14］王雅蒙.HPV 疫苗在中国的扩散研究——基于创新扩散理论［J］.今传媒,2021,6:136 - 139.

［15］马乐,刘娟,李环,等.产后盆底康复流程 第一部分——产后盆底康复意义及基本原则［J］.中国实用妇科与产科杂志,2015,31(4):314 - 321.

［16］李环,龙腾飞,李丹彦,等.产后盆底康复流程 第三部分——产后盆底康复措施及实施方案［J］.中国实用妇科与产科杂志,2015,31(6):522 - 529.

［17］田向阳.健康传播学［M］.北京:人民卫生出版社,2017.

［18］田向阳,程玉兰.健康教育与健康促进基本理论与实践［M］.北京:人民卫生出版社,2016.

［19］马骁.健康教育学［M］.2 版.北京:人民卫生出版社,2012.

［20］顾沈兵.健康企业建设工作实务［M］.上海:上海科学技术出版社,2021.

［21］吕姿之.健康教育与健康促进［M］.北京:北京大学医学出版社,2002:156 - 170.

［22］马骁.健康教育学［M］.北京:人民卫生出版社,2008:226 - 241.

［23］张刚,李英华,李莉,等.2012—2017 年中国居民科学健康观素养变化趋势及影响因素研究［J］.中国健康教育,2019,35(11):973 - 976.

［24］程玉兰,田向阳.健康行为理论及应用［M］.北京:人民卫生出版社,2020:7 - 24.

［25］钱玲,任学锋.健康危险行为干预技术指南［M］.北京:人民卫生出版社,2017:19 - 29.

［26］中华医学会糖尿病学分会.中国 2 型糖尿病防治指南(2020 年版)［J］.中华糖尿病杂志,2021,13(4):315 - 409.

［27］刘月星,蔡淳,黄珏,等.上海市社区糖尿病同伴支持模式推广策略［J］.中华内科杂志,2019,58(5):389 - 391.

［28］陈利,黄美凌,李映桃,等.同伴支持模式在健康教育中的应用现状与展望［J］.全科护理,2019,17(10):1178 - 1181.

［29］钱云,王璐,陈海,等.朋辈支持的 2 型糖尿病自我管理干预的效果评估［J］.中华预防医学杂志,2020,54(4):406 - 410.

［30］贾明芳,骆小红,汪俊兰,等.2180 名武汉市居民幽门螺杆菌感染现状及危险因素分析［J］.护理学报,2016,23(18):48 - 52.

［31］花露,陈琳,黄银波,等.公勺公筷菌落总数实验室数据对比分析［J］.中国标准化,2021,11:221 - 223.

［32］潘杨,邓韶英.珠海市公众公筷认知及使用现况与影响因素调查分析［J］.中国初级卫生保健 2020,34(12):73 - 75.

［33］储韵秋,姚谦,柯慧怡,等.COVID - 19 疫情影响下部分网络用户公筷使用情况及健康危害知晓度调查［J］.教育生物学杂志,2020,10(1):15 - 20.

第十五章

健康科普教育与健康传播实践

第一节 科普网站的健康科普传播与实践
——科普时报社、中国科普网

一、概述

(一) 中国科普网简介

中国科普网(http://www.kepu.gov.cn)由中华人民共和国科学技术部主管主办,系我国成立最早的国家级科普平台、中国科普界有影响力的网站之一,现由科普时报社运营。2018年5月,中国科普网全新改版上线,旨在适应移动互联网传播环境,为网民提供权威、丰富、便捷的科普信息和综合服务,宣扬科学理性精神,提升全民科学素质。

(二) 健康传播的重要意义

健康传播是传播学的一个分支。美国学者罗杰斯(Everett M. Rogers)在1994年提出一种界定,认为健康传播是一种将医学研究成果转化为大众易读的健康知识,并通过态度和行为的改变,以降低疾病的患病率和死亡率,有效提高一个社区或国家生活质量和健康水准为目的的行为。

中共中央、国务院于2016年10月25日印发《"健康中国2030"规划纲要》,提出"各级各类媒体加大健康科学知识宣传力度,积极建设和规范各类广播电视等健康栏目,利用新媒体拓展健康教育"。中国科普网是具有官方背景的科学传播平台,在"利用新媒体拓展健康教育"方面具有品牌、资源、渠道等优势,能够在健康传播领域形成一定的传播力和影响力,有利于"健康中国"战略的实施与推进。

(三) 主要任务

作为政府科普网站,中国科普网对于践行健康传播和"健康中国"战略有着义不容辞的责任。网站一直把普及健康知识、提高全民疾病预防意识、提升公民健康素养作为健康传播的主要目标和任务。在日常的健康传播实践中,中国科普网重点进行合理膳食、控烟限酒、心理健康、艾滋病预防、中老年养生、青少年近视防控等领域的科学普及和网络传播,满足大众的健康需求。

二、内容与方法

(一) 内容

1. 搭建全媒体健康传播矩阵

移动互联网的高速发展让媒体传播的环境发生了深刻变化,也让媒体从原先的大众传播向分众传播转变。中国科普网运营团队在进行健康传播的实践中也逐渐认识到,只有搭建全媒体传播矩阵,利用特点各异的各大传播分发平台覆盖不同的受众群体,才能让传媒的传播力和影响力得到进一步的提升,从而更好地向不同年龄、不同教育背景的用户提供更为便捷和精准的健康科普服务。为此,从 2014 年至今,中国科普网逐渐搭建形成了涵盖网站、微博、微信、强国号、抖音、快手、百家号、头条号等在内的健康传播全媒体矩阵。这些传播矩阵全年持续不断更新,日均发稿数量超过 200 条,网站的健康传播链条得到延伸,健康科普信息的生产和分发的效率得到提升,形成了适应移动传播环境下的健康科普传播机制。

2. 加强重大疾病防治科普教育

重大疾病的防治是国民健康教育的重点内容之一。这是因为重大疾病有两个典型特征:一是"病情特别严重"——会严重威胁患者生命、严重影响其家庭成员的生活,如大部分的恶性肿瘤、急性心肌梗死、严重慢性肾衰竭等;二是"治疗费用巨大"——需要支付昂贵的医疗费用,会给家庭带来沉重的经济负担,如严重脑卒中后遗症、严重阿尔茨海默病、严重原发性帕金森病等。

中国科普网按照《"健康中国 2030"规划纲要》关于"防治重大疾病"相关规划要求,重点加强癌症、脑卒中、冠心病、高血压、糖尿病、阿尔茨海默病、帕金森病等慢性病防治和艾滋病、结核病、新冠病毒感染、流感、手足口病、登革热、麻疹等重大传染病防治的健康科普教育。在每年"世界癌症日",中国科普网陆续发布《咖啡与癌症的关系》《烹饪多蒸煮炖 远离"致癌物"》《早诊早治 拥有一颗"防癌的心"》《只有突然发现的癌症 没有突然发生的肿瘤》《癌症其实是可以控制的慢性病》《老年结直肠癌高发 三大"黑手"作怪》《及时捕捉结直肠癌早期的"蛛丝马迹"》《AI 防癌地图 提升肿瘤早筛防治水平》《癌症患者个体化用药成为可能》等专家文章和原创稿件;在每年"世界脑卒中日",中国科普网陆续发布《中风后,不可错过黄金恢复期》《预防房颤引发卒中 规范抗凝是关键》《聚焦卒中康复 降低卒中致残率》《牢记脑卒中来临前信号:"中风 120"》《胳膊腿甩甩,脑卒中拜拜》《"健康四大基石"助你远离脑卒中》等专家文章和原创稿件;在每年"全球肺癌关注月",中国科普网陆续发布《肺结核:披着"狼皮"的"羊"》《当一个人同时得了肺癌和冠心病》《明察早期身体信号,远离肺癌"祸首"》《治疗肺癌像治感冒? 定期筛查是关键》《心肺是否健康"屈指可数"》《肺癌为何"缠上"儿童青少年》等专家文章和原创稿件;在每年"世界防治糖尿病日",中国科普网陆续发布《多做家务有助于预防糖尿病》《想控制血糖? 赶紧动起来》《控制血糖 制定自己的运动处方》《警惕糖尿病眼病!专家提醒:患病 5 年是高危期》《哪些人群需要做好血糖监测》等专家文章和原创稿件;在每年"世界艾滋病日",中国科普网陆续发布《艾滋病的起源》《"谈艾色变"大可不必》《抗"艾"别错过 72 小时阻断期》《"预防"是抗击艾滋病最好的"疫苗"》专家文章和原创稿件。

由此,中国科普网形成了重大疾病防治科普教育的典型做法和自身特色:即特别注重在"世界××日"等一些重大疾病宣传日期间,加大记者采写稿件和专家约访撰稿力度,及时在全媒体传播矩阵刊发相关重大疾病的起源、诱因、科学防治方法、最新医疗成果等健康科普信息,对公众起到了很好的重大疾病防治科普宣传和健康教育效果。

3. 分众传播精准服务"一老一小"群体需求

根据移动互联网时代的分众传播理论,中国科普网研究不同年龄结构人群,尤其是"一老一小"群体的健康科普需求,重点向青少年提供心理健康教育,向老年人提供健康科普辟谣等精准服务,传播效果在实践中得到了验证。

(1)青少年:心理健康教育。

青少年正处于成长发育期的关键时期,除了身体健康,近年全社会广泛关注他们的心理健康。中国科普网也顺应这一时代发展要求,邀请国家卫健委心理治疗师、心理高级教师、从事心理工作近20年的曹大刚开设"大耳朵叔叔心理信箱"专栏,利用书信这种形式为青少年解答各种心理咨询问题。《按下预警键对控制情绪至关重要》《"年末焦虑"该如何克服》《同伴的支持有利于抑郁少年更快地回归》《做好职业规划,高考选择专业要未雨绸缪》《思维反刍:抑郁发出的呼救信号》《"再也不敢坐飞机了……"如何应对灾难事件带来的心理应激》《追思,给逝去的亲人做个内心告别》等专栏文章专门为青少年详细解答了焦虑症、抑郁症、心理应激等心理问题。《忽略了!17岁寻亲男孩刘学州发出的三次呼救信号》等文章则结合热点新闻事件,为广大青少年普及心理健康教育,呼吁全社会关注青少年身心健康。

中国科普网开设的青少年心理健康教育专栏注重从他们日常的所思所想出发,努力用专业心理知识解决他们生活的各种心理困惑,引导他们掌握自我心理调节、化解负面情绪的科学方法,帮助他们身心健康、快乐成长。

(2)老年人:健康科普辟谣。

随着移动互联网技术的发展,越来越多的自媒体开始传播健康知识,在丰富健康科普内容和手段的同时,也加速了一些网络谣言的传播和扩散,容易对健康科普诉求强烈但健康素养不足的老年人群体形成误导甚至造成危害。作为国家部委主办的政府科普网站,中国科普网一直"坚守权威、科学理念",针对健康传播领域进行科学辟谣工作,重点批驳健康传播领域存在的伪科学、网络谣言等内容,努力消除其对于公众身心健康的负面影响。

中国科普网在2018年改版时专门开设了一个全新的栏目——"谣言粉碎机",针对食品安全、营养健康、医学急救、肿瘤防治等重点健康领域的各种网络谣言进行及时辟谣、以正视听。该栏目年均发布信息超过300条,成为中国科普网最受网民欢迎的品牌栏目之一。中国科普网加大健康科普网络辟谣力度,旨在把正确的疾病预防和保健知识传播给大众,满足广大网民对于权威科学健康信息的需求,促进网民形成理性思维和科学精神,进一步增强公众鉴别健康谣言的能力,提升全民健康素养。

(二) 方法

1. 知信行模式

"知信行"模式(Knowledge Attitude Belief Practice Model,又称 KABP 模式或 KAP 模式)认为,健康知识和信息是人们形成积极、正确的健康信念和态度的基础,而正确的健康信念和态度则是行为改变的动力,用以说明知识、信念、行为在促进个人健康行为改变方面的关键作用。

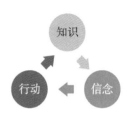

"知信行"模式示意图
(来源:网络)

值得注意的是,"知-信-行"三者之间的递进关系,并非必然存在,而是受到多重因素的影响和制约,包括对"知"的影响因素(信息的有效性和针对性、媒介的传播能力与方法,个人的媒介接触与信息素养);对"信"的影响因素(信源权威性、媒介传播效能、健康诉求紧迫性、行为效果显著性)以及对"行"的影响因素(行为改变的基本条件与相关因素、环境的一致性、行为成本)。"知-信-行"模式表明,健康传播是个复杂的过程,受众不一定会因为接受健康传播就改变自己的生活习惯。合理的健康传播必须不断研究受众,关注影响健康传播效果的因素,从而不断调整或改变传播手段,以达到最佳的健康传播效果。

2. 健康信念模型

健康信念模型(HBM)正是一个通过干预人们的知觉、态度和信念等心理活动,从而改变人们的行为的健康教育模型,由当时服务于美国公共卫生机构的社会心理学家Hochbaum等创立于19世纪50年代,其后经过不断地充实和发展,已成为人们开展健康行为干预项目和活动的重要工作模式。该模型强调与健康有关行为的发生,取决于同时发生三种因素:即有足够的动力或对健康的关心,感受到对健康的威胁并有针对性地改进健康的建议。

该模式自创建以来,被广泛地应用于控烟、营养、艾滋病、高血压筛查、乳腺自检等众多健康教育与健康促进项目和活动的计划、设计和实施工作之中。健康信念模式是通过健康教育达到促进人群行为改变的经典理论之一,在健康科普传播的实践运用中也有独特的地位和作用。媒体不断通过各种手段向公众传递关于疾病防控、健康管理等方面的各种科普知识和信息,公众在信息接收中增强对自身相关疾病的关注,通过自我反馈形成对自身健康威胁的感知,最终采取改善自身健康的进一步行动和措施。

3. 分众传播理论

传播按照目标受众面的大小与性质,可分为大众传播和分众传播。分众传播概念由美国未来学家托夫勒在《未来的冲击》一书中最早提出:"未来社会是信息化社会,但信息植根于社会生产的非群体化。社会结构的非群体化、价值取向的非群体化以及思想意识的非群体化造就了不同生活习惯、不同审美取向的群落。消费者、传媒的受众,都化为不同的群落。"随着媒体传播进入数字化和移动化,分众传播越来越被广泛接受。清华大学熊澄宇教授指出,所谓分众传播是指不同的传播主体对不同的对象用不同的方法传递不同的信息。从受众角度看,是各得其所,各取所需。不同的媒体形态、不同的传播内容、不同的受众需求、不同的环境和场合决定了分众传播具有最佳的传播效果。北京师范大学新闻传播学院喻国明教授认为,数字化传媒是新媒体的显著特征。这个特征改变了以往大众传播的特点,更加适应受众需求的多样化和受众市场的细分化,以往媒体单向传播的特点变成了具有双向互动的功能,信息接收的主动权越来越向受众方面转移。

当前,我国健康科普传播分众化的趋势也日益明显。分众传播对于健康科普传播有四个方面的积极影响:有利于促进健康信息的细化分类,有利于提升健康传播者提高自身素质,有利于减少健康传播成本,有利于形成健康促进大氛围。

三、案例与实践

(一) 案例一:科学抗疫科普教育传播与实践

1. 科普抗疫全媒体传播

2020 年初新冠疫情突发后,中国科普网迅速行动起来进行抗疫主题融合宣传和健康教育服务。在立足做好疫情防控知识宣传的基础上,通过舆论引导和防疫相关知识的及时、权威科普,让公众能够快速掌握防疫要点,增强公众打赢疫情防控阻击战的信心;及时辟谣网络上关于疫情的不实传言,让公众从科学角度认识疫情,不信谣不传谣,稳定人心;联合社会各界力量共同开展抗疫科普公益活动,为公众提供知识普及、网络义诊等精准服务;大力宣传钟南山、陈薇等科学家,以及医务工作者、抗疫志愿者等先进群体的事迹,积极引导社会舆论,弘扬正能量。

策划制作一批科普抗疫特色专栏。中国科普网联合《科普时报》策划了病毒科普、科学辟谣、营养健康、心理纾缓、在线学习等与大众生活息息相关的疫情话题,刊发疫情主题稿件 200 多篇,合计约 30 万字。在科技部科技人才与科普司的指导下,中国科普网开设"科普抗疫"专栏,邀请了毕导、袁岚峰等科普领域的重要意见领袖,创作了 50 多部作品,在中国科普网总点击量超过 71 万。中国科普网还与中宣部"学习强国"学习平台共建"全国疫情防控科普作品荟萃"专题,阅读量达 348 万。

疫情科普融媒体宣传取得突破。中国科普网充分利用微博微信、短视频、强国号等新媒体平台,对全民抗疫进行形式多样的深入报道。强国号共发布文章超过 300 篇,总阅读量超过 200 万。中国科普网、科普汇 APP 共发布疫情相关稿件超过 1 000 条,总点击量约 400 万。中国科普网微信公众号推送疫情相关文章 372 篇,总点击量达到 50 万。中国科普网发布疫情相关微博 416 条,总阅读量超过 500 万,单条阅读数最高超过 160 万。中国科普网抖音、快手账号发布疫情相关 110 条短视频,播放量达 877 万,单条播放量最高超过 350 万。因在新冠疫情健康科普取得的显著成效,中国科普网荣获"2020 年政务抖音号优秀创作者"称号。

自 2020 年以来,中国科普网全媒体传播矩阵总计发布图文、视频等不同形式稿件近 3 500 篇,总点击量超过 4 000 万,切实发挥了中国科普网在科学抗疫中权威科普、引导舆论、鼓舞人心的积极作用,充分体现了网站作为政府官方权威科普传播平台的社会责任和应有担当。

2. 全国科学防疫科普微视频优秀作品征集和展演

新冠疫情发生以来,广大科技人员、科普工作者、社会各界群众创作制作了一大批科学防疫科普微视频作品,有效地普及了疫情相关卫生健康知识,提升了公众科学素养和防控能力,为控制疫情传播发挥了重要作用。2020 年 5 月,为加强科学防疫优秀科普微视频作品的传播,科技部引智司(目前为科技部科技人才与科普司)、中国科学院科学传播局开展了以"科技战疫 创新强国"为主题的全国科学防疫科普微视频优秀科普作品征集活动,要求微视频作品内容主要围绕普及科学防治新冠病毒的知识,传播科学防治新冠病毒的方法,宣传公共卫生和复工复产的相关知识与方法。所有作品经形式审查后,在中国科普网进行展播,由公众对参选作品进行投票,产生公众评选结果。在此基础上,科技部组织评议专家组进行评议,结合公众评选结果产生最终结果。

受科技部引智司的委托,中国科普网承担了此次征集活动的通知发布、作品接收、形式审查、网络展播、组织评审等工作。在 2020 年 5 月 13 日—6 月 15 日期间,中国科普网总计接收征集作品 366 部,250 部作品通过形式审查后在中国科普网进行展播。随后,在科技部引智司的指导下,中国科普网组织了专家评审,由专家最终评选出全国科学防疫科普微视频优秀科普作品 50 部,并在科技部官网进行公示。

最终获评的 50 部优秀科普作品中,既有国家卫健委等部委推荐的《带花冠的病毒,你为什么那么坏?》,浙江省科技厅等地方科技厅推荐的《硬核的大数据抗疫》,也有澎湃新闻等新闻机构制作的《如何运作一座容纳 1 461 张病床的方舱医院?》,还有美丽科学等社会机构制作的《小学生都能看懂的新冠病毒科普,你看懂了吗?》等。这 50 部科学防疫科普微视频优秀科普作品覆盖面广,内容丰富,集中展示了我国社会各界在疫情防控健康科普教育方面的丰硕成果。2021 年 6 月 17 日晚,由科技部、中国科学院联合主办的"2020 年全国优秀科普微视频展演"在扬州举办,活动对 50 部科学抗疫科普视频作品奖代表进行颁奖。中国科学院科学传播局副局长王秀全在发言时表示,科学防疫科普微视频作品有力地击破了各种伪科学和谣言,为消除群众恐慌心理、引导人民群众坚定战胜疫情的信心,作出了积极贡献(图 15-1)。

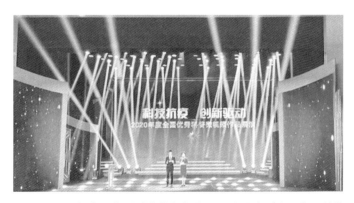

图 15-1 2020 年全国优秀科普微视频作品展演活动(来源:中国科普网)

3. 抗疫公益系列品牌活动

在 2020 年初新冠疫情暴发后,中国科普网充分发挥作为政府权威科普传播平台的品牌优势,积极发挥社会大协作的各方协同机制,策划组织实施了抗疫公益系列品牌活动,旨在最大限度调动全社会力量,发挥专业机构优势,通过中国科普网全媒体传播矩阵,为全民抗击疫情提供知识普及、心理咨询、义诊专线、精神抚慰等个性化精准服务。

在 2020 年,中国科普网联合北京医师协会、平安好医生开通"抗疫电话义诊专线"公益活动,为公众免费提供疫情咨询、防护服务超过 15 000 次。此外,中国科普网联合北京医师协会、北京市科学技术情报研究所合作推出"新冠肺炎权威科普指南",发布稿件超过 1 000条,专题点击量达 30 万人次。中国科普网还联合中宣部"学习强国"学习平台、《音乐生活报》、中国大众音乐协会,举办"战'疫'声援 抗疫优秀文艺作品征集"活动,征集发布 45 部音乐作品,"学习强国"学习平台点击量超过 200 万,为弘扬伟大的抗疫精神进行正能量宣传,鼓舞和增强社会公众齐心协力战胜疫情的士气与信心。

(二)案例二:青少年近视防控健康教育专项行动

为认真贯彻习近平总书记关于我国学生近视问题的重要指示精神,深入落实教育部等八部门印发的《综合防控儿童青少年近视实施方案》,中国科普网一直把青少年近视防控健康教育作为重点工作来抓。中国科普网于2017年启动"青少年近视防控健康教育专项行动"以来,陆续举办青少年近视防控专家座谈会,出版《青少年近视防控专题调查采访录》、上线面向家长和小学生开展近视防控健康教育微视频课堂,在全社会加强青少年近视防控教育科普传播,促进了我国青少年近视防控健康教育事业的发展。

1. 出版青少年近视防控调查录,举办专家座谈会

《"健康中国2030"规划纲要》明确指出"加强学生近视、肥胖等常见病防治"。中国科普网联合科普时报社于2017年初启动青少年近视防控专题调查采访,持续刊发了记者采写的《我国近视现状堪忧 青少年尤为突出》《为什么近视大多发生于青少年》《不正确使用电子产品是诱发青少年近视的原因之一》《户外活动越多 近视发病越少》《以创新破解社会难题》《让阳光照亮"心灵的窗户"》等调查文章,并在2017年8月在北京举办"青少年近视防控与健康专题座谈会",邀请了清华大学张济川教授等专家学者就青少年近视诱因、科学防控青少年近视、加强青少年近视防控研究和宣传等内容进行集体研讨,并在座谈会上正式发布《青少年近视防控与健康调查采访录》,呼吁全社会关注青少年近视问题,共同参与和推进我国青少年近视防控与健康科普教育事业发展(图15-2)。

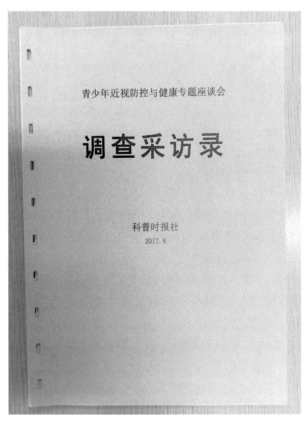

图15-2 《青少年近视防控与健康调查录》(来源:中国科普网)

2. 上线《中小学生近视防控健康教育课本》微视频课堂

中国科普网与佳木斯大学视光中心李宏教授开展青少年近视预防健康教育开展合作。李宏教授是教育部"全国综合防控儿童青少年近视专家宣讲团"成员、"黑龙江省中小学生健康行动推进小组"成员,她和团队在小学生近视防控预防和科普教育方面积累了丰富的经验,也取得了丰硕的研究成果。2020 年李宏教授主动联系沟通中国科普网,授权网站发布她和团队创作的《中小学生近视防控健康教育课本》系列微视频,包括《探索学生近视的奥秘》(20 集)、《学生近视防控健康管理课程》(12 集)、《家长课堂》(9 集)。这些总计 41 集的微视频在中国科普网"科学课堂"栏目持续推出,并同时在中国科普网微博、强国号等全媒体矩阵上线发布,为小学生和家长提供了关于近视防控的权威科学知识和实践方法,受到了家长和小学生的一致好评。

(三) 联合发起"健康科普行动"

党的十九大作出了实施"健康中国"战略的重大决策部署,党中央、国务院发布了《"健康中国 2030"规划纲要》。2019 年 7 月国务院成立健康推动委员会,统筹推进《健康中国行动(2019—2030 年)》,明确提出"健康中国行动"的主要任务之一,就是"建立健全健康教育体系,引导群众建立正确健康观,形成有利于健康的生活方式、生态环境和社会环境,促进以治病为中心向以健康为中心转变,提高人民健康水平。"

为深入贯彻落实《健康中国行动(2019—2030)》精神,充分动员更多的社会力量参与健康知识普及、参与健康行动、提供健康服务,2019 年 9 月 25 日,在中国科协、国家卫健委、北京市卫健委的指导下,中国科普网联合科普时报社、中华医学会、中国医师协会、北京医师协会、百度公司、慈诚医疗等社会各界力量,在北京共同启动"健康科普行动"。

"健康科普行动"目标是整合专家力量和媒体资源,传播普及健康知识,提高公众的健康素养和健康文化水平。北京医师协会会员汇集首都各医院 11 万医师,为本次活动的开展提供强大知识资源,通过中国科普网、科普时报、百度等媒体网络平台,积极开展线上线下形式多样的健康科普活动,积极引导公众建立正确的健康观,努力提高公众的健康素养和科学文化素质。"健康科普行动"旨在加强多方合作,把健康科普和健康教育作为树立新健康观的重要手段,鼓励医务人员投入健康科普创作,为推进健康中国行动贡献力量。

在"健康科普行动"启动仪式上,中国科普网、科普时报社、北京医师协会联合向有关单位提出"健康科普行动"倡议书(图 15 - 3)。

1. 建立健康科普资源库

响应《健康中国行动(2019—2030 年)》关于建立和完善健康科普"两库、一机制"的要求,建立并完善健康科普专家库和健康科普资源库,构建健康科普知识发布和传播机制,组织实施健康科普行动。

2. 制订健康科普作品审核标准

鼓励健康科普专家生产具有科学性和通俗性的科普内容。由科普专家库成员组成专家审核工作组,制订科普内容的审核标准并组织实施。

3. 完善健康科普激励与评测机制

建立医疗机构和医务人员开展健康教育培训的绩效激励与评测机制,实现科普作品经

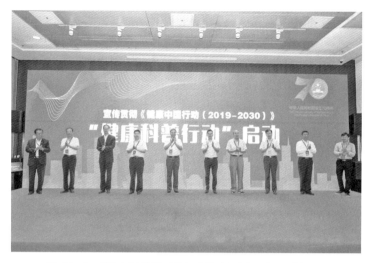

图 15-3 "健康科普行动"启动仪式（来源：中国科普网）

济效益与群众阅读行为的高度关联。积极引入社会力量参与合作，发挥医学专家科普创作的积极性。

4. 开展多种形式的科普活动

通过科普时报社、中国科普网和北京医师协会知名专家库，联合各医疗机构、新闻媒体及互联网传播平台，广泛邀请专家学者，开展形式多样的健康科普活动。

5. 搭建健康科普互联网平台

联合互联网机构建立健康科普知识发布、审核、传播线上平台，大力宣传健康科普内容，建立健康科普绩效考核与传播机制，推动健康科普行动计划的有效实施。

6. 举办健康科普大会，设立科普奖项

争取政府部门大力支持，举办具有行业代表性的全国性健康科普大会，开展健康科普评选活动，设立科普奖项。

2019 年 11 月 28 日，"健康科普行动"首站落地上海（图 15-4）。科普时报社、中国科普

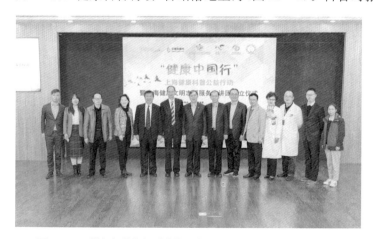

图 15-4 "健康科普行动"首站落地上海（来源：中国科普网）

网、上海市医师协会、北京医师协会、上海市健康促进中心、上海市志愿服务公益基金会共同启动"健康中国行"上海健康科普公益行动,并成立由上海市各专家医师组建的上海健康文明志愿服务宣讲团。他们将深入企事业单位、社区、学校为职业人群、老年人、妇女、青少年普及传播健康理念、知识以及急救技能,全面提升广大市民健康文明素养,从而形成"健康上海、人人行动、人人受益"的社会共识。

（科普时报社副社长　王飞）

第二节　科普广播节目中的健康教育传播实践
——上海新闻广播"科学家族工作室"

一、概述

2021年11月7日,中华全国新闻工作者协会公布第三十一届中国新闻奖名单。SMG旗下上海新闻广播《FM十万个为什么》新闻类科普栏目,以在突发公共卫生事件期间从科学角度解读医学健康类知识为案例,荣获全国一等奖(新闻名专栏)。这份荣誉,来自一支兼具媒体精神与科学素养的团队——科学家族工作室。

上海新闻广播科学家族工作室,于2019年4月1日正式成立,工作室以科学、科技、科普类节目为基础,大力拓展对内容的深度开发。组建工作室最大的意义在于整合资源优势,专注打造垂直类节目,将上海广播《FM十万个为什么》《科学魔方》《安全进行时》《青未来FM》《极客秀》等科学节目予以统筹策划,提高制作效率、合理利用嘉宾资源,使节目各具侧重点,在传播细分领域凸显专业性。而健康教育传播作为科学家族的一个节目内容分支,在科学传播中尤为重要。

二、内容与方法

在健康教育与健康传播中,媒体是专家与受众沟通的桥梁。做好健康知识的传播解读,会对媒体工作者提出更高的科学素养要求。

科学求知路上,与听众连接

科学家族作为主流媒体科普团队,在节目中积极加强对公众进行传染病相关知识科普宣传。邀请来自中国科学院、高校、医院、科研机构的病毒、疫苗、制药、防疫等多方面的专家,在节目中以专业的知识,用通俗易懂的讲述方式,引导受众从科学角度认识传染病。

《野生动物体内存在哪些风险？病毒是如何传播给人类的？》

《市面上有哪些消毒液？如何正确安全地使用消毒用品？》

《什么是疫苗？疫苗是如何研制出来的呢？》

……

节目先后从公众最关心的生活类话题做引子,再到认识病毒相关科学知识,从知识性、服务性、科学性等多角度分享防控知识,避免恐慌。

健康教育与传播无论形式多丰富、表达多有趣,其本质是严肃的、立场是科学的。为了传播效果,选择受众更感兴趣的内容无可厚非,但不能无中生有、夸大其词。科普节目传播应当选择合适的方式方法,说科学的话、办科学的事,避免成为流量的附庸、伪科学的传声筒。

好奇驱动梦想,让内容"出圈"

新闻事件与科普解析是一对能够产生奇妙化学反应的组合——新闻性可以让科普内容紧扣热点、引起兴趣;反过来,讲究事实与原理的科普,又能帮助受众更好地穿透新闻事件的表象。

如何把健康科学类话题"深奥的原理、复杂的名词、难懂的公式"以广大听众喜闻乐见的话语形式表达出来,同时着力展现科技创新在生产生活的应用以及"新、奇、乐"等方面的独特魅力,从而提高大家的兴趣点,是科学家族团队努力让科普内容破圈,打破与人文社科的二元对立做出的重要尝试。

所有看似浅显的提问,都建立在"已知"之上。

每一期节目以新闻点为切入口,相关报道都涉及大量科学知识,科普节目需要每遇到一个知识点就要把知识点学会、揉碎,才能用受众易懂的方式,生动、准确地把科学信息讲出来。科学家族节目组通常会先阅读十多万字的材料,再凝练成节目文案,遇到不熟悉的领域,还会向专业人士求教。每期节目,都是一次科学知识的探知。每次探知,都以俄罗斯套娃式的提问展开。在追索这些问题的路径中,节目为听众串联起知识经纬线。

除此之外,科学家族团队积累了非常丰厚的"专家池",上海作为重要的科创中心,拥有丰富的高校、研究院所、科普场馆等的专家资源。多年来,在节目的基础上初步建立了一个基本涵盖各大学科的专业嘉宾库,其中健康教育类科普嘉宾占一大部分。

除了发掘科普领域的具备较强表达与科普能力的专业嘉宾外,主持人与编播人员的科普转化能力也非常重要。这一点,则主要依赖长期的积累与训练——科学家族的节目组成员们都拥有超强的专业背景,或从小痴迷科学,或已从事多年的科普节目采编工作,他们各施所长、互相补位,配合度和默契度极高,多年积淀的科学素养,令"听懂专家的科学表述,并及时翻译成受众能理解的语言"成为可能。

三、实践案例

(一)案例一:应急科普

1. 项目背景简介

"应急科普"是对突然发生事件,利用各种传媒以浅显的、通俗易懂的方式及让公众接受的自然科学和社会科学知识来对突然发生事件进行紧急处理的社会教育活动。

在突发公共卫生事件发生之际,上海新闻广播科学家族团队在自身科普节目的体系中及时启动"应急科普"对策,对公众进行相关的科学传播,在正确引导社会舆论、缓解公众恐慌、阻断谣言传播等方面发挥了重要作用。

2. 理论基础与框架

突发公共卫生事件时,网络上流传的各种信息真伪难辨。应急科普唯有抢占先机,才不会给"谣言"留下传播空间。广播作为主流媒体的排头兵,以"范围广、速度快、穿透能力强"的特点,在突发事件应急科普中这一优势表现得更为突出。上海新闻广播科学家族制作的广播科普节目在第一时间传播真相,就突发事件的"知识点"进行拆解普及,用"科学知识"去拓展民众认知,引导正确的社会舆论,有助于缓解人们对突发事件的恐慌,提升对谣言的鉴别和判断能力,阻断谣言传播。作为全国广播中稀缺的广播专题科普节目,该节目在突发公共事件发生时,以团队多年的科普经验做出了比较成熟的广播应急科普的响应模式,发挥了广播科普传播的优势,但同时对存在的问题也进行了反思,不断找出解决方案,从而能在"应急科普"未来战略中更加有效提高科学传播效果,在社会中有效提高应急科普的传播影响力。

3. 内容与实施

节目筛选出适合相关主题的科普嘉宾,用选题与嘉宾学科背景来匹配,最后挑选出十多位来自中国科学院、高校、医院、科研机构的病毒、疫苗、制药等多方面的专家。在每天特别节目中以专业的知识、通俗易懂的讲述方式,从公众最关心的"口罩""消毒用品"等生活类的话题说起,从"最详尽的口罩和防护服知识""医用酒精、84消毒液等这些消毒用品你用对了吗?"到"野生动物存在哪些危险,如何把病毒传染给人类""人类与疫情搏斗史""什么是病毒""疫苗是如何研制的"等,从知识性、服务性、科学性等多角度分享防控知识,避免恐慌。

4. 评价与效果

突发公共卫生事件后,通过广播节目的健康知识类内容对听众进行科普,使民众更镇定、更理性、更自律,有效提升上海市民的科学素养。同时,利用"广播＋网络"融媒体结合方式接力传播扩大影响力。每天节目播出后,"话匣子"APP整理当天专家科普精华内容,剪出2~3分钟的短音频发布在APP上。节目播出两周后,我们将专家近期积累的音频重新剪辑加工,在"阿基米德"APP端整合成知识音频专辑,并做成海报二次传播。发布仅两天时间,浏览量已超130万,并被上海市科协推广到全国各省市科协,展现上海科普品牌引导力。

(二)案例二:健康科普类广播节目破题的艺术——以健康类广播节目《活过100岁》为例

1. 项目背景简介

广播医疗服务类节目近来越来越受到欢迎,大批此类节目走进人们的生活。如北京电视台的《养生堂》、中央电视台的《健康之路》等,这些节目有的侧重养生知识的宣传,有的侧重疾病的治疗,有的侧重知识的普及和介绍,有的侧重与受众的互动和个体健康问题的解答。绝大多数这类节目会面临这样一个问题:如何使受众理解深奥难懂的医学知识和术语,也就是说这类节目该如何"破题"。上海人民广播电台健康类节目《活过100岁》,通过对节目主持人语言和话题切入点的选择,探讨医疗服务类广播节目如何尽快建立自己的谈话领域,让受众尽可能快地进入谈话的氛围,营造自如交流的语言环境。2022年获上海科普教育创新奖、科普传媒奖。

2. 理论基础与框架

(1)什么是"破题":

破题一词的原意是明清时八股文的头两句,也就是第一股,用一两句话说破题目的要义,现在泛指写文章时点明题意。主持人的破题主要不是自己做文章,而是为了引导受众对话题的理解,引发受众踊跃参与的热情。

随着人们生活水平的提高,对健康养生的关注超出以往,广播医疗服务类节目近来越来越受到受众的欢迎,大批此类节目通过各种媒体平台走进了人们的生活。《活过100岁》节目于2011年5月在上海新闻广播FM93.4平台开播,每期邀请一位上海市三级甲等医院的医生做客节目,以向老百姓介绍防病治病的知识为主旨,开通热线电话,融专家的讲述和受众个体问题的解决于节目进行中,要求主持人在第一时间营造出一种谈话的和谐氛围、唤醒受众渴望参与的热情、同时还需要主持人在第一时间将深奥难懂的医学知识和术语转化成老百姓听得懂、讲得出的通俗语言。

(2)"破题"的重要性:

如果以每档节目60分钟计,主持人用于破题的时间大约只有5分钟,在短短的5分钟内主持人需要既让受众明晰当天节目讨论的疾病,又能通过自己的语言激发受众旺盛的参与热情。现代人每天都活在过载的信息流中,在有限的时间里,如果一档节目没能在节目最开始的"注意力经济"大战中取胜,受众的流失量将是惊人的。通俗讲,注意力是指人们对一个事件、一个话题、一种行为和多种信息关注的持久程度。对于倚仗受众的注意力和收听率来评判优劣的广播节目来说,在节目开始的几分钟内,对受众注意力的抓取将直接决定一档节目的生死。

3. 内容与实施

(1)"选题"与"破题"的典型案例:

典型案例是让受众第一时间了解当期节目主题疾病的最好方式,通过对个体化病情的描述和对症状的解析,让有相关疾病的患者一下子就知晓了这种疾病的主要特征。

例:在2014年2月11日当天的《活到100岁》节目中,主持人在节目一开始,就以典型案例来切入主题:"七十多岁的蔡老伯家住闵行,一向感觉吃饭倍香、身体倍棒,退休十多年,单位组织的免费体检他从未参加过。前段时间蔡老伯晚上频频起夜小便,怀疑自己患前列腺炎而到医院就诊。这一检查,结果惊人:蔡伯同时患有高血压、糖尿病、肾囊肿、前列腺炎以及肝部癌肿。更不幸的是,肝肿瘤已经侵犯到门静脉,肝癌已发展至晚期。知道检查结果后,蔡老伯和家人都非常困惑,他既没有肝区疼痛,也没有黄疸、腹水,食欲也很旺盛,怎么一检查就是肝癌晚期?为何之前一点征兆都未显现?今天节目中,我们请到的是复旦大学附属中山医院介入治疗科主任医师×××,首先请×××医生为我们解读一下这个病例……"

(2)名人病史、著名的医案:

与名人有关的新闻通常更易引起百姓的关注,媒体的关注让名人的一举一动完全曝光在人们的视野当中,这种"过分"的注意力聚焦也使人们很容易了解到某种疾病。

例:在2013年9月17日的《活到100岁》节目中,介绍腹腔镜在胰腺癌肿瘤诊治中的应用。主持人在破题时就提到了这位名人的医案:"一年多以前,苹果公司创始人乔布斯之死引起世界震动,乔布斯2011年10月死于胰腺癌引发的呼吸骤停。此前多年,他一直与胰腺癌作斗争,并于2009年进行了肝移植。在得知乔布斯的死讯之前,很多人都不清楚,在我们身体上腹部深处,其实有一个非常小而又默默无闻的器官,这就是胰腺。由于不良的饮食习惯和生活方式,这种凶险的疾病正日益呈现年轻化的趋势。我们今天首先就请医生介绍一下,为什么容易生胰腺癌?"

（3）俗谚、民间俗语:

谚语,与天气、气候有着很大的关联,它起着预测天气或是规范某种生活、生产习惯等作用。而天气和气候等又与人们的身体状况紧密相连。我们的身体与大自然和谐共存,自然的气候影响着血管的收缩,身体功能的改变等各种应激反应都与天气、气候息息相关。所以,通过俗谚引出节目内容,不仅趣味性增加,而且也能拉近与受众的距离。资料显示,我国的一些古书,比如《月令广义》《风土记》等,都记载了一些天气谚语,有文字记载的谚语只是一小部分,绝大部分的天气谚语只在民间流传。主持人一提到某些谚语,上了年纪的中老年受众马上就能调动记忆,从长辈或者街坊邻居那里听到的谚语立刻引起他们的兴趣,引发共鸣。

例:2013年2月14日的节目,主持人就以俗谚开头:"俗话说'春捂秋冻保健康'。'春捂'怎么'捂','捂'到什么程度,一直是个笼统的概念。有谚语'二月休把棉衣撤,三月还有梨花雪''吃了端午粽,再把棉衣送'等可以帮助我们正确理解'春捂'的含义。但这些远远不够,只有正确'春捂'才能达到保健的目的。上海光华中西医结合医院类风湿性关节炎科主任医师、博士、教授×××今天跟大家讲讲气温突变与类风湿性关节炎。"

（4）特殊的医学纪念日、季节、节气等:

社会生活水平不断进步和发展,带来便利和富足的同时,也使原来不会威胁到人类的一些疾病慢慢吞噬人们的健康,为了引起大家的重视,世界卫生组织联合一些具体疾病联盟,在每年的固定日子设立某种疾病的宣传日,引起人们的关注。在这些日子里,通过联合社会力量,以健康教育、义诊、咨询、健康讲堂、媒体宣传等多种形式,普及疾病的相关知识,提高公众防病治病的意识,提高对疾病危害的认识水平。这些特殊的日子,通常会举办一些相关的活动,结合这些活动来进行"破题",主持人不需要做很多的解释工作,受众已经通过各种渠道、各种活动了解了这种疾病,主持人只需要直入主题。

例:每年的11月14日是世界糖尿病日,结合糖尿病日的宣传,主持人在当期节目的开始语中,就以此为切入点:"今天是世界糖尿病日,为什么要专门设立这么一个日子来让大家关注糖尿病呢? 就是因为这个富贵病已经让越来越多的人深受其害。糖尿病说到底是一种'富贵病',以前咱们杂粮吃得多的时候,可没听说谁生这种病,但是,近些年,随着人们生活水平的不断提高,饮食习惯也有了一定变化,经常会有不合理的饮食,包括高脂肪和高蛋白的摄入,那么,导致人们患上糖尿病的病因有哪些呢? 下面就让专家来为大家介绍……"

（5）近期的社会热点、新闻事件:

某些突发的、急性的、容易致人死亡的疾病,通常会作为社会热点事件被新闻媒体报道。人们在错愕之余,也会议论与此有关的医学话题。医疗服务类节目主持人需要具备相当的新闻敏感性,在此类事件爆发的时候,适时安排相关疾病的讲解和介绍。

例:今年11月24日晚上,也就是上周,徐汇区浦北路虹漕南路口,一名女乘客在一辆蓝色联盟出租车内猝死。据了解,死者生前有心脑血管疾病。今天节目请到的是复旦大学附属华东医院神经内科副主任医师×××,首先请×××医生给我们分析一下,是什么原因导致了这名女乘客的猝死? ……的确像×××医生介绍的这样,随着冬日临近,申城气温骤降,脑卒中的发病有上升趋势。今天节目,我们就重点谈谈怎么防范这个危险的敌人——脑卒中。

(6)流行病学最新的报告、医学前沿的最新进展:

流行病学的报告和医学前沿的信息通常充斥着数据和术语,解读这些数据,帮助受众了解数据背后代表的医学发展趋势或者防病治病的新理念,是主持人"破题"时的重要切入点。

例:2014年2月,上海市疾病预防控制中心公布癌症发病数据,位居男性发病率前十位的分别是肺、大肠、胃、肝、前列腺、胰腺、食管、膀胱、肾、脑和中枢神经系统。针对这则最新出炉的数据,华山医院肿瘤科主任医师×××当天走进了《活过100岁》。主持人在节目的一开始就引用了这一数据,并且马上向医生发问:"×××医生,这个癌症发病数据跟前两年有什么变化? 通过这组数据,能告诉我们一些什么信息?"

4. 评价与效果

针对注意力的这几个特点,健康科普类栏目制作从业相关人员应当如何把握自己的语言才能有效吸引受众呢?

(1)主持人在语态语境的把握上,应当体现真诚的服务性:

主持人一开口,真诚与否的语气能够瞬间通过电波传给受众。主持人需在第一时间营造一个和谐的、让受众觉得安全的、愿意倾听和讲述自己疾病的语境场。

语境,顾名思义,就是指语言使用的环境。直接面对听众,以传播交流为己任的主持人,在节目中任何的语言活动都离不开语境的支持和制约。主持人的语言应当"适情、适境、适景",精心选择富有说服力和感染力的语言方式,使主持人达到与栏目要求浑然一体,与受众期待和谐一致,从而实现有效传播的关键。主持人的语言是依托栏目存在的,因此,必须与栏目主旨和谐共存。作为一档医疗服务类节目,主持人的语言应当是:亲和周到性,深入浅出性、新颖透彻性和服务引导性。

在话语真诚性的营造上,医疗服务类节目应着力避免两种"腔调":一种就是传统的字正腔圆的"传声筒",居高临下的播报。如今的广播主持人已经成为与受众平等交流的交谈者。平民化风格是当今重要的广播电视文化现象,也是提高谈话节目"可听性""可视性"的必由之路。服务类节目主持风格的平民化,主要体现在话题的"接地气"、谈话视角的平视、叙事方式的平实及其"不空洞、不做作"的审美效果。另一种腔调是"主持腔",也极易拉开主持人和受众间的距离,它集中表现为语速快如珠,语气急如劲风,吐字无轻重,句读不分明,语调平而直,表达不由衷;听似口若悬河,实则"水过无痕"。服务类节目首先要"走心",走了心的语言必然是与大脑的思维速度一致,不可能急如劲风,太快的语言不仅让人感觉主持人说的话"没过脑子",而且也无法让受众的思维跟上主持人的语言速度,造成话语理解上的偏差。

(2)主持人的语调应尽可能平实、亲切:

在医疗服务类节目营造的语境中,主持人语言的平实和亲切应当是一种"相熟睦邻"的感觉,常常见面,比朋友的关系稍微疏离一些,但又不是普通同事或熟人间的客套,而是一种生活在一个社区,彼此分享生活,分享喜怒哀乐的情怀。

在这点上,北京卫视《养生堂》主持人就将这种与邻居大妈大叔对话的感觉处理得非常好,做出了有温度的节目。邻里之间见面,通常都会问:"您最近身体怎么样啊? 原来的老寒腿有没有发作啊? 糖尿病的血糖控制如何啦?"语气中会有一种真诚的关心和对老邻居健康状况的关注感。医疗服务类节目在"破题"时,也不妨将类似的话语状态融入自己的语言中,结合节目播出当时的节气、时令、当天的天气等,采用一种问候式的语气,营造一种睦邻间聊天的亲切感,塑造良好的谈话氛围。

(3) 在话题的切入上,应尽可能做到寓引导于服务中:

多使用比喻、拟人等修辞方式,这在拉近与受众的距离,或者对深奥话题的解读上效果显著。而且由于医疗服务类节目本身会涉及一些艰深难懂的疾病名称或专业术语,主持人必须通过反复揣摩,将艰深的专业名词掰开揉碎,用比喻、拟人等一切手段,在第一时间让人听明白。

比喻、拟人加上口语化,使"阳春白雪"的医学术语一下子变得形象化、可视化,充满了画面感和情节感。通过使用与受众的日常生活体验结合起来的比喻性用语,纸面上的艰涩词语立刻活灵活现。但在节目的准备过程中,主持人必须多动脑筋、多与嘉宾交流,在交流中捕捉关键信息,调动自己的日常生活体验。

四、结语

广播健康科普类节目以向老百姓普及健康知识为主,在受众和专家之间架起沟通的桥梁。广播作为主流媒体的排头兵,以"范围广、速度快、穿透能力强"的特点,在健康科普中这一优势表现得更为突出。上海新闻广播的科普节目团队发挥广播科普传播的优势,在健康教育科普实践中,通过多年的探索,形成了一套有效提高民众健康科普教育效果的传播方法,在社会中形成了一定的影响力。

(上海新闻广播科学家族工作室 首席制作人 龙敏

上海新闻广播《活过一百岁》高级资深主持人 李宁)

第三节 科技志愿服务与健康科普——上海科技报社

一、概述

志愿者(volunteer),指在不为任何物质报酬的情况下,能够主动承担社会责任而不获取报酬,奉献个人时间和助人为乐的人。

根据中国的具体情况来说,志愿者是这样定义的:"在自身条件许可的情况下,参加相关团体,在不谋求任何物质、金钱及相关利益回报的前提下,在非本职职责范围内,合理运用社会现有的资源,服务于社会公益事业,为帮助有一定需要的人士,开展力所能及的、切合实际的,具一定专业性、技能性、长期性服务活动的人。"

科普工作是普及科学技术、提高全民科学素质的一项重要工作,是加强精神文明建设的重要内容。科普志愿者是科普活动的重要助力之一,具有示范和带头作用。为进一步推动落实《志愿服务条例》(中华人民共和国国务院令第 685 号)和《科技志愿服务管理办法(试行)》,大力推进科技志愿服务,促进科技志愿服务制度化、规范化、常态化,中国科协与中央文明办在全国范围内广泛开展以科技惠民、科学普及等为主要内容的科技志愿服务"智惠行动",通过科技志愿服务,坚持上下联动、服务基层。主动联系基层、了解基层、服务基层、指导基层,上下合力、联动下沉,共同以群众需求为根本,做好科技科普。

二、内容与方法

关于健康传播的理论,有学者提出,健康传播是以传播为主轴,借助四个不同层次将与健康相关的内容发散出去的行为。在这四个层次中,大众传播无疑发挥着中流砥柱的作用,在大众传播的过程中,将医疗成果转化成大众健康知识加以传播、正确构建社会图景以帮助受众建立预防观念等方面都发挥着重要的作用。

而从传播形式上看,随着传播手段的不断丰富,大众获得知识的途径越来越多,同时,通过亲身体验,获得的知识会比通过传统媒介获得的知识更容易被记住。因此线下科普活动,将是健康知识传播的一种有效的方式。而开展线下科普活动,除了专业科技人员外,还需要有大量的科技志愿者。其中,大学生志愿者可成为科普活动中开展志愿服务的主要力量。

此外,目前大部分社区健康科普主要为"填鸭式",社区居民往往处于"被动接受"状态,难以从根本上提高对健康知识的知晓率,无法满足实际健康需求。不少社区通常采取举办一场讲座、一次访谈,或者一次健康义诊的方式开展健康科普,形式较为单一,难以吸引社会公众主动参与其中。

因此,结合科技志愿服务的工作,鼓励医学专业的大学生参与到科技志愿服务中,能够有效地将他们所学到的健康知识向老百姓进行普及。通过志愿者的现场演示、实物讲解、实操练习等,让大众能够更直观地学习到相关健康科普知识。同时,充分发挥大学生这一人群年龄特点,由他们策划一些形式新颖,老百姓乐于接受的活动,让健康科普的"被动接受"变成"主动学习"。

(一)案例一:大型科普活动

科普活动是促进公众理解科学的重要载体,每年举办的各类科普活动都会吸引广大市民的参与。其中,大型科普活动是我国当前开展科普工作的重要策略之一,投入经费多、公众参与度高、活动覆盖面广、社会影响广泛。大型科普活动一般是由政府或社会组织积极动员科技团体、科研院所、学校、企业、教育基地等机构广泛参与,在某一固定时间段集中向全社会开展的科普展览展示、科技传播、科技服务、科技宣传等系列的或大规模的科普活动,包括科普日、科技节、科普集市等活动。活动内容丰富、声势浩大,往往能够形成一种全社会动员参与机制,具有较高的社会影响力。大型科普活动实质上是一种社会公共项目,需要结合社会发展和公众需求,有目的、有计划、有步骤地组织社会公众广泛参与。

在大众越来越关注自身健康的背景下,在大型科普活动开展的过程中,加入健康科普的内容,通过由专业知识的志愿者来策划开展一些参与性强的活动,例如互动科普舞台剧,通过一个能与现场观众互动的舞台表演,能够吸引老百姓驻足观赏,并能够设计一些互动的环节,让老百姓参与进来。这样通过公众喜欢的方式传播,能够将这些健康知识让公众记得更牢,传播效果更好。事实上,在部分科普集市、科技节活动中,也已经有相关的内容加入其中,例如心肺复苏演示、体验等,现场有不少市民愿意上台尝试、学习,并能够基本掌握相关技巧。

在大型科普活动中,需要设计诸如科普舞台剧等形式的活动,只靠医生是远远不够的。所以,就需要大量的专业志愿者参与其中,大学生年轻、有活力,也能较快地接受新事物。培养大批能够积极参与到健康科普活动中的大学生志愿者,会起到良好的效果。

(二)案例二:社区科普活动

除了大型科普活动外,科普进社区也是目前线下向公众传播科学知识的重要手段。同样,社区活动也需要大量的志愿者,医院一线工作人员由于工作繁忙,参与健康科普的时间有限,因此需要更多拥有专业知识的大学生作为志愿者,深入社区,开展健康科普活动。

突发公共卫生事件使传统的线下社区科普模式面临挑战,社区科普工作模式需要创新。这对于大学生这一群体来说,是一个很好的发挥自己特长的机会。健康传播凭借互联网、短视频、微电影等形式,配合线下活动,将是一种较为有效的方式。同时,鼓励大学生投入到社区科普志愿者这项工作,可以让他们学以致用,在社会实践中检验自己在校园内学到的知识,将学习、实践、研究融为一体。

此外,组织大学生以科普志愿者的身份,走进社区开展科普活动,还能够将健康科普传播形成常态化模式,定期开展,通过持续的知识传播输出,帮助大众学习并掌握相关健康科普知识。

(上海科技报社　综合活动部副部长　沈韵)

第四节　科普图书的健康教育与健康传播——上海科学技术出版社

一、概述

(一)医学科普图书的背景

医学科普图书是健康教育与传播的传统媒介。相比其他医学科普方式,图书出版是历史悠久、专业合作、影响广泛的方式,具有内容系统、信息集中、公信力强等特点,是最重要的形式之一。从出版业历史来看,图书受版权保护,可流通传承,有可期的社会和经济价值,是文化传播和学术发展的重要形式。2021年1月,上海市卫生健康委员会发布《关于加强本市医疗卫生机构健康教育与健康促进工作的指导意见》,要求医疗卫生机构统筹推进健康教育与健康促进工作,纳入机构发展战略和规划。也就是说,今后健康科普工作将纳入上海市医务人员的日常工作考核。国家对卫生工作的高度规划,以及人民对医疗保健需求的迫切需求,使医学科普图书成为获取健康知识、传递卫生政策、培养青年医生的重要途径。

（二）医学科普图书的法规

1. 出版法规

中华人民共和国新闻出版总署颁布的《图书出版管理规定》中,医学科普图书可能涉及的包括以下。

第三章第二十二条:图书出版实行重大选题备案制度。涉及国家安全、社会安定等方面的重大选题(对医学科普来说,诸如重大公共卫生事件、重大疫情防控和灾难救助等),应当按照新闻出版总署有关选题备案管理的规定办理备案手续。未经备案的重大选题,不得出版。

第二章第九条:图书出版单位要有适应图书出版需要的组织机构和符合国家规定资格条件的编辑出版专业人员。

2010年下发的《关于加强养生保健类出版物管理的通知》,提出出版养生保健类出版物实行资质准入制度,明确规定:凡出版养生保健类出版物的出版社必须具备相应的编辑出版力量,设立专业的编辑室,室内编辑人员不少于5名。编辑人员须具有正规医学院校本科以上学历,获得图书编辑专业资格中级以上上岗证书,其中具有高级职称的编辑人员不少于两名。同时,出版养生保健类出版物要严格执行选题论证制度、稿件"三审"责任制度和"三校一读"制度。

新闻出版总署通过出版物质量检测中心定期对养生保健类图书的内容和编校质量进行检测,对不合格的图书按照《图书质量管理规定》,由出版社采取召回、停售等措施。对违反科学常识和危害百姓健康的养生保健类图书,将通过媒体公开曝光,要求相关出版单位切实承担责任,及时消除不良影响。

2. 其他法规

著作权过去称为版权。图书属于著作权法中受保护的文字作品,具体内容包括发表权、署名权、修改权、复制权、翻译权、展览权、广播权、网络信息传播权等。这些在图书出版前应通过合同的形式对权益的归属、分配等进行明确约定,以免在后期的传播中产生纠纷。

对于医学科普创作者来说,尤其要注意合作作品、汇编作品、委托作品、职务作品的著作权问题。在创作中,随意使用网络下载的文字和图片,也存在极大的著作权风险。

未经授权使用患者形象照片、暴露患者的个人信息,则属于侵犯肖像权和隐私权的行为。

（三）医学科普图书的传播特点

1. 公信力强

医学科普书籍必须由医学专业人士创作,由有资质的出版机构编辑出版,并经历严格的印前印后审查。合格的医学科普书籍保证内容正确、证据来源可靠、数据准确和用词准确。书稿中所论述的医学知识、技术和方法准确无误,这是其他健康传播手段所不具备的,以国家法规和行业规范来监督和保障的公信力。

2. 功能丰富

图书是物质生产和精神创作生产结果下的商品,本身具有市场流通价值。一本大发行量的图书可以给作者带来可观的经济效益,图书广泛传播带来的社会效益更不可估量。医学科普图书不仅要确保内容具有科学性、创新性、实用性、通俗性,适合普通大众的阅读和需要,而且还要使其具有思想性、艺术性、趣味性,让人们在读书的过程中既能品味知识,又可愉悦心情。因此,优秀的医学科普图书具有馈赠、收藏的功能。

3. 迭代更新

图书再版是指对原书进行较大修改后重新排版印刷。当医学知识有更新、大众观念有改变时,医学科普图书可以在初版的基础上进行更新再版,这是非常高效而有可持续发展观的出版方式,可应对健康教育和传播领域不断提升的需求。

近年来随着融媒体图书的逐渐成熟,医学科普图书可以做到不再版情况下的内容更新,速度堪比网络媒体。值得提醒的是,图书融媒体内容的审查和监督目前是薄弱环节,不同机构的产品良莠不齐甚至可能存在违规隐患。新闻出版总署正在制订相应的法规,以保证融媒体图书的内容质量。

二、内容与方法

(一)选题阶段提升传播价值

医学科普图书作为健康教育和传播的重要载体,其内容关乎人们的健康与生命。因此,医学科普图书的质量对传播效果的影响至关重要。提高图书的内容质量、提升图书的传播价值,在选题阶段有以下方法。

1. 提前沟通

每一家出版社都有自己的业务范围和专业特长,对选题计划和读者市场也有不同的规划,在作品的萌芽期就加强沟通,能最大限度地保证作品符合双方理想,避免出现好选题被退稿、成品要重起炉灶的窘境。出版社有相应领域成熟的发行销售渠道,也能保证图书出版后能进行更高效、更精准传播。

2. 找准时机

对当下热点反应及时、出版迅速的图书选题,健康教育和传播的效果必然理想。以"应急科普"为例,突发公共卫生事件一旦发生,对政治、经济都会产生重大影响,甚至威胁社会稳定。从 2003 年的非典疫情,到 2009 年的 H7N9 禽流感疫情,再到 2020 年发生的新冠疫情等,推动了应急健康科普教育与传播的发展。尤其在信息爆炸式增长的时代,有公信力的应急科普图书对维护社会稳定的积极影响不容小觑。

但是,应急科普图书由于出版周期被压缩到极致,存在出版风险。同时,应急科普图书在政策把控、传播渠道、推广方式方面都有相当的不确定性,作者和出版机构需要过硬的专业素质和极强的应变能力,才能保证应急健康教育和传播顺利进行。

(二)出版阶段提升传播效率

提升图书的传播效率,在出版阶段有以下方法。

1. 好稿齐、清、定

图书出版前书稿要达到"齐、清、定"要求,才能进行后续环节的排版、印刷等。

"齐",要求书稿齐全完整。即正文和辅文均完整无缺,一次交齐,没有遗漏和缺失。

"清",要求稿件清楚整洁,文字、标点、图表要清晰、工整、醒目,准确无误,易于辨认。"定",要求稿件提交时内容确定,交稿后一般不得再对书稿进行增删或大幅修改。

"齐、清、定"是作者对自己作品负责并有信心、有能力的体现,有助于提高审稿的工作效率,保证书稿的品质和进度。对有时效性的作品来说,"齐、清、定"尤其重要,否则会在一遍遍地修改、补充、等待中丧失最佳的出书和传播时机。

2. 节奏稳、准、快

中国图书出版由国家新闻出版署监管,每一个想通过正规渠道出版图书的作者,都应努力追求"稳、准、快"。

"稳",是指从审批制度上来说,平稳地走过申请列选号、书号、版本号等法定程序。"准",是指内容精准,顺利通过出版社至少三个审次、三个校次的编审环节,医学科普图书另有出版后审查的机制。"快",是指双方工作迅速,不拖稿、不耽搁、不反复。

出版阶段做到"稳、准、快"的图书,在出版后的传播中也必然是"稳、准、快"的,不会有因选题导向问题被下架、文字重大差错被通报、错过重要发行时机而压仓等问题。

3. 推广深、久、远

医学科普图书出版后,除了传统的市场销售,目前多平台的推广途径正在赋予图书新的生命力。

"深",是指销售市场之外传播渠道的深挖,新书发布会、读书会、短视频、音频、直播间,这些平台的传播功能已经越来越被重视。"久",是指健康教育和传播的持久性,相关工作不局限于新书上市前后,而借助健康日、专业会议、社区活动、图书重印等不同的契机进行长期的不同侧重点的策划执行。"远",是指传播地域的广阔,借助国家乡村振兴项目、版权输出项目以及互联网等,优秀的医学科普图书可以被输送到最边远的地区以及海外市场。

三、案例实践

(一) 案例一:应急响应图书的传播实践——以《抗疫·安心》为例

1. 项目背景

2020年1月30日,WHO将新冠肺炎列为国际关注的突发公共卫生事件。国家应对新型冠状病毒感染的肺炎疫情联防联控工作机制于1月26日紧急出台了《新型冠状病毒感染的肺炎疫情紧急心理危机干预指导原则》(以下简称《指导原则》)。

但是,《指导原则》主要供专业人员从事危机干预时参考,缺乏可操作的心理援助策略,大众无法据此进行自我心理救助和减压。面对群体性应激,专业医疗机构针对个体的心理干预又很难满足疫情之下的普通民众的心理健康需求。

鉴于此,同济大学附属东方医院和上海市浦东新区精神卫生中心联合上海科学技术出版社,秉持高度的使命感和责任感,组织精神医学和灾难医学领域的专家,加班加点、昼夜奋战,高效推出了《抗疫·安心——大疫心理自助救援全民读本》(简称《抗疫·安心》)这一应急科普读物。

2. 项目概况和框架

本项目是精神医学与传染病学、呼吸病学、灾难医学等医学学科的交叉领域,关键技术是重大公共卫生事件中的心理危机干预、心理救援和心理健康促进。全书共有五个章节,分别以医务人员、疫区群众、病人及家属、普通大众等为对象阐述新冠疫情下的心理应激表现、自助原则及措施,书中的插图选自全国各地 350 余位画家参与的"2020 众志成城抗疫情"专题漫画展,体现了全民动员、上下同心抗击大疫的精神风貌。本作品写于新冠肺炎疫情时期,但又涵盖其他重大疫情,适用于广泛的疫情防控和灾难救助,将为各个特殊时期的心理救援和自助提供理论指导和行动指南。

项目启动于 2020 年 1 月 29 日,完成于 2020 年 2 月 6 日,以电子书、纸质书、有声书和动画视频等多种方式进行健康传播。

3. 健康传播实施

(1) 电子书:2 月 6 日电子版正式上线,通过现代媒介供大众免费阅读、下载和传播,阅读和下载次数超过 300 万(本文采集数据截止时间均为 2020 年 4 月)。

(2) 纸质书:2 月 8 日纸质版同步发行,2 月 10 日运抵武汉疫区。因本作品的内容非常符合大众之需,被各大媒体和平台转载报道,传播和普及范围非常之广。截至 2020 年 4 月,《抗疫·安心》纸质版发行 131599 册,先后加印 4 次。

(3) 有声书:2 月 12 日在喜马拉雅上线,免费向读者开放。截至 2020 年 4 月,有声版的阅读总量突破 20 万人次,喜马拉雅的阅读量为 6.9 万。

(4) 动画视频:本作品被制作成动画视频版在线投放,供观众免费观看,被各大知名平台转载,"学习强国"转载的阅读量为 8 万多人次。在推广应用和普及方面,本项目坚持公益原则,所有形式的内容传播均免费向大众开放,主要推广形式包括:捐赠、媒体报道、直播讲座等。

(5) 捐赠:本作品纸质版首印的 10 万册图书全部捐赠完成,免费赠阅于社区居民、医务工作者、新冠肺炎患者和隔离点的群众。

(6) 媒体报道:作品出版后,上海电视台、央广网、人民网、中国新闻网、解放日报、上海发布、新民晚报等媒体均专门报道了该作品的出版和对疫情防控的积极作用,并提供电子书下载链接。

(7) 直播讲座:依托本项目的主要内容,团队成员开展多样化的科普宣传,在各个平台上通过在线直播的方式开展抗疫心理援助讲座,形成立体式的科普宣传模式。

4. 评价与效果

本项目在新冠疫情初期快速启动,目的是以简洁、快速、高效、多样化的传播形式,将重大突发公共卫生事件下的心理危机自助知识传递给社会的各个系统层面,发挥"稳定器"作用,有利于民众的身心健康和疫情防控。

经过实践检验,该项目在新冠疫情期间发挥了非常强大的心理危机自助效果,显著减少了患者和家人的焦虑恐慌情绪,在抗疫一线的"战场"产生了重要的康复治疗作用,成为攻坚克难的有力助手。本作品及延伸产品,显著提升了民众对灾难情境下的压力识别和如何自我救助,降低了心理危机的发生率,大大促进了对民众心理健康知识的掌握和了解,有利于社会心理服务体系的建立。

(二)案例二:融媒体互动图书的传播实践——以《家庭真验方》为例

1. 项目背景

中医验方,集合了前人千百年的临床经验和智慧,也混杂了大量的泥沙,是民众又爱又恨的"蒙尘明珠",也是中医科普传播的痛点。随着国家对养生保健类图书监管和审查制度的完善,中医保健科普图书步入"寒冬"。市场上缺乏可读性强而权威、科学的作品,群众的迫切需求得不到引导和疏解;同时在国家"关口下移、重心下沉"的卫生政策指导下,又急需能为人民卫生预防保健工作起辅助作用的读物。在此背景下,《家庭真验方》系列应运而生。

《家庭真验方》是上海科学技术出版社旗下的中医科普图书品牌,自2013年出版第一本汇编自中国具影响力的医学科普杂志《大众医学》的图书以来,已发展为包括系列图书、杂志专栏、微信公众平台等在内的全媒体产品。

2. 项目框架

2013年开始的"小药方"系列,以权威、科学、真实、原创的名家原著验方为特色,在读者心中树立了较高的地位,为鱼龙混杂的中医保健图书市场树立了科学养生的标杆。

2015年推出的"偏方故事系列",内容上延续科学、权威、真实、原创的特色,形式上顺应时代潮流,引入新媒体平台的延伸阅读、互动分享等元素,在图书出版的新媒体转型上迈出第一步。这批融媒体图书不仅有知识的传播,更有书刊读者、微信粉丝的反馈,读到兴之所至,图书读者也可以拿起手机扫一扫,获得这本书以外更多的内容、参加各种有趣的活动、参与今后系列图书的创作。

2018年后,上海科学技术出版社引进互动图书创作平台,从内容的制作初期就着手新媒体互动内容的策划,包括音频、视频、直播、读书笔记、签到抽奖、专家咨询等,并在图书出版后持续更新,使新一代的《家庭真验方》图书成为能推陈出新的融媒体图书。

3. 互动传播和创新

(1) 读者互动放大传播效应:

"家庭真验方"早期主要利用微信平台和微信群进行线上、线下的中医保健教育的推广,如举办"十大保健穴位""自己做膏方""名贵中药的鉴别""百病自灸"等线上视频直播或音频讲座,举办"晒药酒""分享春华(药用植物)""分享秋收(药用果实)""本草美食大赛,药膳专场"等线上读者活动,主持或合作参与"上海市福利会养老院,老年养生保健灸""邻里汇,百病自灸""上海科技节,做茶包"等线下科普活动。

这些线上和线下的活动,均秉承《家庭真验方》的风格,以真实、权威为特色,邀请名家作者走进社区,利用网络平台走向世界(《家庭真验方》有不少海外读者),同时倡导分享精神,通过晒图、答题等形式,使科学的验方知识为更多的人所知道;鼓励读者和作者互动,通过现场问答、线上咨询等方式解决读者的疑问。

(2) 内容互动拓宽传播疆界:

近年来,随着新媒体手段的不断涌现,《家庭真验方》对系列图书进行了音频、短视频、动画、日历等形式的开发,使家庭真验方从内容到形式都踏准时代的节奏,获得更深入的普及,也为中医药健康教育和传播的现代化创新做出表率。

"家庭真验方"品牌下的《百病自灸》一书,作者开通直播间,为读者演示各种保健灸法的实际操作和注意事项;作者的历次科普讲座,被整理收录入互动平台,使读者获得更丰富的阅读体验。《经典文化与本草食养全民读本》丛书,收录历次养生美食节读者活动分享和互动的精华内容,使新媒体平台在实施健康教育的同时也成为培育传统读者市场、开发内容资源和图书选题的新阵地。《一点就通的救急穴位疗法》一书,作者带领患者、学生(包括海外学生)制作短视频,上传互动平台并不断更新,使读者欣赏到真实的应用场景,尤其是海外学生和患者的加入,使传播效应"国际化",获得一大批海外华人针灸和中医药文化爱好者的关注。

4. 评价与效果

(1) 去伪存真、坚持科学,为正确的中医科普传播担当表率。《家庭真验方》系列图书秉承《大众医学》杂志的优良传统,以"真实验方、科学养生"为理念,《大众医学》的科学性和权威性填补了验方科普市场的空白,为混乱的养生图书市场树立了标杆,获得良好经济效益和社会效益。

(2) 为乡村医生和边远地区群众输送优质的精神食粮。甘肃省卫计委乡村医生培训、国家新闻出版署"农家书屋"等项目中,《家庭真验方》系列图书成为重要读物,为边远地区和乡村群众、基层医生的健康教育做出贡献。

(3) 创建中医健康传播品牌并持续推广。《家庭真验方》逐步从单一的图书发展为整合杂志专栏、系列图书、微信公众平台、微博、读者群等的全媒体品牌,内容也从狭义的验方向广义的中医科普拓展。"验方"这个主题,除实用之外有更多的研究价值。验方从哪里来、为什么会流传或失传、运用过程中发生过哪些故事、将来何去何从? 那些在图书中特意插入的注释、延伸阅读,出现在处方、用法后面的内容,是这套书的核心以及这个品牌的价值所在,也是现代化中医健康教育的表率。

(4) 创新融媒体出版,为转型中的出版业注入活力。新媒体浪潮的冲击下,大量传统书刊生存困难。《家庭真验方》凭借传统内容和新媒体资源的互补,新媒体资源的形式创新并回哺纸书,使"家庭真验方"系列图书不断重印、推陈出新,为转型中的出版业注入活力。以"家庭真验方"平台的经验为背景的论文《新媒体环境下中医药文化传播的困境和出路》,被收录入《中国中医药文化文献集》。

(5) 促进中医推广走向世界。《家庭真验方》因其科学性和权威性,受到海内外的关注。其图书版权向香港地区输出,其微信平台集合海外读者、针灸专业工作人员和爱好者,助力中医的现代化、国际化。

(上海科学技术出版社医学科普部主任　许蕾)

第五节　科普电视节目中的健康教育传播实践——上海广播电视台五星体育《运动不倒"问"》

一、概述

2019 年 8 月,上海市委常委会审议通过了《关于推进健康上海行动的实施意见》,指出要精准对接人民群众对美好健康生活的需要,对标国际最高标准、最高水平,全面提升健康上海建设能级。

　　健康现在成为大众的第一需求和最为关注的话题,如何让运动使百姓的生活更加健康,是上海广播电视台(SMG)五星体育《运动不倒"问"》节目的使命。五星体育《运动不倒"问"》节目与上海交通大学公共卫生学院深度合作,共同创作,向老百姓科普健康生活、科学运动的知识。以此来推进健康上海行动,提升上海市民健康素养和城市软实力,建设全球健康城市典范。

二、内容与方法

　　当今社会,巨大的工作压力让人们对自身健康变得愈发看重,因此健康生活方式、科学运动锻炼方法成为大家十分关心的话题。《运动不倒"问"》节目希望以轻松、有趣、让公众易于理解、接受和参与的方式向普通大众介绍运动知识、从而倡导健康生活、科学运动。

　　《运动不倒"问"》和上海交通大学公共卫生学院的深度合作,把其研究成果以及需要向公众传达的健康知识,通过知识问答的形式,双方嘉宾对阵答题的竞争模式,潜移默化地把健康知识点播种到受众心中。此次合作制作的节目内容,在五星体育频道进行播出,同时拆分成短视频在五星体育新媒体平台进行推送。节目根据专家研究领域的不同,分别从不同角度切入,定制选题来科普健康知识。

　　从科普选题来看,选取"食品安全与健康"和"增强免疫力"两个角度,告诉老百姓怎么吃得更健康,其中,"食品安全与健康"这期节目于2021年牛年春节期间播出,在老百姓过年准备年货迎新年的喜庆气氛中以及全国常态化疫情防控的大背景下,广泛传播健康安全的饮食习惯和知识。

　　在中国,肥胖早已不仅仅是成年人的烦恼,儿童肥胖已成为21世纪面临的最严峻的公共卫生挑战之一。而中国已成为近年来儿童、青少年肥胖率上升最快的国家之一,在上海等城市地区,这一比例更是上升到每三位儿童或青少年中就约有一位是超重或肥胖者。栏目推出《儿童肥胖引忧虑,小胖墩要减肥》,从如何判断儿童是否超重、如何通过饮食、运动、睡眠来干预儿童肥胖等方面出发,并推出系列微博短视频,帮助儿童、青少年早日养成健康饮食、运动和睡眠行为等生活方式。

世界冠军与名医联动,一起畅聊健康话题

　　《运动不倒"问"》一直关注大众健康,自创办来,不断邀请上海各大三甲医院的名医做客节目科普健康知识,涵盖各方面选题,比如"飞盘运动损伤、新兴潮流运动小贴士""手臂举不起来,哪里出了问题""肺癌早发现""控住血压,稳住幸福""不容忽视的冠心病""科学控糖,减轻甜蜜负担""脂肪肝了,何以解忧?""小小疝气,来者不善""存钱也要存骨量、补钙更要锁钙"……

　　名医坐镇科普健康知识的同时,节目邀请世界冠军、体育运动员进行相关选题的知识答题,看看冠军们在这方面的健康知识储备如何,有没有这方面的健康困扰。

　　在《悄无声息的肺癌早发现》《别让小结节,成为你心结》节目中,复旦大学胸部肿瘤研究所所长坐镇节目科普肺癌与肺部小结节的知识,而这两期节目的对阵嘉宾中有一位是游泳运动员唐奕,而游泳运动员的一大特点就是肺活量极大,普通男性肺活量只有3000 ml左右,而唐役在鼎盛时期肺活量高达8000 ml。那么肺活量越大,是不是肺功能就越好,越不容易

得肺癌呢？专家就此分析肺活量与肺癌之间是否有关系,再引出近十几年来肺癌的一个趋势:不吸烟女性的肺癌发病率有上升的现象,这又是为什么？吸烟的肺癌和不吸烟的肺癌,又有什么不同呢？哪一个方法是识别早期肺癌的"金标准"呢？因为早期肺癌并不会有明显症状,所以如何提早发现潜伏的早期肺癌非常重要,与此同时,大众也非常关注"磨玻璃结节"的话题,包括节目嘉宾唐奕也在体检中查出了肺部小结节。那么,面对"磨玻璃结节",要如何判断自己的结节是否有危害,是早期肺癌要进行手术,还是静观其变密切随访呢？专家在节目中均给出权威、前沿、专业的解析。

在《新兴潮流运动小贴士》节目中,作为对阵嘉宾的前游泳国家队队员赵沁心在运动的过程中经历了一些运动损伤,运动医学专家现场答疑解惑,并带来肌内效贴,为嘉宾现场贴扎,演示如果在飞盘或是陆冲运动中,手腕脚踝扭伤的时候,用肌内效贴缓解疼痛的贴扎方法。

三、案例分享

(一) 案例一:《每逢佳节胖三斤？科学饮食才安心》与《提高免疫,气壮如牛》

1. 项目背景简介

五星体育《运动不倒"问"》的电视模式是这样的:每期节目围绕一个主题,设置五轮问答比拼,两位对阵嘉宾作为节目 PK 对象,健康或运动领域内的专家作为仲裁,揭晓问题正确答案,并为大家答疑解惑。PK 战败嘉宾必须接受节目设置的运动类或是食物类惩罚。

选题围绕大家关注的热点、健康生活、科学运动中常犯的误区、精心挑选"趣"知识,以PK 对战的形式,用寓教于乐的方式,把知识传达给大众。

2. 理论基础与框架

两期节目在科普点上的设置如下。

(1) 糖与脂肪。

① 流行病学证据表明,过量摄入糖易诱发心脏病、高血压、高血脂以及糖尿病。

② 脂肪:分为饱和脂肪和不饱和脂肪。饱和脂肪主要来源于动物性产品,如肉类、奶类、鸡蛋和奶酪等,世界卫生组织和美国膳食指南都推荐每天来自饱和脂肪的能量摄入小于10%。不饱和脂肪包括顺式脂肪和反式脂肪。顺式脂肪主要存在于植物油、坚果等;反式脂肪对健康有危害,主要存在于加工食品中,如人造黄油、人造奶油、咖啡伴侣、西式糕点、薯片、炸薯条、珍珠奶茶等。

(2) 食源性突发公共卫生事件爆发期间的冷链食品的处理方法。

食源性突发公共卫生事件爆发期间,对于选择和处理冷链食品,要注意以下一些要点。

① 溯源码可以保证产品来源正规,减少病原体感染可能性。

② 建议公众牢记世界卫生组织推荐的做好食品安全的五点要求,即保持清洁、生熟分开、烧熟煮透、保持食物的安全温度、使用安全的水和食材。

③ 在购买冷冻食品时要戴好一次性手套,尽量避免用手直接触碰。

④ 到家后,可以先放入具有杀菌功能的家电内进行杀菌,或者将冷冻食品用75%酒精消毒晾干后再放入冰箱冷藏;在接触和处理完进口冷冻食品后,立即洗手消毒。

⑤ 只要防范得当,大家完全可以放心享用正规渠道来源的进口冷链食品。

(3) 升糖指数(GI):

① 对于血糖高的人群,要避免食用高 GI 的食物,GI 是用于衡量食物引起血糖升高程度的一项指标。这是糖尿病人比较关注的指标。

② 以前一般认为,只有当 GI>75 才会被称为高 GI 食物,但根据最新版《中国食物成分表》,GI>70 就可以被称为高 GI 食物。想控制血糖,应该尽量不吃高 GI 食物。

③ 不同食物的 GI,例如:

绿豆:27.2,低 GI。

意大利面:49,低 GI。

玉米:55,中等 GI。

大米:83,高 GI。

(4) 免疫相关的基础知识:

免疫力对人来说非常重要,俗话说免疫力是人体最好的医生。人的身体就有抵御外界病菌和自我治愈的能力,所以保持身体健康的核心就是更好地激活免疫力。如何科学提高自身的免疫力呢?

先科普与免疫相关的基础知识:

① 人体的免疫通俗来说,主要有三道防线。

第一道防线:皮肤、黏膜及其分泌物。

第二道防线:体液中的杀菌物质(如胃液)和吞噬细胞(如白细胞)。

第三道防线:主要由免疫器官和免疫细胞构成。

② 肾上腺属于内分泌器官,因此肾上腺不是人体的免疫器官。

(5) 提升免疫力,怎么做最有效:

① 均衡营养。

② 合理运动:中等强度运动。

运动时长:每周应保证有 5 天进行 10~30 分钟的中等强度有氧运动。

全身肌肉参与的,心跳加快的有氧运动,如快走、慢跑、游泳、外出骑车、打羽毛球等。

心率要求:心率＝最高心率×(60%~70%)

注:最高心率＝220－年龄(次/分)

③ 优质睡眠。

新生儿:0~3 个月,14~17 小时;

4~11 个月:12~15 小时。

1~2 岁:11~14 小时;

学龄前儿童(3~5 岁):10~13 小时;

学龄儿童(6~13 岁):9~11 小时;

青少年(14~17 岁):8~10 小时;

成年人(18~64 岁):7~9 小时;

超过 65 岁:7~8 小时。

④ 缓解压力,积极心态:有研究表明积极的情绪能增强免疫力。

最新研究表明,与正常小鼠相比,生活在快乐环境中的小鼠,抗肿瘤免疫能力大大提升,患肝癌的概率显著降低;与之相反,与正常小鼠相比,处于应激压力的小鼠患肝癌的风险比大大增加。

(6) 维生素和免疫力的关系:

① 阳光中的紫外线能穿透皮肤,将皮肤中的 7-脱氢胆固醇转化为维生素 D_3,在秋冬季节日照不足时,人体合成维生素 D 的水平降低。

② 维生素 D 参与人体免疫细胞的活化,其不足容易导致人体免疫力下降。

③ 维生素 D 仅存在于少量食物中,如海鱼、蛋黄、红肉和肝脏中,因此,英国公共卫生协会建议,每天应服用 10 微克维生素 D 补充剂。

因此建议秋冬季节适当补充维生素 D。所以答案是 D。

④ 含维生素 A 多的食物有禽、畜的肝脏、蛋黄、奶粉,胡萝卜素在小肠黏膜内可变为维生素 A,红黄色及深绿色蔬菜,水果中含胡萝卜素多。

⑤ 维生素 C 广泛存在于新鲜蔬菜水果中。西红柿、菜花、柿子椒、深色叶菜、苦瓜、柑橘、柚子、苹果、葡萄、猕猴桃、鲜枣等均富含维生素 C。

3. 实施过程

(1) 女足国脚答题对阵,迎新年聊健康饮食:

《每逢佳节胖三斤? 科学饮食才安心》与《提高免疫,气壮如牛》两期节目邀请体坛重磅人物参与节目答题对阵,增加影响力。

根据牛年主题,制作迎新年专题。逢年过节肯定少不了吃好的,由两位对阵嘉宾——前女足国脚浦玮和五星体育主持人王政畅谈在牛年新春关于吃的计划,作为引子,进入之后节目的主要命题——如何在过年期间保证吃得安全、吃得健康。关于这个选题,可以涉及的问题有很多,下面举一些例子。

比如:吃剩的年夜饭如何处理?

糖和脂肪,谁才是健康杀手?

无糖可乐是否真的健康无忧?

常态化疫情防控期间,进口冷链食品到底还能买吗?

升糖指数高的食物有哪些?

(2) 把理论知识转化为问答题目:

《每逢佳节胖三斤? 科学饮食才安心》节目中,从过年饮食,以及年轻人特别关注的"无糖可乐到底是不是无糖"切入,普及如下知识点:无糖饮料宣称未添加白砂糖,实际上是添加了代糖。代糖包括天然甜味剂和人工甜味剂,天然甜味剂包括甜菊糖、罗汉果苷、木糖醇、山梨糖醇、麦芽糖醇、甘露醇、赤藓糖醇等,人工甜味剂包括阿斯巴甜、安赛蜜、糖精、三氯蔗糖(蔗糖素)等。这提醒消费者要关注食品标签。总体而言,天然甜味剂相对比较健康,而人工甜味剂依然存在一定的健康风险。有研究表明,长期摄入过量的人工甜味剂容易诱发包括 2 型糖尿病、心血管疾病等代谢综合征相关的疾病。

而在《提高免疫,气壮如牛》节目中,节目从饮食、运动、睡眠、心理等各方面进行了科普,其中老百姓最为关注的无疑是怎么吃能提升免疫力。节目中有一道题目是这样的:

免疫力与优质蛋白摄入密切相关,以下哪种不是优质蛋白的来源?

A. 鸡蛋及乳制品

B. 鱼虾类

C. 豆制品

D. 谷物

上面都是我们生活中、餐桌上触手可及的食物,但是哪些是优质蛋白,很多人可能真不知道。

当然,这道题目还绕了一个弯,题面问的是"不是",选项中有三项都是优质蛋白质来源,只有一种不是。

猜到答案了吗? 自然是 D。

① 优质蛋白包括:动物蛋白及大豆蛋白。

② 动物蛋白包括:鸡蛋、乳制品、红肉(牛肉、猪肉)、禽肉(鸡肉)、鱼肉等。

③ 氨基酸模式:是指某种蛋白质中各种必需氨基酸的构成比例。食物蛋白的氨基酸模式与人体蛋白越接近,才能为机体充分利用,其营养价值也相对越高。

④ 大豆蛋白虽然是植物蛋白,但是因其含有赖氨酸,氨基酸模式较好,人体较易消化吸收。

⑤ 谷物由于缺乏赖氨酸,其氨基酸模式不完全,人体不易消化吸收。

(3) 结合热搜词条进行宣推:

2021 年 2 月末,多变的天气成为微博热搜的关键词。通过讨论非常规天气的微博热搜词条,巧妙引出免疫力的话题,让大家知道,维生素 D 参与人体免疫细胞的活化,其不足容易导致人体免疫力下降。建议秋冬季节,在日照不足,人体合成维生素 D 水平降低的时候,适当补充维生素 D。

4. 评价及效果

(1) 精心制作花絮,为节目传播造势:

节目组在录制节目当天,派出一名导演,为嘉宾专门拍摄节目花絮,并在当天剪辑出宣传片,在五星体育微博客户端推广。剪辑风格迎合最潮流的样式,节奏快、画面跳跃、颜色亮丽,吸引年轻人的关注。而文案挑选大家都会关注的话题,以最快的速度传播出去,并在朋友圈引起转发热潮,增强传播效果。

(2) 用海派方式传播防疫知识:

事实上,要抵挡传染病的袭击,提高自身免疫力变得更为重要。所以栏目特地制作一整期以"免疫力"为讨论核心的节目,从运动、饮食、睡眠、心理等多方面,普及提升免疫力的方法。

除了通过知识问答来科普之外,节目组决定通过轻松有趣又具有海派特色的方式,传播健康知识。为此,上海发布了《首套沪语版防护海报》,用亲切的沪语让抽象的文字钻入老百姓的耳朵,通过耳熟能详的语音语调,提升受众对于科普知识的知晓度和感知力。

(3) 长视频拆成短视频,贴合受众关注热点:

接地气、有网感、引共鸣,这是优质短视频的文案特点。以下是《每逢佳节胖三斤? 科学饮食才安心》与《提高免疫，气壮如牛》两期节目在新媒体平台拆分出的几条短视频文案。

【感冒要喝鸡汤，这是谣言吗?】

还记得妈妈烧的鸡汤的味道吗?

还记得妈妈在你生病的时候，熬好一锅鸡汤，对你说:"喝了鸡汤，感冒就好了!"不知道真的是鸡汤发挥了作用，还是母爱治愈了身体。

今天，《运动不倒"问"》请来了前中国女足队长@浦玮 11 和五星体育主持人@王政 SamWong，一起聊一聊鸡汤是不是对身体恢复有帮助。

【无糖可乐是否真的健康无忧?】

亲朋好友聚餐就自然会吃吃喝喝，享受快乐的同时，为了免去高糖肥胖的困扰，会选择 0 卡无糖饮料。那么，0 卡无糖饮料是否不含糖，可以健康无忧吗?

【你是易感冒体质吗?】

换季谨防感冒，你是易感冒体质吗? 你拥有强大的免疫力吗?

可以确定的是，免疫力与优质蛋白摄入密切相关!

那么，你知道吗? 鸡蛋、牛奶、鱼虾、豆制品、谷物……哪些食物拥有优质蛋白呢?

(二)案例二:《想要九十九，切忌坐得久》《动起来，都值得》

1. 项目背景简介

如今，随着社会和经济的发展，疾病模式也在发生着变化。据世界卫生组织研究，慢性病成为最主要的健康问题。影响慢性病的主要因素中，生活方式占比超过 60%，和其他因素——遗传、环境、医疗等相比，生活方式可干预。因此，《"健康中国 2030"规划纲要》也专门强调了以预防为主，来推行健康生活方式的宗旨。

那什么样的生活方式会导致慢性病的发生呢? 2021 年，"影响上海市民健康的不良生活方式"社会调查结果出炉。结果显示，一般人群的常见不良生活方式中，排名前三分别是:"久坐不动，缺乏体育锻炼"，占 82%;"常吃油炸、烧烤和烟熏食品"，占 79%;"三餐不规律，经常不吃早餐或深夜餐食"，占 78%。

"久坐不动"力压饮食问题，成为大多市民的通病。根据统计，当代人坐着的时间几乎占到了一天时间中的三分之一，换算到一年中也就是坐了 2 920 个小时! 那么，久坐不动对身体健康的危害到底有多大呢?

2. 理论基础与框架

(1) 久坐的危害:

长时间久坐会引起血液流动减少、肌肉代谢降低等，进而会导致心脑血管疾病、肥胖、糖尿病、癌症等风险增加，与总死亡率密切相关。2011 年世界卫生组织(WHO)曾指出:长时间的久坐行为将可能导致"全世界每年 200 万人死亡"，因此 WHO 也提出久坐行为与吸烟和饮酒一样，是一个重要的健康威胁。

(2) 久坐是独立的危险因素:

可能很多人会想:"没关系，我平时久坐，但会在周末锻炼。"然而，越来越多的研究发现，久坐行为是独立于运动的一个重要危险因素，长期久坐的危害，是很难挽回的。一项以 22 万人为对象的大型追踪研究发现，即便你满足 WHO 推荐的体力活动指南，每天久坐 11 个小时以上的人会比每天坐 4 小时以下的人总死亡风险增加 40%。

（3）美国糖尿病协会的研究指出，久坐 30 分钟就应该起来活动活动。减少久坐的推荐两种方法，首先从日常生活中下意识开始减少总久坐时间，比如能站着完成的就不坐着。其次，改变久坐方式——采用间断式久坐，例如每 30 分钟起身走动 3 分钟，每 1 小时走动 5 分钟等。研究显示，仅仅改变久坐方式也能显著减轻久坐带来的健康风险。

3. 实施过程

（1）"高度制霸"和"美女学霸"：

《想要九十九，切忌坐得久》《动起来，都值得》这两期节目邀请前上海女篮主力前锋和篮球解说员，作为对阵嘉宾，参与节目录制。

如何引入本期节目"久坐"的主题，节目组在前期策划中，发起了一个调查——"影响上海市民健康的不良生活方式"，其中，"久坐不动，缺乏体育锻炼"独占鳌头，而排名第二、第三的不良生活方式分别是饮食不健康、三餐不规律。

这个调查启发了节目组，在设置关于"久坐"主题的问题中，融入了"接地气"的网络流行词汇，如"葛优瘫""熬夜""屏幕时间"，使得题目本身更具受众接近性。

例如，影响上海市民健康的不良生活方式，排在第一位的是？
A. 屏幕时间过长
B. 长时间"葛优瘫"
C. 不吃早餐，经常熬夜
D. 久坐不动

每一个选项似乎都能让答题者在自己身上找到影子，但是哪一个是正确答案，却让不具备专业知识的受众感到选择困难。当揭晓正确答案"D"时，两位对阵嘉宾，包括电视机前的观众都会很惊讶，也更有兴趣知道背后的原因，为什么"久坐不动"的健康威胁这么大。接下来，观众的关注点都会在嘉宾给出的专业科普解答上面。

（2）判断题也可以很难：

在题目中间，穿插一些采访内容，让两位嘉宾聊聊并算算每天自己坐的时间有多久。节目组邀请的两位嘉宾都是运动员，坐的时间久了，打打球运动运动不就补回来了吗？所以，接下来这一道犀利的题目就来了！

运动可以抵消久坐带来的健康风险吗？
A. 能
B. 不能

虽然只是一道"能"和"不能"的判断题，但题目难度也并不能小觑。当老百姓知道"久坐行为是独立于运动的一个重要危险因素，长期久坐的危害，是很难挽回的"之后，不禁后背发凉，进而发问：如果要避免久坐，那么到底坐多久要起来动一动呢（图 15－5）？

（3）场景化：

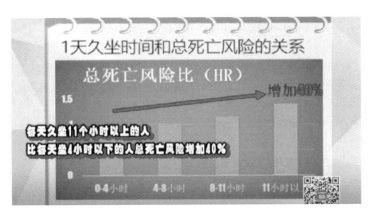

图 15-5　长期久坐的危害

每 30 分钟起身走动 3 分钟，听上去简单，做起来难。代入到每一个人，您都能做到吗？节目设计主持人在此时抛出问题，抛砖引玉让嘉宾提出"行为绑定法"。

什么是"行为绑定法"？案例如下。

① 在办公室每次去倒水之后，做做拉伸；

② 看电视中间出现广告之后，就起身进行走动；

③ 或者在手机上设定一个闹铃，提醒自己该走一走了。

（4）实用科学的健身动作：

号召大家，工作 30 分钟，站起身来，动一动！国家体育总局体育科学研究所研发了一套"官方课程"《健身十八法》，在节目中，两位嘉宾尝试《健身十八法》的动作，引领大众一起来尝试。

4. 评价及效果

这里主要讲一下这两期节目的微博推送。

区别于 25 分钟的完整节目，短视频的宣发，必须要顺应短视频的传播规律，文案的编写以及视频的剪辑，都要另外创新。

（1）接地气：

《想要九十九，切忌坐得久》《动起来，都值得》这两期节目的短视频拆条宣发，用贴近年轻人的网络表述来吸引大家关注。比如："博士圈里的'志玲姐姐'来给你科普啦"这条标题点出节目邀请学历高、颜值高的"双高"专家来做的健康科普，无形间拉近与受众的距离，增加了许多亲切感。

（2）问句取代陈述句：

短视频媒介上，直接抛出大众感兴趣的问题，用"三连问"的形式，而不是平平的陈述性表述，迅速抓住大家的关注点。比如"手机上的运动步行榜单，你们都能排第几？那么每天走多少步合适？走得越多越好吗？"

（3）结合热搜词条进行宣推：

短视频宣推当日，结合当日热搜词条"为了工作熬夜加班值得吗"尝试引流，并引出我们设置的主题：究竟是哪一种"生活方式病"毒性最强？你有没有躺枪呢？

（上海广播电视台　五星体育　节目组）

参考文献

[1] Rogers EM. The field of health communication today [J]. Am Behav Sci, 1994,38(2):208 - 214.

[2] Janz NK, Becker MH. The health belief model: a decade later [J]. Health Educ Quart, 1984,11(1): 1 - 47.

[3] 刘文涛. 从分众传播的角度思考博物馆展览——以南京博物院的展览实践为例[J]. 中国博物馆,2019, 36(4):79 - 84.

[4] 刘晓玲,郭玲,张淑红. 知信行模式在脑卒中患者延续护理中的应用[J]. 当代护士(中旬刊),2020,27 (9):11 - 13.